国家卫生健康委员会"十三五"规划教材

全国中医住院医师规范化培训教材

传染病防治

第 2 版

主　编　周　华　徐春军

副主编　吕文良　池晓玲　张　玮

编　委　（按姓氏笔画排序）

田莉婷（陕西省中医医院）　　　　　　　陈广梅（江苏省中医院）

吕文良（中国中医科学院广安门医院）　　罗　威（长春中医药大学）

伍玉南（湖南中医药大学第一附属医院）　周　华（上海中医药大学附属曙光医院）

池晓玲（广东省中医院）　　　　　　　　郑丽红（黑龙江中医药大学）

孙凤霞（首都医科大学附属北京中医医院）邵丽萍（云南省楚雄彝族自治州中医医院）

杨雪军（上海中医药大学附属曙光医院）　莫日根（内蒙古自治区中医医院）

汪晓军（首都医科大学附属北京佑安医院）徐春军（首都医科大学附属北京中医医院）

沙　巍（上海市肺科医院）　　　　　　　高燕鲁（山东中医药大学第二附属医院）

张　诏（山东中医药大学）　　　　　　　陶　森（天津中医药大学第一附属医院）

张　玮（上海中医药大学附属龙华医院）　萧焕明（广东省中医院）

张　炜（上海中医药大学附属曙光医院）　瞿慧燕（上海中医药大学附属曙光医院）

秘　书　杨　涛（上海中医药大学附属曙光医院）

王　琮（首都医科大学附属北京中医医院）

人民卫生出版社

·北　京·

图书在版编目（CIP）数据

传染病防治 / 周华，徐春军主编 . —2 版 . —北京：
人民卫生出版社，2020.9

ISBN 978-7-117-30445-0

Ⅰ . ①传… Ⅱ . ①周…②徐… Ⅲ . ①传染病防治 –
教材 Ⅳ . ①R183

中国版本图书馆 CIP 数据核字（2020）第 166575 号

人卫智网	**www.ipmph.com**	医学教育、学术、考试、健康，
		购书智慧智能综合服务平台
人卫官网	**www.pmph.com**	人卫官方资讯发布平台

传染病防治
Chuanranbing Fangzhi
第 2 版

主　　编：周　华　徐春军
出版发行：人民卫生出版社（中继线 010-59780011）
地　　址：北京市朝阳区潘家园南里 19 号
邮　　编：100021
E - mail：pmph @ pmph.com
购书热线：010-59787592　010-59787584　010-65264830
印　　刷：天津安泰印刷有限公司
经　　销：新华书店
开　　本：787×1092　1/16　印张：24　插页：4
字　　数：539 千字
版　　次：2015 年 4 月第 1 版　2020 年 9 月第 2 版
印　　次：2020 年 11 月第 1 次印刷
标准书号：ISBN 978-7-117-30445-0
定　　价：82.00 元
打击盗版举报电话：**010-59787491**　E-mail：**WQ @ pmph.com**
质量问题联系电话：**010-59787234**　E-mail：**zhiliang @ pmph.com**

数字增值服务编委会

修 订 说 明

为适应中医住院医师规范化培训快速发展和教材建设的需要,进一步贯彻落实《国务院关于建立全科医生制度的指导意见》《医药卫生中长期人才发展规划(2011—2020 年)》和《国家卫生计生委等 7 部门关于建立住院医师规范化培训制度的指导意见》,按照《国务院关于扶持和促进中医药事业发展的若干意见》要求,规范中医住院医师规范化培训工作,培养合格的中医临床医师队伍,经过对首版教材使用情况的深入调研和充分论证,人民卫生出版社全面启动全国中医住院医师规范化培训第二轮规划教材(国家卫生健康委员会"十三五"规划教材)的修订编写工作。

为做好本套教材的出版工作,人民卫生出版社根据新时代国家对医疗卫生人才培养的要求,成立国家卫生健康委员会第二届全国中医住院医师规范化培训教材评审委员会,以指导和组织教材的修订编写和评审工作,确保教材质量;教材主编、副主编和编委的遴选按照公开、公平、公正的原则,在全国 60 余家医疗机构近 1 000 位专家和学者申报的基础上,经教材评审委员会审定批准,有 500 余位专家被聘任为主审、主编、副主编、编委。

本套教材始终贯彻"早临床、多临床、反复临床",处理好"与院校教育、专科医生培训、执业医师资格考试"的对接,实现了"基本理论转变为临床思维、基本知识转变为临床路径、基本技能转变为解决问题的能力"的转变,注重培养医学生解决问题、科研、传承和创新能力,造就医学生"职业素质、道德素质、人文素质",帮助医学生树立"医病、医身、医心"的理念,以适应"医学生"向"临床医生"的顺利转变。

根据该指导思想,本套教材在上版教材的基础上,汲取成果,改进不足,针对目前中医住院医师规范化培训教学工作实际需要,进一步更新知识,创新编写模式,将近几年中医住院医师规范化培训工作的成果充分融入,同时注重中医药特色优势,体现中医思维能力和临床技能的培养,体现医考结合,体现中医药新进展、新方法、新趋势等,并进一步精简教材内容,增加数字资源内容,使教材具有更好的思想性、实用性、新颖性。

本套教材具有以下特色:

1. **定位准确,科学规划** 本套教材共 25 种。在充分调研全国近 200 家医疗机构及规范化培训基地的基础上,先后召开多次会议深入调研首版教材的使用情况,并广泛听取了长期从事规培工作人员的意见和建议,围绕中医住院医师规范化培训的目标,分为临床学科(16种)、公共课程(9 种)两类。本套教材结合中医临床实际情况,充分考虑各学科内亚专科的培训特点,能够满足不同地区、不同层次的培训要求。

2. **突出技能,注重实用** 本套教材紧扣《中医住院医师规范化培训标准(试行)》要求,将培训标准规定掌握的以及编者认为在临床实践中应该掌握的技能与操作采用"传统"模式编写,重在实用,可操作性强,强调临床技术能力的训练和提高,重点体现中医住院医师规范化培训教育特色。

3. **问题导向,贴近临床** 本套教材的编写模式不同于本科院校教材的传统模式,采用问题导向和案例分析模式,以案例提示各种临床情境,通过问题与思路逐层、逐步分解临床诊疗流程和临证辨治思维,并适时引入、扩展相关的知识点。教材编写注重情境教学方法,根据诊治流程和实际工作中的需要,将相关的医学知识运用到临床,转化为"胜任力",重在培养学员中医临床思维能力和独立的临证思辨能力,为下一阶段专科医师培训打下坚实的基础。

4. **诊疗导图,强化思维** 本套教材设置各病种"诊疗流程图"以归纳总结临床诊疗流程及临证辨治思维,设置"临证要点"以提示学员临床实际工作中的关键点、注意事项等,强化中医临床思维,提高实践能力,体现中医住院医师规范化培训教育特色。

5. **纸数融合,创新形式** 本套教材以纸质教材为载体,设置随文二维码,通过书内二维码融入数字内容,增加视频/微课资源、拓展资料及习题等,使读者阅读纸书时即可学习数字资源,充分发挥富媒体优势和数字化便捷优势,为读者提供优质适用的融合教材。教材编写与教学要求匹配、与岗位需求对接,与中医住院医师规范化培训考核及执业考试接轨,实现了纸数内容融合、服务融合。

6. **规范标准,打造精品** 本套教材以《中医住院医师规范化培训实施办法(试行)》《中医住院医师规范化培训标准(试行)》为编写依据,强调"规范化"和"普适性",力争实现培训过程与内容的统一标准与规范化。其临床流程、思维与诊治均按照各学科临床诊疗指南、临床路径、专家共识及编写专家组一致认可的诊疗规范进行编写。在编写过程中,病种与案例的选择,紧扣标准,体现中医住院医师规范化培训期间分层螺旋、递进上升的培训模式。教材修订出版始终坚持质量控制体系,争取打造一流的、核心的、标准的中医住院医师规范化培训教材。

人民卫生出版社医药卫生规划教材经过长时间的实践和积累,其优良传统在本轮教材修订中得到了很好的传承。在国家卫生健康委员会第二届全国中医住院医师规范化培训教材评审委员会指导下,经过调研会议、论证会议、主编人会议、各专业教材编写会议和审定稿会议,编写人员认真履行编写职责,确保了教材的科学性、先进性和实用性。参编本套教材的各位专家从事中医临床教育工作多年,业务精纯,见解独到。谨此,向有关单位和个人表示衷心的感谢!希望各院校及培训基地在教材使用过程中,及时提出宝贵意见或建议,以便不断修订和完善,为下一轮教材的修订工作奠定坚实的基础。

人民卫生出版社有限公司
2020 年 3 月

国家卫生健康委员会"十三五"规划教材
全国中医住院医师规范化培训
第二轮规划教材书目

序号	教材名称	主编		
1	卫生法规(第2版)	周 嘉	信 彬	
2	全科医学(第2版)	顾 勤	梁永华	
3	医患沟通技巧(第2版)	张 捷	高祥福	
4	中医临床经典概要(第2版)	赵进喜		
5	中医临床思维(第2版)	顾军花		
6	中医内科学·呼吸分册	王玉光	史锁芳	
7	中医内科学·心血管分册	方祝元	吴 伟	
8	中医内科学·消化分册	高月求	黄穗平	
9	中医内科学·肾病与内分泌分册	倪 青	邓跃毅	
10	中医内科学·神经内科分册	高 颖	杨文明	
11	中医内科学·肿瘤分册	李和根	吴万垠	
12	中医内科学·风湿分册	刘 维	茅建春	
13	中医内科学·急诊分册	方邦江	张忠德	
14	中医外科学(第2版)	刘 胜		
15	中医皮肤科学	陈达灿	曲剑华	
16	中医妇科学(第2版)	梁雪芳	徐莲薇	刘雁峰
17	中医儿科学(第2版)	许 华	肖 臻	李新民
18	中医五官科学(第2版)	彭清华	忻耀杰	
19	中医骨伤科学(第2版)	詹红生	冷向阳	谭明生
20	针灸学	赵吉平	符文彬	
21	推拿学	房 敏		
22	传染病防治(第2版)	周 华	徐春军	
23	临床综合诊断技术(第2版)	王肖龙	赵 萍	
24	临床综合基本技能(第2版)	李 雁	潘 涛	
25	临床常用方剂与中成药	翟华强	王燕平	

国家卫生健康委员会
第二届全国中医住院医师规范化培训教材
评审委员会名单

前　言

　　"传染病学"是住院医师培训的重要课程之一,在临床医学中处于重要地位,《传染病防治》教材目的是使住院医师掌握临床常见传染病的中西医结合防治诊疗方法与操作技能,达到住院医师防治传染病的技能要求。通过本教材的学习,住院医师能系统掌握中西医防治传染病的理论,并能根据中医和西医对传染病防治的知识,掌握临床常传染病的诊断方法、检测技术、治疗方法与防护措施等,具有独立对临床常见传染病进行诊断、治疗和预防的能力,达到国家住院医师规范化培训的相关要求。

　　本教材系统地阐述了中医和西医防治传染病的理论与实践知识,主要介绍传染病学基本理论,传染病的发病特点、流行特征,以及传染病中西医研究的进展动态。同时结合临床各种传染病防治指南,通过临床病案分析,重点介绍中西医防治传染病的诊疗技术。分别具体介绍病毒、细菌、真菌、支原体和衣原体、立克次体、螺旋体、原虫、蠕虫等引起的临床常见传染性和感染性疾病的中医和西医规范化诊疗方法与技术。

　　本教材由来自全国各地多家三甲医院的临床医生和中医院校的临床医生与教师合作编写,并进行了认真的修改和审定。本教材具有中西医并重、突出中医特色的特点,体现了当代中西医结合防治传染病的常规方法与最新进展。同时在编写体例上,绝大部分病种采用了问题和案例导向模式进行编写,并采用融合模式,增加增值服务的内容,使学生更容易掌握疾病的诊断与治疗。然而,由于传染病防治水平的不断提高,加上编者水平有限,书中难免存在一些错误或不妥之处,恳请广大读者批评指正,以便再版时修正。在本教材的编写中,除编委会人员的努力外,还有其他工作人员为本教材的编写做出贡献,在此一并感谢!

《传染病防治》编委会

2020 年 3 月

目　录

第一章

传染病防治基本知识

第一节 中医对传染病的认识和实践

传染病较突出的症状是发热,由外在致病因素引起,属于中医外感热病范畴;同时,传染病具有传染性或流行性,中医称之为疫病。中医对传染病的认识和实践过程大致经历了起始、发展(战国、秦汉、晋唐时期)、变革(宋金元时期)、形成(明、清、民国时期)、继承发扬(中华人民共和国成立后)的不同历史阶段。

一、起始、发展阶段(战国、秦汉、晋唐时期)

1. **战国时期对疫病的认识** 成书于战国至秦汉时期的《黄帝内经》,是当时医学成就的集成和代表,其中与传染病相关的理论,深刻影响着后世对传染病的认识。《黄帝内经》出现以前,虽没有医学专著论述传染病(疫病、温病等),但人们已经认识到传染病的流行性和严重性。《黄帝内经》成书后,对传染病的发病、诊疗、预防等有了系统的认识并积累了丰富的经验。虽没有"传染病"称谓,但相关病名有多种,如热病、伤寒、疫、疠、温疫等,这是传染病认识的起源。

关于传染病的形成,《黄帝内经》较为关注气候变化对传染病的影响。首先,其确立了"天人相应""天人合一"的思想,认为人是"法天则地"的,人体的运行遵循自然界的规律,即"与天地相应,与四时相副"(《灵枢·刺节真邪》)。人是天地间的产物,病原微生物也是,同样受到自然界变化的影响,它们的生存传播受制于环境。其次,《黄帝内经》认为人自身、外界气候、地理环境等共同决定了是否发病,如《灵枢·百病始生》言:"百病之始生也,皆生于风雨寒暑,清湿喜怒"。如果气候突变,遭受"疾风暴雨而不病者",是正气不虚,所以"邪不能独伤人",即"正气存内,邪不可干";当人体正气不足时,邪气乘虚而入,即"其中于虚邪也,因于天时,与其身形,参以虚实,大病乃成"。综上所述,古人发现宇宙天体运动自然变化的一些周期性节律,推衍出疾病发生发展的规律。如"太一移日,天必应之以风雨,以其日风雨则吉,岁美民安少病矣,先之则多雨,后之则多旱"(《灵枢·九宫八风》),"地气迁,气乃大温,草乃早荣,民乃厉,温病乃作","……阳乃布,民乃舒,物乃生荣。厉大至,民善暴死"(《素问·六元正纪大论》)。《黄帝内经》首次结合季节气候的变化,论述了疫病的产生、发展规律。这些

1

基本的理论和观念,深刻地影响着中医对传染病的认识。

关于传染病特点,《素问·刺法论》提到"……五疫之至,皆相染易,无问大小,病状相似",这与现代急性传染病起病急、传染性强、症状相似等特点类似。且不同年岁气候下,疫病的特点也不同,而疫和疠均有寒温之别,而《黄帝内经》论述以温疫、温疠为多。《黄帝内经》所言"温"者,与现代之"瘟"含义不同,是指病候属温热之性,"温病"指热性病。所以,《黄帝内经》之温热病涵盖了一部分传染病,但不等同于传染病,而"疫""疠""厉"则属于急性或烈性传染病。

关于"热病""温病",《黄帝内经》中对其发病、证候、传变、治疗、预后等有较详细的论述。其中提出,热病的病因是"伤于寒",如《素问·热论》所说:"今夫热病者,皆伤寒之类也","人之伤于寒也,则为热病"。名为热病,是因疾病证候的共性、突出症状为发热,"伤于寒"是对热病病因的推论。此外,《黄帝内经》也提到"冬伤于寒,春必温病","藏于精者,春不病温",这里不但指出发病的外在条件,也强调了人体自身正气强弱是发病的内在因素。对于外感热病,《素问·热论》论述了六经证候及传变规律,即太阳、阳明、少阳、太阴、少阴、厥阴六经传变,治疗上提出:"各通其脏脉,病日衰已矣。其未满三日者,可汗而已;其满三日者,可泄而已。"值得一提的是,文中对热病的善后调养,对热性病的康复有重要指导意义。谓:"病热少愈,食肉则复,多食则遗,此其禁也",即热病有所好转后,应注意饮食清淡易消化,尤其肉类容易助火,应适当控制防止病邪留滞不去。

《素问·刺热》则以五脏分类:"肝热病者,小便先黄,腹痛,多卧,身热,热争则狂言及惊……庚辛甚,甲乙大汗,气逆则庚辛死,刺足厥阴、少阳。心热病者……脾热病者……肺热病者……"文中不但对外感热病临床证候描述详细,对其预后也做出了预测,并提出了治疗方法。更为可贵的是提出了"治未病"的思想,对疾病的早期发现,及时干预有积极意义,如"肝热病者,左颊先赤,心热病者,颜先赤……病虽未发,见赤色者刺之,名曰治未病。"

治疗方面,《黄帝内经》还根据不同运气特点制定了治疗原则,如:"适气同异,多少制之,同寒湿者燥热化,异寒湿者燥湿化,故同者多之,异者少之,用寒远寒,用凉远凉,用温远温,用热远热,食宜同法"(《素问·六元正纪大论》)。"审察病机,无失气宜……谨守病机,各司其属,有者求之,无者求之,盛者责之,虚者责之,必先五胜,疏其血气,令其调达,而致和平"(《素问·至真要大论》)。此外,还有用药的具体原则,如"厥阴之复,治以酸寒,佐以甘辛,以酸泻之,以甘缓之……"这些原则对后世医家有则深远影响。

对于疫病的预防,《黄帝内经》强调内固正气,外避邪气,即"正气存内,邪不可干","虚邪贼风,避之有时"。如何内固正气,《黄帝内经》主要从饮食、起居、情志等方面入手。首先是饮食有节,既不暴饮暴食,也不饥饱失常,同时按时进食,并避免寒凉油腻饮食,以免损伤脾胃。《黄帝内经》特别注重脾胃,认为"五脏者皆禀气于胃,胃者五脏之本也",脾胃属土,土生万物,为"后天之本",是人体气血的生化之源。"胃不和则精气竭"(《素问·厥论》),饮食不节,不但损伤脾胃,也会影响气血营养物质的生成输布,进而降低人体防御免疫功能。其次,生活起居,应顺应四时季节变化规律,"春夏养阳,秋冬养阴",否则"逆其根,则伐其本,坏其真矣","故阴阳四时者,万物之终始也,死生之本也,逆之则灾害生,从之则苛疾不起"。《黄帝内经》强调"起居有常,不妄作劳",除了生活要有规律外,还提示不要过劳,劳包括劳心、劳力、房劳,不可纵容自己的嗜欲,耗散精神。"藏于精者,春不病温"(《素问·金匮真言论》),这是保持精力旺盛,防病抗邪的基础。此外,《黄帝内经》特别重视精神情志对人体的影响,如"怒则气上,喜则气缓,悲则气消,恐则气下……惊则气乱,劳则气耗,思则气结";"恐则精却,却则上焦闭,闭则气还,还则下焦胀,故气不行矣"(《素问·举痛论》);"勇者气行则已,怯者则着而为病也"(《素问·经脉别论》)。《灵枢·口问》中提出:"夫百病之始生也,皆生于风雨寒暑,阴阳喜怒,饮食居处,大惊卒恐,则血气分离,阴阳破败,经络厥绝,脉道不通,阴阳相逆,卫气稽留,经脉虚空,血气不次,乃失其常。"由此可见,情志对人体疾病的产生和康复的重大作用,所以《黄帝内经》开篇就强调:"恬惔虚无,真气从之,精神内守,病安从来"(《素问·上古天真论》),能够保持情志舒畅,精神安宁,避免恐惧、惊慌,减少不必要的忧虑、烦恼,可以促使气血正常运行,正气充足,以保持良好的适应能力。另外,《素问·刺法》中还提到冥想法以及小金丹等药预防疫病。

《黄帝内经》是现存的这一时期的代表作,也是最早对传染病做出系统论述的医学著作,从疾病产生、发展、传变、诊断、治疗、预防、调护都有丰富论述。为后世疫病、温病学的发展奠定了坚实的基础。

2. 秦汉医家对疫病的认识　《伤寒论》是继《黄帝内经》《难经》以后的中医学经典著作。对于温病的发病,《伤寒论·伤寒例》明确提出了"伏气"致病,并指出"中而即病者,名曰伤寒;不即病者,寒毒藏于肌肤,至春变为温病,至夏变为暑病",这与《黄帝内经》"冬伤于寒,春必病温"遥相呼应。文中还提出,引起温病的另一种反常之气:"凡时行者,春时应暖而反大寒;夏时应热而反大凉,秋时应凉而反大热,冬时应寒而反大温。此非其时而有其气,是以一岁之中,长幼之病多相似者,此则时行之气也。夫欲候知四时正气为病及时行疫气之法,皆当按斗历占之"。这种"时行之气"所引起的病症,"长幼之病,多相似者",表明了其传染性、流行性。"时行"正是指季节性流行,"时行之气"也与春气温和、夏气暑热、秋气清凉、冬气冰冽的四时正气不同。文中还提到:"其冬有非节之暖者,名为冬温。冬温之毒,与伤寒大异……从春分以后至秋分节前,天有暴寒者,皆为时行寒疫也……更遇温气,变为温疫。"上文曾说《黄帝内经》有五疫、五疠之说,疫、疠有寒、温之别,故《伤寒论》所提到的寒疫、温疫、冬温、温病分法,与《黄帝内经》一脉相承,且气候时节变化对疫病的影响,也秉承了《黄帝内经》运气学说之旨。

《伤寒论》将错综复杂的外感疾病及其合并症、并发症进行了归纳分类,创立了六经辨证体系。虽然《伤寒论》作者张仲景在自序中说,自己著述此书正是因为当时严重的疫情,但后世多认为《伤寒论》"详于寒而略于温",其理法方药能否应用于温病治疗有很大争议。但《伤寒论》所载病证中,也有不少起病急骤、传变快、病情凶险者,有疫病的特点。有学者考证,作者所处年代为东汉后期,当时疫病流行的病邪性质与寒冷低温有密切关系。"六气皆能化疫",疫病有寒温之别,或许当时正如《伤寒论·伤寒例》所言"以伤寒为毒者,以其最成杀厉之气也"。

《伤寒论》被后世尊为"方书之祖",张仲景也被奉为医圣。故其后较长历史时期内,不少医家认为伤寒法足以概治温病,在一定程度上限制了温病学的发展。但应当承认,后世很多温病医家,或多或少地在继承《伤寒论》等经典的基础上进一步发展完善了温病学说,《伤寒论》很多诊疗思路和方药在后世温疫病中时有体现。

3. 晋隋唐医家对疫病的认识   晋代葛洪著《肘后备急方》,其中记述了各种急性传染病,积累了较多防治疫病的方药,对天花、狂犬病也有记载。《肘后备急方·治伤寒时气温病方》谓:"伤寒、时行、瘟疫三名,同一种耳,而源本小异。其冬月伤于寒,或疾行力作,汗出得风冷,至夏发,名为伤寒。其冬月不甚寒,多暖气及西风使人骨节缓堕受病,至春发,名为时行。其年岁中有疬气,兼挟鬼毒相注,名为温病。如此诊候并相似,又贵胜雅言,总名伤寒。世俗因号为时行。"需要说明的是,这里的伤寒、时行、瘟疫与前人论述及后世医家所言都有所区别,也说明当时一切外感病仍都归属于伤寒。值得注意的是,文中指出"年岁中有疬气兼挟鬼毒相注,名为温病","疬气"是前所说"非时之气",这里的"鬼毒"则属首次提出,类似于后世吴又可提出的"夫温疫之为病,非风、非寒、非暑、非湿,乃天地间别有一种异气所感","鬼毒"和这种"异气"的重要特点在于它们具有一定的物质性,可以理解为致病原。这在没有显微镜的时代是非常了不起的见解。《肘后备急方·治瘴气疫疠温毒诸方》中收载了20多则防治疫病的方剂,主要为预防性方药。有散剂、丸剂、膏剂等多种剂型,使用方法也有口服、外涂、粉身、佩戴等不同。比如"虎头杀鬼方",用雄黄等药物做成蜜丸装袋,佩戴手臂之上,并另择时在庭院燃烧药丸预防传染病。这种方法流传至今,民间、医疗机构仍有使用。

隋代巢元方《诸病源候论》汇集了隋以前医家论述,对温病等的论述更加详细,并且将温病、热病、时气、疫疠、伤寒等一一分列,各为一门。其疟病、黄疸的部分内容可归属于传染病范畴。在论述"时气""温病"时讲到:"此病皆因岁时不和,温凉失节,人感乖戾之气而生病,则病气转相染易,乃至灭门,延及外人。"明末吴又可的"戾气说"很可能受到"乖戾之气"的启发。书中还专门论述了"注病诸候",注病即传染病,如被患者传染称"生注",被患病死者传染称"尸注",通过食物传染则称为"食注"等。此外,《诸病源候论》还收录了"养生导引法"以预防温疫。

孙思邈认为天地风雨寒暑、旱涝虫灾的种种变化,这是自然之理,人也难免,他认为瘟疫也是天地间理应存在的,不能没有。故《备急千金要方》中说:"天地尚且如然,在人安可无事?人生天地之间……是故天无一岁不寒暑,人无一日不忧喜,故有天行温疫,病者即天地变化之一气也,斯盖造化必然之理,不得无之。故圣人虽有补天立极之德,而不能废之。"但他也认为,虽然如此,还是有办法预防和治疗,而不能束手待毙。防御的办法,一方面要善于摄生,饮食起居有所节制,顺应时节;另一方面,天地间有这种瘴疠出现,必然可以以天地间所生之物来防备之,故说"虽不能废之,而能以道御之。其次有贤人善于摄生,能知撙节,与时推移,亦得保全。天地有斯瘴疠,还以天地所生之物以防备之。命曰知方,则病无所侵矣。"孙思邈在《肘后备急方》的基础上又增补了一些防治疫病的方药,其所创立的清热解毒和攻下养阴之法,如石膏竹叶汤、葳蕤汤、犀角地黄汤、紫雪丹等为后世所法,方剂也称为后世治温疫常用名方。此外,孙思邈还应用针灸治疗疫病,并重视病后调养饮食禁忌。如《备急千金要方》中所记载:"时病瘥后,未满五日,食一切肉面者,病更发,大困。时病瘥后新起,饮酒及韭菜,病更复……"

综上所述,中医对传染病的认识起源于《黄帝内经》《难经》成书时代,经过《伤寒杂病论》，直到唐朝，各代医家对其认识进一步深化，诊治方法也不断丰富。这一阶段，建立了外感病的辨证论治体系，对温病、疫病的诊疗也积累了丰富的经验。由于脏腑辨证和六经辨证体系，以及偏于温散的方药，在用于治疗温热病时有相当的局限性，而正是这种局限和困境中酝酿着新的变革。

二、变革阶段（宋金元时期）

1. 宋代医家对疫病的认识　《伤寒论》重新校正刊行之后的很长时期内，宋代医家临床上受仲景思想影响较大，且形成一股"泥古宗景"的风气，所以宋代医家对疫病、温病的认识，仍宗《黄帝内经》《伤寒论》《备急千金要方》等，理论上创新较少，但也积累了一些新的经验和方药。当时医家认为《伤寒论》所论述的是广义伤寒，包括温病在内，便出现了以《伤寒论》统治温病的状况，但用辛温药偏多的伤寒方治疗温病，效果不甚理想。所以当时的医家庞安时提出，伤寒与热病、瘟疫有别，治疗也应不同，处方善用大剂量石膏。他还意识到疫气可以由口鼻互相传染，体质因素和地域不同发病特点也会有差异。

郭雍著《伤寒补亡论》，所言"补亡"是希望能补充仲景所缺对"时行瘟疫"的论述。他认为温病有别于伤寒，冬伤于寒可以成温病；冬不伤于寒，而春自感"风寒温气"也能引起温病；或"春有非节之气，中人为疫"，也是温病。在诊疗方面，他主张"瘟疫之病多不传经"，可以"不拘日数，治之发汗、吐、下，随症可施行。"并要按不同时令"各因其时而治之"。

宋金元时期，运气学说盛行，官方编修的《圣济总录》发展了《黄帝内经》的运气学说，并以六十干支将《黄帝内经》中有关运气的论述进行归类，预测60年内可能发生的疾病疫情。之后，南宋陈言著《三因极一病证方论》，进一步根据每年运气及所主病证不同，拟定了不同处方。

2. 金元医家对疫病的认识　金代刘完素为"金元四大家"之一，为寒凉派的代表。其一生著作颇多，如《黄帝素问宣明论方》《素问病机气宜保命集》《素问玄机原病式》《伤寒标本心法类萃》等，关于疫病的记载对后世影响较大。其在很多方面继承了《黄帝内经》的观点。关于疫病的治法，刘氏在《伤寒标本心法类萃》云："凡伤寒疫疠之病，何以别之，盖脉不浮者传染也，设若以热药解表，不惟不解，其病反甚而危殆矣。其治之法：自汗宜以苍术白虎汤（二十二）；无汗宜滑石凉膈散（二十三），散热而愈；其不解者通其表里，微甚，随证治之，而与伤寒之法皆无异也。双解散（五十四）、益元散（五十二），皆为神方。"刘氏提倡寒凉清热治疫病，使疫病学的治疗得到了很大发展，他所创制的方剂，如双解散、防风通圣散、天水散等，均对后世产生了重大影响。其在《素问病机气宜保命集》曰："余自制双解、通圣辛凉之剂，不遵仲景法桂枝、麻黄发表之药，非余自炫，理在其中矣。故此一时，彼一时，奈五运六气有所更，世态居民有所变，天以常火，人以常动，动则属阳，静则属阴，内外皆扰，故不可峻用辛温大热之剂，纵获一效，其祸数作……故善用药者，须知寒凉之味况。"由于刘氏首开寒凉清热治疗温热病、疫病之先河，故后世有"伤寒宗仲景，热病崇河间"之誉。

金代张从正为"金元四大家"的攻邪派代表，在其著作《儒门事亲》中特别强调治疗外感热病、疫病要结合社会、气候、地理及体质等多方面因素，进而决定使用辛凉之剂或辛温之剂。张氏云:"凡解利、伤寒、时气疫疾,当先推天地寒暑之理以人参之。南陲之地多热,宜辛凉之剂解之;朔方之地多寒,宜辛温之剂解之;午未之月多暑,宜辛凉解之;子丑之月多冻,宜辛温解之;少壮气实之人,宜辛凉解之;老耄气衰之人,宜辛温解之……夫地有南北,时有寒暑,人有衰旺,脉有浮沉,剂有温凉,服有多少,不可差互,病人禁忌,不可不知。"这种随证而治的辨治思路对后世"三因制宜"治疗原则的确立有重要指导意义。

金代李杲为"金元四大家"的补土派代表,他在重视脾胃的同时,对大头天行等时行病的治疗亦有独到见解。李氏门人罗天益在《东垣试效方》中记载:"泰和二年,先师以进纳监济源税,时四月,民多疫疠,初觉憎寒体重,次传头面肿盛,目不能开,上喘,咽喉不利,舌干口燥,俗云大头天行,亲戚不相访问,如染之,多不救。张县丞侄得此病,至五、六日,医以承气加蓝根下之,稍缓。翌日,其病如故,下之又缓,终莫能愈,渐至危笃。或曰:'李明之存心于医,可请治之',遂命诊视,具说其由。先师曰:'夫身半以上,天之气也,身半以下,地之气也。此邪热客于心肺之间,上攻头目而为肿盛,以承气下之,泻胃中之实热,是诛罚无过,殊不知适其所至为故'。遂处方(普济消毒饮)……凡它所有病者,皆书方以贴之,全活甚众,时人皆曰:'此方天人所制',遂刊于石,以传永久"。李氏所创普济消毒饮一方,时至今日仍是治疗大头瘟、痄腮的代表方剂。

金代朱震亨为"金元四大家"的滋阴派代表,在《金匮钩玄》中朱氏提出:"温病,众人病一般者是也。又谓之天行时疫,有三法:宜补、宜降、宜散",丹溪治疫之法对后世颇有启发。

宋、金、元时期,中医学对疫病的认识比晋唐之前有了长足发展,尤其是刘完素提出寒凉清热治疗热病的学术观点为后世疫病的治疗有重要指导意义。但这一时期尚无疫病学专著问世,疫病具体的理论体系尚未形成,因此该时期为疫病学发展史的成长阶段。

三、形成阶段(明、清、民国时期)

1. 明、清医家对疫病的认识   明、清两代是疫病学的形成与发展阶段,在此时期,明末吴又可写出疫病学第一部专著《温疫论》。此后,清代的戴天章、杨栗山、刘松峰、余师愚等人的疫病学著作相继问世,使疫病学的理论与辨治方法不断丰富完善,疫病的诊治得到了进一步的提高与发展。

明代吴又可在亲历疫病流行惨状之后写出疫病学专著《温疫论》,该书不仅是我国医学史上第一部疫病学专著,也是世界医学史上对传染病有突出贡献的专著。吴氏在《温疫论·原序》中指出了温疫的病因及传变:"夫温疫之为病,非风、非寒、非暑、非湿,乃天地间别有一种异气所感,其传有九,此治疫紧要关节",他在该书"原病"篇又进一步指出温疫与伤寒在病因、邪气入侵途径、邪侵部位等方面的区别:"伤寒与中暑,感天地之常气。疫者,感天地之疠气。在岁运有多寡;在方隅有厚薄;在四时有盛衰。此气之来,无论老少强弱,触之者即病。邪自口鼻而入,则其所客,内不在脏腑,外不在经络,舍于伏脊之内,去表不远,附近于胃,乃表里之分界,是为半表半里,即《针经》所谓横连膜原是也"。吴氏明确提出异气、戾气致病具有强烈传染性,邪气自口鼻而入,直达膜原。起病之初,治宜疏利气机之品,使邪气外达,吴氏自创达原饮一方为治疫常用方。吴氏在论疫病传变时云:"夫疫之传有九,然亦不出乎表里之间而已矣。所谓九传者,病患各得其一,非谓一病而有九传也。盖温疫之来,邪自口鼻而入,感于膜原,伏而未发者,不知不觉。已发之后,渐加发热,脉洪而数,此众人相同,宜达原饮疏之。继而邪气一离膜原,察其传变,众人不同者,以其表里各异耳……凡此九传,其病不一"。对于疫病的治疗,吴氏指出应视病情而分别采用吐法、清法、下法诸方,突破以伤寒法治温病初起必用麻、桂的旧例,开拓了温疫治疗的新思路。

吴氏在《温疫论·杂气论》中对温疫的传染性方面提出精辟见解:"大约病偏一方,延门阖户,众人相同,皆时行之气,即杂气为病也。为病种种是知气之不一也。盖当时,适有某气专入某脏腑其经络,专发为某病,故众人之病相同,是知气之不一,非关脏腑经络或为之证也。夫病不可以年岁四时为拘,盖非五运六气所即定者,是知气之所至无时也。或发于城市,或发于村落,他处安然无有,是知气之所着无方也。"对于杂气致病在人畜之间各有选择,吴氏在《温疫论·论气所伤不同》中曰:"至于无形之气,偏中于动物者,如牛瘟、羊瘟、鸡瘟、鸭瘟,岂但人疫而已哉?然牛病而羊不病,鸡病而鸭不病,人病而禽兽不病,究其所伤不同,因其气各异也。知其气各异,故谓之杂气。夫物者气之化也,气者物之变也,气即是物,物即是气,知气可以知物,则知物可以制气矣。夫物之可以制气者药物也……能知以物制气,一病只有一药之到病已,不烦君臣佐使品味加减之劳矣。"吴氏指出"气即是物",可见他已认识到疫病的发生是由肉眼看不到,但有客观存在的"气"所致,而且他强调"能知以物制气,一病只有一药之到病已",这已明确指出疫病的治疗要针对病原。

此外,吴氏还对温、瘟、热、疫之别进行考证,他指出,温病与温疫、瘟疫、热病,名称与写法虽有不同,但其本质并无区别。温病、温疫、瘟疫、热病都属温病,可以不加区分。吴氏对温病、温疫、热病的正名,更正了明代以前用词混乱、概念不清的现象,但将温疫与温病完全等同的观点,未免有失偏颇。现代观点认为,温病应包括温疫在内,温疫只是温病的一种,由于其具有传染性而被称为"疫"。总之,《温疫论》的问世极大推动了疫病学的发展,由于历史条件所限,它仅论述了温疫的辨治,尚未形成完整的理论体系。

与吴又可同时代还有一位名不见经传,在温病学发展史上也无任何记载,但却有真知灼见的学者,即袁班(字体庵)。袁氏虽不以医为业,但曾博究方书,并于临证中随笔记录,辑为《证治心传》一书。袁氏关于温病的论述云:"惟阳气潜藏于内,天时晴燥,雨雪稀少,乃成冬温之证,须用大剂清下,不得拘执《伤寒》成法以误人哉。近世此病甚多,尤宜加审……以达表为治。若时值初春,严寒将退,风木司权,其气善升而近燥,多犯上焦……取清轻之味清肃肺卫;若失治久延,渐入荣分,有逆传、顺传之候……又有热极旁流,名为顺传胃府法,宜急下以存阴液"。关于瘟疫的治法,袁氏云:"惟近年凶荒饥馑,兵火之余,酿成疫疠,互相传染,切勿拘执日数。余治疫证,大剂攻下,每多获效。缘此病邪由口鼻吸入者多,往往两手脉微弱,若不知者,以为脉虚,不敢用攻,孰不知下后邪去,脉即平复……要知此邪乃天地间至恶之气,必须除恶务尽。以大承气汤为主方,随证加减……余历验心得,以验苔之滞腻,干而无津之苔,凭此用下。若舌无浊垢之苔,虽见大热不可用下。余之心得经验,无误之秘法也。"袁氏对温病与伤寒的区别、温疫与其他温病的区别以及四时温病的治法，均有明确论述，言简而意深。其"取清轻之味清肃肺卫;若失治久延，渐入荣分，有逆传、顺传之候"及"又有热极旁流，名为顺传胃府法"等说法，与后世叶天士《外感温病篇》的论述极其相近。

清代喻嘉言在《尚论篇》卷首"详论温疫以破大惑"中对疫病有所阐发，对于邪气的入侵途径及所犯部位，喻氏云:"然从鼻、从口所入之邪，必先注中焦，以次分布上、下……此三焦定位之邪也。"对于疫病的治法，喻氏指出:"未病前，先饮芳香正气药，则邪不能入，此为上也。邪既入，急以逐秽为第一义，上焦如雾，升而逐之，兼以解毒;中焦如沤，疏而逐之，兼以解毒;下焦如渎，决而逐之，兼以解毒"。喻氏的疫病邪犯三焦之说，对吴鞠通提出温病以"三焦辨证"为纲具有重要指导作用。其治疫用芳香、逐秽、解毒之法，对吴氏立法组方亦有启发，如吴氏在"银翘散方论"云:"……又宗喻嘉言芳香逐秽之说"。喻嘉言在《医门法律·秋燥论》中详述了燥气为病的特点，对后世影响深远，喻氏所创清燥救肺汤称为后世治疗燥热犯肺的代表方。

清代戴天章著《广瘟疫论》一书，在书中强调疫病的辨证:"意在辨瘟疫之体异于伤寒，而尤慎辨于见证之始，故首增辨气、辨色、辨脉、辨舌、辨神诸论于开卷，使阅者一见了然"。戴氏还指出"疫邪见证，千变万化，然总不出表里二者"，关于疫病的治疗，戴氏总结出汗、下、和、清、补五法。

清代杨栗山著《伤寒温疫条辨》一书，杨氏承吴又可之观点，认为温病、瘟疫、温疫并无区别，将温疫称为温病。对于温病的病因，杨氏认为是"天地疵疠旱潦之杂气";对于温病的传入途径，杨氏认为是"杂气由口鼻入三焦，怫郁内炽";对于温病的病机，杨氏认为是"邪热内攻，凡见表证，皆里证郁结，浮越于外也。虽有表证，实无表邪"，"温病得于天地之杂气，怫热在里，由内而达于外，故不恶寒而作渴，此内之郁热为重，外感为轻，兼有无外感而内之郁热自发者";对于温病的治疗，杨氏指出"若用辛温解表，是为抱薪投火，轻者必重，重者必死。惟用辛凉苦寒，如升降、双解之剂，以开导其里热，里热除而表证自解"。杨氏收集验方"赔赈散"，更名为"升降散"，自创以升降散为总方的15个方剂:"轻则清之，神解散、清化汤、芳香饮、大小清凉散、大小复苏饮、增损三黄石膏汤八方;重则泻之，增损大柴胡汤、增损双解散、加味凉膈散、加味六一顺气汤、增损普济消毒饮、解毒承气汤六方。而升降散，其总方也"。《伤寒温疫条辨》受后世医家高度重视，尤以升降散一方颇受赞赏，杨栗山的疫病学术思想，是在吴又可《瘟疫论》基础上的一大进步。

清代刘松峰著《松峰说疫》一书，刘氏有感于当时因论述疫病之书甚少，以致时医多以伤寒法治之的弊端，而著成此书。其书不仅论瘟疫，且并论杂疫和寒疫。他在该书中说:"夫疫病所包甚广，而瘟疫特其一耳。又添杂疫、寒疫，各着方论，而症治始备"，在书中刘氏详细论述了瘟疫、寒疫、杂疫三者病因、临床表现之不同。关于瘟疫的治疗用药，刘氏提出慎用大寒之剂，但又不排斥用大黄、石膏、芒硝。他说:"或曰:大苦大寒之剂既在禁例，而治瘟疫顾用三承气、白虎何也?答曰:石膏虽大寒，但阴中有阳，其性虽凉而能散，辛能出汗解肌，最逐温暑烦热，生津止渴，甘能缓脾，善祛肺与三焦之火，而尤为阳明经之要药……大黄虽大寒有毒，然能推陈致新，走而不守。瘟疫阳狂、斑黄、谵语、燥结、血郁，非此不除。生恐峻猛，熟用为佳。至于芒硝，虽属劫剂，但本草尚称其有却热疫之长，而软坚破结非此不可……此治瘟疫者之所不可阙也软。"在书中，刘氏将瘟疫之治法分为解毒、针刮、涌吐、罨熨、助汗、除秽、宜忌、符咒八法，称之为"瘟疫统治八法"。纵观其治法，以多种治疗机调护方法并用，颇具己见。《松峰说疫》一书，是继《温疫论》之后，又一部较为全面的疫病学专著。

清代余霖著《疫疹一得》一书，书中对疫病发斑之阐述多有前人所未论及者，其对从疫病斑疹的形、色判断预后的论述，于临床极具指导意义。他说："……至论大者为斑，小者为疹，赤者胃热极，五死一生，紫黑者胃烂，九死一生，予断生死，则又不在斑之大、小、紫、黑，总以其形之松浮、紧束为凭耳。如斑一出，松活浮于皮面，红如朱点纸，黑如墨涂肤，此毒之松活外现者，虽紫黑成片可生；一出虽黑小如粟，紧束有根，如履透针，如矢贯的，此毒之有根锢结者，纵不紫黑亦死。苟能细心审量，神明于松浮紧束之间，决生死于临证之顷，始信余言之不谬也"。余氏自创的清瘟败毒饮，至今仍为气血两清的代表方剂。对于方中重用石膏为君的道理，余氏曰："此十二经泄火之药也。斑疹虽出于胃，亦诸经之火有以助之。重用石膏直入胃经，使其敷布于十二经，退其淫热……故重用石膏，先平甚者，而诸经之火自无不安矣"。余氏以大剂石膏为君药治疗疫病，确有独到之处，对后世治疗温病、疫病均有极大启示。

清代郭志邃著《痧胀玉衡》一书，书中论述了"疫气时行"引起的多种痧症的辨治方法，其所述痧症，包括了多种急性热病。郭氏治痧采用三种方法，他说："若痧在肌肤，当刮即刮。痧在血肉，当放即放。痧在肠胃、经络与肝、肾、脾三阴，当药即药。若痧气肆行，不拘表里，传变皆周当三法兼用，务在救人于将危，而回生之将死。"郭氏治疗痧症的刮痧、放血、药物相结合的方法，既简便易行，又经济实用，且疗效较好，即使在今天，特别是在广大农村，仍有推广价值。

清代王世雄著有《随息居重订霍乱论》一书，原名《霍乱论》，后又经本人重订。书中首论病情，次论治法，次录医案，后载方药，为论治霍乱的专著。其治法中，除药物治疗外，还载有伐毛、取嚏、刮法、焠法、刺法、搨洗法、熨灸法等物理疗法，多简便而实用。其后又有连文仲的《霍乱审证举要》，论霍乱的辨证及治疗，陈虹的《瘟疫霍乱问答》，书中论述了霍乱的病因及防治。皆是对霍乱一病深入阐述之书。

余伯陶著有《鼠疫抉微》一书，他在书中说："鼠疫素乏专书，自吴子存有《鼠疫治法》，罗芝园取而增删之，名曰《鼠疫汇编》，郑肖岩又从而注释之，名曰《约编》。兹就成书，参以己见，略加增损，俾臻美善"。可见，该书是辑《鼠疫治法》《鼠疫汇编》《鼠疫约编》三书并加入余氏之见解而成。书中首先推究鼠疫之病名、传染情况及病因，他说："鼠疫初名核瘟，同治间安南已有是病，於光绪己丑辛卯间，由安南传之广西，壬辰癸巳岁，渐传之广东之高州，患疫而死者数万……鼠先染疫而死，死鼠秽气薰人，感之即病……其核多生於两腋两腿变负痛甚剧。"作者还以鼠疫与《诸病源候论》《备急千金要方》中的"恶核"病相对照，提出："鼠之生、灭于人间不自今日始也，即鼠之足以酿疫，亦不自今日始也。古人仅发明病之由于核，而未曾发明核之由于鼠。兹引《千金》诸书所云恶核，以为鼠疫之一大明证，高明者幸忽哂其臆度也"。该书总汇吴、罗、郑、余四家治鼠疫之经验，为鼠疫专病的优秀专著。

清代周扬俊著成《温热暑疫全书》，将温病分为温、热、暑、疫四类，分别论述其证治，提出"黄芩汤，治温本药也"。关于疫病的辨治，周氏继承发扬了吴又可《温疫论》的学术观点，对疫病学和温病学均有涉及，但尚未形成完整的理论体系。

　　清代"温病四大家"之一叶天士,在其《外感温病篇》中首先提出了温病的发生发展规律,从病因、病机及治法上将温病与伤寒加以区分。叶氏云:"温邪上受,首先犯肺,逆传心包。肺主气属卫;心主血属营。辨营卫气血虽与伤寒同;若论治法,则与伤寒大异也。"叶氏对温病学最大的贡献在与创立"卫气营血辨证"理论,明确指出温病沿卫气营血四个阶段传变的规律及其治法:"大凡看法,卫之后方言气;营之后方言血。在卫汗之可也,到气才可清气,入营犹可透热转气,如犀角、元参、羚羊角等物,入血就恐耗血动血,直须凉血散血,加生地、丹皮、阿胶、赤芍等物。否则,前后不循缓急之法,虑其动手便错,反致慌张矣。"这一辨证理论的提出使温病的辨证论治有律可循,是温病学发展史上的重大突破。基于此论,温病学最终脱离伤寒体系,自成一派。此外,叶氏总结前人经验并加以发挥,对温病学中望舌、验齿、辨斑疹等做了深入阐发,丰富了中医诊断学的内容,对温病临证诊断提供重要依据。文中还有关于温疫舌象、病机及治法的论述:"若舌白如粉而滑,四边色紫绛者,温疫病初入膜原,未归胃腑,急急透解,莫待传陷而入,为险恶之病,且见此舌者,病必见凶,须要小心"。

　　清代吴鞠通在经历数次温疫流行之后,"采辑历代名贤著述,去其驳杂,取其精微,间附己意,以及考验",著成温病学集大成之作《温病条辨》。该书是一部理、法、方、药系统完整的温病学专著,主要贡献在于提出"三焦辨证"的温病学理论。吴氏指出"温病由口、鼻而入,鼻气通于肺,口气通于胃。肺病逆传,则为心包。上焦病不治,则传中焦,胃与脾也。中焦病不治,即传下焦,肝与肾也。始上焦,终下焦"的传变规律,又提出"治上焦如羽,非轻不举;治中焦如衡,非平不安;治下焦如权,非重不沉"的三焦治疗原则,为温病辨证论治和处方用药提供了重要的理论依据。吴氏总结前人经验,创立清络、清营、育阴等治法,创制银翘散、桑菊饮、清络饮、清营汤、大定风珠、三仁汤等名方,一直沿用至今。《温病条辨》是一部理论和实用价值极高的温病学专著,以三焦为纲、病名为目,把六经辨证与卫气营血辨证穿插于三焦辨证中,构成了完整的温病辨证论治理论体系。

　　清代俞根初著成《通俗伤寒论》一书,论述春温伤寒、暑湿伤寒、秋燥伤寒、大头伤寒、湿温伤寒、热证伤寒、伏暑伤寒、冬温伤寒、伤寒兼痧、漏底伤寒、疫病等多种温病。俞氏所创多首方剂,如加减葳蕤汤、蒿芩清胆汤、陷胸承气汤、白虎承气汤、枳实导滞汤、五仁橘皮汤、犀地清络饮、羚角钩藤汤等均被后世广泛应用,疗效颇佳。

　　清代雷少逸著成《时病论》一书,该书以《素问·阴阳应象大论》"冬伤于寒,春必温病;春伤于风,夏生飧泄;夏伤于暑,秋必痎疟;秋伤于湿,冬生咳嗽"八句经文为全部纲领,兼参先圣后贤之训。雷氏云:"是书专为时病而设。时病者,乃感四时六气为病之证也,非时疫之时也。故书中专论四时之病,一切温疫概不加载"。书中虽不载温疫,但其所论"四时之病"中亦包括温病在内,其书中所论病证及治法,颇为实用。

　　清代柳宝诒著成《温热逢源》一书,该书是讨论伏气温病的专著。柳氏认为:"若夫温病,乃冬时寒邪,伏于少阴。迨春夏阳气内动,伏邪化而为热,由少阴而外出……初起治法,即以清泄里热,导邪外达为主,与伤寒用药一温一凉,却为对待。"他还提出伏邪自发与新感引动伏邪之说:"伏温之邪,由春、夏温热之气蒸动而出,此其常也。亦有当春、夏间感冒风寒,邪郁营卫而寒热,因寒热而引动伏气……此新邪引动伏邪之证"。对于伏气温病的治疗,柳氏强调要保护阴液:"其或邪已化热,则邪热燎原,最易灼伤阴液,阴液一伤,变证蜂起,故治伏气温病,当步步顾其阴液……愚意不若用黄芩汤加豆豉、元参……豆豉为宣发少阴伏邪的对之药,再加元参以补肾阴,一面泄热,一面透邪"。柳氏对温病的辨治,颇有新见,其著作对伏气温病多有阐发,为后世所推重。

2. 民国时期疫病学发展　民国时期,中国处于半封建半殖民地境地,由于连年军阀混战,民生凋敝,故医药卫生事业发展缓慢。尤其是 20 世纪 30 年代,当时政府对中医采取歧视、限制政策,使中医学受到严重摧残,疫病学发展受阻,由于中医有志之士的努力,疫病学专著也有所发行。

何廉臣对其祖父何秀山加按语的俞根初所著《通俗伤寒论》手稿详加校勘,"悉心重订,将原书缺者补之,讹者删之,更择古今历代名医之良方,而为余所历验不爽者,补入其间",何氏强调该书"专为伏气温病而设",且对伏气温病与新感温病的病机做出鉴别,还将伏气温病的病因即"伏火"分为湿火与燥火两类,并分列"湿火之症治"与"燥火之症治",使其辨治更为明晰。在治疗方面,何氏总结出发表、攻里、和解、开透、清凉、温燥、消化、补益八法,并在"验方妙用"中汇入自己实践经验。经何氏重订,《广瘟疫论》一书更加完善,实用价值有所提高。何氏征集全国众家医案,汇编为《全国名医验案类编》,其中多有温病医案,均由何氏加按语,对后世启发颇有启发。此外,何氏在 1912 年执笔完成《湿温时疫治疗法》一书,书中分病名之定义、病因之原理、病状之疗法、卫生及预防四章,对湿温时疫的诊治预防进行详尽论述,参以西医学之见解,为治疗湿温病的实用之书。

张锡纯著有《医学衷中参西录》,虽非温病学专书,但涉及温病、疫病的内容及验案颇多,其论点亦有独到之处。张氏云:"今者论温病之书甚伙,而郑卫红紫,适足乱真。愚本《黄帝内经》、仲景,间附以管见,知温病之大纲,当分为三端……一为春温……一为风温……一为湿温……至于疫病,乃天地之疠气,流行传染,与温病迥异"。其自拟治疗温病的方剂有凉解汤、寒解汤、和解汤、仙露汤、宣解汤等,治瘟疫瘟疹用青盂汤。张氏所创诸方,充分体现了其治疗温病、瘟疫的学术思想及临床经验,张氏以石膏治疗温病,独具专长。

民国时期吴锡璜在《中西温热串解》一书中汇通中西医学以阐释温病,吴氏论述内容涉及病因、病机、诊法、治法等诸多方面,书中还对叶天士、陈平伯、薛生白、余师愚等人的温病学文献以按语形式加以注解。吴氏在其按语中的学术见解,颇多精辟之论,亦将吴氏本人的临床经验注入其中,对读者多有启发。

四、继承发扬阶段(中华人民共和国成立后)

中华人民共和国成立后,国家重视并大力发展中医药事业,在这种有利条件下,温病学也得以发扬。

首先,进行了温病学文献的整理和出版以及对人才的培养。中华人民共和国成立以来,国家大规模整理出版了如《瘟疫论》《温病条辨》《温热经纬》等许多温病学著作。这些书籍的出版发行,使温病学说进行了前所未有的传播。1956 年以后,全国相继建立了许多高等中医药学府,而温病学说作为一门课程在各院校开课,其教材《温病学》综合温病学各家之长,构建完整的温病学理论知识,并与医学实践相结合,培养了大批的临床以及教学骨干,使温病学在临床中得到广泛应用。

其次,对温病学理论进行了深入研究。第一,对文献中存在的病名以及学术名词混乱、概念不一致等问题进行了规范化和科学化的统一;第二,对卫气营血辨证、三焦辨证的理论以及两者之间的关系进行了深入的探讨;第三,对其他理论知识进行了大讨论,不仅发扬了传统理论,而且对其进行了升华;第四,以现代科研手段,对温病发展的各个阶段的病理变化、传变规律等进行了观察研究,揭示其本质。

中华人民共和国成立以来,为了发挥中医诊疗的优势,全国各地的综合性医院设立中医科,而且设立专门的热病门诊和病房,保障了温病的临床治疗和研究。在临床实践中,不仅运用温病学理论挽救无数患者,治愈了无数相关疾病,并且不断地进行经验总结和科学研究,使温病学说理论进一步深化。几十年来,运用温病学说理论和方法治疗了各种急性传染病和感染性疾病,如流行性感冒、流行性腮腺炎、流行性乙型脑炎、流行性脑脊髓膜炎、麻疹、肺炎、麻疹合并肺炎、败血症、急性血吸虫病、流行性出血热、疟疾、钩端螺旋体病、泌尿系统感染等都取得了良好的疗效。在临床实践中,运用药理学、免疫学、微生物学、药物化学、制剂学等现代学科的知识和方法,对温病学中常用的清热解毒、活血化瘀、开窍醒神、益气养阴、通里攻下等理论进行了深层次的研究,并且进行了新剂型的开发,扩展了给药途径,提高了临床疗效。其中温病学说的诊疗优势在 2002—2003 年的严重急性呼吸综合征(SARS)中得到了肯定,也轰动了世界。在 2019 年底爆发的新冠病毒肺炎,数据显示,全国除湖北以外的地区,中医药参与救治的病例占累计确诊病例的 96.37%,在湖北地区中医药的参与率也达到了 91.05%。可见中医药在此次新冠肺炎疫情防控上"功不可没"。

总之,中华人民共和国成立后,温病学经过广大中医、中西医结合工作者的努力研究,在理论和临床实践中,不仅继承了之前的温病学的知识,而且与时俱进,展现出光辉的前景。

（瞿惠燕　杨涛）

【复习思考题】

中医对传染病的认识和实践过程经历了哪几个阶段?

第二节　西医对传染病的认识和实践

人类生存发展的历史是一部与传染病斗争的历史。在与传染病的不懈斗争中,人类对传染病的病原、流行规律、致病机制等不断进行探索,从无知到有知。在诊断和防治技术方面,从经验时期、实验时期到现代分子生物学时期,逐步积累了丰富的经验和教训。随着人类对传染病认识和实践的不断深入,最终一定能战胜传染病这一病魔,推动人类文明持续前进。

一、概述

传染病是指能够在人群中引起流行的感染性疾病,其主要致病因素是病原微生物,又称为病原体。目前发现对人类有致病性的病原微生物有 500 种以上,如病毒、衣原体、立克次体、支原体、细菌、螺旋体、真菌，以及寄生虫、蠕虫等。

在古代美索不达米亚文明的巴比伦王国的《吉尔伽美什史诗》中，就有传染病（瘟疫）的记载，被称为四灾厄之一。在我国，公元前 13 世纪的甲骨文考古资料中也发现了占卜瘟疫的文字。

最早发现传染病具有传染性的人是伊本·西拿，欧洲人叫他阿维森纳，是塔吉克族著名的科学家、医学家、自然科学家、文学家，被称为"世界医学之父"。他在《医典》中明确指出隔离可阻止传染病的扩大，以及受到特定天然物质污染的体液可获得传染性。

1684 年，荷兰人安东尼·凡·列文虎克运用自己改进的显微镜观察到了细菌，并提供了人类第一幅细菌绘图，对 18 世纪和 19 世纪初期细菌学和原生动物学研究的发展起了奠基作用。1875 年，德国科学家罗伯特·科赫首次使用光学显微镜观察到了炭疽杆菌，成为了传染病研究的先驱。在此后的 19 世纪后半叶到 20 世纪初，主要的传染病病菌被陆续发现，如麻风病、疟疾、伤寒、结核、霍乱、破伤风、布鲁氏菌病、鼠疫、痢疾、梅毒、百日咳、斑疹伤寒等，使得人类对传染病的认识跨进了一大步。

1892 年，俄罗斯生物学家伊凡诺夫斯基在研究烟草花叶病时，发现将用细菌过滤器处理过的有病的烟叶滤汁擦在无病的烟叶上仍能使生长正常的叶子生病。他认为一定有一种更小的能通过细菌过滤器的微生物存在，并将其命名为"病毒"，即有毒之义。限于当时的技术，大多数病毒用普通光学显微镜放大一千倍以上仍然不能看到，直到 1937 年由多伦多大学研制成功的可放大七千倍的电子显微镜问世，人们才真正清楚地看到病毒，但科学家依然认为伊凡诺夫斯基是最先发现病毒的人。

1928 年，英国细菌学家亚历山大·弗莱明发现了抗生素青霉素。青霉素的发现，使人类找到了一种具有强大杀菌作用的药物，结束了传染病几乎无法治疗的时代，从此出现了寻找抗生素新药的高潮，人类进入了合成新药的新时代。1935 年，德国细菌学家格哈德·多马克开发出了广谱抗菌性药物——磺胺类药物。抗生素与磺胺类药物的开发为传染病的治疗开辟了新的天地。但是，迄今为止，病毒所导致的传染病，其治疗过程仍有大部分必须依靠患者自身的免疫力。

二、现代医学与传染病的斗争

在历史上，传染病给人类带来了巨大的灾难，其危害有时甚至超过战争。一些细菌性、病毒性、寄生虫性传染病具有传染性强、传播速度快、病死率高、危害性大等特点，严重危害过人类的主要传染病有鼠疫、天花、霍乱等，除天花外，另几种传染病至今仍威胁着人类的健康。一些病毒性疾病则因其病原型多、变异快，如流行性感冒、丙型肝炎、获得性免疫缺陷综合征等，不仅对人类危害大，也大大增加了预防与控制的难度。

（一）鼠疫

又称黑死病，是由鼠疫耶尔森菌引起的烈性传染病，一般先在鼠间或其他啮齿类野生动物间流行，借助鼠蚤叮咬人而造成人类鼠疫感染，未经治疗的鼠疫病死率高达 50%~70%。在有史可循的几次传染病大流行之中，据推测最早的鼠疫是暴发于 542—543 年年间、查士丁尼一世所统治的东罗马帝国（拜占庭帝国），约流行了 60 年，夺去了当时罗马帝国近一半人的生命,据说瘟疫最为流行的时候,每天都有 5 000 人到 10 000 人死亡,使罗马帝国一度萧条。1894 年我国广东、香港、云南、福建地区暴发鼠疫,广州为重灾区,由于当时缺乏对鼠疫的认识,又无专门的防疫部门,没有明确的目标和有组织的防治措施,据估计广州在此次鼠疫中死亡人数达 10 余万。对鼠疫病因的认识直到 19 世纪后期细菌学创立后才得以实现。20 世纪后半叶,通过大规模灭鼠、严格控制疫源地等防治措施,切断了鼠疫的传播途径,在世界范围内人类控制了鼠疫的在人际间流行,现在人感染鼠疫已非常罕见,但不能排除局部地区暴发的可能。

（二）天花

天花是历史上另一种对人类造成极大危害的烈性传染病。据记载,公元 3 世纪和公元 4 世纪罗马帝国就有大规模天花流行。18 世纪,在欧洲大陆流行的多种传染病中,以天花的危害最大。欧洲殖民者还把天花带到新大陆,给生活在那里的印第安土著带来了毁灭性打击。在我国历史上,最早关于天花的记载约出现于汉代,晋代也有本病流行的记载,到了唐宋元明时,本病尤为猖獗。值得骄傲的是,中国是最早发明人痘接种术的国家。据传 11 世纪中国就有接种人痘获得成功的例子,17 世纪逐渐普及。1796 年,牛痘的发明者琴纳才终于实现了牛痘接种,由于牛痘比人痘更安全、简便,逐渐取代了人痘接种术。随着科学技术的进步,牛痘苗的制造、检测技术不断改进,在世界范围内广泛开展了免疫接种,最终消灭了天花,造福了全人类。虽然自然天花已消失,但世界上还有少数几个实验室保留有天花病毒,某些动物的天花病毒与人类很相近,有感染人类的可能,我国仍储备有一定数量的疫苗,以防万一。天花由病毒引起,至今没有有效的治疗药物,人类之所以能战胜天花,靠的就是"种痘"这种免疫接种方法。因此,以免疫接种方法为主的技术将成为人类与传染病斗争的重要武器。

（三）流行性感冒

流行性感冒(简称流感)常常突然发生,迅速蔓延扩散,呈暴发、流行、大流行及世界大流行。19~20 世纪,流行性感冒反复发生世界性的大流行,其中最严重的一次是 1918—1919 年,近 5 亿人被感染,超过 2 千万人病死。我国是流感高发区,流感严重危害了人民的身体健康。迄今为止,造成疫情的流感病毒都是来源于鸟类,而且致病性也都较弱。今后令人担忧的是高致病性的 H5N1 亚型病毒。如世界卫生组织(WHO)预言"现在已经不是讨论新型流行性感冒暴发的可能性的时期了,新型流感的暴发只是时间问题"。疫苗的应用大大降低了流感的发病率。通过接种流感疫苗可以显著降低流感的门诊率、住院率和死亡率。国外的研究表明,接种疫苗可以使肺炎下降 39%,呼吸道疾病减少 32%,心脏功能不全下降 27%,更可减少 49%~64% 的死亡率。

三、人类与传染病的斗争取得初步胜利

20 世纪医学界最引人注目的成就是在人类与传染病的斗争取得初步胜利。随着人类社会的全面进步,预防医学、临床医学、基础医学及药学等均取得了较快发展,这为更有效地预防和控制各类传染病奠定了坚实的基础。

传染病发病率和死亡率下降的原因很多,但重要的有三个方面:①卫生条件的改善,如食物制作和冷藏过程的进步,安全饮用水的提供,以及废物管理和处理过程的完善。②免疫学的发展。如疫苗的应用可以有效地防止儿童常见传染病如脊髓灰质

炎、麻疹的发生。③抗生素的发现和应用。如20世纪30年代磺胺类药物和青霉素药物的应用,使长期威胁人类生命健康的许多急、慢性传染病在一定程度上得到了有效控制。

免疫学用于诊断和防治疾病是医学的重大进展之一。尽管人类很早就有了免疫的观念,知道用种痘法预防天花,然而免疫学在19世纪后期才创立。巴斯德用毒力减弱的细菌预防鸡霍乱、羊炭疽病,证实家畜接种了毒力减弱的病原微生物,能够不再感染此病。1885年巴斯德研制出减毒狂犬病疫苗,并给被狂犬咬伤的9岁儿童接种,使其没有发病。在此基础上,一系列特异性血清被研制出来,1890年贝林和北里柴三郎完成了白喉抗毒素研究,白喉抗毒素是治疗和预防白喉的有效制剂,使白喉的死亡率大大降低。贝林因此成为首届诺贝尔医学生理学奖得主。1923年卡尔梅特与介连提出为新生儿注射卡介苗预防肺结核。此后更有小儿麻痹症疫苗、麻疹疫苗、风疹疫苗和乙型肝炎疫苗等。血液中凝集素的发现为一些疾病的诊断提供了手段,1896年法国临床医学家肥达发现伤寒患者的血清对伤寒菌有凝集作用,被用于伤寒患者的诊断,称肥达反应。与此类似的有诊断结核的皮尔奎反应、诊断梅毒的瓦色曼反应等。

有些病毒结构稳定,有利于我们通过免疫学接种,预防疾病。而有些病毒则容易变异,流感病毒就是其中之一。流感病毒在自然界中不断发生变异,易引起世界性大流行,给人类带来极大的危害。仅20世纪就有4次世界性大流行,首次在1918年,发病人数约5亿,病死人数超过2 000万人。20世纪40~60年代又发生3次世界性大流行。目前尚无特效的治疗流感的药物,虽然对易感人群可注射疫苗预防,但由于流感病毒极易发生变异,必须选用当时当地流行的新毒株制备疫苗才有作用。

20世纪在疾病的治疗方面取得了划时代的进步,尤其是化学疗法的发明,使许多传染病得到了有效控制。1910年欧利希与秦佐八郎研制成抗梅毒药物"606",开创了化学疗法。1935年德国人格哈德·多马克发现磺胺药的抑菌作用,不但能杀灭葡萄球菌,对链球菌、肺炎双球菌、脑膜炎双球菌、淋球菌等也有良好的抑制作用。从而解决了一些常见感染的特效治疗问题。抗生素的应用无疑是化学治疗学的里程碑,1928年弗莱明发现青霉菌能产生抑菌物质,1940年弗洛里和钱恩提取出青霉素,应用于临床后收到了神奇效果,临床证实对猩红热、梅毒、白喉、脑膜炎、淋病等传染性疾病都有明显疗效。1944年瓦克斯曼发现链霉素,使长期困扰人类的结核病得以控制。此后氯霉素、金霉素、四环素、土霉素等新抗生素陆续被发现并用于临床。至此大部分细菌性疾病的治疗都有了特效药。

四、当今传染病的防治形势严峻

微生物学的研究揭示了传染病的病原体;抗生素的问世为传染病的治疗开辟了新的天地;流行病学的研究使人类了解了传染病的传染过程,从而为有效阻断其传播途径提供了可能;免疫学研究使人类能够采取主动和被动免疫来预防和治疗传染病。虽然人类与传染病的斗争取得了一些成就,但是世界范围内的传染病防治形势并不容乐观。经典的传染病还没有完全控制,新的传染病又有出现,有的已经控制的传染病又重新肆虐。

自20世纪70年代以来,新发现了40余种新发传染病,平均每年出现1种。如获得性免疫缺陷综合征(艾滋病)、严重急性呼吸综合征(SARS)、埃博拉出血热、军团病、拉热病、新型冠状病毒肺炎等,其中危害最大的是艾滋病、SARS、埃博拉出血热、新型冠状病毒肺炎。由于人类对新的传染病缺乏足够的认识,又无天然免疫力,往往造成对人类健康、生命和社会经济的重大损失。我国从 1985 年首次报告艾滋病(HIV)感染者以来,到 2000 年底,全国 31 个省市自治区共报告 28 133 例 HIV 感染者,其中艾滋病患者 1 208 例,死亡 641 例。据专家预测,目前我国实际感染人数已经超过 60 万,已进入快速增长期,亟须制订防治措施,明确相应的防治机构,施行有效的治疗手段。同时必须注重提高临床医生对艾滋病的认识和诊治水平,避免误诊导致 HIV 的医源性传播。2019 年 11 月发现的新型冠状病毒,是一种传染性很强的病原体,新型冠状病毒肺炎已成为危害人类健康主要传染病之一。

近年来由于人口特征及行为改变、生态环境的变化、微生物变异、公共卫生设施的削弱等导致一些曾有效控制的传染病如黑热病、血吸虫病、性病等死灰复燃。尤其是性病,已成为一个严重的社会问题,其在传染病中的构成比明显升高。据专家预测,21 世纪我国将进入性传播和血源传播疾病为主要传染病病种时期,其中以淋病性尿道炎和梅毒两种性病的上升最为迅速。据全国第 3 次结核病流行病学调查显示:结核病的防治工作面临严峻挑战,目前全国约有 4 亿多人感染结核菌,其中 10% 的人将有可能发展为结核病。

新的传染病不断出现,旧的传染病重新肆虐,与以下因素密切相关:

1. 微生物进化　目前发现,细菌可以在短时间内发生大片段基因的获得和缺失,发生致病性改变。由于基因的获得和缺失,可以在短时期内产生许多新的突变株,这些突变株可能具有致病性。再如,流感病毒通过基因的个别位点变异可以造成小的流行,一旦其 RNA 基因组节段发生重配,就会发生世界性大流行。其他如人类免疫缺陷病毒、肝炎病毒等则通过基因变异逃避免疫压力,从而使疫苗的研制工作变得异常艰巨。

2. 城市化加快　由于种种原因,第三世界城市化速度不断加快,城市人口快速增加,在大城市出现了许多卫生条件欠佳的居住区,容易造成呼吸道和消化道原微生物的传播。城市负担过重,用水、卫生、医疗、食品、住宿设备等相对较差。这些均为新的传染病生长和传播提供了条件。

3. 新的社会行为方式　获得性免疫缺陷综合征的蔓延充分说明这一点。不良的生活方式、性生活混乱、吸毒等容易造成 HIV 等的传播。生活方式改变,如空调的使用,可造成嗜肺军团菌的传播。单核细胞增生李斯特菌可在冰箱中生存很长时间。

4. 人类免疫受损人群增加　人口的老龄化、免疫抑制剂的使用等,使人类的免疫功能下降或受损,容易感染一些本来不易致病的微生物。

5. 全球工业发展　食品集中生产和供应,包装食品和冷藏食品的大量增加,带来消毒不完善和微生物长期存在的潜在威胁。例如大肠埃希菌 O157:H7 即可通过污染的汉堡牛肉饼而引发食物中毒。疯牛病的流行,即通过活牛和牛饲料的输出而获得传染。

6. 社会动荡　天灾、战争、难民和社会动乱近年为传染病的传播蔓延创造了条件。特别是一些非洲国家,连年战乱使成千上万的人流离失所,饥寒交迫,为传染病广泛流行创造了有利的条件。

7. 国际化交流　由于社会经济和国际贸易的不断发展,通过发达便捷的交通手段,引起人口大量流动,商品大范围流通;随着全球旅游事业的发展,旅游人数迅速增加,这些都在一定程度上增加了传染病的传播和扩散。

五、未来传染病的防治任重而道远

在未来,鉴于旧的传染病重新肆虐,新的传染病不断出现,人类对传染病的防治任重而道远。以下是我国近二十年来来发生的重大疫情:

2003 年:严重急性呼吸综合征(SARS),曾称传染性非典型肺炎,是一种因感染冠状病毒引起的呼吸系统传染性疾病。根据世界卫生组织的统计,截至 2003 年 6 月 24 日,即 WHO 将中国从疫区中除名之日,中国共有 7 083 人感染,其中 646 人死亡。

2008 年:安徽省阜阳市发生了较大规模的手足口病疫情。截至 2008 年 5 月 1 日 24 时,累计报告手足口病 3 321 例,其中 22 例死亡;有 978 例正在住院治疗,其中重症病例 48 人,病危 10 例;正在接受门诊治疗 1 209 人;已治愈 1 112 人。

2009 年:甲型 H1N1 流感在全球范围内大规模流行。2010 年 8 月,世界卫生组织宣布甲型 H1N1 流感大流行期结束。

2010 年:截至 2010 年 4 月 11 日,2010 年全国累计报告手足口病例 192 344 例,比 2009 年同期上升了 38.26%,其中重症 2 119 例,死亡 94 例。

2012 年:2012 年 3 月,中国台湾省首度发生 H5N2 高致病性禽流感,引发重视。2012 年 9 月 18 日广东省农业厅通报,湛江发生高致病性禽流感。

2013 年:H7N9 型禽流感是一种新型禽流感,于 2013 年 3 月底在上海和安徽两地率先发现。H7N9 型禽流感是全球首次发现的新亚型流感病毒,尚未纳入我国法定报告传染病监测报告系统。截至 2013 年 5 月 29 日 10 时,全国已确诊 131 人,37 人死亡,76 人痊愈。病例分布于北京、上海、江苏、浙江、安徽、山东、河南、中国台湾省、福建等地。

2019 年:新型冠状病毒于 2019 年 11 月中旬在武汉率先被发现。由于我国对新型冠状病毒实施的早发现、早诊断、早治疗、早隔离等防控措施,有效地阻止了新型冠状病毒在全国的大暴发,但是新型冠状病毒传染性强,在全球造成了较大范围的传播,防控形势任重道远。

2013 年 8 月 28 日,在第十二届全国人民代表大会常务委员会第四次会议上,国家卫生和计划生育委员会主任李斌受国务院委托报告传染病防治和传染病防治法实施的工作情况时说,我国传染病防治仍面临三大严峻挑战。首先,防治工作面临来自传统传染病和新发传染病的双重压力。传统传染病威胁持续存在,新发传染病不断出现。近 10 年来,我国几乎每一两年就有一种新发传染病出现,许多新发传染病起病急,早期发现及诊断较为困难,缺乏特异性防治手段,早期病死率较高。其次,人口大规模流动增加了防治难度,预防接种等防控措施难于落实。频繁的国际商贸往来加剧了传染病跨国界传播风险。2012 年我国报告疟疾病例中境外输入性病例占91.1%。再次,环境和生产生活方式的变化增加了传染病防治工作的复杂性。一些地区令人担忧的城乡环境卫生状况,以及传统的生产生活方式,使一些人畜共患病持续发生。不安全性行为的增加导致梅毒发病数逐年上升,获得性免疫缺陷综合征经性途径传播的比例已经达到 87.1%。

在新的形势下,我国在传染病防控工作中还存在一些薄弱环节。如疾病预防控制机构特别是基层机构的人员业务能力、基础设施条件,与日益繁重的防病任务不相适应;对传染病防治工作投入机制等长效工作机制有待进一步完善;边境地区的疾病防控措施需要进一步加强,传染病防控的社会管理政策措施相对滞后,发挥社会力量参与传染病防治工作的机制有待完善;预防传染病的健康教育还需要加强。

随着科学的发展、医学的进步和医务工作者的长期努力,人类在预防和控制传染病方面已经取得了长足的进步。据流行病学研究显示,自 20 世纪 70 年代起,大多数国家威胁人民健康的第一杀手已让位于心脑血管、肿瘤等其他疾病,使医学研究的方向也悄悄地发生了改变。然而,进入 21 世纪,新的传染病和传染病新的暴发,如严重急性呼吸综合征、埃博拉病毒、获得性免疫缺陷综合征、军团病、莱姆病、新型冠状病毒肺炎等提示我们,传染病仍然严重威胁着人类的健康,与各类传染病的斗争仍在继续。

(杨雪军　杨　涛)

【复习思考题】

新的传染病不断出现,旧的传染病重新肆虐,与哪些因素相关?

第三节　传染病基础知识

一、总论

传染病(communicable diseases)是由各种病原体或病原微生物,如朊病毒、病毒、立克次体、衣原体、支原体、细菌、螺旋体、真菌等感染人体所引起的一组具有传染性的疾病。寄生虫病是由寄生虫,如原虫、蠕虫等感染人体引起的疾病。由于一部分寄生虫病具有传染性,所以也归于传染病范畴。传染病在中医归属为"瘟病"范畴。

二、传染与免疫

(一) 传染的概念

病原体侵入人体,与机体免疫力相互作用、相互斗争的过程称之为感染。引起感染的病原体可以是来自宿主体外,也可来自宿主体内。来自体外的病原体引起的感染称为传染。

(二) 传染过程的表现

1. 病原体被清除　病原体侵入人体后被非特异性免疫屏障(如胃酸对幽门螺杆菌)或特异性免疫(来自疫苗接种、自然感染或从母体获得免疫物质)清除,不出现病理损害和临床表现。

2. 隐性感染　亦称亚临床感染。是指病原体侵袭人体后,机体产生特异性免疫应答,不引起或只引起轻微的病理损害,无明显临床症状、体征和生化学改变,只有通过免疫学检查才能发现。

3. 显性感染 又称临床感染。是指病原体侵入人体后,通过诱导机体发生免疫应答和变态反应,导致组织损伤,出现病理改变和特有的临床表现。显性感染结束后,大部分人的病原体被清除,获得不同程度的特异性免疫。少部分人可转为病原携带状态或慢性感染。

4. 病原携带状态 按病原体种类不同可分为病毒携带者、细菌携带者及原虫携带者。按感染后机体状态可分为无症状携带和恢复期携带。按携带时间是否超过3个月可分为急性携带者和慢性携带者。病原携带者是重要的传染源。

5. 潜伏性感染 病原体侵入人体后潜伏在一定的部位,机体免疫力使人与病原体处于一种相对平衡状态,病原体既不被清除也不发病,但当人体免疫力下降时,病原体可增殖活跃,引起变态反应,出现病理损害以及临床表现。

以上五种形式在一定条件下可以互相转化。一般而言,隐性感染的比例最高,病原携带状态次之,显性感染比例最低。

（三）传染过程中病原体的作用

病原体致病能力包括:

1. 侵袭力 即病原体侵入机体并在体内生长、繁殖的能力。

2. 毒力 指毒素（内毒素、外毒素）和其他毒力因子。

3. 数量 即病原体的数量。

4. 变异性 病原体变异后可使致病能力减弱或增强,也可逃避集体的特异性免疫防御而使疾病慢性化或加重。

（四）传染过程中免疫应答的作用

机体的免疫应答对传染过程的表现和转归发挥着重要作用。免疫应答可分为保护性免疫应答和变态反应两大类。保护性免疫应答又分为非特异性免疫应答（nonspecific immunity）与特异性免疫应答（specific immunity）两类。

1. 免疫应答

（1）非特异性免疫:又称先天性免疫或自然免疫。非特异性免疫是机体对侵入体内异物（病原体）的一种清除机制,在抵御感染时首先发挥作用。它包括:

1）天然屏障（natural barrier）:外部如皮肤、黏膜及其分泌物,内部如血脑屏障和胎盘屏障等等。

2）吞噬作用（phagocytosis）:单核巨噬细胞系统包括血液中的游走大单核细胞和肝、脾、淋巴结及骨髓中固定的巨噬细胞以及各种粒细胞（尤其中性粒细胞）,可吞噬机体内的病原体。

3）体液因子（humoral factors）:如存在于体液中的补体、溶菌酶、纤维连接蛋白及各种细胞因子。可直或通过免疫调节作用而清除病原体。

（2）特异性免疫:特异性免疫是指由于对抗原特异性识别而产生的免疫。感染后的免疫都是特异性免疫。通过细胞免疫（T淋巴细胞介导）和体液免疫（B淋巴细胞介导）而产生免疫应答。

2. 变态反应 变态反应都是特异性免疫,是针对病原体所携带抗原产生的特异性识别的免疫,可能引起机体的病理损伤。

三、传染病的发病机制

(一) 传染病的发生与发展

传染病发生与发展具有阶段性,发病机制与临床表现的阶段性大多一致。但有时并不完全一致,例如,在伤寒第一次菌血症时还未出现症状,第四周体温下降时肠壁溃疡尚未完全愈合。

1. 入侵部位(position of invasion)　病原体的入侵部位与发病机制有密切关系,如痢疾志贺菌和霍乱弧菌都必须经消化道感染,破伤风杆菌必须经伤口感染,麻疹病毒经呼吸道传染,疟原虫经蚊叮咬引起病变。

2. 机体内定位(location in the body)　各种传染病都有其独特的规律性。病原侵入机体后可定位于不同的部位而致病:在病原体入侵并定植后,可在入侵部位直接引起病变,如细菌性痢疾(简称菌痢)和阿米巴痢疾,以及恙虫病的焦痂;也可在入侵部位繁殖,分泌毒素,在远离入侵部位发生病变,如白喉和破伤风;亦可进入血液循环,再定位于某一脏器(靶器官)引起该器官的病变,如流行性脑脊髓膜炎;还可经过较长生活史阶段最后在某脏器中定居,如蠕虫病。

3. 排出途径(route of exclusion)　各种传染病的病原体排出途径、排出体外的持续时间是不一样的,不同传染病有不同的传染期。

(二) 组织损伤及发生机制

组织损伤及功能受损是疾病发生的基础。在传染病中,导致组织损伤的发生方式有下列三种:

1. 直接损伤(direct damage)　病原体通过其机械运动和所分泌的酶可直接破坏组织(如溶组织内阿米巴滋养体),通过细胞病变可使细胞溶解(如脊髓灰质炎病毒),通过诱发炎症可引起组织坏死(如鼠疫)。

2. 毒素作用(action of the toxin)　有些病原体能分泌毒力很强的外毒素,可损害靶器官(如肉毒杆菌的神经毒素)或引起功能紊乱(如霍乱肠毒素)。革兰氏阴性杆菌裂解后产生的内毒素可导致发热、休克及弥散性血管内凝血(disseminated intravascular coagulation,DIC)等现象。

3. 免疫机制(immunity mechanism)　多数传染病的发病机制与异常免疫应答有关,如麻疹抑制细胞免疫反应,获得性免疫缺陷综合征直接破坏 T 细胞导致免疫缺陷。更多的病原体则通过变态反应导致组织损伤。

(三) 重要的病理生理变化

1. 发热　发热(pyrexia)在传染病中常见。外源性致热原进入人体后,激活单核巨噬细胞、内皮细胞和 B 淋巴细胞等,使后者释放内源性致热原,使产热超过散热而引起体温上升。

2. 急性期改变　感染、创伤、炎症等过程所引起的一系列急性期机体应答称为急性期改变。出现于感染发生后几小时至几天。主要的改变如下:

(1) 蛋白代谢:肝脏合成一系列急性期蛋白、其中 C 反应蛋白是急性感染的重要标志。血沉加快也是血浆内急性期蛋白浓度增高的结果。

（2）糖代谢：葡萄糖生成加速，导致血糖升高，糖耐量短暂下降。

（3）水电解质代谢：急性感染时，可出现低钠血症、低钾血症。铁和锌由血浆进入单核巨噬细胞系统，可导致贫血。铜蓝蛋白分泌增多可导致高铜血症。

（4）内分泌改变：在急性感染早期，随着发热开始，由 ACTH 所介导的糖皮质激素和类固醇在血中浓度升高，其中糖皮质激素水平可高达正常的 5 倍。但在败血症并发肾上腺出血时则可导致糖皮质激素分泌不足或停止。

四、传染病的流行过程及影响因素

传染病的流行过程就是传染病在人群中发生、发展和转归的过程。

（一）流行过程的基本条件

1. 传染源（source of infection）　传染源是指体内有病原体生存、繁殖并能将病原体排出体外的人和动物。传染源包括下列四个方面：

（1）患者：不同病期的患者其传染强度可有不同，以发病早期的传染性最大。慢性感染患者由于长期排出病原体，可成为长期传染源。

（2）隐性感染者：隐性感染者在病原体被清除前是重要的传染源，如流行性脑脊髓膜炎、脊髓灰质炎等。

（3）病原携带者：慢性病原携带者无明显临床症状而长期排出病原体，如伤寒、细菌性痢疾等。

（4）感染动物：以啮齿动物最为常见，其次是家畜、家禽。这些以动物为传染源传播的疾病，称为动物源性传染病。以野生动物为传染源传播的疾病，称为自然疫源性传染病，动物源性传染病常存在于一些特定的地区，并具有严格的季节性。

2. 传播途径（route of transmission）　病原体离开传染源到达另一个易感者的途径称为传播途径，同一种传染病可以有多种传播途径。

（1）呼吸道传播：病原体存在于空气中的飞沫或气溶胶（aerosol）中，易感者吸入时获得感染。

（2）消化道传播：病原体污染食物、水源或食具，易感者通过饮食获得感染，如伤寒、细菌性痢疾和霍乱等。

（3）接触传播：易感者与被病原体污染的水或土壤接触时获得感染，如钩端螺旋体病、血吸虫病和钩虫病等。伤口被污染，有可能患破伤风。日常生活的密切接也有可能获得感染，如麻疹、白喉、流行性感冒等。不洁性接触（包括同性恋、多个性伴侣的异性恋及商业性行为）可传播 HIV、HBV、HC、梅毒螺旋体、淋病奈瑟球菌等。

（4）虫媒传播：被病原体感染的吸血节肢动物，如按蚊、人虱、鼠蚤、白蛉、硬蜱和恙螨等，于叮咬时把病原体传给易感者，可分别引起疟疾、流行性斑疹伤寒、地方性斑疹伤寒、黑热病、莱姆病和恙虫病。

（5）血液、体液传播：病原体存在于携带者或患者的血液或体液中，通过应用血制品、分娩或性交等传播，如疟疾、乙型病毒性肝炎、丙型病毒性肝炎和获得性免疫缺陷综合征等。

上述途径传播统称为水平传播（horizontal transmission），母婴传播属于垂直传播（vertical transmission）。婴儿出生前已从母亲或父亲获得的感染称为先天性感染

(congenital infection),如梅毒、弓形虫病。

3. 人群易感性(susceptibility of the crowd)　对某种传染病缺乏特异性免疫力的人称为易感者。特定人群中易感者的比例决定该人群的易感性。易感者比例增多,同时存在传染源和适宜的传播途径时,就容易造成传染病的流行。

（二）影响流行过程的因素

主要包括自然因素(如地理、气象、生态环境等)和社会因素(如社会制度、经济及生活条件、文化素养等)。如我国南方有血吸虫病流行区,疟疾的夏秋季发病率较高。近些年来,我国对乙型肝炎、脊髓灰质炎等实施计划免疫,以使其发病率明显下降或接近被消灭。

五、传染病的特征

（一）基本特征

传染病与其他疾病的主要区别在于其具有下列四个基本特征:

1. 病原体　每种传染病都是由特异性病原体(pathogen)引起的。病原体可以是微生物或寄生虫,也可以是朊粒(prion),即一种缺乏核酸结构的具有感染性的变异蛋白质,可以导致人类几种中枢神经系统退行性疾病——克 - 雅病(CJD)、库鲁病及新变异型克 - 雅病(nvCJD),即人类疯牛病等的病原。

2. 传染性(infectivity)　传染性是传染病与其他感染性疾病的主要区别。传染性意味着病原体能通过某种途径感染他人。

3. 流行病学特征　流行病学特征要体现在流行性、季节性和地方性上。流行性是根据流行的数量来判定的,分为散发性发病、流行、大流行和暴发流行。季节性是指发病与季节有关。地方性是指发病与地域有关。不同年龄、性别、职业也有不同的疾病谱。

4. 感染后免疫　感染后免疫(postinfection immunity)指免疫功能正常的人体经显性或隐性感染某种病原体,都能产生针对该病原体及其产物(如毒素)的特异性免疫,出现特异性抗体,这属于主动免疫。通过注射或从母体获得抗体的免疫力都属于被动免疫。感染后免疫力的持续时间在不同传染病中有很大差异。有些传染病,如麻疹、脊髓灰质炎和乙型脑炎等,感染后免疫力持续时间较长,甚至保持终生;但有些传染病则感染后免疫力持续时间较短,如流行性感冒、细菌性痢疾和阿米巴病等。感染后免疫如果持续时间较短,可出现再感染或重复感染。

（1）再感染:指同一传染病在痊愈后,经过一段时间再度感染,如感冒、细菌性痢疾。

（2）重复感染:指疾病尚在进行过程中,同一种病原体再度侵袭而又感染,如蠕虫病(血吸虫病、肺吸虫病、丝虫病)。

（二）临床特点

急性传染病的发生、发展和转归可分为以下几个阶段:

1. 潜伏期(incubation period)　指从病原体侵入人体至开始出现临床症状的时期。每种传染病的潜伏期都有一个范围(最短、最长),且呈常态分布,是确定检疫期的重要依据。

2. 前驱期(prodromal period) 从起病至症状明显开始为止的时期称为前驱期。前驱期已具有传染性。起病急骤者,可无前驱期。

3. 症状明显期(period of apparent manifestation) 此期可充分表现出该传染病所特有的症状和体征。某些传染病在前驱期过后随即进入恢复期,临床上称之为顿挫型,如脊髓灰质炎、乙型脑炎等。

4. 恢复期(convalescent period) 当患者的机体免疫力增长到一定程度,病理生理过程基本终止,临床症状和体征基本消失。机体可能存在未恢复的病理改变(如伤寒)或生化改变(如病毒性肝炎),病原体尚未被完全清除(如痢疾、伤寒),许多患者仍有传染性(恢复期病原携带),但血清中的抗体效价逐渐上升达最高水平,食欲和体力逐渐恢复。

5. 复发(relapse)与再燃(recrudescence) 有些传染病患者进入恢复期后,由于潜伏于组织内的病原体再度繁殖,使初发病的症状再度出现,称为复发。病程进入缓解期,体温尚未降至正常时,由于病原体再度繁殖使体温再次升高,已经减轻或消失的临床表现再次出现,称为再燃。复发与再燃可见于伤寒、疟疾、痢疾等传染病。

6. 后遗症(sequela) 恢复期结束后,传染病患者机体功能障碍长期未能复常者称为后遗症,多见于中枢神经系统传染病如脊髓灰质炎、乙型脑炎等。

(三) 常见的症状与体征

1. 发热(pyrexia fever) 大多数传染病都可引起发热,如流行性感冒、恙虫病、结核病和疟疾等。

(1) 传染病的发热过程:可分为三个阶段。

1) 体温上升期(effervescence):是指患者在病程中体温上升的时期。若体逐渐升高,患者可出现畏寒,可见于伤寒、细菌性痢疾等;若体温急剧上升并超过39℃,则常伴寒战,可见于疟疾、登革热等。

2) 极期(fastigium):是指体温上升至一定高度,然后持续数天至数周。

3) 体温下降期(defervescence):是指升高的体温缓慢或快速下降的时期。有些传染病,如伤寒、结核病等多需经数天后才能降至正常水平;有些染病,如疟疾、败血症等则可于数十分钟降至正常水平,同时常伴有大量出汗。

(2) 热型及其意义:热型是传染病的重要特征之一,具有鉴别诊断意义。

1) 稽留热(sustained fever):体温升高超过39℃且24小时内相差不超过1℃,可见于伤寒、斑疹伤寒等的极期。

2) 弛张热(remittent fever):24小时内体温高低相差超过1℃,但最低点未达正常水平,可见于败血症、伤寒(缓解期)、肾综合征出血热等。

3) 间歇热(intermittent fever):24小时内体温波动于高热与正常体温之下,可见于疟疾、败血症等。

4) 回归热(relapsing fever):是指高热持续数天后自行消退,但数天后又再出现高热,可见于回归热、布鲁菌氏病等。若在病程中多次重复出现并持续数月之久时称为波状热(undulant fever)。

5) 不规则热(irregular fever):是指发热患者的体温曲线无一定规律的热型,可见于流行性感冒、败血症等。

2. 发疹(eruption)　许多传染病在发热的同时伴有发疹,称为发疹性传染病(eruptive infectious diseases)。

皮疹的形态可分为四大类:

(1) 斑丘疹(maculopapule):斑疹(macule)呈红色,不凸出皮肤,可见于斑疹伤寒、猩红热等。丘疹(papule)呈红色,凸出皮肤,可见于麻疹、恙虫病和传染性单核细胞增多症等。玫瑰疹(rose spot)属于丘疹,呈粉红色,可见于伤寒、沙门菌感染等。斑丘疹(maculopapule)是指斑疹与丘疹同时存在,可见于麻疹、登革热、风疹、伤寒、猩红热及科萨奇病毒感染等传染病。

(2) 出血疹:亦称瘀点(petechia):多见于肾综合征出血热、登革热和流行性脑脊髓膜炎等传染病。出血疹可相互融合形成瘀斑(ecchymosis)。

(3) 疱疹(vesicle):多见于水痘、单纯疱疹和带状疱疹等病毒性传染病,亦可见于立克次体痘及金黄色葡萄球菌败血症等。若疱疹液呈脓性则称为脓疱疹(pustule)。

(4) 荨麻疹(urticaria):可见于病毒性肝炎、蠕虫蚴移行症和丝虫病等。

3. 咳嗽　咳嗽可有不同的性质、节律、时间、音色、姿势、性别、年龄、伴发情况等不同的特点,有助于疾病的鉴别。

4. 腹泻

(1) 腹泻表现

1) 大便性状改变:变稀到完全水样,或伴有不正常成分(黏液、黏液血、血水、米泔水样液体、脓血等);

2) 便次不正常:一般每日3次或3次以上为不正常。

腹泻可分为急性腹泻(病程在2周以内),迁延性腹泻(病程在2周至2个月之间),慢性腹泻(病程在2个月以上)。

(2) 腹泻鉴别

1) 急性细菌性痢疾:急性腹泻先为水样便后为脓血便,一日多至数十次,伴有里急后重或发热。急性菌痢常有和痢疾患者接触史或不洁饮食史。

2) 如大便为黯红色、酱色或血水样,提示阿米巴痢疾。阿米巴痢疾以成年男性多见。急性阿米巴痢疾则常为散发,接触史不明显。

3) 如大便稀薄或如水样,无里急后重,则多见于食物中毒性感染。常在食后2~24小时发生,有集体暴发史或同餐多人先后发病,夏秋季多发。

4) 以腹泻为主者,则以沙门菌属、变形杆菌、产气荚膜梭状芽孢杆菌多见。

5) 如食后2~5小时即发病,且伴有剧烈呕吐,则可能为金黄色葡萄球菌食物中毒。如呕吐物和腹泻物呈米泔水样,失水严重,且兼有流行病史者,应考虑霍乱和副霍乱。

6) 急性出血性坏死性小肠炎的粪便带有恶臭,呈紫红色血便。

7) 术后发病,尤其是长期接受抗生素治疗者,应考虑金黄色葡萄球菌、难辨梭状芽孢杆菌等引起的伪膜性肠炎。

8) 如腹泻并不频繁,为期短暂,但同时有高热、严重的毒血症症状以及皮疹者,应考虑败血症、伤寒或其他全身性感染。

9) 腹泻同时有荨麻疹、头痛、血管神经性水肿,过去有湿疹或哮喘史,病前曾进易引起过敏的食物(虾、鱼、蛋、肉、乳等),则可能为变态反应性胃肠炎。皮肤有紫癜、腹痛明显者应考虑过敏性紫癜。

5. 消化道出血

(1) 根据出血部位分为上消化道出血和下消化道出血两大类。上消化道急性大量出血多数表现为呕血,小量出血则表现为粪便隐血试验阳性。黑便或柏油油样便是血红蛋白的铁经肠内硫化物作用形成硫化铁所致,常提示上消化道出血。便血时须注意血的颜色是鲜红或黯红纯血,还是混有脓和黏液,大便与血相混还是大便与血液分开,或在大便后滴出。这对于判断出血的部位非常重要。

(2) 便血伴随症状鉴别

1) 伴有高热见于伤寒、流行性出血热、钩端螺旋体病。

2) 伴腹泻便秘交替见于肠结核、克罗恩病。

3) 伴有休克见于急性坏死性小肠炎、肠系膜动脉栓塞、急性中毒性痢疾。当然大出血本身即可引起休克。

4) 伴有腹部包块见于肠结核、结肠癌、克罗恩病。

6. 黄疸 黄疸的类型可分溶血性黄疸、肝细胞性黄疸、梗阻性黄疸和先天性非溶血性黄疸四类,不同类型的黄疸有不同的特点,可资鉴别。

(1) 溶血性黄疸:溶血表现有贫血和脾大,血网状红细胞明显增加。急性大量溶血时,有寒战、高热、恶心、呕吐、头痛、腹痛、腰痛、尿色呈酱油样(血红蛋白尿)。严重患者可出现尿闭及休克。

(2) 肝细胞性黄疸:血清胆红素升高,间接胆红素和直接胆红素均升高,一般以直接胆红素升高为主。尿中胆红素阳性,尿胆原和尿胆素常增高,肝功能明显异常。凝血酶原活动度常降低,其降低的程度常反映肝细胞损伤的程度。肝活检有明显肝细胞炎症、坏死等病变。

(3) 梗阻性黄疸:由于肝内或肝外胆管梗阻,使胆汁排出障碍,反流入血引起黄疸。梗阻性黄疸的临床特点包括血清总胆红素增高,主要为直接胆红素升高;尿中胆红素强阳性,尿胆原和尿胆素消失或减少;粪便中粪胆原和粪胆素消失或减少。皮肤瘙痒和大便发白;血清胆固醇、碱性磷酸酶和 γ- 谷氨酰转肽酶(γ-GT)明显增高。

(4) 先天性非溶血性黄疸:是由于先天性胆红素代谢障碍,因肝脏对胆红素摄取、结合和排泄功能障碍所致。发病有家族性倾向,发病年龄以儿童及青少年多见。黄疸呈慢性经过,但可反复加重。使黄疸加重的诱因为感染、劳累、饥饿、妊娠、手术、受凉、饮酒等。肝功能如丙氨酸转氨酶(ALT)等正常或轻度异常。一般预后良好。

7. 毒血症状(toxemic symptoms) 病原体的各种代谢产物,包括细菌毒素在内,可引起除发热以外的多种症状,如疲乏,全身不适,厌食,头痛,肌肉、关节和骨骼疼痛等。严重者可有意识障碍、谵妄、脑膜刺激征、中毒性脑病、呼吸衰竭及休克等表现,有时还可引起肝、肾损害,表现为肝、肾功能的改变。

8. 单核巨噬细胞系统反应(reaction of mononuclear phagocyte system) 在病原体及其代谢产物的作用下,单核巨噬细胞系统可出现充血、增生等反应,临床上表现为肝、脾和淋巴结肿大。

(四) 临床类型(clinical form)

根据传染病临床过程的长短可分为急性(acute)、亚急性(subacute)和慢性(chronic)

型；按病情轻重可分为轻型（mild form）、中型（typical form，也称典型或普通型）、重型（severe form）和暴发型（fulminant form）。

六、传染病的诊断

早期明确传染病的诊断有利于患者的隔离和治疗。传染病的诊断要综合分析下列三个方面的资料：

（一）临床资料

明确诊断基于详细的病史和细致的体格检查，特别是发病的诱因和起病的方式对传染病的诊断非常有价值，热型及伴随症状对鉴别诊断很有意义。进行体格检查时要注意有特殊诊断意义的体征，如麻疹的口腔黏膜斑，百日咳的痉挛性咳嗽，白喉的假膜，伤寒的玫瑰疹，脊髓灰质炎的肢体弛缓性瘫痪，霍乱的无痛性腹泻、米泔水样大便，破伤风的严重肌强直、张口困难、牙关紧闭、角弓反张和苦笑面容等。

（二）流行病学资料

流行病学资料包括：①传染病的地区分布：有些传染病局限在一定的地区范围；②传染病的时间分布：不少传染病的发生有较强的季节性和周期性；③传染病的人群分布：许多传染病的发生与年龄、性别、职业有密切关系，传染病的接触史、预防接种史等也对诊断具有重要意义。

（三）实验室及其他检查资料

实验室检查对传染病的诊断具有特殊的意义，病原体的检出或被分离培养可直接确定诊断，而免疫学检查可提供重要根据，一般实验室检查（ordinary laboratory examination）对早期诊断具有很大帮助。

1. 一般实验室检查　血液常规检查中以白细胞计数和分类的用途最广。白细胞总数显著增多常见于化脓性细菌感染，革兰氏阴性杆菌感染时白细胞总数往往升高不明显甚至减少，病毒性感染时白细胞总数通常减少或正常。钩端螺旋体病和肾综合征出血热的患者尿内常有蛋白、白细胞、红细胞，肾综合征出血热患者的尿内有时还可见到膜状物。如黏液脓血便常出现在细菌性痢疾患者，果浆样便可见于肠阿米巴病患者。生化检查有助于病毒性肝炎、肾综合征出血热等的诊断。

2. 病原学检查（etiologic examination）

（1）直接检查病原体：可通过显微镜或肉眼检出病原体明确诊断。

（2）分离培养病原体：细菌、螺旋体和真菌通常可用人工培养基分离培养，如伤寒沙门菌、志贺菌、霍乱弧菌、钩端螺旋体和新型隐球菌等。立克次体则需经动物接种或细胞培养才能分离出来，如斑疹伤寒、恙虫病等。病毒分离一般需用细胞培养，如登革热、脊髓灰质炎等。

（3）检测特异性抗原：病原体特异性抗原的检测快而准确。

（4）检测特异性核酸：检查特异性核酸有助于诊断。

3. 特异性抗体检测　特异性抗体检测（detection of specific antibody）又称血清学检查（serological test）。在传染病早期，特异性抗体在血清中往往尚未出现或滴度很低，而在恢复期或病程后期则抗体滴度有显著升高，故在急性期及恢复期双份血清检测其抗体由阴性转为阳性或滴度升高4倍以上时有重要诊断意义。

4. 其他检查　其他检查包括支气管镜检查(bronchoscopy)、胃镜检查(gastroscopy)和结肠镜检查(colonoscopy)等内镜检查(endoscopy),超声检查(ultrasonography)、磁共振成像(magnetic resonance imaging,MRI)、计算机断层扫描(computerized tomography,CT)和数字减影血管造影(digital subtraction angiography,DSA)等影像学检查,以及活体组织检查(biopsy)等。近来,基因组学(genomics)、蛋白质组学(proteomics)和代谢组学(metabolomics)等方法已开始应用。

七、传染病的治疗

(一) 治疗原则

治疗传染病的目的不仅在于促进患者康复,而且还在于控制传染源,防止进一步传播。要坚持综合治疗的原则,即治疗与护理、隔离与消毒并重,一般治疗、对症治疗与病原治疗并重的原则。

(二) 治疗方法

1. 一般治疗及支持治疗

(1) 一般治疗(general treatment)

1) 隔离和消毒:按其所患传染病的传播途径和病原体的排出方式及时间,隔离可分为呼吸道隔离、消化道隔离、接触隔离等,并应随时做好消毒工作。

2) 护理:保持环境安静清洁,空气流通,光线充沛(破伤风、狂犬病患者除外),温度适宜,使患者保持良好的休息状态。

3) 心理治疗:心理治疗有助于提高患者战胜疾病的信心。

(2) 支持疗法(supportive treatment)

1) 饮食:根据不同的病情给予流质、半流质软食等,补充各种维生素和足够的热量。对进食困难的患者,通过喂食、鼻饲或静脉补给必要的营养品。

2) 补充液体及盐类:适量补充液体及盐类对有发热、吐泻症状的患者甚为重要,可维持患者水、电解质和酸碱平衡。

3) 给氧:危重者如有循环衰竭或呼吸困难出现发绀时,应及时给氧。

2. 病原治疗　病原治疗(etiologic treatment)亦称特异性治疗(specific treatment),是针对病原体的治疗措施,具有抑杀病原体的作用,达到根治和控制传染源的目的。

(1) 抗菌治疗:针对细菌和真菌的药物主要为抗生素及化学制剂。

(2) 抗病毒治疗:目前有效的抗病毒药物尚不多,按病毒类型可分为三类。

1) 广谱抗病毒药物:如利巴韦林(ribavirin),可用于病毒性呼吸道感染、疱疹性角膜炎、肾综合征出血热以及丙型肝炎的治疗。

2) 抗 RNA 病毒药物:如奥司他韦(oseltamivir,达菲),对甲型 H5N1 及 H1N1 流感病毒感染均有效。

3) 抗 DNA 病毒药物:如阿昔洛韦常用于疱疹病毒感染,更昔洛韦对巨细胞病毒染有效,核(酸)类药物(包括拉米夫定、替比夫定、恩替卡韦、阿德福韦酯、替诺福韦酯等)抑制病毒反转录酶活性,是目前常用的抗乙型肝炎病毒药物。

(3) 抗寄生虫治疗:原虫及蠕虫感染的病原治疗常用化学制剂,如甲硝唑、吡喹酮和伯氨喹等。氯喹是控制疟疾发作的药物。

（4）免疫治疗：抗毒素用于治疗白喉、破伤风、肉毒中毒等外毒素引起的疾病,干扰素等免疫调节剂可调节宿主免疫功能,用于乙型肝炎、丙型肝炎的治疗。胸腺素是免疫增强剂。免疫球蛋白作为一种被动免疫制剂,通常用于严重病毒或细菌感染时的治疗。

3. 对症治疗 对症治疗（symptomatic treatment）不但有减轻患者痛苦的作用,而且可通过调节患者各系统的功能,达到减少机体消耗、保护重要器官、使损伤降至最低的目的。

4. 康复治疗 某些传染病,如脊髓灰质炎、脑炎和脑膜炎等可引起某些后遗症,需要采取针灸治疗（acupuncture and moxibustion therapy）、理疗（physical therapy）、高压氧（high pressure oxygen therapy）等康复治疗（rehabilitation therapy）措施,以促进机体恢复。

5. 中医治疗（traditional Chinese medicine treatment） 中医的辨证论治对调节患者各系统的功能起着相当重要的作用。某些中药,如黄连、大蒜、鱼腥草、板蓝根和山豆根等还有一定的抗微生物作用。

八、传染病的预防

传染病的预防（prevention）是传染病工作者的一项重要任务,发现传染病应及时报告和隔离患者。对传染病流行的三个基本环节应采取有力措施,防止其继续传播。

（一）管理传染源

早期发现传染病,可及时掌握疫情和防疫措施。根据《中华人民共和国传染病防治法》以及《突发公共卫生事件与传染病疫情监测信息报告管理办法》,将法定传染病分为甲类、乙类和丙类。

甲类传染病包括：①鼠疫；②霍乱。城镇要求发现后2小时内通过传染病疫情监测信息系统上报,农村不超过6小时。

乙类传染病包括：严重急性呼吸综合征（传染性非典型肺炎）、获得性免疫缺陷综合征、病毒性肝炎；脊髓灰质炎、人感染高致病性禽流感、麻疹、流行性出血热、狂犬病、流行性乙型脑炎、登革热、炭疽、细菌性和阿米巴痢疾、肺结核、伤寒和副伤寒、流行性脑脊髓膜炎、百日咳、白喉、新生儿破伤风、猩红热、布鲁氏菌病、淋病、梅毒、钩端螺旋体病、血吸虫病、疟疾、人感染猪链球菌病,2009年增加了甲型H1N1流感。城镇要求发现后6小时内网络直报,农村不超过12小时。

丙类传染病包括：流行性感冒、流行性腮腺炎、风疹、急性出血性结膜炎、麻风病、流行性和地方性斑疹伤寒、黑热病、棘球蚴病、丝虫病,以及除霍乱、痢疾、伤寒和副伤寒以外的感染性腹泻病,2008年增加了手足口病。要求发现后24小时内上报。

但在乙类传染病中,新型冠状病毒肺炎、严重急性呼吸综合征、炭疽中的肺炭疽、人感染高致病性禽流感和脊髓灰质炎,必须采取甲类传染病的报告、控制措施。

对传染病的接触者,应分别按具体情况采取检疫措施,密切观察,并适当做药物预防或预防接种。

应尽可能在人群中检出病原携带者,进行治疗、教育、调整工作岗位和随访观察。特别是对食品制作供销人员、炊事员、保育员,应做定期带菌检查,及时发现,及时治疗及调换工作。

对动物传染源,如属有经济价值的家禽、家畜,应尽可能加以治疗,必要时宰杀后加以消毒处理;如属无经济价值的野生动物则予以捕杀。

（二）切断传播途径

对于各种传染病,尤其是消化道传染病、虫媒传染病和寄生虫病,切断传播途径通常是起主导作用的预防措施。其主要措施包括隔离和消毒。

1. 隔离　隔离是指将患者或病原携带者妥善地安排在指定的隔离单位,暂时与人群隔离,积极进行治疗、护理,并对具有传染性的分泌物、排泄物、用具等进行必要的消毒处理,防止病原体向外扩散的医疗措施。隔离的种类有以下几种:

（1）严密隔离:对传染性强、病死率高的传染病,如霍乱、鼠疫、狂犬病等,应住单人房,严密隔离。

（2）呼吸道隔离:对由患者的飞沫和鼻咽分泌物经呼吸道传播的疾病,如严重急性呼吸综合征、流感、流脑、麻疹、白喉、百日咳、肺结核等,应做呼吸道隔离。

（3）消化道隔离:对由患者的排泄物直接或间接污染食物、食具而传播的传染病,如伤寒、菌痢、甲型肝炎、戊型肝炎、阿米巴病等,最好能在一个病房中只收治一个病种,否则,应加强床边隔离。

（4）血液 - 体液隔离:对于直接或间接接触感染的血及体液而发生的传染病,如乙型肝炎、丙型肝炎、获得性免疫缺陷综合征、钩端螺旋体病等,在一个病房中只住由同种病原体感染的患者。

（5）接触隔离:对病原体经体表或感染部位排出,他人直接或间接与破损皮肤或黏膜接触感染引起的传染病,如破伤风、炭疽、梅毒、淋病和皮肤的真菌感染等,应做接触隔离。

（6）昆虫隔离:对以昆虫作为媒介传播的传染病,如乙脑、疟疾、斑疹伤寒、回归热、丝虫病,应做昆虫隔离。病室应有纱窗、纱门,做到防蚊、防蝇、防螨、防虱和防蚤等。

（7）保护性隔离:对免疫力特别低的易感者,如长期大量应用免疫抑制剂者、严重烧伤患者、早产婴儿和器官移植患者等,应做保护性隔离。在诊断、治疗和护理工作中,尤其应注意避免医源性感染。

2. 消毒　消毒是切断传播途径的重要措施。狭义的消毒是指消灭污染环境的病原体而言。广义的消毒则包括消灭传播媒介在内。消毒有疫源地消毒(包括随时消毒与终末消毒)及预防性消毒两大类。消毒方法包括物理消毒法和化学消毒法等。

（三）保护易感人群

保护易感人群包括特异性和非特异性保护措施。强身健体,可提高机体的非特异性免疫力。在传染病流行期间,应避免与患者接触,保护好易感人群。对有职业性感染可能的高危人群,及时给予预防性措施,一旦发生职业性接触,立即进行有效的预防接种及其他补救措施。

特异性保护易感人群的措施是指采取有重点有计划的预防接种,提高人群的特异性免疫水平。人工被动免疫采用的是含特异性抗体的免疫血清,包括抗毒血清、人类丙种球蛋白等,给人体注射后免疫立即出现,但持续时间仅 2~3 周,免疫次数多为 1 次,主要用于治疗某些外毒素引起的疾病,或与某些传染病患者接触后的应急措施。

（四）中医预防方法

中医学在治疗上历来以防重于治。《素问·四气调神大论》中提出："圣人不治已病治未病,不治已乱治未乱。"所谓"治未病",可以概括为"未病先防"与"既病防变"两方面的内容。运用中医中药预防传染病的方法主要有以下几个方面:

1. 培固正气,强壮体质 《黄帝内经》云："正气存内,邪不可干","邪之所凑,其气必虚"。因此,保证机体正气充足,便不易感受温邪,即使感邪亦不会发病,发病也易于治愈。未病之人需顺应四时调节饮食起居、锻炼身体、避免劳逸过度,以增强体质,颐养正气,提高机体抗病能力,同时调养精神,不为七情所伤,适应客观环境,避免致病因素的侵害,以防止疾病的发生。

2. 防止病邪侵害

（1）顺四时:谨防六淫之邪侵害,顺应四时气候变化,注意"虚邪贼风,避之有时"。

（2）避疫毒:谨防疠气之染对于传染性温病患者及时进行隔离,对其衣物及生活用品等接触物严格消毒;依据感受途径的不同,对传染性温病采用不同的措施阻断其传播途径。

（3）预防病从口入:注意饮食卫生,防止环境、水源和食物污染,纠正不良饮食、卫生习惯。

3. 未病先防,既病防变,防止病邪深入 清代医家叶天士曾提出"务在先安未受邪之地"的防治原则。各种疾病都有发病前期,尽管是轻微的、不规律的、短暂的,但可能已有某些疾病的早期信号,往往与疾病的发生有特定的联系,根据早期信号与疾病发生的内在联系,及早采取预防和治疗措施,防止疾病进展。

4. 预施药物 在传染病流行季节可通过熏蒸、滴喷、服用中药或进食某种食物等方法,对易感人群进行防护,防止染病。传统药物预防:如用紫金锭溶化滴鼻,以预防瘟疫;用蒿草、苍术、雄黄等烟熏室内,以消毒防病;用人痘接种法,以预防天花。近代新法预防:如用贯众、板蓝根或大青叶预防流感;用紫草根、苎麻根等预防麻疹;用茵陈、栀子、黄皮树叶等预防肝炎;用马齿苋、大蒜或茶叶等预防痢疾及其他消化道疾病;服紫苏叶、甘草、生姜预防食物中毒等。中药环境预防:用单味药或复方药作为熏剂或水剂灭杀害虫等,其中单味药有苦参、威灵仙、百部、石菖蒲、龙葵草、土荆芥、蓖麻叶、苦楝子、桃叶、核桃叶、番茄叶、苦楝、蒺藜、艾蒿、白鲜皮、苍耳草、皂荚、辣椒、浮萍等。

5. 瘥后防复 疾病刚刚痊愈,尚处于恢复期,脾胃之气未复,正气尚虚,如调养不当,极易导致旧病复发或滋生他病。故常以补虚调理为主,若余邪未尽则宜祛除余邪,防止过劳,以防复发。

（沙 巍）

【复习思考题】

1. 传染病的基本特征是什么?

2. 影响传染病流行的因素有哪些?

3. 应该从哪几个方面防控传染病?

第二章

病毒性疾病

第一节　病毒性肝炎

PPT 课件

 培训目标

1. 掌握病毒性肝炎的流行病学特点,临床表现、诊断方法、治疗及预防原则。
2. 掌握病毒性肝炎的诊断要点。
3. 掌握病毒性肝炎的中医证候分型及辨证论治。
4. 掌握慢性乙型病毒性肝炎抗病毒治疗的适应证。
5. 熟悉重型肝炎的诊断分型及处理措施。

病毒性肝炎(viral hepatitis)是由多种肝炎病毒引起的,以肝脏炎症和坏死病变为主的一类传染病,临床以乏力、肝区疼痛、食欲减退、恶心、厌油腻、肝大、肝功能异常为主要表现,部分病例可出现发热、黄疸,无症状感染常见。根据病原学分类,常见的有甲型肝炎(hepatitis A)、乙型肝炎(hepatitis B)、丙型肝炎(hepatitis C)、丁型肝炎(hepatitis D)、戊型肝炎(hepatitis E)。病毒性肝炎具有传染性强、传播途径复杂、流行面广、发病率高等特点。甲型、戊型肝炎以急性肝炎表现为主,一般不转变为慢性;乙型、丙型、丁型肝炎可表现为急性肝炎和慢性肝炎两种临床类型,成年急性乙肝炎约 10% 转为慢性,丙型肝炎超过 50%,丁型肝炎约 70% 转为慢性,临床以慢性肝炎多见,部分病例可进展为肝硬化甚至肝癌。病毒性肝炎属于中医学的"黄疸""胁痛""肝着""肝热""肝瘟""肝厥""疫毒""积聚""臌胀"等范畴。

【典型案例一】

黄某,男,58 岁,因"尿黄 1 周,身目黄染 4 天"于 2013 年 3 月 8 日来诊。1 周前患者发现小便黄,伴有腹胀,未予重视。近 4 天来患者发现小便黄如浓茶,皮肤、目睛发黄,并逐渐加重,伴食欲下降、腹胀、乏力,遂来求治。

问题一　通过病史采集,为明确诊断及中医证型,还需要补充哪些病史内容? 完善什么辅助检查?

思路 1　患者急性发病,以黄疸为主要表现,伴有明显消化道症状,从引起黄疸的常见疾病考虑,首先应当考虑病毒性肝炎。为明确诊断,需要补充了解以下病史及辅助检查:

(1)患者近期是否有外出进食海鲜史,是否有疫水、疫区或患者接触史。

(2)发病前是否有发热等感染症状,发病前是否有使用药物。

(3)患者既往是否有肝炎病史,家属中是否有肝炎家族聚集情况。

(4)对患者进行体格检查,了解肝脾大小、触痛、包块等情况,了解腹水情况。

(5)中医证候方面,需要补充患者黄疸的颜色是否鲜明,是否有口渴、口苦等症状,大便颜色及次数情况,并补充舌象、脉象。

病史补充:

　　2 周前患者外出曾进食生蚝,10 天前出现发热、腹泻,患者自服藿香正气丸 1 天后发热、腹泻止。否认慢性肝炎病史,否认疫水、疫区接触史。

　　症见:皮肤、目睛色黄如橘,腹胀,食欲仅为平时的一半,乏力,困倦,口渴不欲饮,舌黯红,苔白厚腻微黄,脉滑。

　　查体:皮肤巩膜重度黄染,未见肝掌及蜘蛛痣,肝大,肋下一横指可触及,轻叩痛,脾肋下未触及,墨菲征及移动性浊音(−)。

思路 2　为明确诊断,需要完善肝功能、肝炎病毒标志物、肝胆彩超等检查。

辅助检查:

　　肝功能:ALT 863U/L,AST 653U/L,GGT 459U/L,TBIL 186.5μmol/L。凝血功能:PT 15.2s,PTA 61.2%。病毒性肝炎标记物:HEV-IgM 阳性,HBsAg(−),HCV(−),HAV-IgM(−)。彩超:肝大,光点密集,胆囊壁水肿,脾、胰未见异常。

知识点 1

急性病毒性肝炎的临床表现

(1)潜伏期:甲型肝炎潜伏期平均为 30 天(15~45 天);乙型肝炎潜伏期平均为 70 天(30~180 天);丙型肝炎潜伏期平均为 50 天(15~150 天);丁型肝炎潜伏期可能与乙型肝炎的潜伏期相当;戊型肝炎潜伏期平均为 40 天(10~70 天)。

(2)发病期

1)急性黄疸型肝炎:病程可分为 3 个阶段。①黄疸前期:甲型、戊型肝炎起病较急,有畏寒、发热,约 80% 患者有发热,一般不超过 3 天。乙型、丙型、丁型肝炎起病相对较缓,仅少数有发热。此期症状主要以全身乏力,食欲不振,厌油,恶心,呕吐,腹痛,肝区痛,腹泻,尿色逐渐加深甚至呈浓茶样等表现。本期持续 1~21 天,平均 5~7 天。②黄疸期:自觉症状好转,发热减退,尿色继续加深,巩膜和皮肤出现黄疸,部分患者可有一过性大便颜色变浅,皮肤瘙痒,本期持续2~6周。③恢复期:黄疸渐退,症状减轻或消失。本期持续2周至4个月,平均为1个月。

2)急性无黄疸型肝炎:大多缓慢起病,症状较轻,主要表现为乏力,食欲不振,腹胀,肝区疼痛,部分患者可伴随恶心呕吐,头昏头痛,并可有发热和上呼吸道症状。肝功能改变主要是ALT升高。不少病例并无明显症状,仅在普查时被发现。多于3个月内逐渐恢复。

问题二　这位患者中医辨证为何种证型?治法和方药是什么?
中医辨证:黄疸(湿热内蕴证)。
治法:清热利湿,解毒退黄。
方药:茵陈蒿汤加减。

知识点2

急性病毒性肝炎的中医治疗

1. 湿热内蕴证　纳呆,呕恶,厌油腻,右胁疼痛,口干口苦,肢体困重,脘腹痞满,乏力,大便溏或黏滞不爽,尿黄或赤,或身目发黄,或发热,舌红,苔黄腻,脉弦滑数。
治法:清热利湿,解毒退黄。
方药:茵陈蒿汤加减。

2. 寒湿中阻证　纳呆,呕恶,腹胀喜温,口淡不渴,神疲乏力,头身困重,大便溏薄,或身目发黄,舌淡或胖,苔白滑,脉濡缓。
治法:健脾益气,理气化湿。
方药:藿朴夏苓汤加减。

【典型案例二】

　　刘某,男,38岁,因"右胁隐痛不适4天"于2014年4月6日来诊。患者发现HBsAg阳性20年,曾体检2次ALT、AST正常,未系统诊治。1周前因家庭琐碎事情与家人吵架后自觉右胁胀痛不适,嗳气、叹息或分散注意力后胁痛减轻。近4天来,自觉右胁胀痛加重,夜间明显,严重时难以入睡。近期常感精神疲倦,乏力,嗳气,胃脘胀闷,食后胀甚,晨起口苦,小便黄,大便溏结不调。舌黯红,尖红,边尖齿痕,苔薄黄稍腻,脉弦。查体:未见阳性体征。2天前外院检查肝功能:ALT 118U/L,AST 58U/L。

　　问题一　通过病史采集,为给患者提供最佳的诊疗方案,还需要补充哪些病史内容?完善什么辅助检查?
　　思路1　慢性乙型肝炎患者,评估病情,需要更详细地了解患者的家族史,同时,在条件允许的情况下,尽可能对患者进行详细评估,包括肝功能、病理及影像学检查。
　　思路2　根据患者的病情,确定护肝治疗或抗病毒治疗。

病史补充：

患者母亲、舅舅及弟弟均有乙肝病史，舅舅因患肝癌去世。患者平素工作应酬常饮酒。同时完善相关检查：HBV DNA 定量 $1.52×10^6$IU/ml。肝组织病理：慢性肝炎［乙型，重度（G3S4）］，早期肝硬化。上腹部 MR 平扫＋增强：结合临床，肝脏改变不排除早期肝硬化，脾稍大。

诊断：慢性乙型肝炎，早期肝硬化。

治疗：经与患者详细述明病情，可选方案及不同方案的疗效、疗程、费用、不良反应等问题，患者经详细考虑后采用恩替卡韦抗病毒、安络化纤丸抗肝纤维化以及中医辨证治疗。

问题二 慢性乙型肝炎应如何分度？

思路 1 根据病情轻重可分为轻、中、重度慢性肝炎。

思路 2 根据肝组织病理结果，也可将慢性肝炎分为轻、中、重三种程度。

知识点 3

慢性肝炎的中医辨证与治疗

1. 肝胆湿热证 胁胀脘闷，恶心厌油，纳呆，身目发黄而色泽鲜明，尿黄，口黏口苦，大便黏滞臭秽或先干后溏，口渴欲饮或饮而不多，肢体困重，倦怠乏力，舌苔黄腻，脉弦数或弦滑数。

治法：清热利湿，活血解毒。

方药：茵陈蒿汤合甘露消毒丹加减。

2. 肝郁脾虚证 胁肋胀满疼痛，胸闷太息，精神抑郁，性情急躁，纳食减少，口淡乏味，脘痞腹胀，午后为甚，少气懒言，四肢倦怠，面色萎黄，大便溏泄或食谷不化，每因进食生冷油腻及不易消化的食物而加重，舌质淡红，苔白，脉沉弦。

治法：疏肝理气，健脾和中。

方药：逍遥散合四君子汤加减。

3. 肝肾阴虚证 右胁隐痛，劳累尤甚，或有灼热感，头晕耳鸣，两目干涩，口燥咽干，失眠多梦，潮热或五心烦热，腰膝酸软，鼻衄、齿衄，女子经少经闭，舌红体瘦、少津，或有裂纹，苔少，脉细数。

治法：滋补肝肾。

方药：一贯煎加减。

4. 瘀血阻络证 胁肋刺痛，痛处固定而拒按，入夜更甚，或面色晦黯，见赤缕红丝，肝脾大，质地较硬，蜘蛛痣，肝掌，女子行经腹痛，经水色黯有块，舌黯或有瘀斑，脉沉细或涩。

治法：活血化瘀，散结通络。

方药：膈下逐瘀汤加减。

5. 脾肾阳虚证 畏寒喜暖，精神疲惫，四肢不温，面色不华或晦黄，少腹、腰膝冷痛，食少脘痞，腹胀便溏，甚则滑泄失禁，下肢水肿，甚则水臌，男性可出现阳痿,女子可出现经少或经闭,舌淡胖,有齿痕,苔白或腻,脉沉细或弱。

治法:温补脾肾,通阳化湿。

方药:附子理中丸合金匮肾气丸加减。

知识点 4

慢性乙型肝炎的中医特色治疗

1. 中医外治疗法

(1) 膏药外敷肝区 (图 2-1-1,见文末彩图)

功效:疏通经络,活血止痛。

适应证:适用于胁肋胀痛的急、慢性病毒性肝炎患者。

选方:解毒化瘀膏(柴胡 1 份,枳实 2 份,酒白芍 2 份,甘草 1 份,郁金 2 份,延胡索 2 份,川楝子 1 份,当归 2 份,五指毛桃根 3 份,共研细末,每次取药末 50g,用蜂蜜调匀成膏状,均匀摊覆于 15cm×15cm 玻璃纸上,厚 0.3~0.5cm)。

选穴及操作:肝区或章门、期门、日月、京门等穴位和疼痛部位。每日 1 次,每次 4~6 小时,连用 3~5 天,2 周为 1 疗程。

(2) 肝病治疗仪

功效:能促进肝功能恢复,改善肝脏微循环。

适应证:急、慢性病毒性肝炎的辅助治疗。

选穴及操作:可选期门、日月、肝俞、脾俞、膈俞、足三里、阳陵泉、阴陵泉、太冲等穴,每次选用 4 穴,交替使用。

(3) 刮痧治疗

功效:发汗解表,清热解毒,舒经活络。

适应证:适用于急性肝炎,转氨酶升高显著、PT 无明显延长者。

禁忌证:PT 延长(PT>15.0s),或膀胱经部位皮肤出现皮疹、皮下出血点及破损者。

选穴及操作:脊柱及两侧膀胱经走行部位。用水牛角刮痧板以泻法刮拭 5~10 分钟,以刮拭部位出痧为宜,在痧点密集处用真空罐拔罐,留罐 20 分钟后起罐。每周 2 次,2 周为 1 疗程。

(4) 穴位注射

功效:能增强免疫力,同时应用不同的药物共同起到健脾益气、活血化瘀的功效。

适应证:辨证属气虚、血瘀者的慢性病毒性肝炎患者。

选穴及操作:双足三里(气虚),双血海(血瘀)。气虚者选用黄芪注射液,血瘀者选用丹参注射液。每穴注射药液 1ml,每周 1 次,3 个月为 1 疗程。

2. 四季养生调养指导　　根据四季节气的更迭变化以及慢性病毒性肝炎患者的中医辨证分型,制订慢性病毒性肝炎患者的四季养生调养指导方案,形成慢性病毒性肝炎患者四季养生指导手册,有针对性地给予患者生活起居、四季养生指导,以达到未病先防、既病防变的目的。

3. 辨证施膳指导 根据慢性肝炎患者的中医辨证分型以及四季阴阳更迭变化的特点,制订慢性肝炎患者的辨证施膳指导方案,寓治于食,提高慢性肝病患者的临床疗效。如春季食疗可选择金橘山药粟米粥、玫瑰茉莉花茶等;夏季可选择薏苡仁百合粥、薏苡仁冬瓜瘦肉汤等;秋季可选择银耳枸杞汤、玉竹粥等;冬季可选用枸杞鸡肉汤、枸杞糯米粽等。

4. 慢病管理 通过建立健康档案,对慢性病毒性肝炎患者进行长期、连续不断、规范的管理,制订健康管理计划,并实施健康干预,充分调动患者和家属的积极性,有效地利用有限的资源达到最大的健康效果。

【典型案例三】

患者张某,男,36岁。因"发热、身目黄染1周"于2008年12月18日来诊。患者发现乙肝表面抗原(HBsAg)阳性10余年,平时定期体检肝功能正常,未予重视及诊治,2周前患者再次因工作劳累出现乏力、嗳气伴右胁胀闷不适,无身目黄染,未就诊。1周前发热伴身目黄染,今日至急诊查 ALT 2 000U/L,AST 1 784U/L;凝血功能:PT 24.9s,PTA 25%;血常规:WBC 4.9×10^9/L,NEUT 69.3%,RBC 6.03×10^{12}/L,HGB 123g/L,PLT 80×10^9/L。遂拟"病毒性肝炎(乙型,慢性重型)"收入院。

入院症见:身目重度黄染,尿如浓茶色,皮下瘀斑,极度乏力,右胁胀痛,嗳气、呃逆、腹胀、纳差、恶心呕吐,进食后明显,舌红,苔薄黄,脉弦滑数。

查体:神志清,对答合理,皮肤、巩膜重度黄染,双手背静脉穿刺部位可见散在皮下瘀斑,肝掌(+),蜘蛛痣(+),肝脾肋下未触及,肝区叩击痛(+),扑翼样震颤(-),移动性浊音(-),双下肢无浮肿。

辅助检查:肝功能 ALT 1 669U/L,AST 1 515U/L,ALB 33.4g/L,GLB 35.4g/L,TBIL 215μmol/L,DBIL 120.4μmol/L,总胆固醇 2.52mmol/L,空腹血糖 2.92mmol/L,AFP 671.6ng/ml;B超:胆囊壁稍厚,欠光滑。肝脏、脾脏未见明显异常声像。

问题 本病例的中西医诊断分别是什么?

思路1 根据患者的病史,整理、归纳患者的发病特点。

思路2 抓住反映病情的关键体征与实验室检查,快速准确诊断。

(1)发病特点:患者中年男性,慢性乙肝病史,未系统治疗。本次发病由于过劳诱发,急性发病。症状特点:重度黄疸、乏力;辅助检查:TBIL>170μmol/L,PTA 25%。

(2)诊断

中医诊断:急黄(热毒炽盛)。

西医诊断:慢加急性肝衰竭。

知识点 5

肝衰竭的临床诊断

1. **急性肝衰竭**　急性起病,2 周内出现Ⅱ度及以上肝性脑病并有以下表现者:①极度乏力,并伴有明显厌食、腹胀、恶心、呕吐等严重消化道症状;②短期内黄疸进行性加深,血清总胆红素(TBIl)≥10× 正常值上限(ULN)或每日上升≥17.1μmol/L;③有出血倾向,凝血酶原活动度(PTA)≤40%,或国际标准化比值(INR)≥1.5,且排除其他原因;④肝脏进行性缩小。

2. **亚急性肝衰竭**　起病较急,2~26 周出现以下表现者:①极度乏力,有明显的消化道症状;②黄疸迅速加深,血清 TBIl≥10×ULN 或每日上升≥17.1μmol/L;③伴或不伴肝性脑病;④有出血表现,PTA≤40%(或 INR≥1.5)并排除其他原因者。

3. **慢加急性(亚急性)肝衰竭**　在慢性肝病基础上,由各种诱因引起以急性黄疸加深、凝血功能障碍为肝衰竭表现的综合征,可合并包括肝性脑病、腹水、电解质紊乱、感染、肝肾综合征、肝肺综合征等并发症,以及肝外器官功能衰竭。患者黄疸迅速加深,血清 TBIl≥10×ULN 或每日上升≥17.1μmol/L;有出血表现,PTA≤40%(或 INR≥1.5)。根据不同慢性肝病基础分为 3 型。A 型:在慢性非肝硬化肝病基础上发生的慢加急性肝衰竭;B 型:在代偿期肝硬化基础上发生的慢加急性肝衰竭,通常在 4 周内发生;C 型:在失代偿期肝硬化基础上发生的慢加急性肝衰竭。

4. **慢性肝衰竭**　在肝硬化基础上,缓慢出现肝功能进行性减退和失代偿:①血清 TBIl 升高,常 <10×ULN;②白蛋白(Alb)明显降低;③血小板明显下降,PTA≤40%(或 INR≥1.5),并排除其他原因者;④有顽固性腹水或门静脉高压等表现;⑤肝性脑病。

【诊疗流程】

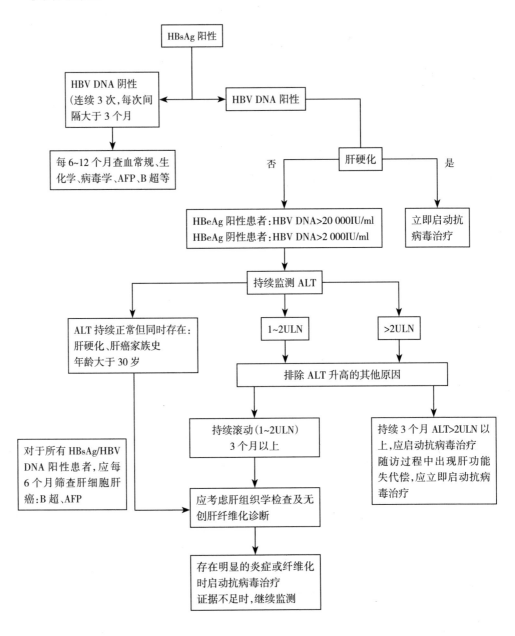

（池晓玲）

? 【复习思考题】

简述中医治疗慢性病毒性肝炎的辨证论治。

第二节　病毒感染性腹泻

PPT 课件

培训目标

1. 掌握病毒感染性腹泻的诊断要点及主要症状。
2. 熟悉病毒感染性腹泻的中医证候分型及辨证论治。
3. 了解病毒感染性腹泻的防治措施。

感染性腹泻通常由胃肠道病毒和细菌感染所致,临床上常伴或不伴呕吐、恶心、发热、腹痛等症状,该病对人类尤其是儿童的健康危害严重,儿童急性病毒感染性腹泻以轮状病毒、诺如病毒感染最为常见。无论何种病因所致的急性感染性腹泻,治疗方法均主要为:①补液治疗[口服补液盐(ORS)、静脉补液]以预防和治疗水电解质紊乱及酸碱失衡;②饮食治疗;③药物治疗。在中医辨治方面,湿邪在感染性腹泻的致病中有重要作用,但临床仍需辨证论治。

【典型案例】

患者,男,39 岁,因"腹痛、腹泻 1 天"入院。患者 1 天前开始腹泻,至入院前大便 8 次,为黄色稀便,无明显黏液、脓血,伴脐周腹痛,便后痛减。发病前 1 天全家有在外就餐史,其配偶也出现腹痛、腹泻,症状较轻。查体:T 36.5℃,P 98 次 /min,R 20 次 /min,Bp 112/80mmHg,神志清,皮肤弹性好,无脱水征。心肺听诊未闻及异常,腹平软,无压痛反跳痛。肝脾肋下未触及,肠鸣音活跃。实验室检查:血常规:WBC 8.6×10^9/L,NEUT 70%,Hb 123g/L。大便常规:WBC 3 个 /HP,RBC未见。轮状病毒 PCR 检测阳性。便培养:无致病菌生长。

问题一　患者最有可能的诊断是什么?
思路　根据患者症状、体征及实验室检查,考虑病毒感染性腹泻。

知识点 1

病毒感染性腹泻的定义

病毒感染性腹泻是由肠道内病毒感染所引起的,以呕吐、腹泻、水样便为主要临床特征的一组急性肠道传染病。主要通过粪 - 口途径传播,即通常经水、食物、接触和苍蝇等媒介传播。本病可发生在各年龄组,临床可伴有发热、恶心、厌食等中毒症状,病程自限。

问题二　病毒感染性腹泻的病原有哪些?
思路　病毒感染性腹泻的常见病原有轮状病毒、诺如病毒和肠腺病毒等。

知识点 2

病毒感染性腹泻的病原学

　　轮状病毒、诺如病毒和肠腺病毒是病毒性腹泻最常见的病原体,其他引起病毒性腹泻的病毒还有星状病毒、冠状病毒、柯萨奇病毒等。

　　问题三　本患者是怎样感染的?
　　思路　患者发病前 1 天有可疑不洁饮食史,考虑为消化道传播。

知识点 3

病毒感染性腹泻的流行病学特征

　　传染源有人和动物,传播途径以粪 - 口传播和人 - 人传播为主。人普遍易感,是引起旅行者腹泻和各年龄段病毒性胃肠炎患者的主要原因。

　　问题四　本患者的确诊依据有哪些?
　　思路　患者发病前 1 天有可疑不洁饮食史,症见腹痛、腹泻。血常规未见明显异常。大便常规见少量白细胞。轮状病毒 PCR 检测阳性。大便培养:无致病菌生长。

知识点 4

病毒感染性腹泻的临床表现

　　不同病毒引起腹泻的临床表现十分相似,均以腹泻、腹痛、恶心、呕吐为主要症状。

知识点 5

病毒感染性腹泻的实验室及特殊检查

　　1. 血常规　外周血白细胞总数多正常,少数可稍升高。
　　2. 大便常规　大便外观多为黄色水样,无脓细胞及红细胞,有时可有少量白细胞。
　　3. 病原学检查

知识点 6

病毒感染性腹泻的诊断与鉴别诊断

　　根据流行病学特点、临床表现及实验室检查诊断本病。在流行季节,特别在我国秋、冬季节,患者突然出现呕吐、腹泻、腹痛等临床症状,或住院患者中突然发生原因不明的腹泻,病程短暂,往往有集体发病的特征,末梢血白细胞无明显变化,便常规检查未见或仅发现少量白细胞时应怀疑本病。确诊需经电镜找到病毒颗粒,或检出大便中特异性抗原,或血清检出特异性抗体。抗体效价呈 4 倍以上增高有诊断意义。

本病必须与大肠埃希菌、沙门菌引起的细菌感染性腹泻以及隐孢子虫等寄生虫性腹泻相鉴别。与其他病毒性腹泻的鉴别依赖于特异性检查。实验室的特异性病原学检测对鉴别不同病因及确定诊断有重要意义。

问题五　本患者应怎样治疗?

思路　建议饮食治疗、口服补液盐补液治疗及对症止泻治疗。

知识点 7

病毒感染性腹泻的治疗

主要针对腹泻和脱水予以对症和支持治疗。重症患者需纠正酸中毒和电解质紊乱。本病多数病情轻,病程较短而自限。脱水严重的婴幼儿患者需住院治疗。

口服补液治疗是 WHO 推荐的首选治疗。轻度脱水及电解质平衡失调可以口服等渗液或世界卫生组织推荐的口服补液盐(ORS)。米汤加 ORS 液治疗婴儿脱水很有益。严重脱水及电解质紊乱应静脉补液,特别要注意当缺钾时应补钾离子,酸中毒时加用碳酸氢钠予以纠正。情况改善后改为口服。

绝大多数未发生脱水的腹泻病患者可通过多饮含钾、钠等电解质且有一定含糖量的运动饮料,以及进食苏打饼干、肉汤等补充丢失的水分、电解质和能量而获痊愈;对于儿童患者,早期进食能改善因感染引起的肠内渗透压紊乱,缩短腹泻病程,改善患儿的营养状况,去乳糖饮食可以缩短患儿的腹泻病程。

某些益生菌对治疗感染性腹泻具有疗效,尤其是对病毒感染导致的水样腹泻具有显著疗效,在疾病早期应用疗效更明显。

WHO 推荐蒙脱石散剂用作腹泻的辅助治疗,主要用于病毒性腹泻、分泌性腹泻,尤其治疗轮状病毒腹泻时疗效显著,不良反应小。常规口服给药,成人每次 1 袋,每天 3 次;1 岁以下儿童每天 1 袋,分 3 次口服;1~2 岁儿童每天 1~2 袋,分 3 次口服;2 岁以上儿童每天 2~3 袋,分 3 次口服。

吐泻较重者,可予以止吐剂及镇静剂,有明显痉挛腹痛者,可口服山莨菪碱(654-2)以减轻症状。饮食以清淡及富水分为宜。吐泻频繁者禁食 8~12h,然后逐步恢复正常饮食。可应用肠黏膜保护剂。

本病可发生在各年龄组,临床可伴有发热、恶心、厌食等中毒症状,病程自限。

问题六　本患者应怎样进行中医治疗?

思路　患者舌红,苔黄腻,脉滑数。中医诊断为泄泻之湿热下注证。中医治则为清利湿热,采用葛根芩连汤合白头翁汤化裁,疗程 5 天。

知识点 8

病毒感染性腹泻的中医辨证分型

1. 寒湿伤脾证

主症:泻下急迫,大便清稀,或如水注,腹痛肠鸣,或兼恶寒发热,鼻塞头痛,肢体酸痛,脉濡缓,苔薄白或白腻。

2. 湿热下注证

主症:泻下急迫,腹痛肠鸣,或泄而不爽,肛门灼热,烦热口渴,食欲不振,或伴泛恶,四肢倦怠,发热或不发热,小便短赤,大便臭秽,脉濡数或滑数,舌苔黄腻。

3. 食滞脾胃证

主症:多于过量进食后出现腹痛腹泻,腹胀肠鸣,痛时即下,痛势急剧拒按,泄后痛减,大便夹有不消化食物,便臭如败卵,腹胀痞满,食后痛泄更著,或发热,嗳腐,脉滑,舌苔垢浊或厚腻。

知识点 9

病毒感染性腹泻的中医辨证论治

(一) 寒湿伤脾证

治则:温化寒湿,辅以淡渗。

方药:藿香正气散合胃苓汤加减。

(二) 湿热下注证

治则:清利湿热。

方药:葛根芩连汤合白头翁汤加减。

(三) 食滞脾胃证

治则:消食导滞,止泻止痛。

方药:枳实导滞汤加减。

问题七 本患者应怎样预防下次发病?

思路 避免不洁饮食,避免接触腹泻患者,注意手卫生,增强体质。

知识点 10

病毒感染性腹泻的预防

(一) 管理传染源

对病毒性腹泻患者应消毒隔离,积极治疗。对密切接触者及疑诊患者施行严密的观察。

(二) 切断传播途径

重视食品、饮水及个人卫生,加强粪便管理和水源保护。保持良好的个人卫生习惯。

（三）提高人群免疫力

迄今仅轮状病毒疫苗获准临床应用,主要用于 6~12 个月的婴幼儿,最佳接种方式是在 2、4、6 个月龄时口服 3 次,有效率达 80% 以上。

【诊疗流程】

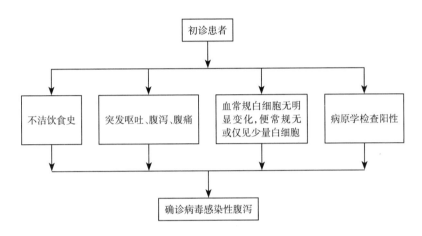

（徐春军 王 琮）

【复习思考题】

1. 病毒感染性腹泻的病原有哪些?
2. 病毒感染性腹泻的常见临床表现有哪些?

第三节 流行性感冒

PPT 课件
02章03节PPT

培训目标

1. 掌握流行性感冒的流行病学特点、临床表现、诊断技巧、治疗及预防原则。
2. 掌握流行性感冒的中医证候分型、中医药防治措施。
3. 熟悉流行感冒的病原学分型、变异特征、并发症及预后。

流行性感冒(influenza,简称流感)是由流感病毒引起的急性呼吸道感染,也是一种传染性强、传播速度快的疾病。其主要通过空气中的飞沫、人与人之间的接触或与被污染物品的接触传播。中医认为,感冒是指感受触冒风邪,引起肺卫功能失调,出现鼻塞、流涕、喷嚏、咳嗽、头痛、恶寒发热、全身不适等症状的一种外感病,又称"伤风""冒风""伤寒""冒寒""重伤风"等,如见广泛流行,症状较重,则又称为"时行感冒"。流感起病急,虽然大多为自限性,通常病程短、预后良好,但部分因出现肺炎等并发症可发展至重症流感,少数重症病例病情进展快,可因急性呼吸窘迫综合征(ARDS)和/或多脏器衰竭而死亡。重症流感主要发生在老年人、年幼儿童、孕产妇或有慢性基础疾病者等高危人群,亦可发生在一般人群,严重时导致死亡。

【典型案例】

　　患者李某,男,25岁,建筑工人。早晨7点左右突发高热,伴头痛,畏寒,鼻塞,流浊涕,头痛,咽痛,伴全身肌肉关节酸痛、乏力、食欲减退等全身症状,且有咽喉痛、干咳,可有鼻塞、流涕、胸骨后不适等。颜面潮红,眼结膜充血。查体:体温39.5℃,心率98次/min,呼吸次数24次/min,血压116/73mmHg,神清,精神差,面红,咽部充血,双侧扁桃体I度肿大,双肺呼吸音稍粗,心率93次/min,律齐,无杂音。既往病史不详,无药物过敏史及手术输血史。中医证候表现为咽痛,鼻塞,流浊涕;舌红、淡苔薄白,脉浮数。

　　问题一　初步考虑患者病情可能是什么? 其诊断依据是什么? 应该与哪些疾病进行鉴别?

　　思路1　本例初步诊断为流行性感冒,诊断依据是:

　　(1) 发热,体温39.5℃。

　　(2) 头痛,咽痛,伴全身肌肉关节酸痛、乏力、食欲减退等全身症状,且有咽喉痛、干咳,可有鼻塞、流涕、胸骨后不适等吸道症状。

　　思路2　本病与以下疾病进行鉴别:

　　(1) 与普通感冒相鉴别:流感的全身症状比普通感冒重;追踪流行病学史有助于鉴别;普通感冒的流感病原学检测阴性,或可找到相应的感染病原证据。

　　(2) 其他类型上呼吸道感染:包括急性咽炎、扁桃体炎、鼻炎和鼻窦炎。感染与症状主要限于相应部位。局部分泌物流感病原学检查阴性。

　　(3) 其他下呼吸道感染:流感有咳嗽症状或合并气管-支气管炎时需与急性气管-支气管炎相鉴别;合并肺炎时需要与其他肺部疾病,如细菌性肺炎、衣原体肺炎、支原体肺炎、病毒性肺炎、真菌性肺炎、肺结核等相鉴别。

知识点1

病　原　学

　　流感病毒属于正黏病毒科,为RNA病毒。根据核蛋白和基质蛋白分为甲、乙、丙、丁四型。前感染人的主要是甲型流感病毒中的H1N1、H3N2亚型及乙型流感病毒中的Victoria和Yamagata系。

知识点 2

流 行 病 学

流感患者和隐性感染者是流感的主要传染源。主要通过打喷嚏和咳嗽等飞沫传播,经口腔、鼻腔、眼睛等黏膜直接或间接接触感染;接触被病毒污染的物品也可通过上述途径感染。人群普遍易感,接种流感疫苗可有效预防相应亚型的流感病毒感染。儿童,老人,慢性病如肾病、肝病患者,HIV 感染者,肥胖者,妊娠及围产期妇女是重症病例的高危人群。

问题二　为明确诊断还需要做哪些检查?

思路　为明确诊断还需要做病原学相关检查。

问题三　确诊依据是什么?

思路　有流感临床表现,以下一种或几种病原学检测结果阳性:

(1) 流感病毒核酸检测阳性。

(2) 流感病毒分离培养阳性。

(3) 急性期和恢复期双份血清的流感病毒特异性 IgG 抗体水平呈 4 倍或 4 倍以上升高。

辅助检查

血常规:白细胞 $0.8×10^9$/L,中性粒细胞 80%。病毒核酸检测:RT-PCR 报告甲型 H1N1 病毒核酸阳性;胸部 X 线检查:双肺纹理增粗。

问题四　该患者的确定性诊断是什么?

思路　根据症状、体征及实验室检查,该患者的确定性诊断是甲型 H1N1 流行性感冒。

问题五　该患者需要采取哪些防治措施?

思路 1　该患者不必住院治疗,但需要居家隔离,保持房间通风。充分休息,多饮水,饮食应当易于消化和富有营养。

思路 2　抗病毒治疗可采用奥司他韦(胶囊/颗粒),成人剂量每次 75mg,每日 2 次,服用 3 日。

知识点 3

抗流感病毒治疗时机

重症或有重症流感高危因素的患者,应尽早给予抗流感病毒治疗,不必等待病毒检测结果。发病 48h 内进行抗病毒治疗可减少并发症,降低病死率,缩短住院时间;发病时间超过 48h 的重症患者依然可从抗病毒治疗中获益。

非重症且无重症流感高危因素的患者,在发病 48h 内,在评价风险和收益后,也可考虑抗病毒治疗。

知识点 4

流感的并发症

肺炎是流感最常见的并发症,其他并发症有神经系统损伤、心脏损害、肌炎、横纹肌溶解综合征和脓毒性休克等。

问题六　本例中医证型是什么?辨证要点是什么?中医治疗方法是什么?

中医诊断及证型:时行感冒(风热犯卫证)。

辨证要点:该患者感受风热疫毒之邪后出现发热、咽痛,当属中医"时行感冒"范畴。风热之邪袭表,热遏肌表,故发热;邪遏肌表,腠理闭塞,经脉不通,故全身酸痛;风热疫毒之邪上攻咽喉,故见咽喉红肿疼痛。舌质淡,苔薄白,脉数均为"风热犯表"之象。

治法:辛凉解表,疏风清热。

方用银翘散合桑菊饮加减。处方:金银花、连翘、桑叶、菊花、桔梗、竹叶、芦根、牛蒡子、薄荷(后下)、甘草,水煎 300ml,口服,一次 150ml,一日 2 次,服用 3~5 日。方中金银花、连翘清热解毒;桑叶、菊花清宣肺热;薄荷、牛蒡子、桔梗、生甘草清热利咽;芦根、竹叶清热生津。

 知识点 5

流感的中医辨证治疗

1. 轻症辨证治疗方案

(1)风热犯卫

主症:发病初期,发热或未发热,咽红不适,轻咳少痰,无汗。

舌脉:舌质红,苔薄或薄腻,脉浮数。

治法:疏风解表,清热解毒。

基本方药:银翘散合桑菊饮加减。

(2)热毒袭肺

主症:高热,咳嗽,痰黏咯痰不爽,口渴喜饮,咽痛,目赤。

舌脉:舌质红,苔黄或腻,脉滑数。

治法:清热解毒,宣肺止咳。

基本方药:麻杏石甘汤加减。

2. 重症辨证治疗方案

(1)毒热壅肺

主症:高热不退,咳嗽重,少痰或无痰,喘促短气,头身痛;或伴心悸,躁扰不安。

舌脉:舌质红,苔薄黄或腻,脉弦数。

治法:解毒清热,泻肺活络。

基本方药:宣白承气汤加减。

（2）毒热内陷，内闭外脱

主症：神识昏蒙、淡漠，口唇爪甲紫黯，呼吸浅促，咯粉红色血水，胸腹灼热，四肢厥冷，汗出，尿少。

舌脉：舌红绛或黯淡，脉沉细数。

治法：益气固脱，清热解毒。

基本方药：参附汤加减

3. 恢复期辨证治疗方案。

气阴两虚，正气未复。

主症：神倦乏力，气短，咳嗽，痰少，纳差。

舌脉：舌黯或淡红，苔薄腻，脉弦细。

治法：益气养阴。

基本方药：沙参麦门冬汤加减。

【诊疗流程】

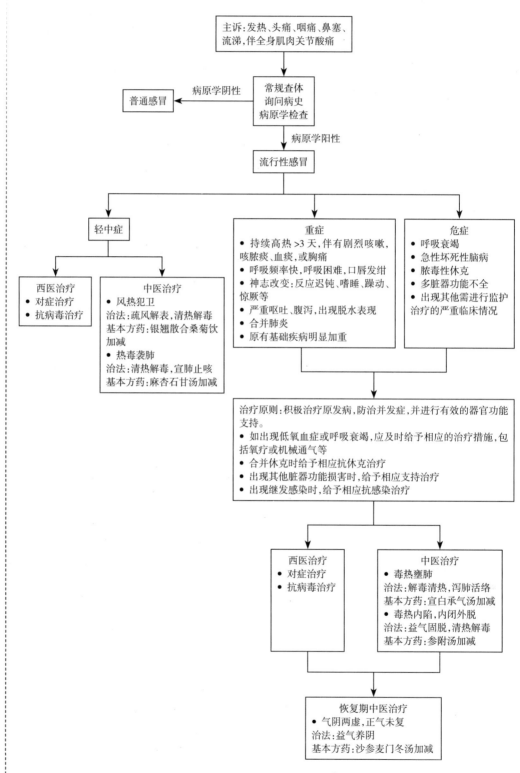

主诉:发热、头痛、咽痛、鼻塞、流涕,伴全身肌肉关节酸痛

常规查体 询问病史 病原学检查

病原学阴性 → 普通感冒

病原学阳性

流行性感冒

轻中症

西医治疗
- 对症治疗
- 抗病毒治疗

中医治疗
- 风热犯卫
治法:疏风解表,清热解毒
基本方药:银翘散合桑菊饮加减
- 热毒袭肺
治法:清热解毒,宣肺止咳
基本方药:麻杏石甘汤加减

重症
- 持续高热>3天,伴有剧烈咳嗽,咳脓痰、血痰,或胸痛
- 呼吸频率快,呼吸困难,口唇发绀
- 神志改变:反应迟钝、嗜睡、躁动、惊厥等
- 严重呕吐、腹泻,出现脱水表现
- 合并肺炎
- 原有基础疾病明显加重

危症
- 呼吸衰竭
- 急性坏死性脑病
- 脓毒性休克
- 多脏器功能不全
- 出现其他需进行监护治疗的严重临床情况

治疗原则:积极治疗原发病,防治并发症,并进行有效的器官功能支持。
- 如出现低氧血症或呼吸衰竭,应及时给予相应的治疗措施,包括氧疗或机械通气等
- 合并休克时给予相应抗休克治疗
- 出现其他脏器功能损害时,给予相应支持治疗
- 出现继发感染时,给予相应抗感染治疗

西医治疗
- 对症治疗
- 抗病毒治疗

中医治疗
- 毒热壅肺
治法:解毒清热,泻肺活络
基本方药:宣白承气汤加减
- 毒热内陷,内闭外脱
治法:益气固脱,清热解毒
基本方药:参附汤加减

恢复期中医治疗
- 气阴两虚,正气未复
治法:益气养阴
基本方药:沙参麦门冬汤加减

(周华　杨涛)

【复习思考题】

流行性感冒如何防治？

第四节　脊髓灰质炎

培训目标

1. 掌握脊髓灰质炎的流行病学特点,临床表现、诊断技巧、治疗及预防原则。
2. 熟悉脊髓灰质炎的病原学分型、并发症及预后。
3. 掌握脊髓灰质炎的中医证候分型、中医药防治措施。

脊髓灰质炎(poliomyelitis)是由脊髓灰质炎病毒(poliovirus)所致的急性消化道传染病。好发于6个月至5岁儿童,经粪-口途径传播。感染后多无症状,有症状者临床主要表现为发热、上呼吸道症状、肢体疼痛,部分患者可发生弛缓性神经麻痹并留下瘫痪后遗症,俗称"小儿麻痹症"。根据脊髓灰质炎临床表现,本病初期类似中医"温病""疫疠",后期出现肢体瘫痪等后遗症则属于"痿证"范畴。

【典型案例】

某女,4岁,1周前患"上呼吸道感染",曾予感冒清热冲剂治疗,4~5日后热退,间歇2日后再次出现发热,体温39℃,逐渐出现头痛,腹痛,多汗,烦躁,哭闹不安,不能进食,呕吐,便秘,遂来就诊。既往史:无特殊。查体:T 39℃,患儿神志清,哭闹不安,问语不答,双肺未闻干、湿啰音,心率120次/min,律齐,神经系统检查:颈强,有抵抗,克尼格征(+),布鲁津斯基征(+),三脚架征(+),吻膝试验(+)。中医证见发热多汗,头痛,呕吐,腹痛,便秘,烦躁不安,舌质红,苔黄腻,脉滑数。

问题一　本病例诊断为何病? 其诊断依据是什么? 应该与哪些疾病相鉴别?

思路1　本病例诊断为脊髓灰质炎,其诊断依据为:

(1) 5岁以下儿童,无特殊既往史。

(2) 发热,头痛,腹痛,多汗,烦躁,哭闹不安,不能进食,呕吐,便秘。

(3) 体温39℃,神清,哭闹不安,问语不答。神经系统检查:颈强,有抵抗,克尼格征(+),布鲁津斯基征(+),三脚架征(+),吻膝试验(+)。

思路2　本病应与以下疾病进行鉴别:

前驱期需与上呼吸道感染、流行性感冒、胃肠炎等鉴别。瘫痪前期患者可与各种病毒性脑炎、化脓性脑膜炎、结核性脑膜炎及流行性乙型脑炎相鉴别。瘫痪患者还应和感染性多发性神经根炎(吉兰-巴雷综合征)、急性脊髓炎、家族性周期性瘫痪、假性瘫痪及其他肠道病毒感染以及和骨关节病引起的病变相鉴别。

知识点 1

病 原 学

脊髓灰质炎病毒为小核糖核酸病毒科,肠道病毒属,直径 27~30nm,无包膜,属单链、正链核糖核酸。脊髓灰质炎病毒有较强的生存力,在污水和粪便中可存活数月,冷冻条件下可存活数年,不易被胃酸和胆汁灭活,耐乙醚和乙醇,但加热至 56℃ 30 分钟以上、紫外线照射 1 小时或在含氯 0.05mg/L 的水中 10 分钟可灭活,甲醛、2% 碘酊、各种氧化剂如过氧化氢溶液、含氯石灰、高锰酸钾等亦可灭活。

知识点 2

流 行 病 学

人是脊髓灰质炎病毒的唯一自然宿主,隐性感染和轻症瘫痪型患者是本病的主要传染源,其中隐性感染占 90% 以上,携带病毒一般为数周。本病以粪 - 口感染为主要传播方式,感染初期主要通过患者鼻咽排出病毒,随着病程进展,病毒随之由粪便排出,粪便带毒时间可长达数月之久。少数病例可通过空气飞沫传播。人群对本病普遍易感,感染后获同型病毒持久免疫力。血清中最早出现特异性 IgM,2 周后出现 IgG 和 IgA,特异性 IgG 抗体可通过胎盘、分泌型 IgA 通过母乳由母体传给新生儿,但在出生后 6 个月中逐渐消失。本病遍及全球,温带多见,全年可见,夏秋季多发。高发年龄为 6 个月至 5 岁,占 90% 以上,6 个月以下婴儿自母体获得免疫力,5 岁以上儿童及成人多通过隐性感染而获得免疫,故较少发病。在应用减毒活疫苗预防的地区,发病率显著下降。

问题二　为明确诊断还需要做哪些检查?

思路　为明确诊断还需要做脑脊液检查、特异性 IgM 抗体检查。

问题三　确诊依据是什么?

思路　①5 岁以下儿童。②发热,头痛,腹痛,多汗,烦躁,哭闹不安,不能进食,呕吐,便秘。③体温 39℃,神清,哭闹不安,问语不答。神经系统检查:颈强,有抵抗,克尼格征(+),布鲁津斯基征(+),三脚架征(+),吻膝试验(+)。④脑脊液检查呈无菌性脑膜炎性改变,特异性 IgM 抗体阳性。

辅助检查

脑脊液检查呈无菌性脑膜炎性改变,特异性 IgM 抗体阳性。

知识点 3

脊髓灰质炎的诊断

根据当地流行病学资料,未服用疫苗者接触患者后出现多汗、烦躁,感觉过敏,颈背疼痛、强直,腱反射消失等现象,应疑似本病。弛缓性瘫痪的出现有助于诊断。流行病学资料对诊断起重要作用,病毒分离和血清特异性抗体检测可确诊。

知识点 4

脊髓灰质炎的并发症

多见于脑干型患者,最常见的并发症为呼吸系统并发症,可继发肺炎、肺不张、急性肺水肿等。病毒亦可侵犯心肌,导致心电图 T 波、S-T 段和 P-R 间期改变。消化系统并发症为消化道出血、肠麻痹、急性胃扩张等。其他并发症还包括尿潴留所致的尿路感染,长期卧床导致的褥疮及氮、钙负平衡,以及骨质疏松、尿路结石和肾衰竭等。

问题四　该患者的确定性诊断是什么?
思路　根据症状、体征及实验室检查,该患者的确定性诊断是脊髓灰质炎。
问题五　该患者需要采取哪些防治措施?
思路　患者需要住院治疗,卧床休息至热退后 1 周,保证补液量及热量的供给,必要时可使用退热药物,可用镇静剂缓解全身肌肉痉挛和疼痛,辅以适量的被动运动,饮食应当易于消化和富有营养。

知识点 5

脊髓灰质炎的中医辨证治疗

1. 邪犯肺胃　主症:发热有汗,咳嗽流涕,咽红咽痛,全身不适,或有头痛,呕吐,腹痛,腹泻,便秘,伴有精神不振、嗜睡或烦躁不安,舌质红,苔薄白,脉滑数。治法:解表清热。基本方药:麻杏石甘汤合白虎汤加减。

2. 邪注经络　主症:发热多汗,头痛身疼,烦躁不安,或嗜睡,苔黄腻,脉滑数(属瘫痪前期,出现中枢神经感染病证,高热、脑膜刺激征,并可有脑脊液异常,但无瘫痪)。治法:清热解毒,舒通经络。基本方药:葛根汤合黄连解毒汤加减。

3. 肝肾亏损　主症:较长时期肢体瘫痪,肌肉萎缩,局部皮肤欠温,关节纵缓不收,骨骼变形,舌淡脉涩,肢体痿软畸形。治法:补肾柔肝,温经通络。基本方药:金匮肾气丸加减。

4. 气虚血滞　主症:轻者症见四肢瘫痪,或口眼㖞斜,或吞咽不利,面色苍黄,舌质赤红,舌苔薄净,脉细艰涩。重者气脱阳亡。本证属瘫痪期,脊髓型表现肢体瘫痪,脑干型可致呼吸、循环衰竭。治法:益气活血,祛邪通络。方药:补阳还五汤。

问题六　本例中医证型是什么？辨证要点是什么？中医治疗方法是什么？

中医诊断及证型：发热（热伤肺胃，邪注经络）。

辨证要点：发热多汗，头痛，呕吐，腹痛，便秘，烦躁不安，舌质红，苔黄腻，脉滑数。

治法：清热解毒，疏通经络。

方用黄连解毒汤合葛根汤、白虎汤加减。处方：黄芩、黄连、黄柏、栀子、生石膏、知母、葛根、炙麻黄、桂枝、白芍、生姜、大枣、焦三仙、甘草。水煎300ml，口服，一次150ml，一日2次，服用3~5日。

【诊疗流程】

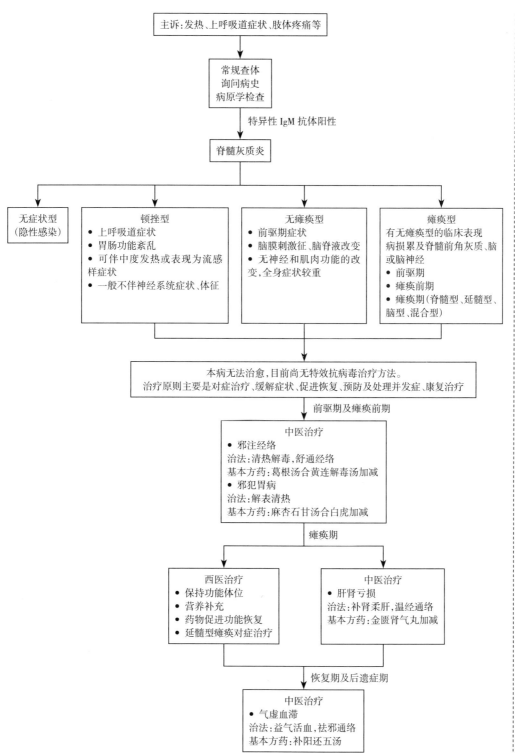

主诉:发热、上呼吸道症状、肢体疼痛等

常规查体
询问病史
病原学检查

↓ 特异性 IgM 抗体阳性

脊髓灰质炎

无症状型
（隐性感染）

顿挫型
- 上呼吸道症状
- 胃肠功能紊乱
- 可伴中度发热或表现为流感样症状
- 一般不伴神经系统症状、体征

无瘫痪型
- 前驱期症状
- 脑膜刺激征、脑脊液改变
- 无神经和肌肉功能的改变,全身症状较重

瘫痪型
有无瘫痪型的临床表现
病损累及脊髓前角灰质、脑或脑神经
- 前驱期
- 瘫痪前期
- 瘫痪期(脊髓型、延髓型、脑型、混合型)

本病无法治愈,目前尚无特效抗病毒治疗方法。
治疗原则主要是对症治疗、缓解症状、促进恢复、预防及处理并发症、康复治疗

↓ 前驱期及瘫痪前期

中医治疗
- 邪注经络
治法:清热解毒,舒通经络
基本方药:葛根汤合黄连解毒汤加减
- 邪犯胃病
治法:解表清热
基本方药:麻杏石甘汤合白虎加减

↓ 瘫痪期

西医治疗
- 保持功能体位
- 营养补充
- 药物促进功能恢复
- 延髓型瘫痪对症治疗

中医治疗
- 肝肾亏损
治法:补肾柔肝,温经通络
基本方药:金匮肾气丸加减

↓ 恢复期及后遗症期

中医治疗
- 气虚血滞
治法:益气活血,祛邪通络
基本方药:补阳还五汤

（陈广梅）

【复习思考题】

1. 脊髓灰质炎各型的诊断要点是什么？
2. 中医对脊髓灰质炎是如何辨证施治的？

PPT 课件

02章05节PPT

第五节 麻 疹

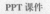**培训目标**

1. 掌握麻疹的临床表现、诊断、治疗及预防原则。
2. 掌握麻疹的中医证候分型、辨证论治。
3. 熟悉了解麻疹的病因病机。
4. 了解麻疹的流行病学、病原学与发病机制。

麻疹（measles）是由麻疹病毒（measles virus）引起的急性呼吸道传染病，以发热、咳嗽、眼结膜充血、口腔麻疹黏膜斑（科氏斑，Koplik's spots）及皮肤斑丘疹为临床特征。传染性强，隐性感染者极少见。自麻疹疫苗普遍接种以来，麻疹已得到基本控制，但成人及不典型病例有所增加。本病中西医同名，民间又有"疹子""麸疮""麻子"等俗称。历代医家对本病早有详尽描述，明代《古今医鉴》首立"麻疹"病名，吕坤《麻疹拾遗》将"麻"和"痘"分开，指出"麻细如芝麻，故名麻疹"。万全《痘疹世医心法》进一步指出本病常见"喉痹""肺胀"等并发症。

【典型案例】

　　患儿冯某，男，7 岁，托幼儿童。主诉发热 4 天，皮疹 1 天。家长诉患儿于4 天前开始出现发热，体温逐渐升高，最高达 38.7℃，伴咳嗽、流涕，自服连花清瘟颗粒治疗，症状未见好转。1 天前开始出现皮疹，最先出现在面部，今晨发现皮疹延及颈、胸部，遂来诊治。患者预防接种无遗漏，但未复种过麻疹疫苗。班中有因患麻疹而休假的同学。查体：T 38.2℃，HR 110 次 /min，眼结膜充血，皮疹疹形为斑丘疹，以面部、耳后为多，颈胸部散在新鲜皮疹。可见麻疹黏膜斑。双肺呼吸音清晰，未闻及干、湿性啰音，腹部平坦、软、无压痛及反跳痛，肝脾肋下未触及。

　　问题一　初步考虑诊断可能是什么？其诊断依据是什么？应该与哪些疾病进行鉴别？

思路 1　本例初步诊断为麻疹，诊断依据为：

（1）有麻疹接触史，班中有因患麻疹而休假的同学。

（2）发热第 4 天出皮疹，体温最高 39.5℃。

（3）出疹顺序为面部→颈部→胸部，疹形为斑丘疹，疹间皮肤正常。

（4）可见麻疹黏膜斑。

思路 2　本病应与以下疾病进行鉴别：

（1）风疹：以 5~15 岁多见，前驱期短，全身及上呼吸道症状轻，无麻疹黏膜斑，发热 1~2 天出疹，主要分布在面部和躯干，1~2 天即退，不脱屑，无色素沉着，耳后及枕部淋巴结明显肿大。

（2）幼儿急疹：多见于 2 岁以下婴幼儿，急性发热 3~4 天，症状较轻，体温骤降，热退疹出，为细小玫瑰疹，多分布在躯干，1 天内出齐，1~2 天皮疹退尽。

（3）猩红热：发热 1~2 天后出皮疹，针尖大小红色丘疹，呈粟粒状，疹间皮肤充血潮红，压之褪色，4~5 天后疹消，伴有大片脱皮；伴有杨梅舌和口周苍白圈。外周血白细胞总数及中性粒细胞升高。咽拭子培养可获 A 族溶血性链球菌。

（4）药疹：出疹前有用药史或药物接触史，无发热或低热，皮疹大小不等，形态不一，常伴有皮肤瘙痒，无上呼吸道卡他症状，外周血嗜酸性粒细胞增多。

知识点 1

病 原 学

麻疹病毒属于副黏液病毒科麻疹病毒属，基因组为负链单股 RNA，仅有一个病毒血清型，在组织培养多次传代后可减低其致病力及免疫原性。人是麻疹病毒的唯一中间宿主。对外界环境的抵抗力不强。

知识点 2

流 行 病 学

患者是唯一传染源，从发病前 2 天至出疹后 5 天均有传染性。前驱期传染性最强，出诊后逐渐减弱。主要经呼吸道飞沫传播，经鼻咽部或眼结膜侵入人体引发感染，小儿也可通过密切接触经污染病毒的手传播。人群普遍易感，本病传染性极强，易感者感染后 90% 以上发病，隐性感染者少见。病后可获得持久的免疫力，极少二次发病。本病四季均可发病，以冬春季最多。

知识点 3

麻疹的临床表现

潜伏期一般 6~12 天，平均约为 10 天，最长 21~28 天，与病毒感染数量及接受过被动或主动免疫有关。

1. 典型麻疹　临床经过可分为三期。

（1）前驱期：从发热到出疹，3~5 天。以发热起病，体温逐渐升高，小儿也可出现高热惊厥，常伴有周身不适、纳差等；伴上呼吸道卡他症状，咳嗽、流涕、喷嚏、畏光、流泪、眼结膜充血、眼睑浮肿；麻疹黏膜斑（柯氏斑），在发病的第 2~3 天，口腔双侧颊黏膜第一白齿处可见针尖大小的白点，周围有红晕，初起时数目少，以后迅速增多,并可融合成片。

(2) 出疹期:在发热之后3~5天开始出现皮疹,皮疹先出现在耳后、发际,逐渐延及额、面、颈,自上而下漫及胸背、四肢,最后达手心和足底。约2~5天出齐,皮疹初为细小淡红色斑丘疹,散在分布,随即增多,呈鲜红色,最后渐密黯红色,疹间皮肤颜色正常。此期体温进一步升高,皮疹高峰期全身病毒血症症状加重,体温可达40℃,可伴有嗜睡、精神萎靡,重者谵妄、抽搐。咳嗽加重,气促。结膜红肿、畏光,浅表淋巴结及肝脾轻度肿大,肺部可闻湿性啰音,胸片可见轻重不等弥漫性肺部浸润改变或肺纹理增多。

(3) 恢复期:出疹后3~5天,皮疹按出疹顺序逐渐隐退,全身及上呼吸道症状逐渐减轻,体温于1~2天降至正常。但咳嗽及体力恢复较慢。皮疹处呈细小糠麸状脱屑,以后呈色素沉着,1~2周后完全消失。

2. 非典型麻疹

(1) 轻型麻疹:潜伏期长,全身及呼吸道症状轻,发热为低热,热程短,无麻疹黏膜斑或不典型,皮疹稀疏,退后不留色素沉着,无并发症,多见于近期内接受过麻疹减毒活疫苗或被动免疫制剂者。接触史、接种史及流行病学史可协助诊断。

(2) 重型麻疹:中毒表现严重,高热、谵妄、气促、发绀、脉速。皮疹色黯紫、融合成片、有时呈出血性或疱性皮疹,或色淡不透,或出而又隐。可出现循环衰竭症状,面色苍白、四肢厥冷、脉细弱、心音低钝、血压下降。预后差,可很快死亡。主要见于继发严重感染或免疫力低下患者。根据其主要临床表现,分为中毒性麻疹、休克型麻疹、出血性麻疹。

(3) 异型麻疹:临床表现不典型,急起高热、头痛、肌痛、腹痛、干咳,中毒症状重而上呼吸道症状轻,多无麻疹黏膜斑,出疹顺序非常规,多从四肢远端开始,逐渐波及躯干及面部。皮疹呈多形性,可为丘疹、荨麻疹、瘀点、疱疹等。常伴有肺部感染、胸腔积液、手足背水肿。恢复期麻疹特异性抗体强阳性。此型较少见,主要见于接种麻疹疫苗后6个月至6年,再次接触麻疹患者或接种麻疹疫苗后发生,原因尚不明确。

(4) 新生儿麻疹:孕妇分娩前几天患麻疹,新生儿可患麻疹,有发热、呼吸道卡他症状及密集的皮疹。

(5) 成人麻疹:随着麻疹疫苗的广泛使用,成人麻疹逐渐增多。临床表现不典型者容易被忽视,一般症状较重,持续高热3~7天,出疹顺序与典型麻疹相同,皮疹呈多样性,稀疏、密集不一,也可出现出血性皮疹,皮疹消退时脱屑及色素沉着明显,麻疹黏膜斑存在时间稍长或不出现,并发症少见。

(6) 无皮疹麻疹:见于免疫力低下患者,如恶性肿瘤、白血病或使用免疫抑制剂的患者,患麻疹时无皮疹及麻疹黏膜斑,需要根据流行病学资料及实验室检查特异性抗体进行诊断。

知识点 4

麻疹的并发症

1. 肺部感染 是最常见的并发症,发病早期可有轻度气促、肺部啰音,胸部 X 线检查可见肺纹理增粗,肺门淋巴结肿大,小片状浸润灶,疹退后迅速消失。继发其他病毒或细菌感染,多见于 5 岁以下特别是 2 岁以下幼儿,表现为发热持续不退,肺部啰音增多,缺氧及中毒症状明显,甚至出现惊厥昏迷、心肺功能衰竭而危及生命。

2. 喉炎 麻疹病程中可出现轻中度喉炎,继发细菌感染后出现严重的咽喉炎,引起声音嘶哑、频繁咳嗽、吸气性呼吸困难等。

3. 脑炎 发病率低,为 0.1%~0.2%,表现为高热、头痛、呕吐、嗜睡,进而神志不清、惊厥及强直性瘫痪。脑脊液检查单核细胞和蛋白量增加。病后可留有智力障碍、癫痫、瘫痪等后遗症。大多数出现在出疹期,个别患者出现在出疹前或出疹后,主要为麻疹病毒直接侵犯脑组织所致。

4. 亚急性硬化性全脑炎 罕见,是一种由于麻疹病毒持续感染所致的慢性或亚急性脑炎,患者病后数年逐渐出现智力行为障碍,症状多样而复杂,目前尚无有效的治疗办法。

5. 心血管功能不全 多见于 2 岁以下的幼儿,成人也可发病,常为心肌炎,表现为烦躁不安、气促、面色苍白,四肢冷厥、脉搏细数等末梢循环衰竭症状,或发绀、心率增快、心音低钝、肝脏急剧肿大等心力衰竭症状。皮疹发不透或皮疹出后隐退,心电图检查可有低电压、T 波和 ST 段改变、P-R 间期延长等。

问题二 为明确诊断还需要做哪些检查?

思路 为明确诊断还需要做血常规,麻疹特异性抗体 IgM、IgG 检测。

问题三 确诊依据是什么?

思路 根据流行病学资料及临床表现,典型麻疹诊断不困难,流行地区流行季节,麻疹接触史,易感者出现急性发热,伴有上呼吸道卡他症状,眼结膜充血、畏光、早期麻疹黏膜斑,出疹的时间和顺序,形态和分布特点以及疹退伴有脱屑、色素沉积即可诊断。非典型麻疹则有赖于实验室检查,如特异性抗体检测、病毒分离及抗原检测。

辅助检查

麻疹抗体 IgM 阳性,血常规未见异常。

问题四 该患者的确定性诊断是什么?

思路 该患者的确定性诊断为麻疹。

问题五 该患者要采取哪些防治措施?

该患者不必住院治疗,但需要居家隔离至出诊后 5 天或体温正常,保持空气新鲜,注意口腔、鼻腔及皮肤清洁,保护眼睛,进食易消化多维生素饮食。

知识点 5

麻疹的对症治疗

高热者酌情小量使用退热剂,应避免急剧退热;咳嗽者使用祛痰止咳药;体弱重症患儿应住院治疗,早期使用新鲜冰冻血浆或丙种球蛋白。

问题六   本例中医证型是什么? 辨证要点是什么? 中医治疗方法是什么?

中医诊断及证型:麻疹(毒邪外透证)。

辨证要点:麻毒属阳毒,由口鼻而入,侵犯肺、脾二经。病程初期,邪在肺卫,故见发热、咳嗽、鼻塞、流涕等。毒透于外,由里达表,则疹色鲜红,自头面而下,布于全身,邪尽外达,麻疹易出透,麻毒易解,病情较轻为顺证;口干、咳嗽、纳差,舌质红,苔黄,脉数证属毒邪外透证。

治法:清热解毒透发。

方用清解透毒汤加减,处方:金银花、连翘、桑叶、菊花、葛根、蝉蜕、牛蒡子、升麻、浮萍、杏仁、黄芩、黄连、生石膏。

知识点 6

麻疹的中医辨证治疗

1. 顺证辨证治疗方案

(1)邪袭肺卫证

主症:发热,微恶风寒,咳嗽流涕,喷嚏,目赤畏光、流泪,病程2~3日,口颊麻疹斑,周身不适,纳差腹泻,小便短赤,便溏。舌苔薄白或微黄,脉浮数,指纹红活。

治法:辛凉透表,清宣肺卫。

基本方药:宣毒发表汤加减。

(2)毒邪外透证

主症:高热不退,起伏如潮,疹随潮出,自耳后发际,渐及额面、颈,自上而下漫及胸背、四肢,分布全身,顺序出疹。口干、咳嗽加剧,烦躁或嗜睡,舌红苔黄,脉数,指纹紫。

治法:清热解毒透疹。

基本方药:清解透毒汤加减。

(3)邪伤气阴证

主症:皮疹出齐后依次消退,热渐退,纳食增加,退疹伴有糠麸样脱屑,留有色素沉着,口渴乏力,或遗有低热,舌红少苔,脉细数,指纹淡红。

治法:养阴益气,清解余毒。

基本方药:沙参麦冬汤加减。

2. 逆证辨证治疗方案

(1)麻毒闭肺证

主症:高热不退,咳剧喘急,气促鼻煽,喉间痰鸣,烦躁不安,口唇青紫,疹出不透或早回,或疹出无序疹不均匀。舌红绛,苔黄,脉滑数。

治法:清热解毒,宣肺化痰。

基本方药:麻杏石甘汤加减。

(2)麻毒攻喉证

主症:咽喉肿痛,吞咽不利,声音嘶哑,咳声重浊如犬吠,烦躁不安,甚至呼吸困难,口唇发绀,舌红,苔黄,脉浮数。

治法:清热解毒,利咽消肿。

基本方药:清咽下痰汤加减。

(3)邪闭心包证

主症:持续高热,神志模糊,烦躁谵语,神昏惊厥,抽搐,面赤气粗,疹出不畅或疹密色紫,舌质红绛,苔黄燥,脉滑数。

治法:清热解毒,开窍醒神。

基本方药:犀角地黄汤加减(犀角用水牛角代)。

(4)心阳虚脱证

主症:面色苍白,手足湿冷,疹出不透,或皮疹突然隐退,神昏不安,舌淡,苔白,脉沉细。

治法:回阳救逆。

基本方药:参附汤加减。

【诊疗流程】

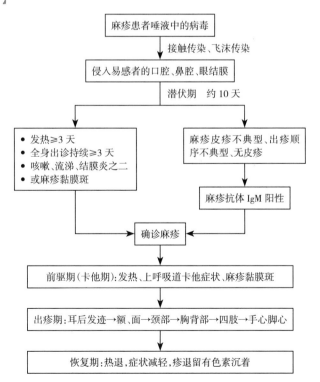

(陶 森)

【复习思考题】

请简述麻疹的中医辨证论治。

第六节　水痘和带状疱疹

培训目标

1. 掌握水痘和带状疱疹的流行病学特点、临床表现、诊断技巧、治疗及预防原则。
2. 掌握水痘和带状疱疹的中医证候分型、中医防治措施。
3. 熟悉水痘和带状疱疹的病原学分型、变异特征、并发症及预后。

水痘(varicella,chickenpox)和带状疱疹(herpes zoster)是由同一病毒即水痘‐带状疱疹病毒(varicella-zoster virus,VZV)引起的两种不同表现的疾病。原发感染表现为水痘,传染性强,多见于小儿,高发年龄为 6~9 岁,多流行于冬春季节,临床以发热、全身性皮肤分批出现丘疹、水疱、结痂并同时存在为主要特征。水痘痊愈后部分病毒潜伏在感觉神经节内,当机体免疫功能减退时,病毒复制增强引起带状疱疹,多见于成年人,临床特征为沿一侧周围神经呈带状分布的、成簇出现的疱疹,常伴有局部神经痛,附近淋巴结肿大。

水痘疱疹状如豆粒,内含水液,中医称之为水痘(见于《小儿卫生总微论方·疱疹论》)。带状疱疹属于中医“火丹”范畴,俗称“蜘蛛疮”,发于颜面称为“蛇丹”,发于腰胁称为“缠腰火丹”(图 2-6-1,见文末彩图)。

【典型案例】

患儿,男,2 岁。发热 3 天,皮疹 1 天。患儿 3 天前开始发热,体温达 38.9℃,家长喂服退热药(具体药名及剂量不详)后热退,1 天前中午开始发现胸背部散在绿豆大红色丘疹、瘙痒明显,未予以重视,后发热加重,体温达 39.5℃,皮疹逐渐增多并蔓延至全身出现水疱,瘙痒加重,家长抱来就诊。患儿既往体健,未患过水痘,按计划预防接种。查体:体温 39.4℃,咽部充血,双侧扁桃体Ⅱ度肿大,双肺听诊呼吸音粗,双下肺可闻及湿啰音。心脏及腹部查体未见异常。皮肤科情况:头面部、躯干、四肢见大量绿豆大丘疹、水疱,中央有脐凹,周围绕以红晕,瘙痒明显,皮疹以躯干部为多。中医证候表现:咽痛,鼻塞,流浊涕,舌红、淡,苔薄白,脉浮数。

问题一　初步考虑患者可能为何病? 其诊断依据是什么? 应该与哪些疾病进行鉴别?

思路 1　本例初步诊断为水痘,诊断依据是:

(1) 患儿 2 岁,未患过水痘,按计划预防接种。

(2) 3 天前开始发热,体温达 38.9℃,1 天前开始胸背部散在绿豆大红色丘疹、瘙痒明显,后体温达 39.5℃,皮疹逐渐增多并蔓延至全身,出现水疱,瘙痒加重。

(3) 查体:体温 39.4℃,咽部充血,双侧扁桃体Ⅱ度肿大,双肺听诊呼吸音粗,双下肺可闻及湿啰音。皮肤科情况:头面部、躯干、四肢见大量绿豆大丘疹、水疱,中央有脐凹,周围绕以红晕,瘙痒明显,皮疹以躯干部为多。

思路 2　本病需与以下疾病进行鉴别:

(1) 脓疱疮:多发于夏天炎热季节,疱疹较大,壁较薄,初为疱疹,继成脓疱,内含脓液,不透亮,容易破溃、结痂。多发于头面部及四肢暴露部位。无分批出现特点,不出现于黏膜处,无全身症状。

(2) 手足口病:系由多种肠道病毒引起的一种小儿急性传染病。多见于学龄前儿童。主要表现为咽痛,口腔疱疹溃疡,四肢远端如手掌、足底或指、趾间及臀部出现斑丘疹和疱疹,具有不痛、不痒、不结痂、不结疤"四不"特征。

(3) 丘疹样荨麻疹:丘疹样荨麻疹多见于婴幼儿,系皮肤过敏所致,可分批出现,皮疹多见于四肢、躯干,为红色丘疹,顶端有小水疱,壁较坚实,周围无红晕,无结痂,不累及头面及口腔。

知识点 1

病 原 学

病原学:水痘 - 带状疱疹病毒属疱疹病毒科,仅有一个血清型,为 150~200nm 直径的球形 DNA 病毒。病毒衣壳由 162 个壳粒组成对称 20 面体,外层为脂蛋白包膜,核心为双链 DNA。病毒含有 DNA 聚合酶及胸腺嘧啶激酶。一般认为,含有胸腺嘧啶激酶的病毒才能形成潜伏性感染,否则不会引起带状疱疹。病毒在感染的细胞核内繁殖,出现嗜酸性包涵体,并可与邻近细胞融合形成多核巨细胞。病毒对外界抵抗力较弱,不耐热及酸,不能在结痂中存活。能被乙醚等消毒剂灭活。

知识点 2

流 行 病 学

(一)水痘

1. 传染源　患者是唯一传染源。病毒存在于患者的上呼吸道及疱疹液内,发病前 1~2 天至皮疹完全结痂均有传染性。易感儿童接触带状疱疹患者后,也可发生水痘。

2. 传播途径　水痘传染性极强,通过呼吸道飞沫传播和直接接触水痘疱疹液传播。也可通过接触被污染的物品传播。

3. 易感人群　人群普遍易感。易感儿童接触后约 90% 发病,20 岁以后发病不足 2%。6 个月以下婴儿较少见。孕妇患水痘时,胎儿可被感染。病后可获持久免疫,一般不会再患水痘,但以后可多次发生带状疱疹。

4. 水痘一年四季均可发病,冬、春季高发。

（二）带状疱疹

1. 传染源   水痘和带状疱疹患者是本病传染源。

2. 传播途径   病毒可通过呼吸道或直接接触传播,但一般认为带状疱疹主要不是通过外源性感染,而系潜伏性感染的病毒再激活所致。

3. 易感人群   人群普遍易感,带状疱疹痊愈后仍可复发。

问题二   为明确诊断还需要做哪些检查?

思路   为明确诊断还需要做病原学相关检查。

问题三   确诊依据是什么?

思路   根据皮疹特点,临床诊断多较容易,非典型患者需依据实验室检查明确诊断,具有以下一种或以上病原学检测结果阳性:

（1）血清学检查:补体结合抗体高滴度或双份血清抗体滴度 4 倍以上升高可明确病原。

（2）病原学检查:取疱疹液直接接种入人胎羊膜组织培养分离病毒,直接免疫荧光法检测病毒抗原。

辅助检查

血常规:白细胞 $12.0×10^9$/L,中性粒细胞 78.2%。尿、便常规检查未见异常,胸部 X 线片显示双肺斑片状阴影,考虑炎症。心电图提示窦性心动过速。

问题四   该患者的确定性诊断是什么?

思路   该患者的确定性诊断为水痘性肺炎。

问题五   该患者要采取哪些防治措施?

思路   应立即隔离住院。治疗上予以阿昔洛韦注射液 0.1g,静脉滴注,1 次 /8h;注射青霉素钠 120 万 U,静脉滴注,1 次 /d;布洛芬溶液 5ml,必要时口服;阿昔洛韦软膏,外用,2 次 /d;继发感染部位予以莫匹罗星软膏,外用,1 次 /d。

知识点3

抗水痘 - 带状疱疹病毒的时机及措施

阿昔洛韦为首选抗水痘 - 带状疱疹病毒药物,早期应用有一定的作用。剂量为儿童每次 5~10mg/（kg·次）静脉滴注,每8h 一次,疗程 10 天;成人每次 400~800mg 口服,每 4 小时一次,疗程 7~10 天;阿糖腺苷每天 15mg/kg,静脉滴注,疗程 10 天。水痘出现皮疹 24h 内使用可控制病情,促进恢复。抗病毒治疗还可减轻带状疱疹后神经痛。新生儿水痘、白血病患儿、器官移植受者、青年及成人水痘、患者年龄大于 50 岁、病变部位在头颈部、躯干或四肢严重的疱疹、有免疫缺陷患者、出现严重的特异性皮炎或严重的湿疹等均应进行抗病毒治疗。

带状疱疹局部可用阿昔洛韦乳剂外敷,每天数次,可缩短病程。

重症带状疱疹患者特别是眼部带状疱疹应采用全身及局部抗病毒治疗。可用阿昔洛韦滴眼液滴眼,并用阿托品扩瞳,以防虹膜粘连造成视力障碍等。

知识点 4

水痘 - 带状疱疹的并发症

(一) 水痘

1. 皮疹继发细菌感染 如化脓性感染、丹毒、蜂窝织炎、脓毒症等,少数患者因继发细菌感染致坏疽型水痘,皮肤出现大片坏死,可因败血症而死亡。

2. 肺炎 原发性水痘肺炎多见于成人患者或免疫功能缺陷者。轻者可无临床表现,仅 X 线检查有肺部弥漫性结节性浸润;重者有咳嗽、咯血、胸痛、呼吸困难、发绀等;严重者可于 24~48 小时内死于急性呼吸衰竭。继发性肺炎为继发细菌感染所致,多见于小儿。

3. 脑炎 发生率低于 1%,多发生于出疹后 1 周左右,临床表现和脑脊液改变与一般病毒性脑炎相似。

4. 播散性水痘 少数重型或有免疫缺陷,或为正在使用糖皮质激素等免疫抑制剂治疗者,病情重。

5. 血型水痘 为疱疹内出血,全身症状重,可因严重的血小板减少或弥散性血管内凝血致皮肤黏膜瘀点、瘀斑及内脏出血等。

6. 先天性水痘或新生儿水痘 产前数天患水痘,其所生的婴儿可发生,病情常较严重。妊娠期感染水痘可致胎儿畸形、早产或死胎。

(二) 带状疱疹

1. 神经痛 可有剧烈的神经痛。轻症患者可不出现皮疹,仅有节段神经痛。50 岁以上患者多发生疱疹后神经痛,可持续数月甚至 1 年以上。

2. 眼带状疱疹 若水痘 - 带状疱疹病毒侵及三叉神经眼支,可发生眼带状疱疹,进一步可发展成角膜炎及虹膜睫状体炎,如发生角膜溃疡可致失明。

3. 面瘫、听力丧失、眩晕、咽喉麻痹等 为病毒侵犯其他颅神经所致。

4. 播散性带状疱疹 免疫功能缺陷则可发生,伴高热及毒血症症状,亦可多发生带状疱疹肺炎、脑炎、脑膜炎等,病死率高。

问题六 本例中医证型是什么? 辨证要点是什么? 中医治疗方法是什么?

中医诊断及证型:水痘(邪伤肺卫证)。

辨证要点:由于外感时行邪毒,从口鼻而入,蕴于肺脾。肺合皮毛,主肃降,时邪袭肺,宣肃失常,而见发热、流涕、咳嗽等肺卫症状。脾主肌肉,邪毒与内湿相搏,外发肌表,故有水痘布露。患儿因毒热炽盛,内犯气营,痘点密集。

治法:清热宣肺,解毒祛湿。

方用麻杏石甘汤合银翘散加减。处方:金银花、连翘、紫草、木通、黄连、炙麻黄、杏仁、生石膏、生甘草。水煎300ml,口服,一次150ml,一日2次,服用3~5日。方中金银花、连翘清热解毒;紫草、木通、黄连清热解毒,消肿祛湿;炙麻黄、杏仁、生石膏宣肺泄热、止咳平喘;生甘草调和诸药,清热利咽。

外用煎剂:鲜青蒿、苍术煎水外洗,每日1次。方中青蒿清热燥湿,苍术燥湿利水。

知识点5

水痘和带状疱疹的中医辨证治疗

（一）水痘

以清热解毒利湿为基本原则。清热宜分清表热、里热,祛湿亦根据湿邪在表、在里不同,目的是使邪热得清,水湿得化,则水痘自除。

1. 常证

（1）邪伤肺卫证。主症:全身性皮疹,向心性分布,躯干为多,点粒稀疏,疱疹形小,疹色红润,根盘红晕不显,疱浆清亮,瘙痒感,伴发热,多为低热,头痛,鼻塞,流涕,喷嚏,咳嗽,纳差,偶有轻度腹痛。舌脉:舌质红、苔薄白或薄黄,脉浮数。治法:疏风清热,利湿解毒。基本方药:银翘散合六一散加减。

（2）邪炽气营证。主症:全身性皮疹,可呈离心性分布,疹点密布,痘疹形大,疹色红赤或紫黯,疱浆混浊,口腔、睑结膜、阴部亦可见疱疹,壮热,烦躁,口渴欲饮,面赤唇红,目赤,口舌生疮,牙龈肿痛,纳差,大便干结,小便短赤。舌脉:舌质红绛、苔黄腻,脉洪数或滑数。治法:清气凉营,化湿解毒。基本方药:清胃解毒汤加减。

2. 变证

（1）邪陷心肝证。主症:常发生于水痘后期,发热,头痛,呕吐,甚或喷射状呕吐,烦躁不安,神识不清,嗜睡,谵语,狂躁,昏迷,口噤,项强,角弓反张,四肢抽搐。舌脉:舌质红绛、苔黄燥或黄厚,脉洪数或弦数,指纹紫。治法:清热解毒,镇惊开窍。基本方药:清瘟败毒饮合羚角钩藤汤加减。

（2）邪毒闭肺证。主症:发热,咳嗽频作,喉间痰鸣,气急,喘促,鼻煽,胸高胁满,张口抬肩,口唇发绀。舌脉:舌质红、苔黄腻,脉滑数,指纹紫滞。治法:清热解毒,开肺定喘。基本方药:麻杏石甘汤合黄连解毒汤加减。

（3）毒染痘疹证。主症:发热,疱浆混浊,疱疹破溃,脓液外流,皮肤焮红肿痛,疱疹出血。舌脉:舌质红绛、舌苔黄,脉象数,指纹紫滞。治法:清热解毒,透脓排毒。基本方药:仙方活命饮加减。

（二）带状疱疹

以清热祛湿解毒为治疗原则。病至后期,常留有疼痛不止,则为气滞血瘀证,治以行气活血止痛。

1. 湿热炽盛证。主症:局部皮肤焮红,皮疹累累如珠,疱壁紧张,灼热刺痛,咽干口苦。舌脉:舌红或绛,苔黄,脉弦数。治法:清热泻火,解毒止痛。基本方药:龙胆泻肝汤加减。

2. 湿毒搏结证。主症:皮肤起黄白色水疱,大小不等,疱壁松弛,破烂流水,疼痛略轻,口渴不欲饮,食少便溏。舌脉:舌淡苔白腻或黄腻,脉滑数。治法:健脾利湿,解毒止痛。基本方药:除湿胃苓汤加减。

　　3. 气滞血瘀证。主症:皮疹消退后疼痛不止,甚或影响睡眠。舌脉:舌质黯或有瘀斑,苔白,脉弦细或涩。治法:活血化瘀,行气止痛,兼清余毒。基本方药:桃仁四物汤合柴胡疏肝散加减。

【诊疗流程】

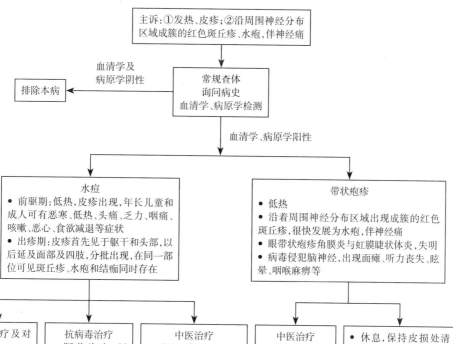

【复习思考题】

1. 简述水痘的辨证分型和中医治疗方法。
2. 治疗带状疱疹的常用中医方剂是哪些?

第七节   流行性腮腺炎

培训目标

1. 掌握流行性腮腺炎的流行病学特点、临床表现、诊断要点、治疗及预防原则。
2. 掌握流行性腮腺炎的中医证候分型、防治措施。
3. 熟悉流行性腮腺炎的病原学、并发症、预后及调护。

流行性腮腺炎(mumps)是由腮腺炎病毒(paramyxovirus parotitis)所引起的急性呼吸道传染病。好发于儿童和青少年,以发热、腮腺非化脓性炎症和腮腺区肿痛为主要临床表现,可侵犯神经系统、生殖系统及其他多种腺体组织,引起脑膜炎、睾丸炎、胰腺炎等。中医称之为“痄腮”。痄腮的病名首见于金代,隋代医家巢元方的《诸病源候论·小儿杂病诸候》论述为“风热毒气客于咽喉、颔颊之间,与气血相搏,结聚肿痛。”

【典型案例】

患儿李某,女,9岁,学生。4天前无明显诱因突发高热,最高体温39.6℃,伴双侧颈部肿痛、咽痛,外院予服用板蓝根冲剂,疗效不明显,现症见:发热,颈部肿痛,伴全身乏力、食欲减退,精神欠佳,无恶寒、头痛、咳嗽,尿少而黄,大便干结量少。查体:T 39.3℃,HR 102次/min,R 23次/min,血压未测,神清,精神差,面红,两耳肿大波及颔下,不红,触之硬痛,张口、转颈痛甚,咽部充血,双侧扁桃体无肿大,双肺呼吸音清,心率102次/min,律齐,无杂音。中医证候表现为高热,两侧耳下腮部漫肿胀痛,坚硬拒按,张口咀嚼困难,面赤唇红,咽红肿痛,颔下肿块胀痛,纳差;舌红,苔白厚腻,脉滑数(图2-7-1,见文末彩图)。

问题一   初步考虑患者初步诊断是什么? 其诊断依据是什么? 应该与哪些疾病进行鉴别?

思路1   本例初步诊断为流行性腮腺炎,诊断依据是:

(1) 发热,体温39.3℃。

(2) 双侧颈部肿痛,咽痛,伴全身乏力、食欲减退等症状。

(3) 查体:面红,两耳肿大波及颔下,不红,触之硬痛,张口、转颈痛甚,咽部充血。

思路2   本病应与以下疾病进行鉴别:

(1) 化脓性腮腺炎:主要是一侧性腮腺肿大,不伴睾丸炎或卵巢炎。挤压腮腺时有脓液自腮腺管口流出,外周血白细胞总数和中性粒细胞计数明显增高。

(2) 其他病毒性腮腺炎:甲型流感病毒、副流感病毒、肠道病毒中的柯萨奇 A 组病毒及淋巴脉络丛脑膜炎病毒等均可以引起腮腺炎,需根据血清学检查和病毒分离进行鉴别。

(3) 其他原因导致的腮腺肿大:如糖尿病、营养不良、腮腺导管阻塞等均可引起腮腺肿大,一般不伴急性感染症状,局部也无明显疼痛和压痛。

知识点 1

病 原 学

腮腺炎病毒属于副黏病毒科副黏病毒属的单股 RNA 病毒。该病毒有一个血清型,A~J 10 个基因型。此病毒有 6 种主要蛋白,即核蛋白(NP)、多聚酶蛋白(P)和 L 蛋白,均为可溶性抗原,即 S 抗原;含血凝素和神经氨酸酶(HN)糖蛋白,以及血溶(F)糖蛋白(又称 V 抗原),为包膜糖蛋白;此外还有基质蛋白(M)在包装病毒中起作用。V 抗原诱导机体产生保护性抗体,S 抗体无保护作用,但可用于诊断。

知识点 2

流 行 病 学

1. 传染源 早期患者和隐性感染者均为传染源。患者腮腺肿大前 7 天至肿大后 9 天,约 2 周时间内,可从唾液中分离出病毒,此时患者具有高度传染性。脑脊液、唾液、尿中也可以排出病毒。

2. 传播途径 主要通过飞沫传播。

3. 易感人群 人群普遍易感,1~15 岁为好发年龄,近年来成人病例有增多的趋势。

4. 流行特征 呈全球性分布,全年均可发病,冬、春季为主。感染后可获较持久的免疫力。

问题二 为明确诊断还需要做哪些检查?

思路 1 血清学检查。ELISA 法检测血清中核壳蛋白(NP)IgM 抗体可作为近期感染的依据。

思路 2 病毒分离。早期患者的唾液、尿液或脑膜炎患者的脑脊液分离出腮腺炎病毒。

问题三 确诊依据是什么?

思路 从患儿唾液、脑脊液、尿或血中可分离出腮腺炎病毒。1 个月内未接种过腮腺炎减毒活疫苗者血清中腮腺炎病毒特异性 IgM 抗体阳性。

辅助检查

血常规:白细胞 5.92×10^9/L,中性粒细胞比:56.30%;淋巴细胞比:30.7%;CP:12.26mg/L;尿常规:正常;血淀粉酶:888U/L;尿淀粉酶腮腺炎 IgM:阳性。

问题四　该患者的确诊依据是什么?

思路　该患者的确诊依据是腮腺炎病毒特异性抗体 IgM 阳性

问题五　该患者要采取哪些防治措施?

思路 1　一般治疗。呼吸道隔离,卧床休息,给予流质饮食,避免进食酸性食物。

思路 2　抗病毒治疗。早期可使用利巴韦林 1g/d,儿童 15mg/kg 静脉滴注,疗程 5~7d。

 知识点 3

并　发　症

　　流行性腮腺炎常见的并发症为:脑炎、脑膜炎、睾丸炎、胰腺炎、心肌炎、肾炎、肝炎、乳腺炎、甲状腺炎、血小板减少、关节炎等。眼的并发症有角膜炎、泪腺炎、巩膜炎、虹膜睫状体炎、视乳头炎。

问题六　本例中医证型是什么? 辨证要点是什么? 中医治疗方法是什么?

中医诊断及证型:痄腮(热毒蕴结证)。

　　辨证要点:该患者感受疫毒之邪后出现发热、咽痛,时邪病毒壅盛于少阳经脉,循经上攻腮颊,气血凝滞不通,则致腮部肿胀、疼痛、坚硬拒按、张口不便;热毒炽盛,则高热不退;热毒内扰脾胃,则致纳少;热邪伤津,则致尿少而黄,大便干结。舌红、苔白厚腻、脉滑数均为“热毒蕴结”之象。

　　治法:清热解毒,疏风散邪。

　　方用普济消毒饮加减。处方:黄芩、黄连、陈皮、玄参、牛蒡子、板蓝根、升麻、马勃、柴胡、桔梗、金银花、连翘。水煎 200ml,口服一次 100ml,一日 2 次,服用 3~5 日。方中黄芩、黄连清热泻火;牛蒡子、连翘辛凉疏散头面;玄参、马勃、板蓝根、金银花清热解毒;甘草、桔梗清利咽喉;陈皮理气散邪;升麻、柴胡疏散风热。

 知识点 4

流行性腮腺炎的中医病因病机

　　流行性腮腺炎的主要病因是感受腮腺炎时邪所致。时邪病毒从口鼻而入,侵犯足少阳胆经。邪毒循经上攻腮颊,与气血相搏,凝滞于耳下腮部,则致腮部肿胀疼痛;邪毒郁于肌表,则致发热恶寒;邪毒上扰清阳,则头痛;邪毒内扰脾胃,则纳少、恶心;热毒炽盛,则高热不退;邪热扰心,则烦躁不安;热毒内扰脾胃,则纳少呕吐;热邪伤津,则致口渴欲饮、尿少而黄。

知识点 5

流行性腮腺炎的中医辨证治疗

1. 常证

(1) 邪犯少阳证。主症:轻微发热、恶寒,一侧或两侧耳下腮部漫肿疼痛,触之痛甚,咀嚼不便,或有头痛、咽红、咽痛、纳少,舌质红、苔薄白或薄黄,脉浮数。治法:和解少阳,散结消肿。方药:柴胡葛根汤。

(2) 热毒蕴结证。主症:高热,一侧或两侧耳下腮部漫肿疼痛,范围大,坚硬拒按,张口咀嚼困难,或有烦躁不安,面赤唇红,口渴欲饮,头痛呕吐,咽红肿痛,颌下肿块胀痛,纳差,尿少而黄,大便秘结,舌质红、苔黄,脉滑数。治法:清热解毒,软坚散结。方药:普济消毒饮。

2. 变证

(1) 邪陷心肝证。主症:高热不退,耳下腮部漫肿疼痛,坚硬拒按,头痛项强,烦躁,呕吐剧烈,或神昏嗜睡,反复抽搐,舌质红、苔黄,脉弦数。治法:清热解毒,息风开窍。方药:清瘟败毒饮。

(2) 毒窜睾腹证。主症:腮部肿胀同时或腮肿渐消时,一侧或双侧睾丸肿胀疼痛,或少腹疼痛,痛时拒按,或伴发热,溲赤便结,舌质红、苔黄,脉弦。治法:清肝泻火,活血止痛。方药:龙胆泻肝汤。

(3) 毒结少阳证。主症:腮部肿胀数日后,左胁下、上腹部疼痛较剧,胀满拒按,恶心呕吐,发热,大便秘结,舌质红、苔黄,脉弦数。治法:清泄热毒,和解少阳。方药:大柴胡汤。

【诊疗流程】

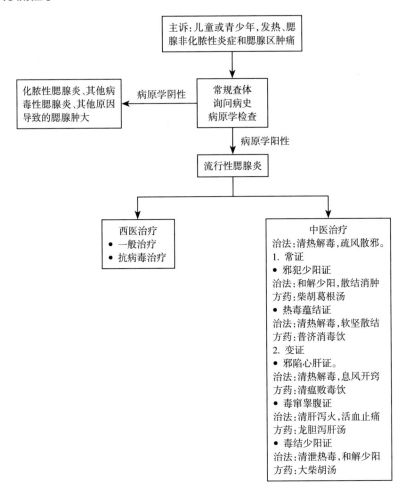

（伍玉南）

【复习思考题】

流行性腮腺炎如何防治？中医治疗有何特色？

第八节 肾综合征出血热

培训目标

1. 掌握流行性出血热的流行病学特点及流行特征、临床表现及临床类型、诊断、治疗要点。

2. 掌握流行性出血热的中医病因病机、证候分型、辨证论治。

3. 熟悉流行性出血热病原学分型、实验室检查及其预防要点。

肾综合征出血热（hemorrhagic fever with renal syndrome，HFRS），又称流行性出血热（epidemic hemorrhagic fever，EHF），是由汉坦病毒属（Hanta-viruses）的各型病毒引起的，以鼠类为主要传染源的一种自然疫源性疾病。本病的主要病理变化是全身小血管和毛细血管广泛性损害，临床上以发热、低血压休克、充血、出血和肾损害为主要表现。属中医学"瘟病""疫疠""疫疹"范围，为外感温疫之邪所致。外感温疫之邪，兼夹湿邪、寒邪，疫邪初袭，上侵于肺，流伏于下，毒害肾阴，郁久势张，毒邪外发，正邪相抗，形成胜负转化过程。其全程卫气营血并合交错；由热转闭，由闭转脱。

【典型案例】

患者，男性，55 岁，农民，因"发热，头痛、腰痛、眼眶痛 4 天"收治。患者入院前 4 天，无明显诱因感发热、畏寒，头痛、腰痛、眼眶痛，体温在 39~40℃之间，精神差、恶心、纳差。予抗生素治疗无好转。入院查体：T 39℃，P 99 次/min，BP 135/80mmHg。神清、精神欠佳，颜面、颈胸红、眼球结膜充血、软腭有散在出血点，双肺呼吸音粗，心率 99 次/min，律齐，次日患者仍发热。1 个月前有野外作业史。中医证见壮热口渴，心烦不宁，皮肤显斑，甚者便血、衄血、精神萎靡，舌质红绛，脉弦细数。

问题一 初步考虑患者病情可能是什么？其诊断依据是什么？应该与哪些疾病进行鉴别？

思路 1 本例初步诊断为流行性出血热，诊断依据是：

（1）农民，有野外作业史。

（2）起病急，发热，畏寒，头痛、腰痛、眼眶痛。

（3）查体：颜面、颈胸红，眼球结膜充血、软腭有散在出血点。

 知识点 1

病 原 学

本病病原为汉坦病毒，属布尼亚病毒科汉坦病毒属。病毒的核酸为单链负性 RNA 型。病毒蛋白由四个结构蛋白组成，即 G1、G2 为包膜糖蛋白，NP 为核蛋白，L 蛋白可能为多聚酶。G1、G2 蛋白上存在中和抗原和血凝素抗原，并能诱导中和抗体。病毒对脂溶剂很敏感，易被紫外线及 γ 射线灭活，一般消毒剂（碘酒、乙醇、福尔马林等）均可将病毒杀灭。

知识点 2

流 行 病 学

宿主动物和传染源主要是小型啮齿动物，包括姬鼠属、大鼠属（主要为褐家鼠、大白鼠）田鼠属、仓鼠属和小鼠属。一些家畜也携带汉坦病毒。鼠向人的直接传播是人类感染的重要途径，人群普遍易感。本病具有世界性分布，主要分布在亚洲,其次是欧洲和非洲,美洲病例较少。全年散发,野鼠型发病高峰多在秋季,家鼠型主要发生在春季和夏初。以男性青壮年农民和工人为较高,感染后可获得终身免疫。

思路2　本病与以下疾病进行鉴别:

1. 发热期应与上呼吸道感染/流行性感冒、流行性脑脊髓膜炎、流行性斑疹伤寒、伤寒、钩端螺旋体病和败血症等进行鉴别。

2. 低血压休克期应与急性中毒性菌痢和休克型肺炎等进行鉴别。

3. 出血倾向严重者应与急性白血病、过敏性紫癜和血小板减少性紫癜等进行鉴别。

4. 肾损害为主的出血热应与肾脏疾病如原发性急性肾小球肾炎、急性肾盂肾炎等相鉴别。

5. 少数有剧烈腹痛伴明显腹膜刺激征者应排除外科急腹症。

问题二　为明确诊断还需要做哪些检查?

思路　为明确诊断还需要做流行性出血热 IgM 抗体。

问题三　确诊依据是什么?

思路　本例确诊依据如下:

(1) 农民,有野外作业史。

(2) 起病急,发热、畏寒、头痛、腰痛、眼眶痛。

(3) 查体:颜面、颈胸红,眼球结膜充血、软腭有散在出血点。

(4) 实验室检查:尿蛋白阳性,血象白细胞总数增高,流行性出血热 IgM 抗体阳性。

知识点3

流行性出血热临床表现

流行性出血热的潜伏期为 4~46 天,一般为 7~14 天,以 2 周多见。临床表现极为复杂,典型病例有"五期经过":发热期、低血压休克期、少尿期、多尿期和恢复期,非典型和轻型病例可出现越期现象,重症病例各期之间相互重叠;突出表现为"三大主症":发热、出血现象和肾脏损害。

辅助检查

尿常规:尿蛋白(+++)、尿胆原(++),红细胞(+++);肝功能:白蛋白 28g/L;血沉 2mm/h;血常规:白细胞 20×10^9/L,中性粒细胞 80%。流行性出血热 IgM 抗体阳性。

问题四　该患者的确定性诊断是什么?

思路　该患者的确定性诊断为流行性出血热。

问题五　该患者需要采取哪些防治措施?

思路　本病治疗以综合疗法为主,早期应用抗病毒治疗,中晚期则针对病理生理进行对症治疗。"三早一就"仍然是本病治疗原则,即早发现、早期休息、早期治疗和就近治疗。治疗中要注意防治休克、肾衰竭和出血。

问题六 本例中医证型是什么? 辨证要点是什么? 中医治疗方法是什么?

中医诊断及证型:发热(热入营血证)。

辨证要点:壮热口渴,心烦不宁,皮肤显斑,甚者便血、衄血、精神萎靡,舌质红绛,脉弦细数。

治法:清热解毒,清营凉血。

方用清瘟败毒饮加减。处方:石膏、知母、水牛角、生地黄、牡丹皮、玄参、黄芩、栀子、金银花、竹叶、大黄、甘草。水煎 300ml,口服一次 150ml,一日 2 次,服用 3~5 日。中成药:安宫牛黄丸。

知识点 4

流行性出血热的中医辨证治疗

1. 发热期

(1) 邪郁卫分。主症:恶寒发热,头痛腰痛,目眶痛,无汗或微汗,口干,颜面潮红,两目微赤,轻微浮肿,舌苔薄白,舌边红,脉浮数。治法:辛凉解表,清热解邪。基本方药:银翘散加减。

(2) 热在气分。主症:壮热口渴,汗出气粗,面红目赤,小便赤短,大便秘结,舌红苔腻,脉洪大而数。治法:辛凉清气,滋阴解毒。基本方药:白虎汤加减。

(3) 热入营血,气营两燔。主症:证见壮热口渴,心烦不宁,皮肤显斑,甚者便血、衄血、神昏谵语或抽搐,舌质红绛,脉弦细数。治法:清热解毒,清营凉血。基本方药:清瘟败毒饮加减。中成药:安宫牛黄丸。

2. 低血压期

(1) 热厥。主症:手足厥冷,脐腹灼热,恶热口渴,烦躁不安,神情恍惚,口唇发绀,或恶呕、便秘,尿黄或汗出而热不退,舌绛苔黄黑而干,脉弦数或沉细而数。治法:清气凉营,益气生津,扶正祛邪。基本方药:生脉散合清营汤加减。

(2) 寒厥。主症:畏寒肢厥,汗出气凉,踡卧不渴,气微神疲,面色苍白,口唇发绀,舌质淡,苔黄,脉微欲绝。治法:回阳救逆。基本方药:生脉散合参附汤。中成药:至宝丹。

3. 少尿期

(1) 热瘀阻闭。主症:尿少尿闭,头昏头痛,全身衰软无力,或嗜睡,或谵妄,甚则神昏,唇舌干燥色赤而枯萎,苔黄黑厚,脉沉细数。治法:凉血化瘀,通下利尿。基本方药:犀地猪苓汤加减(犀角用水牛角代)。

(2) 肾阴衰竭。主症:极度衰竭,精神萎靡,腰酸痛,小便短少或完全无尿,心烦不眠,口干咽燥,舌赤枯萎,脉细数无力。治法:补益气阴,滋肾利水。基本方药:加味知柏地黄汤配用导泄药。

(3) 湿热犯肺。主症:尿少尿闭,全身浮肿,心悸气喘,痰涎壅盛,神志昏蒙,头痛如裹,舌淡苔白,脉滑濡。治法:泻肺利水,化瘀导滞。基本方药:葶苈大枣泻肺汤合承气汤加减。

【诊疗流程】

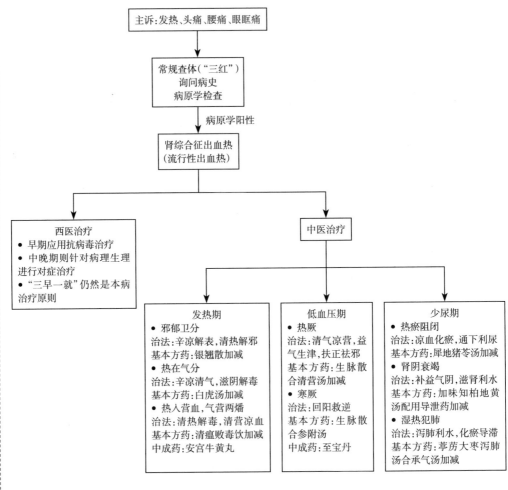

主诉:发热、头痛、腰痛、眼眶痛

↓

常规查体("三红")
询问病史
病原学检查

↓ 病原学阳性

肾综合征出血热
(流行性出血热)

西医治疗
- 早期应用抗病毒治疗
- 中晚期则针对病理生理进行对症治疗
- "三早一就"仍然是本病治疗原则

中医治疗

发热期
- 邪郁卫分
治法:辛凉解表,清热解邪
基本方药:银翘散加减
- 热在气分
治法:辛凉清气,滋阴解毒
基本方药:白虎汤加减
- 热入营血,气营两燔
治法:清热解毒,清营凉血
基本方药:清瘟败毒饮加减
中成药:安宫牛黄丸

低血压期
- 热厥
治法:清气凉营,益气生津,扶正祛邪
基本方药:生脉散合清营汤加减
- 寒厥
治法:回阳救逆
基本方药:生脉散合参附汤
中成药:至宝丹

少尿期
- 热瘀阻闭
治法:凉血化瘀,通下利尿
基本方药:犀地猪苓汤加减
- 肾阴衰竭
治法:补益气阴,滋肾利水
基本方药:加味知柏地黄汤配用导泄药加减
- 湿热犯肺
治法:泻肺利水,化瘀导滞
基本方药:葶苈大枣泻肺汤合承气汤加减

(陈广梅)

【复习思考题】

简述流行性出血热的中医病因病机、证候分型、辨证论治。

第九节　流行性乙型脑炎

💻 培训目标

1. 掌握流行性乙型脑炎的流行病学、临床表现、诊断、鉴别诊断及治疗。
2. 熟悉流行性乙型脑炎的辨证分型及治则。
3. 了解流行性乙型脑炎的病原学及预防。

　　流行性乙型脑炎(epidemic encephalitis B)简称乙脑,是由乙型脑炎病毒引起的以脑实质炎症为主要病变的中枢神经系统急性传染病。本病经蚊传播,多在夏秋季流行。本病属于中医学"暑温""伏暑"范畴。中医学认为,本病的发生,是由于人体正气亏虚,夏季暑热邪气乘虚侵袭人体所致。本病在临床上以高热、意识障碍、抽搐及脑膜刺激征为特征,重症者常发生中枢性呼吸衰竭,病死率高,有 5%~20% 的患者遗留不同程度的后遗症。

【典型案例】

　　李某,男,5 岁。晨起后其母发现患儿发热,体温 38.5℃,同时精神状态差,嗜睡,未进食。给予阿奇霉素及退热药后,病情未见好转,于当晚体温上升至 40℃,呕吐 2 次,呈喷射状,抽搐 1 次,遂急诊入院。患儿既往健康,否认食物及药物过敏史。查体:T 40.1℃,P 103 次 /min,BP 120/70mmHg,R 24 次 /min,精神萎靡,嗜睡,心肺听诊无异常,腹软,无压痛及反跳痛。颈强,布鲁津斯基征、克尼格征阳性,腹壁反射消失,膝反射亢进。舌红绛,苔黄,脉细数。血常规:白细胞 11.5×10⁹/L,中性粒细胞 84%。脑脊液:外观无色透明,白细胞计数为 230×10⁶/L,糖 3.2mmol/L,氯化物 130mmol/L,蛋白质 5.3g/L。乙脑特异性 IgM 抗体(+)。

　　问题一　本案例初步诊断为何病? 其诊断依据是什么? 应该与哪些疾病相鉴别?

　　思路 1　本例初步诊断为流行性乙型脑炎,其诊断依据如下:

(1) 病史:5 岁儿童,急性起病。

(2) 主要症状:高热,喷射状呕吐,抽搐。

(3) 查体:T 40.1℃,颈强,布鲁津斯基征、克尼格征阳性,腹壁反射消失,膝反射亢进。

(4) 辅助检查:血常规:白细胞 11.5×10⁹/L,中性粒细胞 84%。脑脊液:外观无色透明,白细胞计数为 230×10⁶/L,糖 3.2mmol/L,氯化物 130mmol/L,蛋白质 5.3g/L。乙脑特异性 IgM 抗体(+)。

　　思路 2　本病应与以下疾病相鉴别:

(1) 中毒性菌痢:流行季节与乙脑相同,亦多见于 10 岁以下儿童,但起病较乙脑更急,常在发病 24 小时内出现高热、抽搐、昏迷和感染中毒性休克。一般无脑膜刺激征,脑脊液多正常。做肛拭子检查或生理盐水灌肠镜检大便,可见大量白细胞或脓细胞。

(2) 结核性脑膜炎:无季节性。常有结核病史。起病较缓,病程长,以脑膜刺激征为主。脑脊液中氯化物与糖均降低,蛋白增高较明显,其薄膜涂片或培养可检出结核杆菌。X 线胸片及眼底检查,可能发现结核病灶。

(3) 化脓性脑膜炎:脑膜炎球菌所致者,多发生在冬春季,皮肤黏膜常出现瘀点、瘀斑,昏迷多在发病 1~2 天内出现。其他化脓菌所致者多可找到原发病灶。脑脊液均呈细菌性脑膜炎改变,取涂片染色或培养可发现致病菌。

(4) 其他病毒性脑炎:如单纯疱疹病毒性脑炎、森林脑炎、腮腺炎并发脑膜脑炎,临床表现与乙脑相似,确诊有赖于血清免疫学检查和病毒分离。

知识点 1

病 原 学

乙型脑炎病毒属虫媒病毒乙组的黄病毒科,直径 40~50nm,呈球形,分为核心和外层部分,其中外层的 E 蛋白是病毒的主要抗原成分。乙脑病毒对常用消毒剂敏感,不耐热,100℃ 2 分钟、56℃ 30 分钟即可灭活。

知识点 2

流 行 病 学

乙脑是人畜共患的自然疫源性疾病,人和动物(家畜、家禽和鸟类)都可成为传染源。动物中猪的感染率高,流行季节几乎 100% 受到感染,是本病的主要传染源。蚊叮咬是乙脑的主要传播途径,发病人群以 10 岁以下儿童为主,2~6 岁儿童发病率最高。

问题二　该患者属于流行性乙型脑炎何种临床类型?

**思路　**属于普通型。

知识点 3

临 床 分 型

1. 轻型　体温38~39℃,神志清楚,无抽搐,脑膜刺激征不明显。病程5~7 天。
2. 普通型　体温 39~40℃,嗜睡或浅昏迷,偶有抽搐及病理反射阳性,脑膜刺激征较明显。病程7~14 天,多无后遗症。
3. 重型　体温 40℃以上,昏迷,反射或持续抽搐,浅反射先消失,深反射亢进后消失,病理反射阳性,常有神经系统定位症状和体征,可有肢体瘫痪和呼吸衰竭。病程多在 2 周以上,恢复期常有精神异常、瘫痪、失语等症状,部分患者留有不同程度后遗症。
4. 极重型(暴发型)　起病急骤,体温于 1~2 天升至 40℃以上,常抽搐不止,伴深度昏迷,迅速出现中枢性呼吸衰竭及脑疝等。病死率高,幸存者常留有严重后遗症。

问题三　针对该患者要采取哪些治疗措施?

**思路　**针对该患者要采取物理降温,甘露醇降颅压,10% 水合氯醛灌肠、地西泮肌注止痉。保持呼吸道通畅,及时吸痰、吸氧,必要时行气管插管或切开。

问题四　本病例的中医诊断及中医辨证是什么? 其辨证要点是什么? 中医治疗方药是什么?

中医诊断及证型:暑温病(气营两燔证)。

辨证要点:壮热,头痛呕吐,嗜睡,抽搐,舌红绛,苔黄燥而干,脉滑数。

治法:清气泄热,凉营解毒。

方用白虎汤合凉营清气汤加减。处方:水牛角、金银花、大青叶、生石膏、知母、玄参、连翘、生地黄、麦冬、甘草、黄连、竹叶心等。

知识点 4

流行性乙型脑炎的中医辨证治疗

1. 暑犯卫气证

主症:发热微恶寒,头痛,恶心呕吐,口渴,倦怠嗜睡,颈项强直,舌红,苔微黄,脉浮数。治则:辛泄暑热,清气解毒。方药:银翘散加减。

2. 气营两燔证

主症:壮热,汗多烦渴,头痛呕吐,烦躁不安,嗜睡或昏迷,时有谵语,甚至抽搐痉挛,舌红绛,苔黄燥而干,脉滑数。治则:清气泄热,凉营解毒。方药:白虎汤合凉营清气汤加减。

3. 暑入营血证

主症:灼热烦躁,夜寐不安,时有谵语,甚或昏迷不语,舌红绛,脉细数。治则:清营凉血,息风开窍。方药:清营汤合羚角钩藤汤加减。

4. 正气外脱证

主症:高热骤降,时见抽搐,突然喘咳欲脱,呼吸不规则,或双吸气样呼吸,甚则出现面色苍白,四肢厥逆,冷汗淋漓,舌红少津,脉细数或微细欲绝。治则:益气养阴,敛肺固脱。方药:生脉散合参附汤加减。

5. 正虚邪恋证

主症:低热不退,午后为甚,面赤,口干咽燥,心烦寐差,舌红少津,脉虚数。治则:滋养肝肾,养阴清热。方药:加减复脉汤。

6. 痰瘀阻络证

主症:神志呆钝,失语,精神异常,肢体瘫痪(强直性或弛缓性),面色苍白,舌淡或紫,脉细涩。治则:益气活血,化痰通络。方药:补阳还五汤合菖蒲郁金汤加减。

【诊疗流程】

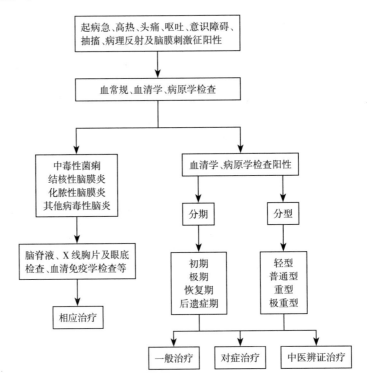

（郑丽红）

【复习思考题】

流行性乙型脑炎如何防治?

第十节　登革热与登革出血热

培训目标

1. 掌握登革热与登革出血热的流行性特点、临床表现、诊断技巧、治疗及预防原则。

2. 掌握登革热与出血的中医证候分型、防治措施。

3. 熟悉登革热与登革出血热的病原学、流行病学及预后。

登革热(dengue fever,DF)是由登革病毒(dengue virus)引起,经伊蚊传播的急性虫媒传染病。临床特点为突起发热,全身肌肉、骨、关节疼痛,极度疲乏,皮疹,淋巴结肿大及白细胞减少。登革出血热(dengue hemorrhagic fever,DHF)是登革热的一种严重类型,以高热、皮疹、血液浓缩、血小板减少、出血、休克等为特征,病死率高,是流行区儿童住院和死亡的主要病因之一。登革热属中医"温疫"范畴,按不同的发病季节和证候特征可分为"暑热疫""湿热疫"。

【典型案例】

患者,女,20 岁,学生,就读于广州某大学,2015 年 7 月 2 日就诊。因"发热3 天,皮疹 1 天"就诊。患者 3 天前开始发热,最高体温 39.6℃,下午 4~6 点发热明显,早上热稍退,自服退热药效果不明显,伴头痛,痛连眼眶,乏力,腹胀。现因发现四肢出现斑丘疹而来就诊。现症见:发热,体温 37.8℃,头痛,眼眶痛,乏力,腹胀,大便不畅,舌黯红,苔白厚腻微黄,脉濡。

问题一　患者来就诊时需要考虑哪些疾病? 还需要补充哪些病史?

思路　患者在广州读书,7 月出现发热伴四肢斑丘疹的疾病,由于 7 月是广州登革热的高发季节,除了考虑排除风疹、猩红热、药疹、麻疹、水痘等疾病外,还需要排除登革热。

病史补充:患者就读于广州某大学,经常被蚊子叮咬。上周隔壁宿舍的一位同学因登革热进行隔离治疗。

知识点 1

临 床 表 现

登革热的潜伏期为 2~14 天,一般为 5~8 天。登革病毒感染后,可导致隐性感染、登革热、登革出血热。登革出血热我国少见。临床上将登革热分为典型、轻型与重型三型。

(一) 登革热

1. 典型登革热

(1) 发热:为首发症状,几乎所有患者都突然发热,高热占多数。热型多为弛张热,持续 5~7 天后骤退至正常,部分患者于病程 3~5 天体温降至正常,1 天后再度升高,呈双峰热型。可伴剧烈头痛,眼眶痛,全身骨骼、肌肉及关节痛,恶心,呕吐,腹痛,腹泻或便秘等症状。早期结膜充血,颜面、颈部及上胸皮肤潮红等。可有相对缓脉、极度疲乏等。儿童起病多较慢,热度较低,其他症状亦较轻。

(2) 皮疹:于病程 3~6 天内出现,多为斑丘疹、麻疹样皮疹,也有猩红热样皮疹,严重者可为大片瘀斑。皮疹初见于手掌心、足底或躯干及腹部,逐渐可延至全身,以四肢为主,尤以胫前多见,多有痒感,大部分不脱屑,持续 3~4 天消退。

(3) 出血:25%~50% 的病例有不同程度出血,多见于发病 5~8 天,出血部位可为鼻腔、牙龈、消化道、皮肤、子宫等,多为少量出血,以鼻出血居多,部分患者可有多部位出血。

(4) 其他:于病程开始就可出现全身浅表淋巴结轻度肿大及触痛,约 1/4 病例有轻度肝大,个别病例可有黄疸。

2. 轻型登革热　类似流行性感冒,发热较低,持续时间短,全身疼痛较轻,皮疹稀少或不出疹,无出血倾向,浅表淋巴结常肿大,病程 1~4 天,流行期间此型病例最为常见。

3. 重型登革热   早期表现类似典型登革热,在发热 3~5 天后病情突然加重,出现剧烈头痛、呕吐、烦躁,不同程度的意识障碍、抽搐、颈项强直等脑膜炎表现。此型病情凶险,进展迅速,多于 24 小时内死于中枢性呼吸衰竭或出血性休克。本型罕见,但病死率很高。

(二)登革出血热

前驱期 2~5 天,具有典型登革热的临床表现。在发热过程中或热退后 1~2 天,病情突然加重,出现休克和出血。

1. 休克   皮肤变冷,脉速,昏睡或烦躁,出汗,瘀斑,少尿或无尿,脉压变小,血压进行性下降甚至测不出。亦可出现脑水肿,甚至昏迷。如救治不及时,患者常于数小时内死亡。有休克表现的登革出血热又称为登革休克综合征(dengue shock syndrome,DSS)。

2. 出血   全身皮肤大片瘀斑,消化道或其他腔道或器官明显出血,如呕血、便血、咯血、尿血、阴道出血,甚或颅内出血等。常见肝大,血液浓缩,红细胞容积增加 20% 以上,血小板低于 $100×10^9$/L,束臂试验阳性。

(三)并发症

以急性血管内溶血最为常见,多见于葡萄糖 -6- 磷酸脱氢酶(G-6PD)缺乏的患者,可出现溶血性黄疸和血红蛋白尿,发病率约为 1%。其他并发症有精神异常、心肌炎、肾衰竭、急性肝炎、急性脊髓炎、吉兰 - 巴雷综合征和眼部病变等。

问题二   登革热如何确诊?

思路   登革热抗体阳性,或血清登革病毒 RNA 阳性,或补体结合试验、中和试验或血凝抑制试验双份血清抗体滴度升高 4 倍以上,或分离出病毒均可以确诊。

📝 **知识点 2**

诊 断 要 点

1. 登革热   ①流行病学资料:生活在登革热流行区或发病前 14 天内去过流行区;居住或工作场所周围 1 个月内有登革热病例出现。②临床特征:突起恶寒高热,全身疼痛,明显疲乏,恶心,呕吐,皮肤潮红,结膜充血,浅表淋巴结肿大,皮疹,出血,束臂试验阳性。③实验室检查:外周血白细胞、中性粒细胞明显减少,血小板减少。如血清特异性 IgM 抗体阳性,或恢复期血清特异性 IgG 抗体比急性期有 4 倍或 4 倍以上增长,或 RT-PCR 阳性,或血清分离出登革病毒等可确定诊断。

2. 登革出血热   ①有典型登革热表现;②明显出血现象;③血小板减少(小于 $100×10^9$/L);④血细胞比容较正常水平增加 20% 以上;⑤病毒分离或血清学检测为确诊的主要依据。

问题三   本例患者的中医辨证及治疗如何?

思路   根据患者的四诊特点,中医辨证属于邪伏膜原证。治法:疏利透达,辟秽化浊。治疗:①隔离治疗;②多喝水,若体温 >38.5℃,予以退热处理;③方药以达原饮加减。

 知识点 3

治 疗

(一)中医辨证治疗

1. 卫气同病证 发热恶寒,头痛,身骨疼痛,颜面潮红,四肢倦怠,口微渴。舌边尖红,苔白或黄而浊,脉浮数或濡数。治法:清暑化湿,透表解肌。方药:新加香薷饮合柴葛解肌汤加减。

2. 热郁气分证 壮热面赤,皮肤斑疹,烦渴汗多,肌肉酸痛,小便短赤。舌红苔黄,脉洪数。治法:清热保津,宣郁透邪。方药:白虎汤合栀子豉汤加减。

3. 邪伏膜原证 寒战壮热,或但热不寒,头痛而重,面目红赤,肢体沉重酸楚,纳呆,胸脘满闷,呃逆或呕吐,小便短赤。舌赤,苔白厚腻浊或白如积粉,脉濡数。治法:疏利透达,辟秽化浊。方药:达原饮加减。

4. 瘀毒交结证 发热或身热已退,头晕乏力,纳呆欲呕,腹痛拒按,肌肤瘀斑,便下脓血或并见其他出血证。舌黯红,苔少,脉细涩。治法:凉血止血,解毒化瘀。方药:犀角地黄汤加减(犀角用水牛角代)。

5. 阳气暴脱证 身热骤降,面色苍白,气短息微,大汗不止,四肢湿冷,烦躁不安或神昏谵语,肌肤斑疹或见各种出血。舌质淡红,脉微欲绝。治法:益气固脱。方药:生脉散合四逆汤加减。

6. 毒陷心包证 身热灼手,神昏谵语,颈项强直,肌肤瘀斑,或四肢抽搐。舌绛,苔黄燥,脉细滑数。治法:清营养阴,豁痰开窍。方药:清宫汤加减。

7. 余邪未净证 疲倦乏力,皮肤发疹,脘痞纳呆,小便短少。舌苔未净,脉细略数。治法:益气养阴,解毒透疹。方药:竹叶石膏汤加减。

(二)西医治疗

主要采用支持和对症治疗,无有效抗登革病毒药物和特效治疗药物。

1. 一般治疗 应将患者置于有防蚊设施的房间卧床休息,给予流质或半流质饮食,供应充足的液体,以维持水、电解质平衡。加强护理,注意口腔和皮肤清洁,保持大便通畅。

2. 对症治疗 高热者以物理降温为主,慎用解热镇痛剂。高热不退及毒血症状严重者,可短期应用小剂量肾上腺皮质激素,如口服泼尼松 5mg,每日 3 次。出汗量多,呕吐或腹泻者,应及时口服或静脉补液。出血或有出血倾向者,可选用酚磺乙胺(止血敏)、卡巴克络(安络血)、维生素 K_1 和维生素 C 等一般止血药物。大出血者,应及时输入新鲜全血或血小板;严重上消化道出血者,可口服冰盐水或去甲肾上腺素,静脉给予奥美拉唑。

3. 登革出血热的治疗 以支持治疗为主,注意水电解质平衡,纠正酸中毒。休克病例应快速静脉补液以扩充血容量,加用血浆或血浆代用品,必要时可加用多巴胺、间羟胺等血管活性药物,不宜输全血,以免加重血液浓缩。出血严重者,可输新鲜全血或血小板。上消化道出血者,可静脉给予奥美拉唑等,严重者可用冰盐酸水或去甲肾上腺素灌胃或内镜直视下止血。中毒症状严重者,可予肾上腺皮质激素静脉滴注。有 DIC 证据者按 DIC 治疗。有脑水肿者,及早使用 20% 甘露醇 250~500ml 快速静脉滴注,可加入地塞米松 10mg,并可同时应用呋塞米以加强脱水效果。抽搐者可给予地西泮静脉滴注或缓慢注射。呼吸中枢受抑制者应及时使用人工呼吸机。

【诊疗流程】

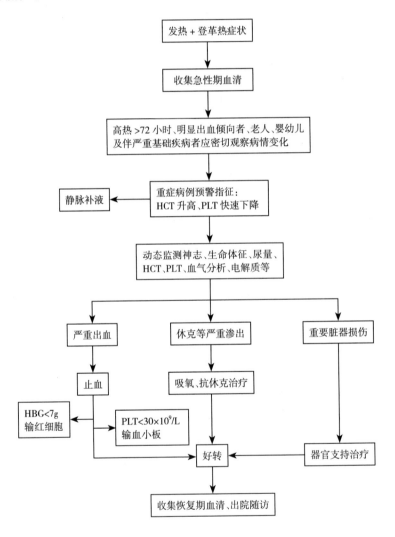

（萧焕明）

【复习思考题】

简述登革热的治疗。

第十一节　狂　犬　病

 培训目标

1. 掌握狂犬病的临床表现、流行特征、诊断与鉴别、防治原则。
2. 掌握狂犬病的中医证候分型、辨证治疗。
3. 熟悉狂犬病的病原学、疫苗接种。

狂犬病（rabies）是由狂犬病毒引起的一种侵犯中枢神经系统为主的急性人兽共患传染病。狂犬病毒通常由病兽通过唾液以咬伤方式传给人。临床表现为特有的恐水、怕风、恐惧不安、咽肌痉挛、进行性瘫痪等。因其恐水症状突出，又名恐水症。狂犬病是所有传染病中最凶险的病毒性疾病，一旦发病，病死率达100%。中医认为本病的发生是由于狂犬袭人，人体感受疫疠之邪，由表入里，内攻脏腑而发病。一年四季均有病例报告，比较集中在夏秋季节，以农村为主、城市次之。目前，99%的人间狂犬病发生在发展中国家，主要分布在亚洲、非洲和拉丁美洲及加勒比海地区。

【典型案例】

患者男性，54岁，农民，因恐水2天、吞咽困难半天入院。患者6周前于马路边拾捡一只流浪小狗，带回家过程中被小狗咬伤手指，当时可见多处犬齿咬伤痕并流血，因既往有多次犬咬伤史，自觉身体强健，每次均自行简单处理伤口且不注射狂犬病疫苗。5天前手指咬伤处出现瘙痒不适感，2天前出现恐水、怕风、易惊恐，半天前症状加重，并出现流涎、吞咽困难等。入院后2小时患者出现发热，体温迅速上升至40.1℃，躁动不安，全身抽搐，呼吸困难。8小时后患者意识不清，渐至昏迷，抽搐停止，全身呈迟缓性瘫痪，11小时后因呼吸、循环衰竭死亡。

问题一　初步考虑患者病情可能是什么？其诊断依据是什么？应该与哪些疾病进行鉴别？

思路1　本例初步诊断为狂犬病，诊断依据是：

（1）6周前流浪犬咬伤史，且未接种狂犬病疫苗。

（2）恐水，怕风，易惊恐，流涎，吞咽困难，躁动不安。

（3）发热，全身抽搐，呼吸困难，昏迷，迅速死亡。

思路2　本病与以下疾病进行鉴别：

（1）破伤风：早期表现为牙关紧闭，以后出现苦笑面容、角弓反张。不恐水。破伤风受累肌群在痉挛间歇期仍保持较高的肌张力，而狂犬病相应肌群则完全是松弛的。破伤风经治多能康复。

（2）病毒性脑膜脑炎：有明显的颅内高压和脑膜刺激征表现，早期可出现意识障碍。常见病原体包括：乙脑病毒、麻疹病毒、腮腺炎病毒、肠道病毒、单纯疱疹病毒等。

（3）脊髓灰质炎：起病时可呈双向热型，双侧肢体呈不对称性迟缓性瘫痪，常伴感觉过敏。脑脊液呈细胞蛋白分离现象，特异性IgM抗体阳性可确诊。

知识点 1

病 原 学

引起狂犬病的病原体是狂犬病病毒,属于单负病毒目、弹状病毒科、狂犬病毒属。病毒颗粒呈子弹状,长 100~300nm,直径约 75nm。病毒中心为单股负链 RNA,外为核衣壳和含脂蛋白及糖蛋白的包膜。狂犬病毒含 G、N、L、P 和 M 五个结构基因。2014 年 ICTV 最新分类结果明确了 14 种狂犬病病毒,目前分别将 RABV(狂犬病毒)、LBV 和 MOKV(尼日利亚与 RABV 相关)、DUVV(南非蝙蝠与 RABV 相关)确定为四种血清型。

知识点 2

流 行 病 学

传染源:带狂犬病毒的动物是本病的传染源,我国狂犬病的主要传染源是病犬,其次为猫、猪、牛、马等家畜。在发达国家地区由于对流浪狗控制及对家养狗的强制免疫,蝙蝠、浣熊、臭鼬、狼、狐狸等野生动物成为主要传染源。

传播途径:病毒主要通过咬伤传播,也可由带病毒犬的唾液,经各种伤口和抓伤、舔伤的黏膜和皮肤入侵,少数可在宰杀病犬、剥皮、切割等过程中被感染。蝙蝠群居洞穴中的含病毒气溶胶也可经呼吸道传播。器官移植也可传播狂犬病。

易感人群:人群普遍易感,兽医与动物饲养员尤其易感。人被病犬咬伤后发病率为 15%~20%。

问题二 为明确诊断还需要做哪些检查?

思路 如患者存活时间长,可做病原学相关检查。

问题三 确诊依据是什么?

思路 有狂犬病临床表现,具有以下一种或一种以上病原学检测结果阳性:

(1) 抗原检查:可取患者的脑脊液或唾液直接涂片、角膜印片或咬伤部位皮肤组织或脑组织通过免疫荧光法检测抗原,阳性率可达 98%。

(2) 病毒分离:取患者的唾液、脑脊液、皮肤或脑组织进行细胞培养或用乳小白鼠接种法分离病毒。

(3) 内基小体检查:动物或死者的脑组织做切片染色,镜检找内基小体,阳性率为 70%~80%。

(4) 核酸测定:取患者的泪液、唾液、尿液、鼻咽洗液、脑脊液、皮肤或脑组织标本采用 PCR 技术检测。

问题四 该患者的确定性诊断是什么?

思路 该患者的确定性诊断为狂犬病。

问题五 该病应如何治疗?

思路 狂犬病尚无抗病原针对性治疗药物,发病后以对症支持等综合治疗为主。

(1) 隔离:单室严格隔离患者,防止唾液污染,尽量保持患者安静,减少风、光、声等刺激。

（2）对症支持：加强监护，镇静，解除痉挛，给氧，必要时气管切开，纠正酸中毒，补液，维持水、电解质平衡，纠正心律失常，稳定血压，出现脑水肿时给予脱水剂等。

 知识点 3

狂犬咬伤后的预防处置措施

尽最大可能避免被野犬咬伤。一旦被野犬咬伤后，应用 20% 肥皂水或 0.1% 苯扎溴铵（新洁尔灭）彻底冲洗伤口至少半小时，力求去除狗涎，挤出污血。彻底冲洗后用 2% 碘酒或 75% 乙醇涂擦伤口，伤口一般不予缝合或包扎，以便排血引流。注射抗狂犬病免疫球蛋白或免疫血清，接种疫苗。

知识点 4

狂犬病的疫苗预防接种

疫苗接种可用于暴露后预防，也可用于暴露前预防。我国为狂犬病流行地区，凡被犬咬伤者，或被其他可疑动物咬伤、抓伤者，或医务人员的皮肤破损处被狂犬病患者唾液沾污时均需做暴露后预防接种。

我国批准的有地鼠肾细胞疫苗、鸡胚细胞疫苗和 Vero 细胞疫苗。

暴露前预防：接种 3 次，每次 1ml，肌内注射，于第 0、7、28 天进行；1~3 年加强注射一次。

暴露后预防：接种 5 次，每次 2ml，肌内注射，于第 0、3、7、14 和 28 天完成，如严重咬伤，可全程注射 10 针，于当天至第 6 天每天一针，随后于第 10、14、30、90 天各注射一针。

问题六　本例中医证型是什么？中医治疗方法是什么？

思路　本例患者入院时中医诊断为肝风内动证，可治以息风止痉，给予玉真散加减；后进展为虚阳外脱证，可治以回阳固脱，给予参附汤合真武汤加减。

知识点 5

狂犬病的中医辨证治疗

（1）风毒犯表证。主症：精神不振，畏风怕光，微热头痛，伤口及其附近痛痒或蚁行感，咽部紧缩感。治法：疏风解毒。基本方药：人参败毒散加减。

（2）肝风内动证。主症：闻声则惊或抽搐，高热，烦躁不安，多汗流涎，甚则闻水声、见水或谈论饮水即咽喉痉挛，大便秘结，小便艰涩，舌质红，苔黄燥，脉弦数或滑数。治法：息风止痉。基本方药：玉真散加味。

（3）虚阳外脱证。主症：神昏失语，肢软瘫痪，气息微弱，脉微欲绝。治法：回阳固脱。基本方药：参附汤合真武汤加减。

【诊疗流程】

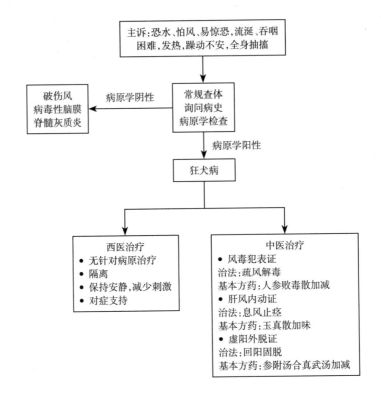

（罗　威）

【复习思考题】

狂犬病中医如何辨证论治？

第十二节　获得性免疫缺陷综合征

培训目标

1. 掌握获得性免疫缺陷综合征的临床表现、诊断标准、治疗原则及中医辨证施治。

2. 熟悉获得性免疫缺陷综合征的发病机制、实验室检查、抗人类免疫缺陷病毒药物种类、诊疗流程。

3. 了解获得性免疫缺陷综合征的病原学、流行病学及预防方法。

获得性免疫缺陷综合征（acquired immunodeficiency syndrome，AIDS），即艾滋病，是感染人类免疫缺陷病毒（human immunodeficiency virus，HIV）而引起的一种传染病。HIV 感染者要经过数年、数 10 年或更长的潜伏期后才会发展成为艾滋病患者。临床初始表现为无症状病毒感染者,后随机体免疫力极度下降而出现多种感染,如带状疱疹、口腔霉菌感染、肺结核等,后期常常发生恶性肿瘤,并伴随长期消耗,全身衰竭而死亡。虽至今尚未研制出根治艾滋病的特效药物,但高效联合抗反转录病毒治疗方法的出现,已使本病成为类似高血压、糖尿病等不能根治却可以长期控制的慢性疾病。

【典型案例】

患者王某,男,40 岁,近 2 个月因不明原因发热、肺部感染等反复住院。近 5 年在云南经商,有冶游史,既往曾患淋病。查体:体温 38.2~39℃,重病容,神志清楚,皮肤、巩膜黄染,左腹股沟触及浅表淋巴结肿大 2 个,约 1cm×1.5cm,双肺呼吸音减弱,肝、脾未扪及,背部皮肤卡波西肉瘤。实验室检查:WBC 6.2×10⁹/L,PLT 91×10⁹/L,ALT 200U/L,AST 190U/L,TBIl 38μmol/L。血清抗 -HIV(+)、蛋白印迹试验(+)。CD4⁺T 细胞减少,CD4⁺/CD8⁺ 为 0.5(正常范围为 1.8~2.2)。纳呆、呕吐痰涎,腹胀,伴乏力、腹泻。舌黯红,苔薄黄腻,脉细滑。

问题一　本病例诊断为何病? 其诊断依据是什么?

思路　本病例诊断为获得性免疫缺陷综合征,其诊断依据为:

(1) 病史:冶游史,既往曾患淋病;

(2) 临床表现:原因不明的发热 38℃以上,>1 个月;反复发作的肺部感染;乏力,腹泻;

(3) 查体:重病容,皮肤、巩膜黄染,左腹股沟触及浅表淋巴结肿大 2 个,约 1cm×1.5cm,背部皮肤卡波西肉瘤。

(4) 实验室检查:血清抗 -HIV(+),蛋白印迹试验(+)。CD4⁺ 细胞减少,CD4⁺/CD8⁺ 为 0.5(正常范围为 1.8~2.2)。

 知识点 1

病 原 学

病原学:HIV 属于病毒科慢病毒属中的人类慢病毒组,是一种变异性很强的病毒。我国以 HIV-1 为主要流行株,已发现的有 A、B、B'、C、D、F、G、H、J 和 K 共 10 个亚型,还有不同流行重组型,目前流行的 HIV-1 主要亚型是 AE 重组型和 BC 重组型。

知识点 2

流 行 病 学

流行病学:HIV 主要存在于传染源的血液、精液、阴道分泌物、胸腹水、脑脊液、羊水和乳汁等体液中。经性接触;经血液及血制品;经母婴传播。男男同性性行为者、静脉注射毒品者、与 HIV/AIDS 患者有性接触者、多性伴人群、性传播感染群体为高风险人群。

知识点 3

诊断原则

HIV/AIDS 的诊断需结合流行病学史,临床表现和实验室检查等进行综合分析。

成人、青少年及 18 月龄以上儿童,符合下列一项者即可诊断:①HIV 抗体筛查试验阳性和 HIV 补充试验阳性(抗体补充试验阳性或核酸定性检测阳性或核酸定量大于 5 000 拷贝 /ml);②HIV 分离试验阳性。

18 月龄及以下儿童,符合下列一项者即可诊断:①为 HIV 感染母亲所生和 HIV 分离试验结果阳性;②为 HIV 感染母亲所生和两次 HIV 核酸检测均为阳性(第二次检测需在出生 6 周后进行);③有医源性暴露史,HIV 分离试验结果阳性或两次 HIV 核酸检测均为阳性。

1. 急性期的诊断标准　患者半年内有流行病学史或急性 HIV 感染综合征,HIV 抗体筛查试验阳性和 HIV 补充试验阳性。

2. 无症状期的诊断标准　有流行病学史,结合 HIV 抗体阳性即可诊断。对无明确流行病学史但符合实验室诊断标准的即可诊断。

3. 艾滋病期的诊断标准

(1) 成人及 15 岁(含 15 岁)以上青少年,HIV 感染加下述各项中的任何一项,即可诊为艾滋病或者 HIV 感染,而 CD4$^+$T 淋巴细胞数 <200 个 /μl,也可诊断为艾滋病。

1) 不明原因的持续不规则发热 38℃以上,>1 个月;

2) 腹泻(大便次数多于 3 次 /d),>1 个月;

3) 6 个月之内体重下降 10% 以上;

4) 反复发作的口腔真菌感染;

5) 反复发作的单纯疱疹病毒感染或带状疱疹病毒感染;

6) 肺孢子菌肺炎;

7) 反复发生的细菌性肺炎;

8) 活动性结核或非结核分枝杆菌病;

9) 深部真菌感染;

10) 中枢神经系统占位性病变;

11) 中青年人出现痴呆;

12) 活动性巨细胞病毒感染;

13) 弓形虫脑病;

14) 马尔尼菲篮状菌病;

15) 反复发生的败血症;

16) 皮肤黏膜或内脏的卡波西肉瘤、淋巴瘤。

(2) 15 岁以下儿童,符合下列一项者即可诊断:HIV 感染和 CD4$^+$T 淋巴细胞百分比 <25%(<12 月龄),或 <20%(12~36 月龄),或 <15%(37~60 月龄),或 CD4$^+$T 淋巴细胞计数 <200 个 /μl(5~14 岁);HIV 感染和伴有至少一种儿童艾滋病指征性疾病。

问题二 本病例属于哪种获得性免疫缺陷综合征分期类型?

思路 本病例属于艾滋病期。

 知识点 4

获得性免疫缺陷综合征的临床分期

（1）急性期:通常发生在初次感染 HIV 后 2~4 周。大多数患者症状轻微,持续 1~3 周后缓解。临床以发热最为常见,可伴咽痛、盗汗、恶心、呕吐、腹泻、皮疹、关节痛、淋巴结肿大及神经系统症状。

（2）无症状期:可从急性期进入此期,或无明显急性期症状而直接进入此期。此期持续时间一般为 6~8 年。

（3）获得性免疫缺陷综合征期:为感染 HIV 后的最终阶段。患者 $CD4^+T$ 淋巴细胞计数明显下降 <200/μl,HIV 血浆病毒载量明显升高。主要表现为持续一个月以上的发热、盗汗、腹泻;体重减轻 10% 以上;部分患者表现为神经精神症状,如记忆力减退、精神淡漠、性格改变、头痛、癫痫及痴呆等。另外还可出现持续性全身性淋巴结肿大,其特点为:①除腹股沟以外有两个或两个以上部位的淋巴结肿大;②淋巴结直径 >1cm,无压痛,无粘连;③持续时间 3 个月以上。

问题三 为诊断此病应做哪些相关的实验室检查。

思路 HIV 抗体检测、HIV 核酸定性和定量检测、$CD4^+$ 淋巴细胞计数、HIV 耐药检测等。

问题四 本病应与哪些疾病做鉴别诊断。

思路 原发性免疫缺陷病、继发性免疫缺陷病、特发性 $CD4^+$ 淋巴细胞减少症、自身免疫性疾病、淋巴结肿大疾病、假性艾滋病综合征等。

问题五 此患者的西医治疗方案是什么?

思路 拉米夫定 + 替诺福韦 + 依非韦伦片,一日 1 次,每次各 1 片,连续服用。复方甘草酸苷片,每日 3 次,每次 2 片,连续服用。

 知识点 5

获得性免疫缺陷综合征的西医治疗

高效抗反转录病毒治疗（HAART）

初治患者推荐方案:2 种 NRTIs(核苷类反转录酶抑制剂)+1 种 NNRTIs 或 2 种 NRTIs+1 种加强型 PIs(蛋白酶抑制剂,含利托那韦)。基于我国可获得的抗病毒药物,对于未接受过抗病毒治疗(服用单剂奈韦拉平预防母婴传播的妇女除外)的患者推荐一线方案如下:

一线治疗推荐方案:替诺福韦 + 拉米夫定 + 基于非核苷类反转录酶抑制剂:依非韦伦(或基于蛋白酶抑制剂:洛匹那韦 / 利托那韦;或其他:拉替拉韦或依曲韦林)。

替代方案:齐多夫定＋拉米夫定＋奈韦拉平。或司他夫定＋拉米夫定(6个月后改为齐多夫啶＋拉米夫定/阿巴卡韦＋拉米夫定)＋奈韦拉平。对于基线$CD4^+$>250/μl的患者或合并HCV感染的避免使用含奈韦拉平方案。

问题六　本病例的中医辨证是什么? 其辨证要点是什么?

思路　本病例中医辨证为痰湿瘀滞证。其辨证要点为:纳呆腹胀,伴乏力、腹泻。舌黯红,苔薄黄腻,脉细滑。

知识点6

获得性免疫缺陷综合征的临床常见证型

1. 急性期——疫毒(侵袭)证

主症:发热微恶风寒,或有畏寒,咽红肿痛,口微渴,头痛身痛,乏力,或见皮疹、瘰疬结节。舌质红,苔薄白或薄黄,脉浮数。治法:清热解毒,凉血泻火。基本方药:清瘟败毒散加减。

2. 无症状期

(1) 气虚证

主症:倦怠乏力,神疲懒言,头晕目眩,面色无华,心悸,自汗,舌质稍淡或正常,脉象或虚或正常。治法:益气健脾。基本方药:四君子汤加减。

(2) 气阴两虚证

主症:神疲乏力,气短懒言,自汗盗汗,动则加剧,或伴口干咽燥,五心烦热,身体消瘦;或见干咳少痰,或见腰膝酸软。舌体瘦,舌质淡,苔少,脉虚细数无力。治法:益气养阴,扶正固本。基本方药:生脉散加减。

(3) 湿热壅滞证

主症:头昏沉如裹,身体困重,胸闷脘痞,口黏不渴,纳呆,便溏不爽,妇女可见带下黏稠味臭。舌质红,苔厚腻,或黄腻,或黄白相兼,脉濡数或滑数。治法:清热化湿,通利化浊。基本方药:三仁汤或藿朴夏苓汤加减。

(4) 痰瘀互结证

主症:症见局部肿块刺痛,或肢体麻木,胸闷痰多,或痰中带紫黯血块,舌紫黯或有斑点,苔腻,脉弦涩。治法:化痰祛瘀。基本方药:二陈汤合桃红四物汤加减。

(5) 气虚血瘀证

主症:症见神疲倦怠,气短乏力,疼痛如刺,痛处不移,面色黯黑,肌肤甲错。舌质淡紫,或有紫斑,脉涩。治则:补气活血。基本方药:四君子汤合补阳还五汤加减。

3. 获得性免疫缺陷综合征期

(1) 气血两虚证

主症:头晕目眩,头痛隐隐,心悸失眠,遇劳加重,自汗,少气懒言,面色淡白或萎黄,唇甲色淡,神疲乏力。舌质淡,苔薄白,脉沉细而弱。治法:气血双补。基本方药:八珍汤加减。

(2)痰湿瘀滞证

主症:咳喘咯痰胸闷,脘痞不舒,纳呆恶心,呕吐痰涎,头晕目眩,神昏癫狂,喉中痰鸣,肢体麻木肿硬,半身不遂,痰核乳癖,喉中有异物感。舌质淡紫或有斑点,苔白腻或黄腻,脉滑或弦涩等。治法:燥湿化痰,调畅气血。基本方药:二陈平胃散合血府逐瘀汤加减。

(3)阴竭阳脱证

主症:发热或高热持续不退,神志恍惚,无汗或有汗热不解,口唇干焦,虚羸少气,四肢不温,淡漠呆滞,不思饮食,便秘或溏泻。舌质红或黯淡,常见瘀斑,舌体瘦无神,苔焦黄或腐腻或少苔或剥落,多有裂纹舌,脉细弱或脉微欲绝。治法:益气固脱,温阳救逆,清热生津。基本方药:独参汤合竹叶石膏汤合附子汤加减。

问题七　此患者中医治疗方案是什么?

思路　中医治则为燥湿化痰解毒,调畅气血。采用二陈平胃散合血府逐瘀汤化裁,加黄芩、夏枯草、丹参治疗。

知识点 7

获得性免疫缺陷综合征的预防

(1)控制传染源。

(2)切断传播途径:树立健康的性观念,正确使用安全套,进行安全性行为;不吸毒,不共用针具。

(3)保护易感人群:对患者配偶、性接触者、共用注射器的药物依赖者以及患者所生子女,进行医学检查和 HIV 检测。目前尚无药物和疫苗预防。

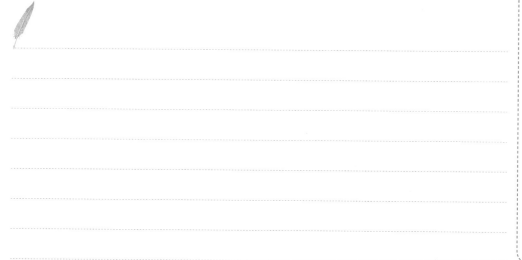

【诊疗流程】

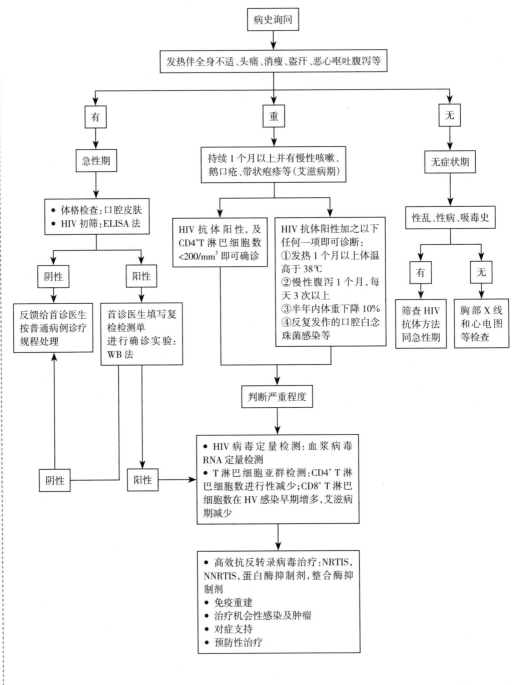

（吕文良）

【复习思考题】

如何防治获得性免疫缺陷综合征（艾滋病）？

第十三节　严重急性呼吸综合征

培训目标

1. 掌握严重急性呼吸综合征的流行病学特点、临床表现、诊断标准、治疗及预防原则。

2. 掌握严重急性呼吸综合征的中医证候分型、中医的防治措施。

3. 了解严重急性呼吸综合征的病毒学特征、病因病机及发病机制。

严重急性呼吸综合征（severe acute respiratory syndromes，SARS），曾称传染性非典型肺炎（infectious atypical pneumonia），是由 SARS 冠状病毒（SARS-CoV）引起的急性呼吸系统传染病，主要通过短距离飞沫、接触患者呼吸道分泌物及密切接触传播。临床上以发热、头痛、肌肉酸痛、乏力、干咳少痰、腹泻、白细胞减少为特征，严重者出现气促或呼吸窘迫。其具有传染性强、群体发病、病情进展迅速、病死率较高等特点。SARS 属于中医学瘟疫、热病的范畴，积极应用中草药早预防，早治疗，重祛邪，早扶正，防传变，可取得良好的防治效果。

一、病因病机

疫毒之邪自口鼻而入，首先犯肺，可累及心、肾、胃、肠等脏腑。肺主表，受邪则寒热身痛；肺主气、司呼吸，因疫毒之邪郁闭肺气而致干咳、呼吸困难、气促胸闷、喘息憋气。邪之所凑其气必虚，气阴受损而致极度乏力。

二、病原学与流行病学

SARS-CoV 是一种单股正链 RNA 病毒，电镜下病毒颗粒直径 80~140nm，周围有鼓槌样冠状突起，突起之间的间隙较宽，病毒外形呈日冕状。它的抵抗力和稳定性要强于其他人类冠状病毒，在尿液中至少存活 1 天，在腹泻患者大便中存活至少 4 天以上。在 4℃培养中存活 21 天，−80℃保存稳定性佳。56℃ 90 分钟或 75℃ 30 分钟可灭活病毒。其对乙醚、氯仿、甲醛和紫外线等敏感。

患者为该病的主要传染源，急性期患者容易经呼吸道分泌物排出病毒。短距离的飞沫传播是该病的主要传播途径，气溶胶传播是另一种方式，易感者吸入悬浮在空气中含有 SARS-CoV 的气溶胶而感染。消化道传播可能也是传播途径之一。通过直接接触患者的呼吸道分泌物、消化道排泄物或其他体液，或者间接接触被污染的物品也可导致感染。人群普遍易感，以青壮年居多，儿童和老人少见，患病后可获得一定程度的免疫力，尚无再次发病的报告。该病有明显的家庭和医院聚集发病现象，主要流行于人口密集的大城市，农村地区甚少发病。

三、发病机制

发病机制尚不清楚。SARS 是一个全身器官损伤性疾病，其主要致病靶器官是肺、免疫器官及全身小静脉。患者主要死亡原因是肺泡腔充满大量脱落的肺泡上皮细胞,渗出的炎症细胞及蛋白性渗出物,肺泡腔内广泛性透明膜形成,双肺实质,有效呼吸面积急骤减少,出现呼吸窘迫、免疫功能低下及全身继发性感染等。

四、临床表现

(一)潜伏期

SARS 的潜伏期通常限于 2 周以内,一般 2~10 日。

(二)临床症状

急性起病,自发病之日起,2~3 周内病情都可处于进展状态。主要有以下三类症状。

1. 发热及相关症状 常以发热为首发症状,体温一般高于 38℃,呈弛张热、不规则热或稽留热等,可伴畏寒、肌肉酸痛、关节酸痛、头痛、乏力。在早期,使用退热药可有效,进入进展期,发热、乏力等感染中毒症状加重,通常难以用退热药控制高热。病程进入 2~3 周后,发热渐退,相关症状亦减轻乃至消失。

2. 呼吸系统症状 可有咳嗽,多为干咳、少痰,偶有血丝痰,常于发病 3~7 日后出现。可有胸闷,严重者渐出现频繁咳嗽、呼吸加速、气促,甚至出现呼吸窘迫,略有活动则气喘,被迫卧床休息。呼吸困难和低氧血症多见于发病 6~12 日以后。

3. 其他方面症状 部分患者出现腹泻、恶心、呕吐等消化道症状。

(三)体征

肺部体征常不明显,部分患者可闻及少许湿啰音,或有肺实变体征。偶有局部叩浊音、呼吸音减低等少量胸腔积液的体征。

(四)并发症

包括肺部继发感染,肺间质改变,纵隔气肿、皮下气肿和气胸,胸膜病变,心肌病变,骨质缺血性改变等。

五、中医辨证

(一)疫毒犯肺证

多见于早期。症状:初起发热,或有恶寒,身痛,肢困,干咳,少痰;或有咽痛,乏力,气短,口干。舌苔白或黄或腻,脉滑数。

(二)疫毒壅肺证

多见于早期、进展期。症状:高热,汗出热不解;咳嗽,少痰,胸闷,气促;腹泻,恶心呕吐,或脘腹胀满,或便秘,或便溏不爽;口干不欲饮,气短,乏力;甚则烦躁不安,舌红或绛,苔黄腻,脉滑数。

(三)肺闭喘憋证

多见于进展期及重症 SARS。症状:高热不退或开始减退,呼吸困难、憋气胸闷,喘息气促,或有干咳、少痰、痰中带血;气短,疲乏无力;口唇紫黯,舌红或黯红,苔黄腻,脉滑。

(四)内闭外脱证

见于重症 SARS。症状:呼吸窘迫、憋气喘促、呼多吸少,语声低微,躁扰不安。

（五）气阴亏虚、痰瘀阻络证

多见于恢复期。症状：胸闷、气短，神疲乏力，动则气喘；或见咳嗽；自觉发热或低热，自汗，焦虑不安，纳呆，口干咽燥。舌红少津，舌苔黄或腻，脉象多见沉细无力。

六、实验室及特殊检查

（一）血常规

白细胞计数一般正常或降低；常有淋巴细胞计数减少（若淋巴细胞计数 $<0.9×10^9$/L，对诊断的提示意义较大；若介于 $(0.9~1.2)×10^9$/L 之间，对诊断的提示仅为可疑）；部分患者血小板减少。

（二）T 淋巴细胞亚群计数

常于发病早期即见 $CD4^+$、$CD8^+$T 淋巴细胞水平下降，两者比值降低或正常。

（三）血液生化检查

丙氨酸转氨酶（ALT）、乳酸脱氢酶（LDH）及其同工酶等均有不同程度升高。血气分析可发现血氧饱和度降低。

（四）特异性病原学检测

可通过免疫荧光试验（IFA）或酶联免疫吸附试验（ELISA）检测病毒血清特异性抗体。此外，采用反转录聚合酶链反应（RT-PCR）法检测病毒 RNA 具有早期诊断意义。

（五）影像学检查

X 线和 CT 检查主要表现为磨玻璃样影像和肺实变影像。绝大部分患者在早期胸片即可发现异常，多呈斑片状或网状改变。起病初期常呈单灶病变，短期内病灶迅速增多，常累及双肺或单肺多叶。部分进展迅速者呈大片状阴影。部分重症患者 X 线胸片示双肺野密度普遍增高，心影轮廓消失，仅在肺尖及肋膈角处有少量透光阴影，称为"白肺"。

七、诊断与鉴别诊断

（一）诊断

对于有 SARS 流行病学依据，有症状、有肺部 X 线影像改变，并能排除其他疾病诊断者，可做出临床诊断。在其基础上若 SARS-CoV RNA 检测阳性或血清 SARS-CoV 抗体阳转，或抗体滴度增高 4 倍及以上，则可做出确定诊断。

（二）鉴别诊断

本病应与上呼吸道感染、细菌性或真菌性肺炎、获得性免疫缺陷综合征（AIDS）合并肺部感染等相鉴别。

八、治疗

目前无特异性治疗手段。临床上以对症及支持治疗和针对并发症的治疗为主。治疗总原则为早期发现、早期隔离、早期治疗。

（一）一般治疗与病情监测

卧床休息，居室保持空气流通。加强营养支持，注意水电解质、酸碱平衡。密切观察病情变化，根据病情需要，监测血氧饱和度或动脉血气分析、血象、胸片及肝肾功能、心肌酶谱等。出现气促或 PaO_2<70mmHg 或 SpO_2<93% 给予持续鼻导管或面罩吸氧。

（二）对症治疗

1. 发热 >38.5℃患者，可给予物理降温，如冰敷、酒精擦浴等，并酌情使用解热镇痛药。

2. 咳嗽、咳痰者可给予镇咳、祛痰药。

3. 有心、肝、肾等器官功能损害者，应做相应的处理。

（三）糖皮质激素的应用

有以下三个指征之一即可应用：①有严重的中毒症状，持续高热不退，对症治疗 3 日以上最高体温仍超过 39℃；②X 线胸片示多发或大片阴影，48 小时内病灶面积增大 >50% 且在正位胸片上占双肺总面积的 1/4 以上；③达到急性肺损伤或出现 ARDS。

一般成人推荐剂量相当于甲泼尼龙 2~4mg/kg/d，具体剂量根据病情及个体差异进行调整。临床表现改善或胸片阴影有所吸收时逐渐减量停用。一般不超过 4 周，不宜过大剂量或过长疗程，并注意糖皮质激素不良反应的处理。

（四）免疫增强剂的使用

胸腺肽、静脉用丙种球蛋白等非特异性免疫增强剂对 SARS 的疗效尚未肯定，不推荐常规使用。恢复期患者血清的临床疗效和风险尚有待评估。

（五）抗菌药物的应用

主要用于治疗和控制继发细菌或真菌感染。鉴于 SARS 常与社区获得性肺炎（CAP）相混淆，在诊断不清时可选用氟喹诺酮类或 β- 内酰胺类联合大环内酯类药物试验治疗。

（六）重症 SARS 的治疗原则

严密动态观察，加强监护，及时给予呼吸支持，如使用无创正压通气或有创机械通气治疗。合理使用糖皮质激素，加强营养支持和器官功能保护，注意水、电解质和酸碱平衡，预防和治疗继发感染，及时处理合并症。发展成 ARDS 或 MODS 时，参照相关章节治疗。

九、辨证论治

（一）疫毒犯肺证

治则：清肺解毒，化湿透邪。

基本方：金银花、连翘、黄芩、柴胡、青蒿、白豆蔻、杏仁、生薏苡仁、沙参、芦根。

（二）疫毒壅肺证

治则：清热解毒，宣肺化湿。

基本方：生石膏、知母、炙麻黄、金银花、炒杏仁、生薏苡仁、浙贝母、太子参、生甘草。

（三）肺闭喘憋证

治则：清热泻肺，祛瘀化浊，佐以扶正。

基本方：葶苈子、桑白皮、黄芩、郁金、全瓜蒌、蚕沙、萆薢、丹参、败酱草、西洋参。

（四）内闭外脱证

治则：益气敛阴，回阳固脱，化浊开闭。

基本方：红参、炮附子、山萸肉、麦冬、郁金、三七。

（五）气阴亏虚、痰瘀阻络证

治则：益气养阴、化痰通络。

基本方：党参、沙参、麦冬、生地黄、赤芍、紫菀、浙贝母、麦芽。

十、预防

（一）基本原则

注意养生保健，劳逸适度，增强体质，合理应用中药预防。

（二）生活、行为预防

在 SARS 流行期间或有 SARS 病例发生的区域，要避免过多外出，避免去公共场所。

（三）心理预防

经常与亲人、朋友交流信息，沟通感情，保持良好的心态。

（四）药物预防

积极服用中药有较好的预防作用。

【诊疗流程】

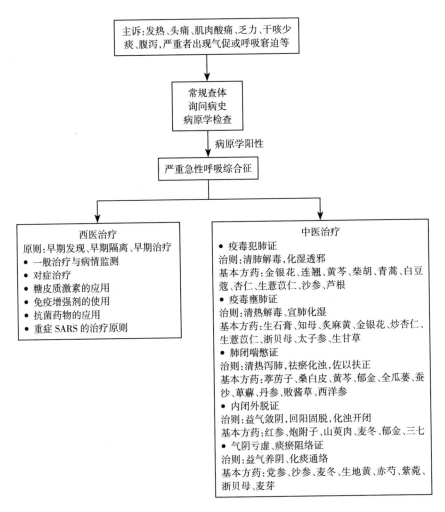

主诉:发热、头痛、肌肉酸痛、乏力、干咳少痰、腹泻,严重者出现气促或呼吸窘迫等

↓

常规查体
询问病史
病原学检查

病原学阳性
↓

严重急性呼吸综合征

西医治疗
原则:早期发现、早期隔离、早期治疗
- 一般治疗与病情监测
- 对症治疗
- 糖皮质激素的应用
- 免疫增强剂的使用
- 抗菌药物的应用
- 重症 SARS 的治疗原则

中医治疗
- 疫毒犯肺证
治则:清肺解毒,化湿透邪
基本方药:金银花、连翘、黄芩、柴胡、青蒿、白豆蔻、杏仁、生薏苡仁、沙参、芦根
- 疫毒壅肺证
治则:清热解毒、宣肺化湿
基本方药:生石膏、知母、炙麻黄、金银花、炒杏仁、生薏苡仁、浙贝母、太子参、生甘草
- 肺闭喘憋证
治则:清热泻肺,祛瘀化浊,佐以扶正
基本方药:葶苈子、桑白皮、黄芩、郁金、全瓜蒌、蚕沙、萆薢、丹参、败酱草、西洋参
- 内闭外脱证
治则:益气敛阴,回阳固脱,化浊开闭
基本方药:红参、炮附子、山萸肉、麦冬、郁金、三七
- 气阴亏虚、痰瘀阻络证
治则:益气养阴、化痰通络
基本方药:党参、沙参、麦冬、生地黄、赤芍、紫菀、浙贝母、麦芽

(孙凤霞)

【复习思考题】

严重急性呼吸综合征如何治疗与预防?

第十四节 手 足 口 病

 培训目标

1. 掌握手足口病的流行病学特点、临床表现、诊断标准、治疗原则。
2. 熟悉手足口病的中医辨证及治疗。
3. 了解重症手足口病的相关并发症及治疗原则。

手足口病（hand-foot-mouth disease）是由肠道病毒（enterovirus,EV）感染引起的一种儿童常见传染病,5 岁以下儿童多发。主要症状为发热,手、足、口等部位出疹,多数病例预后良好,无后遗症。少数重症病例发病后迅速累及神经系统,出现脑干脑膜炎、脑炎、脑脊髓膜炎、肺水肿、循环衰竭等,发展为循环衰竭、神经源性肺水肿的患儿病死率高。手足口病在中医学中属"瘟疫""温热夹湿"范畴。传变特点具有"卫气营血"的规律,症见发热,手、足、口、臀等部位斑丘疹或疱疹,可伴咳嗽、流涕、恶心、呕吐,食欲不振等。

【典型案例】

患儿,男性,3 岁 9 个月,因发热 3 天,手足及臀部皮疹 1 天就诊。患儿精神及饮食欠佳,口咽部不适,流涎,发病以来无呕吐、易惊、肢体抖动等症。患儿所在幼儿园近期有类似病例。查体:体温 38℃,脉搏 98 次/min,呼吸 28 次/min,精神倦怠,手足部见少量红色斑丘疹,臀部亦发现类似皮疹,口腔黏膜见散在疱疹,咽稍红,扁桃体不大,心肺腹部查体未见异常,实验室检查:血 WBC 6.7×10⁹/L,中性粒细胞 45%,电解质、肝功能及心肌酶均正常。中医证候表现为发热,口咽部不适,流涎,舌淡红,苔腻,脉数,指纹红紫（图 2-14-1,见文末彩图）。

问题一　初步考虑患者病情可能是什么? 其诊断依据是什么? 应该与哪些疾病进行鉴别?

思路 1　本例初步诊断为手足口病。诊断依据是:

（1）病史:患儿所在幼儿园近期有类似病例。

（2）临床表现:发热 3 天,体温 38℃,手、足、臀部皮疹,饮食欠佳。

（3）查体:精神倦怠,手、足部可见少量红色丘疱疹,臀部亦发现类似皮疹,咽红,口腔黏膜散在疱疹。

（4）实验室检查:血 WBC 6.7×10⁹/L,中性粒细胞 45%,电解质、肝功能及心肌酶均正常。

思路 2　应与以下疾病进行鉴别:

（1）其他儿童出疹性疾病:如丘疹性荨麻疹、沙土皮疹、水痘、不典型麻疹、幼儿急疹、带状疱疹以及风疹及川崎病等。可根据流行病学特点、皮疹形态、部位等进行鉴别。

（2）其他病毒所致脑炎或脑膜炎:其临床表现与手足口病合并中枢神经系统损害的重症病例表现相似,对皮疹不典型者,应结合流行病学史尽快留取标本,进行肠道病毒尤其是 EV-A71 的病毒学检查,结合病原学或血清学检查做出诊断。

（3）脊髓灰质炎:重症病例合并急性弛缓性瘫痪时需与脊髓灰质炎鉴别,后者主要表现为双峰热,病程第 2 周退热前或退热过程中出现弛缓性瘫痪,病情多在热退后到达顶点,无皮疹。

（4）肺炎:重症手足口病神经源性肺水肿,应与肺炎鉴别。肺炎主要表现为发热、咳嗽、呼吸急促等呼吸道症状,一般无皮疹,胸片可见肺实变病灶、肺不张及胸腔积液等。

知识点 1

病 原 学

手足口病由肠道病毒引起,主要致病血清型包括柯萨奇病毒(coxsackievirus,CV)A 组 4~7、9、10、16 型和 B 组 1~3、5 型,埃可病毒(echovirus)的部分血清型和肠道病毒71型(enterovirus A71,EV-A71)等,其中以 CV-A16 和 EV-A71 最为常见,重症及死亡病例多由 EV-A71 所致。近年部分地区 CV-A6、CV-A10 有增多趋势。肠道病毒各型之间无交叉免疫力

知识点 2

流 行 病 学

1. 传染源　患儿和隐性感染者为主要传染源,手足口病隐性感染率高。肠道病毒适合在湿、热的环境下生存,可通过感染者的粪便、咽喉分泌物、唾液和疱疹液等广泛传播。

2. 传播途径　密切接触是手足口病重要的传播方式,通过接触被病毒污染的手、毛巾、手绢、牙杯、玩具、食具、奶具以及床上用品、内衣等引起感染;还可通过呼吸道飞沫传播;饮用或食入被病毒污染的水和食物亦可感染。

3. 易感人群　婴幼儿和儿童普遍易感,以 5 岁以下儿童为主。

知识点 3

临 床 表 现

潜伏期多为 2~10 天,平均 3~5 天。

1. 普通病例表现　急性起病,发热,口腔黏膜出现散在疱疹,手、足和臀部出现斑丘疹、疱疹,疱疹周围可有炎性红晕,疱内液体较少。可伴有咳嗽、流涕、食欲不振等症状。部分病例仅表现为皮疹或疱疹性咽峡炎。多在 1 周内痊愈,预后良好。部分病例皮疹表现不典型,可能为单一部位或仅表现为斑丘疹。

2. 重症病例表现　少数病例(尤其小于 3 岁者)病情进展迅速,在发病 1~5 天左右出现脑膜炎、脑炎(以脑干脑炎最为凶险)、脑脊髓炎、肺水肿、循环障碍等,极少数病例病情危重,可致死亡,存活病例可留有后遗症。

(1) 神经系统表现:精神差、嗜睡、易惊、头痛、呕吐、谵妄甚至昏迷;肢体抖动,肌阵挛、眼球震颤、共济失调、眼球运动障碍;无力或急性弛缓性麻痹;惊厥。查体可见脑膜刺激征,腱反射减弱或消失,巴宾斯基征等病理征阳性。

(2) 呼吸系统表现:呼吸浅促、呼吸困难或节律改变,口唇发绀,咳嗽,咳白色、粉红色或血性泡沫样痰液;肺部可闻及湿啰音或痰鸣音。

(3) 循环系统表现:面色苍灰、皮肤花纹、四肢发凉,指(趾)发绀;出冷汗;毛细血管再充盈时间延长。心率增快或减慢,脉搏浅速或减弱甚至消失;血压升高或下降。

知识点 4

诊 断 原 则

1. 临床诊断病例

(1) 流行病学史:常见于学龄前儿童,婴幼儿多见。流行季节,当地托幼机构及周围人群有手足口病流行,发病前与手足口病患儿有直接或间接接触史。

(2) 临床表现:急性起病,发热,手、足、臀部出现斑丘疹、疱疹。部分病例皮疹不典型,仅表现为脑炎或脑膜炎等,需结合病原学或血清学检查结果。

2. 确诊病例　临床诊断病例并具有下列之一者即可确诊

(1) 肠道病毒(CV-A16、EV-A71 等)特异性核酸检测阳性。

(2) 分离出肠道病毒,并鉴定为 CV-A16、EV-A71 或其他可引起手足口病的肠道病毒。

(3) 急性期血清相关病毒 IgM 抗体阳性。恢复期血清相关肠道病毒的中和抗体比急性期有 4 倍及以上升高。

问题二　本病例属于哪种临床分型? 如何进一步检查?

思路　本病例属于普通型病例。可进一步进行脑脊液检查、病原学检查、血清学检查及其他辅助检查。

知识点 5

临 床 分 型

1. 普通型　手、足、臀部皮疹,口腔黏膜疱疹,伴或不伴发热。

2. 重型　出现中枢神经系统受累表现,如精神差、嗜睡、易惊、谵妄;头痛、呕吐;肢体抖动、肌阵挛、眼球震颤、共济失调、眼球运动障碍;无力或急性弛缓性麻痹;惊厥。可见脑膜刺激征,腱反射减弱或消失。实验室检查可有白细胞和血糖升高。

3. 危重型　重型病例出现下列情况之一者:

(1) 频繁抽搐、昏迷、脑疝等严重中枢神经系统受损表现;

(2) 呼吸困难、血性泡沫痰、发绀等呼吸功能障碍表现;

(3) 皮肤花斑、四肢冰凉、心率明显加快、血压明显上升或下降等循环功能障碍表现。

问题三　该病例的西医治疗原则有哪些?

思路 1　一般治疗。该病例为普通型例,可不必住院治疗。注意居家隔离,保持房间通风,避免交叉感染。清淡饮食,做好口腔及皮肤护理。

思路 2　对症支持治疗。

思路 3　病因治疗。目前尚无特效抗肠道病毒药物。干扰素、利巴韦林早期使用可有一定疗效。使用利巴韦林应关注不良反应及生殖毒性。

问题四　该病例的中医辨证是什么？其辨证要点及中医治疗是什么？

中医辨证:湿热蕴毒,郁结脾肺证。

辨证要点:发热,饮食、精神差,手、足和臀部斑丘疹,口腔黏膜散在疱疹,咽红,流涎,舌淡红,苔腻,脉数,指纹红紫。

中医治疗:治法:清热解毒,化湿透邪。基本方:甘露消毒丹。常用药物:黄芩、茵陈、连翘、金银花、藿香、滑石、牛蒡子、白茅根、薄荷、射干。用法:口服,每日 1 剂,水煎 100~150ml,分 3~4 次口服。灌肠,煎煮取汁 50~100ml,每日 1 剂灌肠。

知识点 6

中医辨证论治

1. **出疹期**　湿热蕴毒,郁结脾肺证。

症状:手、足、口、臀部等部位出现斑丘疹、丘疹、疱疹,伴有发热或无发热,倦怠,流涎,咽痛,纳差,便秘。甚者可出现大疱、手指脱甲。舌象、脉象、指纹:舌质淡红或红,苔腻,脉数,指纹红紫。治法:清热解毒,化湿透邪。基本方:甘露消毒丹。

2. **风动期**　毒热内壅,肝热惊风证。

症状:高热,易惊,肌肉瞤动、瘈疭或抽搐,或肢体痿软无力,呕吐,嗜睡,甚则昏迷。舌象、脉象、指纹:舌黯红或红绛,苔黄腻或黄燥,脉弦细数,指纹紫滞。治法:解毒清热,息风定惊。基本方:清瘟败毒饮合羚角钩藤汤。

3. **喘脱期**　邪闭心肺,气虚阳脱证。

症状:壮热,喘促,神昏,手足厥冷,大汗淋漓,面色苍白,口唇发绀。舌象、脉象、指纹:舌质紫黯,脉细数或沉迟,或脉微欲绝,指纹紫黯。治法:固脱开窍,清热解毒。基本方:参附汤、生脉散合安宫牛黄丸。

4. **恢复期**　气阴不足,络脉不畅证。

症状:乏力,纳差,或伴肢体痿软,或肢体麻木。舌象、脉象、指纹:舌淡红,苔薄腻,脉细,指纹色淡或青紫。治法:益气通络,养阴健脾。基本方:生脉散合七味白术散。

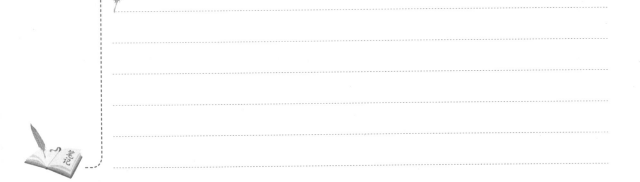

【诊疗流程】

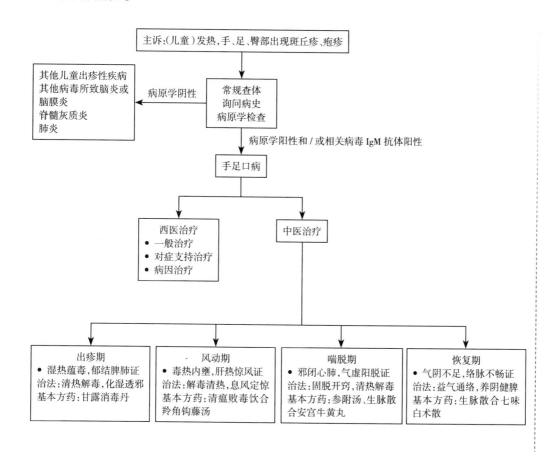

（郤丽萍）

【复习思考题】

手足口病确诊标准是什么？应与哪些疾病相鉴别？

第十五节 传染性单核细胞增多症

 培训目标

1. 掌握传染性单核细胞增多症的临床表现、诊断、治疗及预防原则。
2. 熟悉传染性单核细胞增多症的中医证候分型、辨证论治。
3. 了解传染性单核细胞增多症的病原学与流行病学。

传染性单核细胞增多症（infectious mononucleosis,IM）是主要由 EB 病毒（Epstein-Barr virus,EBV）感染所致的单核巨噬细胞系统增生性疾病。典型临床三联征为发热、咽峡炎和淋巴结肿大,可合并肝脾肿大,外周淋巴细胞及异型淋巴细胞比例增高。经口密切接触为主要传播途径。该病属中医学"瘟疫"范畴,多是由于机体正气不足,温热邪毒侵袭人体而致脏腑功能失调。温毒侵犯肺卫,正邪交争则见恶寒、发热、头痛、咽痛、咳嗽等卫表证候;温毒侵袭遇阳热之体化热化火,故见壮热不退,烦渴,毒热上攻则咽喉肿痛或糜烂,毒热灼津液为痰,流注经络则瘰疬丛生(淋巴结肿大);痰热内盛煎熬血分,血脉瘀滞,瘀阻腹部则腹中积聚痞块(肝脾大);热毒内陷心肝,引动肝风,则可见高热嗜睡,甚则严重者可见昏迷抽搐,毒热外发则见斑疹显露。病毒携带者和患者是本病的传染源。病程常呈自限性,多数预后良好。

【典型案例】

患者张某,男,11岁,学生。因"发热,咽喉肿痛1周"为主诉就诊。患者入院前1周,因外感风寒出现发热,恶寒,头身疼痛,咳嗽流涕,咽疼痛,乳蛾肿大,上有白糜,恶心,腹部不适,口服退热止咳等药物治疗未见好转。查体:体温38.8℃,心率110次/min,律齐无杂音,咽红,扁桃体Ⅰ度肿大,触诊颈后及胸锁乳突肌旁淋巴结肿大,神清,精神欠佳。既往体健,无药物及食物过敏史。实验室检查:周围血白细胞计数为$25×10^9/L$,异型淋巴细胞绝对值为$1.5×10^9/L$,嗜异性凝集试验阳性,其滴度为1:65。中医临床表现:发热恶寒,头身疼痛,咳嗽流涕,咽疼痛,乳蛾肿大,上有白糜,恶心,腹部不适,舌苔薄白,脉浮数。

问题一　初步考虑患者病情可能是什么?其诊断依据是什么?应该与哪些疾病相鉴别?

思路1　本例初步诊断为传染性单核细胞增多症,诊断依据是:

(1) 患者11岁,为学龄儿童;

(2) 发热:体温38.8℃;

(3) 咽疼痛,乳蛾肿大,上有白糜(图18-1);

(4) 颈后及胸锁乳突肌旁淋巴结肿大(图18-2);

(5) 周围血白细胞计数为$25×10^9/L$,异型淋巴细胞绝对值为$1.5×10^9/L$。

思路2　本病应与以下疾病相鉴别:

(1) 如症状似传染性单核细胞增多症,而嗜异性凝集试验阴性,应与巨细胞病毒感染、弓形虫病鉴别。

(2) 如发热突出,注意与流感、伤寒、风湿热等鉴别。

(3) 有淋巴结、肝脾肿大时应与白血病、结核病、霍奇金病鉴别。

(4) 周围血象中淋巴细胞显著增高时,应与传染性淋巴细胞增多症鉴别。

📖 知识点1

病 原 学

EBV是疱疹病毒科嗜淋巴细胞病毒属的成员,基因组为DNA,主要侵犯B细胞。EBV生长要求极为特殊,仅在非洲淋巴瘤细胞、传染性单核细胞增多症患者血液、白血病细胞和健康人脑细胞等培养中繁殖,因此病毒分离困难。

知识点2

流行病学

本病世界各地均有发生,通常呈散发性,一年四季均可发病,秋末春初高发,亦可引起流行。

1. 传染源 人是EBV的贮存宿主,患者和EBV携带者为传染源。

2. 传播途径 主要经口密切接触传播,飞沫传播并不重要,偶可通过输血传播。

3. 人群易感性 本病多见于儿童和少年。西方发达国家发病高峰为青少年,我国儿童发病高峰在学龄前和学龄儿童,体内出现EBV抗体,但常无嗜异性抗体。15岁以上青少年中部分呈现典型发病,EBV病毒抗体和嗜异性抗体均阳性。10岁以上EBV抗体阳性率达86%,发病后可获得持久免疫力。

问题二 为明确诊断还需要做哪些检查?

思路 为明确诊断还需要做病原学相关检查。

问题三 确诊依据是什么?

思路 有典型临床表现(发热、咽痛、肝脾及浅表淋巴结肿大)、外周血异常淋巴细胞>10%,下列一种或以上病原学检测结果阳性:

(1)嗜异性凝集试验阳性。检测效价高于1:64有诊断意义,若逐周测定效价上升4倍以上则意义更大;

(2)EB病毒抗体测定阳性。

辅助检查

血常规:早期白细胞总数可正常或偏低,以后逐渐升高,一般为(10~20)×10^9/L,亦有高达(30~50)×10^9/L者,异型淋巴细胞增多可达10%~30%(图18-3,见文末彩图)。EB病毒抗体测定:阳性,VCA IgM是新近EVB感染标志,EB IgG是近期感染或EBV复制活跃的标志。嗜异性凝集试验:阳性,检测效价高于1:64有诊断意义,若逐周测定效价上升4倍以上则意义更大。

问题四 该患者的确定诊断是什么?

思路 该患者的确定诊断为传染性单核细胞增多症。

问题五 对该患者应采取哪些防治措施?

思路 该患者注意休息,多饮水,饮食易清淡、易消化、富有营养。主要为抗病毒治疗及对症治疗。早期应用更昔洛韦有明确的疗效,阿昔洛韦、干扰素等抗病毒制剂亦有一定治疗作用。抗菌药物可采用青霉素G,疗程7~10天。

知识点3

传染性单核细胞增多症的并发症

1. 肝、脾大 约10%病例有肝大,多在肋下2cm以内,ALT升高者可达

2/3,部分患者有黄疸,半数患者有轻度脾大,有疼痛及压痛,偶可发生脾破裂。

2. 皮疹   约10%的病例出现皮疹,呈多形性,有斑丘疹、猩红热样皮疹、结节性红斑、荨麻疹等,偶呈出血性。多见于躯干部,常在起病后1~2周内出现,3~7天消退,无色素沉着及脱屑。

3. 其他   患者可出现神经症状,表现为急性无菌性脑膜炎、脑膜脑炎、脑干脑炎、周围神经炎等,临床上可出现相应的症状。偶见心包炎、心肌炎、肾炎或肺炎。

问题六   本例中医证型是什么? 辨证要点是什么? 中医治疗方法是什么?

中医证型:外感风邪证。

辨证要点:温病初起,邪在卫分,卫气被郁,开合失司,则发热,恶寒,头身疼痛,肺位最高开窍于鼻,邪自口鼻而入,上犯于肺,肺气失宣,则咳嗽流涕,风邪蕴结成毒,侵袭肺系门户则咽红疼痛,乳蛾肿大,上有白糜,邪热入里侵袭中焦,则恶心,腹部不适。舌苔白,脉浮数均为外感风邪的表现。

治法:疏风清热,解毒利咽。

方用银翘散加减。患者乳蛾肿大,上有白糜,加射干、马勃。

知识点4

传染性单核细胞增多症的中医辨证治疗

该病辨证的关键在于分清卫、气、营、血的不同阶段,抓住热、毒、痰、瘀的病机本质。一般病在初期、中期多为实证,恢复期多为虚证或虚实兼有。在卫则疏风散表,在气则清气泄热,在营血则清营凉血,后期气阴耗伤则益气养阴,兼清余邪。若兼湿邪夹杂,应结合化湿利湿,通络达邪。

1. 潜伏期的辨证治疗

外感风邪证

主症:发热,微恶风寒,头痛,咳嗽,咽痛,无汗或少汗,口干渴,舌红苔薄白,脉浮数。治法:疏风清热,解毒利咽。方药:银翘散加减。

2. 发病期的辨证治疗

(1) 湿热蕴积

主症:身热缠绵,体倦乏力,脘腹胀满,恶心呕吐,可有黄疸,舌红苔黄腻,脉濡数。治法:清热利湿。方药:甘露消毒丹加减。

(2) 热毒炽盛

主症:壮热烦渴,咽喉红肿疼痛,乳蛾肿大,甚则溃烂,口疮口臭,面红唇赤,皮疹显露,颈、腋、腹股沟处浅表淋巴结肿大,胁下痞块,或脾肿大,便秘尿赤,舌质红,苔黄腻,脉洪数。治法:清热解毒,凉血止血。方药:清营汤加减。

(3) 阴虚火旺

主症:干咳或有黏痰,口干舌燥,心情烦躁,身热未净,皮肤干燥,舌红而干,少苔,脉细数。治法:养阴清热。方药:当归六黄汤加减。

【诊疗流程】

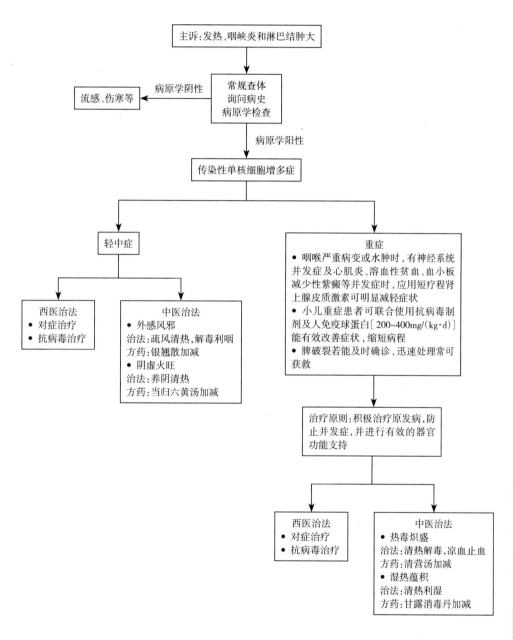

（莫日根）

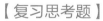【复习思考题】

传染性单核细胞增多症如何防治？

第十六节 生殖器疱疹

培训目标

1. 掌握生殖器疱疹的流行病学特点、临床表现、诊断技巧、治疗及预防原则。
2. 掌握生殖器疱疹的中医证候分型、中医药防治措施。
3. 熟悉生殖器疱疹的病原学分型、变异特征、并发症及预后。

生殖器疱疹(genital herpes,GH),又称阴部疱疹或疱疹二型,可由单纯疱疹病毒第一型及第二型传染,但主要由"单纯疱疹二型病毒"引起,是与患者性接触感染,潜伏期5~6天。疱疹病毒可潜伏在人体神经结内,5%~8%的患者会有复发的机会。本病多因不洁性生活,感受湿热秽浊之邪,湿热侵及肝经,下注阴部,热炽湿盛,湿热郁蒸而外发疱疹。或素体阴虚,或房劳过度,损伤阴精,加之湿热久恋,日久热盛伤阴,正气不足,邪气缠绵,导致正虚热盛而病情反复发作,经久难愈。

【典型案例】

患者男,36岁,2010年4月23日初诊。主诉:阴茎及龟头反复出现水疱、糜烂伴痒痛3年,加重6天。3年前患者因不洁性生活而患病,曾口服及外用阿昔洛韦,皮损消失,但以后每月反复发作。6天前因不洁性交,病情加重。神疲乏力,腰膝酸软,睡眠欠佳,白带增多,小便黄,大便可。视诊:阴茎及肛门周围可见簇状水疱,基底潮红,龟头小片糜烂面,有少许渗液(图2-16-1,见文末彩图)。查体:轻度颈强直,双侧腹股沟可触及疼痛肿大的淋巴结。否认家族史。

问题一 该患者的诊断思路是什么?应该与哪些疾病进行鉴别?

思路1 诊断:患者为青年男性,3年前性病史,近期不洁性交。现有乏力、白带增多等症状,查体阴茎及肛门周围可见小水疱,双侧腹股沟可触及肿大疼痛的淋巴结,首先考虑性传播疾病。

思路2 鉴别诊断

(1) 硬下疳:为单个质硬的溃疡,无疼痛感,无复发史,实验室检查 USR(+)或 RPR(+),梅毒螺旋体可见。

(2) 软下疳:发病前2~5天有性乱史,损害为外阴部溃疡,基底软,伴疼痛与触痛,单侧腹股沟淋巴结肿大、触痛,可形成溃疡并排脓,可检出 Ducrey 嗜血杆菌。

知识点1

病 原 学

病原体是单纯疱疹病毒(herpes simplex virus,HSV)。HSV 是疱疹病毒的一种,为较大的 DNA 病毒,其直径为150~200nm。中心球状区为双股 DNA 构成的核心,外面被覆由162个壳微粒排列成的立体对称的20面体,周围有含类脂质的

笔记

包膜。HSV 可分为两种抗原型,即 HSV-1 和 HSV-2 型。HSV-1 型感染 99% 以上发生于口、咽、鼻、眼及皮肤等部位,而 HSV-2 型感染则常见于 GH。GH 的病原体 90% 为 HSV-2,10% 为 HSV-1。HSV 耐冷怕热,在 50~52℃水中可迅速灭活,4℃时可存活数周,-70℃时可存活数月之久。HSV 对常用的消毒剂敏感,0.5%甲醛溶液、1% 来苏水溶液或肥皂水等均可使其灭活。

 知识点 2

流 行 病 学

人是单纯疱疹病毒的惟一自然宿主。发作期、恢复期患者,以及无明显症状的感染病毒者为该病的传染源。感染者主要通过性接触而传染给其性伴侣。男性同性性行为者传染的危险性也很大。有时在口唇及其周围患有疱疹的人,可通过口 - 生殖器性交,使对方感染生殖器疱疹。此外,患生殖器疱疹的母亲,在分娩过程中,经过产道可将病毒直接传染给新生儿,或怀孕过程中患病,病毒可通过胎盘传给胎儿。

(3) 固定型药疹:有药物过敏史,发疹前有用药史,每次发病位置固定且不限于外阴部,其他处皮肤、黏膜交界处也有损害,皮损主要为黯红斑上有厚壁水疱或大疱。

问题二 为明确诊断还需要做哪些检查?

思路 为明确诊断还需要做细胞学检查(Tzanck 涂片)、病毒抗原检测、HSV-2 核酸检测。

辅助检查

血常规:WBC $3.5×10^9$/L,N 0.45,L 0.5,PLT $120×10^9$/L。Tzanck 涂片可见核内病毒包涵体。皮损处单纯疱疹病毒抗原阳性。

问题三 该患者的确定性诊断是什么?

思路 该患者的确定性诊断为复发性生殖器疱疹。

问题四 该患者需要采取哪些治疗?

保持局部清洁、干燥,可每天用等渗生理盐水清洗。疼痛剧烈时可予以止痛剂。阿昔洛韦 0.2g,口服,5 次 / 日,连用 5 日。

 知识点 3

生殖器疱疹的治疗原则

(1) 一般治疗:患者应避免性生活,或采取屏障避孕措施,以防传染他人。由于大多数性伴侣可能已经感染 HSV,因此他们也应接受检查,必要时予以治疗。

（2）对症治疗：如继发细菌感染，应酌用抗生素。若疼痛剧烈时可予以止痛剂。应注意保护创面，保持清洁、干燥，防止继发细菌感染。5%阿昔洛韦（ACV）软膏或乳剂、α或β干扰素乳剂或凝胶、1%甲紫（龙胆紫）溶液、3%四环素软膏或25%氧化锌油剂等均可使用。

（3）抗病毒治疗：应用阿昔洛韦。对原发性或初次发作的GH，0.2g，口服，5次/d，连用7~10d；对复发性GH，0.2g，口服，5次/d，连用5d，或0.4g，口服，3次/d，连用5d，或0.8g，口服，2次/d，连用5d。轻症患者1~1.6g/d，分5次口服，连用5~7d；重症患者15mg/（kg·d），静脉注射，连用5~7d。脱水和肾功能不全者慎用。伐昔洛韦（万乃洛韦）、泛昔洛韦（famciclorvir）等阿昔洛韦（ACV）的衍生物也用于本病的治疗。

知识点4

生殖器疱疹的中医辨证治疗

（1）湿热下注。主症：生殖器部位水疱成簇，周边有红晕，或有糜烂，有轻痒，可见小便黄赤，口苦，口渴。舌脉：舌红苔黄腻，脉弦滑。治法：清热除湿。基本方药：龙胆泻肝汤加减。

（2）毒热蕴结。主症：阴部疱疹大而红，局部肿胀，疼痛明显，腹股沟淋巴结肿大，或有低热，排尿困难。舌脉：舌红绛，脉滑数。治法：清热解毒。基本方药：清毒神圣汤加减。

（3）肝肾亏损。主症：疱疹干涸、较小，无自觉症状，多伴有腰膝酸软，浑身乏力。阴虚者，五心烦热，失眠多梦，遗精早泄，舌红少苔，脉细数。肾阳不足者，则多有手足不温，少腹拘急，舌淡苔薄，脉象沉细。治法：清热化湿，养肝滋肾。基本方药：六味地黄丸加减。

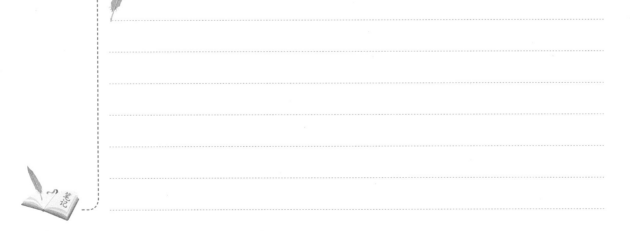

【诊疗流程】

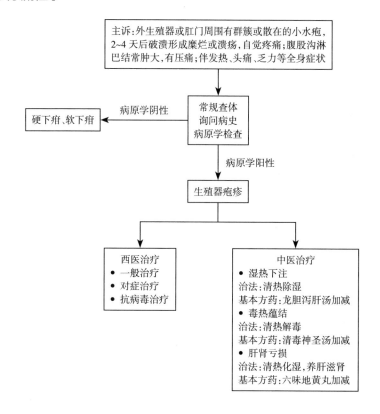

主诉:外生殖器或肛门周围有群簇或散在的小水疱,2~4天后破溃形成糜烂或溃疡,自觉疼痛;腹股沟淋巴结常肿大,有压痛;伴发热、头痛、乏力等全身症状

常规查体
询问病史
病原学检查

病原学阴性 → 硬下疳、软下疳

病原学阳性 → 生殖器疱疹

西医治疗
• 一般治疗
• 对症治疗
• 抗病毒治疗

中医治疗
• 湿热下注
治法:清热除湿
基本方药:龙胆泻肝汤加减
• 毒热蕴结
治法:清热解毒
基本方药:清毒神圣汤加减
• 肝肾亏损
治法:清热化湿,养肝滋肾
基本方药:六味地黄丸加减

(汪晓军)

【复习思考题】

简述生殖器疱疹的诊断技巧、治疗及预防原则。

第十七节　尖锐湿疣

培训目标

1. 掌握尖锐湿疣的临床表现、诊断标准、治疗原则及中医辨证施治。
2. 熟悉尖锐湿疣的发病机制、实验室检查、诊疗流程。
3. 了解尖锐湿疣的病原学、流行病学及预防方法。

尖锐湿疣又称生殖器疣。是由人乳头瘤病毒(HPV)感染生殖器、会阴和肛门部位引起的以疣状病变为主的性传播疾病,性接触为主要传播途径。其发病的危险因素包括性伴数量多、过早性交、慢性免疫抑制、性活跃年龄期、妊娠及口服避孕药、HIV感染等,是我国常见的性传播疾病。近年来,尖锐湿疣发病率陡增,常规使用安全套已不能完全预防病毒经生殖器皮肤接触而造成的传染。持续的高危型HPV感染是发展为癌前病变及癌的高危因素。

【典型案例】

王某,女性,38 岁。阴道口出现菜花状赘生物 3 个月。患者 3 个月前偶尔发现阴道口出现数颗米粒大小淡红色丘疹,不伴任何症状,未行特殊处理。随后皮损迅速增多,融合形成菜花状的赘生物。2 周前阴道口瘙痒不适,易流脓,遂来就诊。患者平素体健,有不洁性生活史,喜烟酒、冷饮,脉数有力,舌质红,苔黄腻。辅助检查:醋酸白试验阳性。

问题一 本病例西医诊断为何病? 其诊断依据是什么?

思路 本病例诊断为尖锐湿疣,其诊断依据为:

(1) 患者有不洁性生活史。

(2) 典型症状:阴道口出现数颗米粒大小淡红色丘疹,融合形成菜花状的赘生物,瘙痒不适,易流脓。

(3) 辅助检查:醋酸白试验阳性。

知识点 1

病 原 学

病原学:尖锐湿疣是人类乳头瘤病毒(HPV)感染生殖器会阴和肛门等部位引起的一种常见性传播疾病。该病毒是在鳞状上皮复制的双股 DNA 病毒,通过与感染皮肤接触进行传播,具有传染性强、潜伏期长、易复发等特点。

知识点 2

流 行 病 学

流行病学:有多性伴、不安全性行为或性伴感染史。或与尖锐湿疣患者有密切的间接接触史,或新生儿的母亲为 HPV 感染者。

知识点 3

诊 断 标 准

(1) 病史:有多性伴,不安全性行为,或性伴感染史。或与尖锐湿疣患者有密切的间接接触史,或新生儿的母亲为 HPV 感染者,潜伏期 3 周至 8 个月,平均 3 个月。

(2) 体征:典型尖锐湿疣皮损为柔软、粉红色、菜花状或乳头状赘生物,大小不等,表面呈花椰菜样凹凸不平,可带蒂。常见于潮湿且部分角化的上皮部位。

(3) 辅助检查:醋酸白试验阳性,核酸杂交可检出 HPV-DNA 相关序列。

问题二 为诊断此病应做哪些相关的实验室检查?

思路 应做病理检查、核酸检测、醋酸白试验。

(1) 病理学征象:乳头瘤或疣状增生、角化过度、片状角化不全、表皮棘层肥厚、基底细胞增生、真皮浅层血管扩张,并有淋巴细胞为主的炎细胞浸润。

(2) 核酸检测:直接检测标本中的 HPV DNA,是诊断 HPV 感染较为可靠的方法。

(3) 醋酸白试验:用 3%~5% 醋酸湿敷或涂布于待检的皮损处以及周围皮肤黏膜 5~10min,如果见局部皮肤黏膜变白,即可作为尖锐湿疣的诊断依据之一。此试验在局部有炎症、表皮增厚或外伤等时可出现假阳性。所以应结合流行病学及临床表现。

问题三 此病的发病机制是什么?

思路 人是 HPV 的唯一自然宿主。HPV 对皮肤具有高度亲嗜性,易感黏膜和皮肤的鳞状上皮细胞。

 知识点 4

尖锐湿疣的临床表现

尖锐湿疣潜伏期为 3 周~8 个月。感染可分为 3 种情况:显性感染、亚临床感染、隐性感染。

(1) 显性感染:局部出现细小丘疹,针头至绿豆大小。逐渐增大或增多,向周围扩散、蔓延,融合成乳头状、菜花状或鸡冠状增生物。肛门、直肠、阴道、子宫颈尖锐湿疣可有疼痛或性交痛和白带增多。但多数患者无任何症状。男性好发于包皮龟头、冠状沟、阴茎系带附近;女性好发于大阴唇、小阴唇、前庭区、阴蒂、宫颈和阴道。

(2) 亚临床感染:通常指临床上肉眼不能辨认的病变。主要表现为很微小或外观正常的病损,醋酸白试验阳性。

(3) 隐性感染:外观皮肤黏膜正常,醋酸白实验阴性,但用核酸检测方法,在局部皮肤黏膜可检测到人类乳头瘤病毒(HPV),具有传染性,可发展为亚临床感染和显性感染,如果经过合理治疗,亦可感染消失而不发病。

问题四 本病应与哪些疾病做鉴别诊断?

思路 本病应与阴茎珍珠状丘疹、绒毛状小阴唇、汗管瘤、皮脂腺异位症、光泽苔藓、扁平湿疣、鲍温样丘疹病、上皮内瘤变、生殖器鳞状细胞癌等。

问题五 患者的西医治疗方案包括哪些?

思路 西医予 α- 干扰素 200 万 U 注入疣体基部,每周 2 次,连用 2 周。

 知识点 5

尖锐湿疣的治疗方案

1. 患者自己用药

推荐方案:0.5% 鬼臼毒素酊每日外用 2 次,连续 3 天,随后,停药 4 天,7 天为 1 个疗程,共不超过 3 个疗程。或 5% 咪喹莫特乳膏,涂药于疣体上,隔夜 1 次,每周 3 次,用药 10 小时后以肥皂和水清洗用药部位,最长可用至 16 周。

2. 医院内治疗

(1) 推荐方案:CO_2 激光,或高频电治疗,或液氮冷冻,或光动力治疗;微波。

(2) 替代方案:80%~90% 三氯醋酸或二氯醋酸适宜治疗小的皮损或丘疹样皮损,不能用于角化过度或较大的、多发性以及面积较大的疣体。单次外用,如有必要,隔 1~2 周重复 1 次,最多 6 次。或外科手术切除,皮损内注射干扰素。治疗时,将少量药液涂于疣体上,待其干燥,见皮损表面形成一层白霜即可。

问题六   本病例的中医辨证是什么? 其辨证要点是什么?

中医辨证:臊疣。

辨证要点:患者平素喜烟酒和冷饮,且有不洁性生活史,酒火水湿郁熏成毒,湿毒下注而发为臊疣。湿毒蕴结不解,故见阴道口出现数颗米粒大小淡红色丘疹,融合形成菜花状的赘生物,瘙痒不适,易流脓;脉数有力,舌质红,苔黄腻均为湿毒聚结之象。

问题七   此患者中医治疗方案是什么?

思路   ①内服:燥湿清热,解毒散结为主,方选燥湿解毒除疣方。水煎服,每日 1 剂。②外用:清热渗湿,解毒止痒为主,方选水晶膏。石灰水、糯米各适量。将糯米放于石灰水中浸泡 24~36 小时,取糯米捣烂成膏备用,使用时将膏直接涂在疣体上,每日 1 次。

知识点 6

尖锐湿疣的中医内治法和外治法

1. 内治法

(1) 湿热下注证

主症:皮损潮湿红润,或有包皮过长,或有白带过多,或有肛周其他皮肤病。常伴口苦、口黏、口渴、喜饮、大便黏滞不畅、小便黄、舌苔黄腻、脉弦数。治法:燥湿清热,解毒散结。方药:燥湿解毒除疣方加减。

(2) 脾虚毒蕴证

主症:外阴肛门尖锐湿疣反复发作,屡治不愈;体弱肢倦,声低食少,大便溏烂,小便清长或女性白带多而清稀;舌质淡胖,苔白,脉细弱。

治法:益气健脾,化湿解毒。

方药:参芪扶正方加减。

2. 外治法

(1) 涂敷:临床多选用清热解毒、燥湿止痒、腐蚀消疣的中药制成点涂霜或浓缩溶液外搽治疗,借其细胞毒性作用,使细胞坏死变性,细胞核固缩,终则坏死而脱落。

(2) 熏洗法:先借含有药物的水蒸气熏患处,再用药液趁热洗患部,依靠其药力和热力直接作用于病变部位,使该处腠理疏通,气血流畅,从而达到清热燥湿、活血消肿、收敛止痒等功效。

(3) 疣体注射:用中药莪术注射液或消痔灵注射液直接注射于疣体,使疣体枯萎坏死脱落。

(4) 针刺疗法:火针疗法与三棱针疗法,可以直接破坏尖锐湿疣,并且损伤范围小,操作易行。

问题八　如何预防尖锐湿疣?

思路　①洁身自爱,杜绝性乱。②就诊的尖锐湿疣患者被治疗后,应动员其性伴来就诊检查。③治疗期间应禁房事,保持局部清洁和消毒处理。

【诊疗流程】

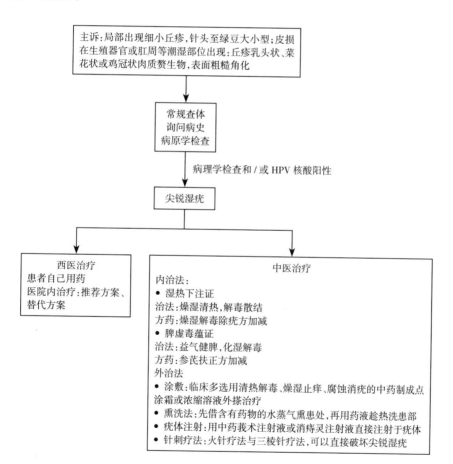

(吕文良)

【复习思考题】

尖锐湿疣如何防治?

第十八节　风　　疹

培训目标

1. 掌握风疹的流行病学特点、临床表现、诊断标准、治疗及预防原则。
2. 熟悉风疹的病因病机、发病机制。
3. 掌握风疹的中医证候分型及治则。

风疹(rubella)是由风疹病毒引起的一种急性呼吸道传染病,儿童、成人均可发病,临床以发热、皮疹、耳后及枕部淋巴结肿大为特点。孕妇早期感染可使胎儿出现各种先天缺陷,称为先天性风疹综合征。因其疹点细小如沙,中医称为"风痧"。

一、病因病机

风疹是风温时邪从口鼻而入,郁于肺卫,蕴于肌腠,与气血相搏,发于肌肤所致,邪毒较轻,一般只伤及肺卫,可见恶风发热、咳嗽、流涕等症。肺主皮毛,邪从外泄,因此疹点透发后,即热退而解,个别邪热炽盛,可见高热、口渴等气营两伤征象。

二、病原学与流行病学

风疹四季均可发病,在我国多发于冬春两季,主要见于5~9岁儿童。风疹患者、无症状携带者和先天性风疹患者均为本病传染源,多经呼吸道飞沫传播,孕妇感染后可经胎盘垂直传播。患病后可获持久免疫力,偶见再次感染。

风疹病毒为RNA病毒,属于披膜病毒(togaviridae)科,只对人和猴有致病力,可在兔肾、乳田鼠肾、绿猴肾、兔角膜等细胞培养中生长,能凝集家禽、飞禽和人"O"型红细胞。风疹病毒可在胎盘或胎儿体内(以及出生后数月甚至数年)生存增殖,产生长期多系统的慢性进行性感染。本病毒在体外的生活力弱,对紫外线、乙醚、氯化铯、去氧胆酸等均敏感,不耐酸、不耐热,pH值<3.0或50℃ 30min、39℃ 15h可灭活。

三、发病机制

风疹病毒侵入人体后,首先在上呼吸道黏膜和颈内淋巴结生长繁殖,增殖后侵入血液循环,形成毒血症,同时病毒通过白细胞到达单核系统复制后再次进入血液引起第二次毒血症。病毒还可经血液流动至不同的组织器官引起结膜炎、皮疹、关节炎,偶可引起脑炎。

先天性风疹综合征为孕妇妊娠前3个月内感染风疹病毒,大量病毒进入呼吸道及淋巴系统,继而到达血液循环引起毒血症,病毒在母体血液中可通过胎盘传给胎儿,胎盘绒毛膜感染后有较持久的小血管及毛细血管壁广泛受累的现象,胎儿毒血症造成全身播散性感染,可波及各个器官,造成多器官畸形,风疹病毒长期存在于体内,并随细胞分裂增生至下一代细胞,从而造成多种先天性缺陷。

四、临床表现

风疹的临床表现分为获得性风疹及先天性风疹综合征两种类型,以前者更为多见。

(一) 获得性风疹

1. 潜伏期　14~21 天,平均 18 天,主要表现为皮疹、发热、淋巴结肿大。

2. 前驱期　1~2 天,幼儿前驱期症状常较轻微,或无前驱期症状;青少年和成人则较显著,可持续 5~6 天,有低热或中度发热、头痛、食欲减退、疲倦、乏力及咳嗽、打喷嚏、流涕、咽痛、结膜充血等轻微上呼吸道症状,偶见呕吐、腹泻、鼻出血、齿龈肿胀等,部分患者咽部及软腭可见玫瑰色或出血性斑疹,此皮疹无特异性。

3. 出疹期　通常于发热 1~2 天后出现皮疹,多初见于面颈部,迅速扩展至躯干四肢,1 天内迅速布满全身,但手掌、足底大都无疹,皮疹初起呈细点状淡红色斑疹、斑丘疹或丘疹,直径 2~3mm,面部、四肢远端皮疹较稀疏,部分融合类似麻疹,躯干尤其背部皮疹密集,或融合成片,类似猩红热。皮疹一般持续 3 天(1~4 天)消退,亦有称"3 日麻疹",出疹期常有低热、轻度上呼吸道炎、脾肿大及全身浅表淋巴结肿大,尤以耳后、枕部、颈后淋巴结肿大最为明显,肿大淋巴结轻压痛、不融合、不化脓、疹退不留色素、无脱屑,仅少数重症患者可有细小糠麸样脱屑,大块脱皮极少见,疹退时体温下降,上呼吸道症状消退,肿大的淋巴结逐渐恢复,但完全恢复正常需数周后。

(二) 无疹性风疹

风疹患者前驱期只有发热、上呼吸道炎、淋巴结肿痛而无皮疹,或感染风疹病毒后仅血清学检查风疹抗体为阳性,即所谓隐性感染或亚临床型患者。显性感染患者和无皮疹或隐性感染患者的比例为 1∶6~1∶9。

(三) 先天性风疹综合征

母体在孕期前 3 个月感染风疹病毒,经胎盘垂直传染给胎儿,重者可导致死胎、流产、早产,轻者可表现为胎儿发育迟缓,可累及全身各系统,出现多种畸形。多数先天性患者出生时即有临床症状,也可于出生后数月至数年才出现进行性症状和新的畸形。一般来说,胎龄越小,发生先天性畸形的可能性越大,对胎儿的损伤更严重。最常见的出生后畸形主要表现为以下几种:心血管畸形、眼缺陷、听力丧失、中枢神经系统病变、代谢和内分泌疾病等。

五、中医辨证

(一) 邪犯肺卫证

主症:发热恶风,喷嚏流涕,轻微咳嗽,精神倦怠,纳呆。皮疹先起于头面、躯干,随即遍及四肢,分布均匀,疹点稀疏细小,疹色淡红,一般 2~3 天渐见消退,肌肤轻度瘙痒,耳后及枕部瘰核肿大触痛,舌质偏红,舌苔薄白,脉浮数。

(二) 邪热炽盛证

主症:壮热口渴,烦躁,疹色鲜红或紫黯,疹点稠密,甚至可见皮疹融合成片,小便短黄,大便秘结,舌质红赤,舌苔黄糙,脉象洪数。

六、实验室及特殊检查

(一) 血常规检查

白细胞计数偏低或正常,淋巴细胞分类增多,有时可见异常淋巴细胞及浆细胞。

(二) 病毒分离

可取患儿鼻咽部分泌物,或先天性风疹患儿的血液及体液标本做组织分离培养、免疫荧光法鉴定,结果分离出麻疹病毒有助于确诊。

(三) 快速诊断

可用直接免疫法检测鼻咽拭子涂片剥脱细胞中的风疹病毒。

(四) 血清学试验

目前多采用 ELISA 和间接免疫荧光检测特异性风疹 IgM 抗体,该方法迅速、敏感,出诊 5~14 天阳性率可达 100%,发病 4~8 周后消失,只留有 IgG 抗体。新生儿血清特异性 IgM 抗体阳性可诊断先天性风疹。

七、诊断与鉴别诊断

(一) 诊断

主要依据流行病学资料,如 3 周内有风疹患者接触史,结合临床表现,症见轻到中度发热、典型皮疹及浅表淋巴结的肿大等,则高度怀疑本病。确诊需要依靠病毒分离或血清学检查,对妊娠期怀疑感染风疹的妇女,其新生婴儿无论有无症状、体征,均应做病毒分离和脐血、新生儿血或婴儿血风疹特异性 IgM 抗体测定。

(二) 鉴别诊断

本病应与麻疹、猩红热、幼儿急疹、药物疹及肠道病毒感染等相鉴别。

八、治疗

风疹尚无特效药物治疗,主要是对症治疗及支持治疗。

(一) 一般治疗

注意休息,给予维生素及富营养、易消化的食物,对高热、头痛或咳嗽者予对症治疗。

(二) 并发症治疗

风疹感染的主要并发症为脑炎及出血倾向,前者有高热、昏迷、惊厥的症状可按病毒性脑炎处理,有明显出血倾向者可用肾上腺皮质激素,必要时输注鲜血或血小板。先天性风疹引起的缺陷及畸形,应尽可能采用手术矫治畸形的方法处理。

九、辨证论治

(一) 邪犯肺卫证

治则:疏风清热。

方药:银翘散加减。

组成:金银花、连翘、薄荷、牛蒡子、蝉蜕、板蓝根、竹叶、甘草。

(二) 邪热炽盛证

治则:清热解毒,凉血透疹。

方药:透疹凉解汤加减。

组成:金银花、连翘、桑叶、菊花、赤芍、生地黄、牡丹皮、紫草、生石膏、牛蒡子、薄荷、蝉蜕。

十、预防

（一）控制传染源

主要是隔离患者,本病传染期短,皮疹出现后隔离 5 天即可。

（二）切断传播途径

本病主要靠飞沫传播,流行期间,应少到公共场所,特别是妊娠早期孕妇。

（三）接种疫苗

1. 被动免疫　易感者肌内注射免疫血清球蛋白可获被动保护或减轻疾病症状。

2. 主动免疫　注射风疹疫苗,98% 易感者可获终身免疫。

（四）保护孕妇

育龄妇女没有患过风疹的应该接受风疹疫苗注射,风疹流行期间,孕妇应少到公共场所,如确定感染风疹者,应考虑人工流产。

【诊疗流程】

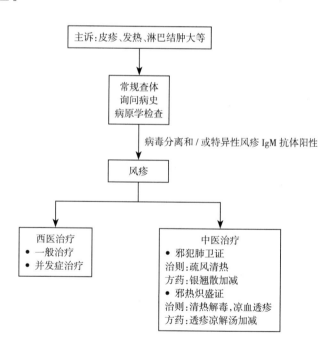

（孙凤霞）

【复习思考题】

简述风疹皮疹的主要表现。

第十九节 口 蹄 疫

 培训目标

1. 熟悉口蹄疫的临床表现、诊断与鉴别诊断要点。
2. 熟悉口蹄疫的中医辨证论治。

口蹄疫(foot and mouth disease,FLED)是由口蹄疫病毒(foot and mouth disease virus,FMDV)引起的人畜共患的急性传染病。主要危害家畜和野生70多种偶蹄哺乳动物,主要表现为口腔黏膜、蹄、乳房的皮肤水疱和糜烂。人也偶可感染,人患口蹄疫临床表现主要有发热、唾液增多、口腔黏膜和皮肤(主要是手足)水疱及糜烂。

【典型案例】

赵某,男性,40岁。主诉:发热3日,手部及口部出现疱疹1日。自诉3日前开始出现低热,体温波动在37.1~37.8℃,初无明显伴随症状,未及时就诊,1日来出现口周及手部疱疹,遂来就诊。1周前曾去牧区旅游,无病畜接触史,但旅游期间曾食用当地鲜牛奶。否认水痘病史。查体:口周、口腔黏膜、手足均可见水疱疹,部分糜烂。患者口痛不能进食,手足皮肤及口咽部疱疹,低热、尿黄赤,大便干结。舌红、苔多黄腻,脉滑数。

问题一 初步考虑诊断可能是什么?其诊断依据是什么?应该与哪些疾病进行鉴别?

思路1 本例初步诊断为口蹄疫,诊断依据是:

患者1周前曾去牧区短居,期间曾食用当地鲜牛奶。否认水痘病史。查体见口周、口腔黏膜、手足均可见水疱疹,部分糜烂。应考虑口蹄疫的可能。

 知识点1

口蹄疫的临床表现

潜伏期2~18日,平均3~8日,病程初期表现为发热、乏力、头痛及全身不适,舌和口腔黏膜充血水肿,吞咽不适,淋巴结肿大。在最初侵入的部位常出现透明的小水疱,基底部发红,疱液很快变浊,称为原发性疱疹,常见于手部皮肤、口腔黏膜。1~2日后就会在全身其他部位出现继发性疱疹,水疱累及口腔黏膜、舌咽部、鼻腔及其周围皮肤、手足部。3~4小时后口腔水疱周围黏膜水肿、充血,导致进食及说话疼痛难忍,唾液增多、流涎、恶心、呕吐,严重者可有神经炎、心肌炎。数日后水疱相继结痂或破溃,以后脱落而逐渐愈合。

思路2 本病需和下列疾病鉴别

(1) 手足口病:多见于5岁以下儿童,突起发热,口腔及咽部疼痛,口腔内可见散在小疱疹,很快破溃成浅溃疡,1~2 日后手足出现斑丘疹,很快变成疱疹,4~5mm 大小,周围有红晕,2~3 日即退,口腔病变持续 1 周左右,Cox A16、EV71 病毒检测阳性。

（2）水痘:有发热、乏力、咽痛等全身症状,1~2 日出现皮疹,初为红色斑丘疹,数小时后变为疱疹,数日后结痂脱落。皮疹成批出现,斑丘疹、疱疹、结痂同时存在。主要分布在躯干和头面部,手足较少,也可见于口咽部,水痘 - 单纯疱疹病毒检测阳性。

（3）带状疱疹:主要见于成年人,病前数日可有发热、全身不适等全身症状,随后局部皮肤烧灼感、刺痛等,继而出现皮疹,斑丘疹 - 疱疹 - 结痂,沿肋间神经分布,一般不越过中线。

问题二 为明确诊断应完善哪些相关检查?

思路 应做血常规检测、口蹄疫抗体检测。

问题三 患者血常规未见异常,口蹄疫抗体阳性,目前明确诊断是什么?

思路 根据检测结果,明确诊断为口蹄疫。

问题四 该患者需要采取哪些防治措施?

思路 本病尚无特殊治疗方法,以对症治疗为主,患者应隔离。予流质或半流质饮食,补充 B 族维生素和维生素 C,静脉补充葡萄糖等,鼓励患者多饮水。口腔溃疡可用盐水漱口,其他部位的水疱可用 0.01% 的高锰酸钾液冲洗,溃疡用碘甘油合剂或 1% 甲紫外搽。合并细菌感染者给予抗生素治疗。本病为自限性疾病,发热一般在数日内消失,水疱在 2 周内消失。

问题五 患者的中医诊断、辨证分型是什么? 治则、处方是什么?

诊断:外感时行邪毒出疹。

辨证:毒邪外透证。

治则:内清里热,外解表邪。

方药:葛根芩连汤加减。

组成:葛根、黄芩、黄连、甘草、升麻、赤芍、浮萍、薏苡仁、白茅根、竹叶、生大黄（后下）。

知识点 2

口蹄疫的中医辨证治疗

（1）邪袭肺卫证

主症:发热,乏力,鼻塞流涕,周身不适,可伴纳差、呕吐、泄泻等。舌苔薄白,脉浮数。治法:清凉解表,疏散风热。基本方药:银翘散加减。

（2）毒邪外透证

主症:口痛拒食,手足皮肤及口咽部出现大量疱疹,发热,烦躁不安,尿黄赤,大便干结或便溏。舌红、苔多黄腻,脉滑数。可分为湿热并重、湿重于热以及热重于湿 3 种类型。治法:内清里热,外解表邪。基本方药:葛根芩连汤加减。

（3）邪伤气阴证

主症:手足皮肤及口咽部疱疹渐消,身热渐退,口渴,纳差。舌红少津、脉细数。治法:滋阴健脾。方药:沙参麦冬汤加减。

【诊疗流程】

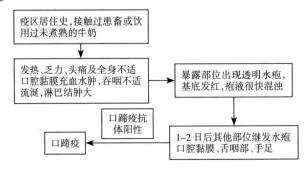

（陶　森）

 【复习思考题】

简述口蹄疫的临床表现。

第二十节　埃博拉出血热

 培训目标

1. 掌握埃博拉出血热的流行病学特点及发病机制、临床表现及诊断依据、治疗要点。
2. 掌握埃博拉出血热的中医论治要点。
3. 熟悉埃博拉出血热病原学、实验室检查及其预防措施。

埃博拉出血热(ebola hemorrhagic fever,EHF)是由埃博拉病毒(ebola virus)引起的一种急性出血性传染病。人主要通过接触患者或感染动物的体液、分泌物和排泄物等而感染,临床表现主要为突起发热、出血和多脏器损害。本病于 1976 年在非洲首次发现,目前主要在非洲国家流行,死率高,可达 50%~90%。

【典型案例】

一位非洲患者,突然出现高热、疲劳、咽痛、腹泻和头痛,3 天后出现休克、身体七窍出血而死亡。

问题一　根据患者出现的症状,考虑为什么疾病?

思路　根据患者的症状表现,高度疑诊埃博拉出血热。

问题二　埃博拉出血热病毒致病的临床表现有何特点?

思路　埃博拉出血热潜伏期为 2~21 天,一般为 8~10 天。尚未发现潜伏期有传染性。患者急性起病,发热并快速进展至高热,伴乏力、头痛、肌痛、咽痛等;并可出现恶心、呕吐、腹痛、腹泻、皮疹等。病程第 3~4 天后可进入极期,出现持续高热,感染中毒症状及消化道症状加重,有不同程度的出血,包括皮肤黏膜出血、呕血、咯血、便血、血尿等;严重者可出现意识障碍、休克及多脏器受累,多在发病后 2 周内死于出血、多脏器功能障碍等。

问题三　需要立即完成哪些应急措施?

思路　除对患者进行确诊外,还需要严格执行隔离、消毒,包括所有接触过患者或房间物件的人员,防止疾病继续传染扩散。

知识点 1

病 原 学

埃博拉病毒属丝状病毒科(filoviridae),为 RNA 病毒;呈长丝状体,毒粒平均长1 000nm,直径约 100nm;有脂质包膜,主要由糖蛋白组成;基因组是不分节段的负链 RNA,大小为 18.9kb,编码7 个结构蛋白和 1 个非结构蛋白(图 2-20-1,见文末彩图)。病毒分为扎伊尔型、苏丹型、本迪布焦型、塔伊森林型和莱斯顿型,前四种亚型感染后可导致人发病。对热有中度抵抗力,对紫外线、γ 射线、甲醛、酚类等敏感。

知识点 2

流 行 病 学

1. 传染源　感染埃博拉病毒的人和非人灵长类动物为本病传染源。狐蝠科的果蝠有可能为本病的传染源。

2. 传播途径　最主要为接触传播,通过接触患者和感染动物的血液、体液、分泌物、排泄物及其污染物感染;也存在性传播的可能;感染场所主要为医疗机构和家庭,医院内传播是导致暴发流行的重要因素。接触自然疫源地或实验室的感染动物可以导致人的发病。

3. 人群易感性　人类对埃博拉病毒普遍易感。

问题四　埃博拉出血热有何临床表现?

思路　临床表现为起病急、发热、极度乏力、牙龈出血、鼻出血、结膜充血、皮肤瘀点和紫斑、便血及其他出血症状;头疼、呕吐、恶心、腹泻、全身肌肉或关节疼痛等。

问题五　如何确诊埃博拉出血热?

思路　符合以下 1 项可确诊:①病毒核酸检测阳性;②病毒抗原检测阳性;③分离到病毒;④血清特异性 IgM 抗体检测阳性;双份血清特异性 IgG 抗体阳转或恢复期较急性期升高 4 倍及以上;⑤组织中病原学检测阳性。

知识点 3

实验室检查

1. 一般检查

(1) 血常规:早期白细胞减少,第 7 病日后上升,并出现异型淋巴细胞,血小板可减少。

(2) 尿常规:早期可有蛋白尿。

(3) 生化检查:AST 和 ALT 升高,且 AST 升高大于 ALT。

2. 血清学检查　ELISA 法检测血清特异性 IgM 抗体、IgG 抗体。

3. 病原学检查

（1）病毒抗原检测：采用 ELISA 等方法检测血清中病毒抗原。

（2）核酸检测：采用 RT-PCR 等核酸扩增方法检测。一般发病后 2 周内的患者血标本中可检测到病毒核酸。

4. 病毒分离　采集发病 1 周内患者血清标本，用 Vero、Hela 等细胞进行病毒分离。

问题六　埃博拉出血热如何治疗？

思路　本病无特效治疗措施，主要采取对症和支持治疗，注意水、电解质平衡，预防和控制出血，控制继发感染，治疗肾衰竭和出血、DIC 等并发症。

知识点 4

治　疗

1. 一般支持对症治疗　首先需要隔离患者。卧床休息，予少渣易消化半流质饮食，保证充分热量。

2. 病原学治疗　抗病毒治疗尚无定论。

3. 补液治疗　充分补液，维持水电解质和酸碱平衡，使用平衡盐液，维持有效血容量，加强胶体液补充如白蛋白、低分子右旋糖酐等，预防和治疗低血压休克。

4. 保肝抗炎治疗　应用甘草酸制剂。

5. 出血的治疗　止血和输血，新鲜冰冻血浆补充凝血因子，预防 DIC。

6. 控制感染　及时发现继发感染，根据细菌培养和药敏结果应用抗生素。

7. 肾衰竭的治疗　及时行血液透析等。

8. 中医辨证论治　运用中医药治疗流行性出血热方法对照证候以治疗埃博拉出血热。

【诊疗流程】

（一）非定点医疗机构埃博拉出血热相关病例就诊流程图

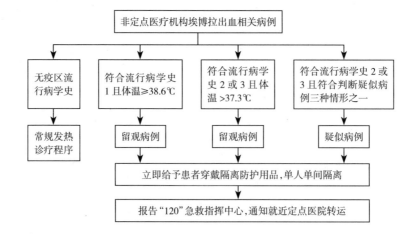

（二）定点医疗机构埃博拉出血热相关病例就诊流程图

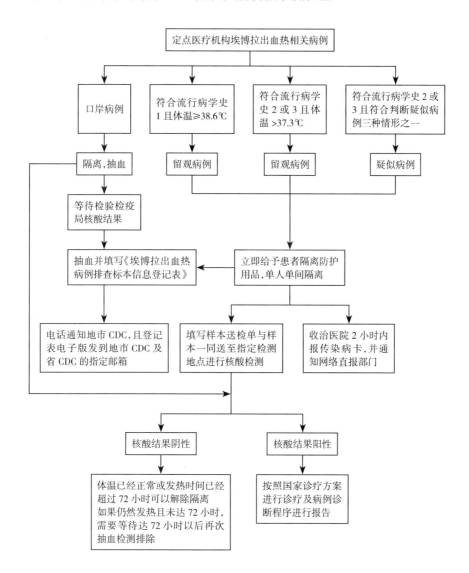

注 1：流行病学史依据

　　流行病学史 1：发病前 21 天内有在埃博拉传播活跃地区居住或旅行史。

　　流行病学史 2：发病前 21 天内，在没有恰当个人防护的情况下，接触过埃博拉患者的血液、体
　　　　　　　　　液、分泌物、排泄物或尸体等。

　　流行病学史 3：发病前 21 天内，在没有恰当个人防护的情况下，接触或处理过来自疫区的蝙蝠
　　　　　　　　　或非人类灵长类动物。

注 2：判断疑似病例三种情形

　　（1）体温≥38.6℃，出现严重头痛、肌肉痛、呕吐、腹泻、腹痛。

　　（2）发热伴不明原因出血。

　　（3）不明原因猝死。

（池晓玲）

【复习思考题】

简述埃博拉病毒出血热的治疗与预防。

第二十一节　新型冠状病毒肺炎

PPT 课件

02第21节PPT

培训目标

1. 掌握新型冠状病毒肺炎的流行病学特点、临床表现、诊断技巧、治疗及预防原则。
2. 掌握新型冠状病毒肺炎的中医证候分型、中医药防治措施。
3. 熟悉新型冠状病毒肺炎的病原学分型、并发症及预后。

概述

新型冠状病毒肺炎(corona virus disease 2019,COVID-19),简称"新冠肺炎",是指2019 新型冠状病毒感染导致的肺炎,主要经呼吸道飞沫和密切接触传播,也存在气溶胶传播的可能。该病以发热、干咳、乏力为主要表现。少数患者伴有鼻塞、流涕、咽痛、肌痛和腹泻等症状。重症患者多在发病 1 周后出现呼吸困难和 / 或低氧血症,严重者可快速进展为急性呼吸窘迫综合征、脓毒症休克、难以纠正的代谢性酸中毒和出凝血功能障碍及多器官功能衰竭等。部分儿童及新生儿病例症状可不典型,表现为呕吐、腹泻等消化道症状或仅表现为精神弱、呼吸急促。轻型患者仅表现为低热、轻微乏力等,无肺炎表现。多数患者预后良好,少数患者病情危重。老年人和有慢性基础疾病者预后较差。儿童病例症状相对较轻。本病属于中医"疫"病范畴,病因为感受"疫戾"之气,可根据病情、当地气候特点以及不同体质等情况,进行辨证论治。

【典型案例】

患者谢某,女,54 岁,退休。患者 1 周前(2020 年 1 月 25 日)至医院探视患者后发热。症状低热,乏力,头身困重,干咳痰少,大便溏。查体:体温 37.9℃,心率102 次 /min,呼吸次数 16 次 /min,血压 116/76mmHg,神清,精神可,咽部充血,双侧扁桃体无肿大,双肺呼吸音稍粗,律齐,无杂音。舌淡红,苔薄黄,脉滑数。辅助检查:血常规:白细胞 $6.92×10^9$/L,淋巴细胞 $1.62×10^9$/L,中性粒细胞 67.9%。胸部 CT 未见明显肺炎征象。

问题一　初步考虑患者病情可能是什么? 其诊断依据是什么? 应该与哪些疾病进行鉴别?

思路 1　本例初步诊断为新型冠状病毒肺炎,诊断依据是:

(1) 有明确流行病学史。

(2) 发热,咳嗽,体温 37.9℃,临床症状轻微。

（3）血常规:白细胞 $6.92\times10^9/L$,淋巴细胞 $1.62\times10^9/L$,中性粒细胞 67.9%。胸部 CT 未见明显肺炎征象。

思路 2　本病应与以下疾病进行鉴别:

（1）新型冠状病毒感染轻型表现需与其他病毒引起的上呼吸道感染相鉴别。

（2）新型冠状病毒肺炎主要与流感病毒、腺病毒、呼吸道合胞病毒等其他已知病毒性肺炎及肺炎支原体感染鉴别,尤其是对疑似病例要尽可能采取包括快速抗原检测和多重 PCR 核酸检测等方法,对常见呼吸道病原体进行检测。

（3）还要与非感染性疾病,如血管炎、皮肌炎和机化性肺炎等鉴别。

问题二　为明确诊断还需要做哪些检查?

思路　还需要做病原学相关检查。

📋 **知识点 1**

病　原　学

病原学:新型冠状病毒属于 β 属的冠状病毒,有包膜,颗粒呈圆形或椭圆形,常为多形性,直径 60~140nm。其基因特征与 SARS-CoV 和 MERS-CoV 有明显区别。目前研究显示与蝙蝠 SARS 样冠状病毒(bat-SL-CoVZC45)同源性达 85% 以上。体外分离培养时,新型冠状病毒 96 个小时左右即可在人呼吸道上皮细胞内发现,而在 Vero E6 和 Huh-7 细胞系中分离培养需约 6 天。

对冠状病毒理化特性的认识多来自对 SARS-CoV 和 MERS-CoV 的研究。病毒对紫外线和热敏感,56℃ 30 分钟、乙醚、75% 乙醇、含氯消毒剂、过氧乙酸和氯仿等脂溶剂均可有效灭活病毒,氯己定不能有效灭活病毒。

📋 **知识点 2**

流　行　病　学

1. **传染源**　目前所见传染源主要是新型冠状病毒感染的患者。无症状感染者也可能成为传染源。

2. **传播途径**　经呼吸道飞沫和密切接触传播是主要的传播途径。在相对封闭的环境中长时间暴露于高浓度气溶胶情况下存在经气溶胶传播的可能。由于在粪便及尿中可分离到新型冠状病毒,应注意粪便及尿对环境污染造成气溶胶或接触传播。

3. **易感人群**　人群普遍易感。

问题三　本病确诊依据是什么?

（一）疑似病例

结合流行病学史和临床表现综合分析。

1. 流行病学史

（1）发病前 14 天内有武汉市及周边地区,或其他有病例报告社区的旅行史或居住史。

（2）发病前 14 天内与新型冠状病毒感染者（核酸检测阳性者）有接触史。

（3）发病前 14 天内曾接触过来自武汉市及周边地区或来自有病例报告社区的发热或有呼吸道症状的患者。

（4）聚集性发病（2 周内在小范围如家庭、办公室、学校班级等场所，出现 2 例及以上发热和 / 或呼吸道症状的病例）。

2. 临床表现

（1）发热和 / 或呼吸道症状。

（2）具有上述新型冠状病毒肺炎影像学特征。

（3）发病早期白细胞总数正常或降低，淋巴细胞计数正常或减少。

有流行病学史中的任何 1 条，且符合临床表现中任意 2 条。无明确流行病学史的，符合临床表现中的 3 条。

（二）确诊病例。

疑似病例同时具备以下病原学或血清学证据之一者：

1. 实时荧光 RT-PCR 检测新型冠状病毒核酸阳性。

2. 病毒基因测序，与已知的新型冠状病毒高度同源。

3. 血清新型冠状病毒特异性 IgM 抗体和 IgG 抗体阳性；血清新型冠状病毒特异性 IgG 抗体由阴性转为阳性或恢复期较急性期升高 4 倍及以上。

辅助检查

病毒核酸检测：RT-PCR 报告新型冠状病毒核酸阳性；甲型、乙型流感病毒核酸阴性。

问题四　该患者的确定性诊断是什么？

思路　该患者的确定性诊断是新型冠状病毒肺炎（轻型）。

问题五　该患者要采取哪些防治措施？

思路 1　根据病情确定治疗场所。

确诊病例应在具备有效隔离条件和防护条件的定点医院隔离治疗。

思路 2　一般治疗。

1. 卧床休息，加强支持治疗，保证充分热量；注意水、电解质平衡，维持内环境稳定；密切监测生命体征、指氧饱和度等。

2. 根据病情监测血常规、尿常规、CRP、生化指标（肝酶、心肌酶、肾功能等）、凝血功能、动脉血气分析、胸部影像学等。有条件者可行细胞因子检测。

3. 及时给予有效氧疗措施，包括鼻导管、面罩给氧和经鼻高流量氧疗。有条件可采用氢氧混合吸入气（H_2/O_2：66.6%/33.3%）治疗。

4. 抗病毒治疗　可试用 α- 干扰素（成人每次 500 万 U 或相当剂量，加入灭菌注射用水 2ml，每日 2 次雾化吸入）、洛匹那韦 / 利托那韦（成人 200mg/50mg/ 粒，每次 2 粒，每日 2 次，疗程不超过 10 日）、利巴韦林（建议与干扰素或洛匹那韦 / 利托那韦联合应用，成人 500mg/ 次，每日 2~3 次静脉注射，疗程不超过 10 日）、磷酸氯喹（18~65 岁成人，体重大于 50kg 者，每次 500mg，每日 2 次，疗程 7 日；体重小于 50kg 者，第 1~2 日每次

500mg,每日 2 次,第 3~7 日每次 500mg,每日 1 次)、阿比多尔(成人 200mg,每日 3 次,疗程不超过 10 日)。要注意上述药物的不良反应、禁忌证(如患有心脏疾病者禁用氯喹)以及与其他药物的相互作用等问题。在临床应用中进一步评价目前所试用药物的疗效。不建议同时应用 3 种及以上抗病毒药物,出现不可耐受的毒副作用时应停止使用相关药物。对孕产妇患者的治疗应考虑妊娠周数,尽可能选择对胎儿影响较小的药物,以及是否终止妊娠后再进行治疗等问题,并知情告知。

5. 抗菌药物治疗 避免盲目或不恰当使用抗菌药物,尤其是联合使用广谱抗菌药物。

 知识点 3

抗病毒治疗时机

目前尚未发现抗新型冠状病毒的特效药物,确诊病例可考虑予 α- 干扰素、洛匹那韦 / 利托那韦、利巴韦林、磷酸氯喹、阿比多尔等药物治疗,不建议同时应用 3 种及以上抗病毒药物,出现不可耐受的毒副作用时应停止使用相关药物。

知识点 4

新型冠状病毒肺炎的并发症

重症患者多在发病 1 周后出现呼吸困难和 / 或低氧血症,严重者可快速进展为急性呼吸窘迫综合征、脓毒症休克、难以纠正的代谢性酸中毒和出凝血功能障碍及多器官功能衰竭等。

问题六 本例中医证型是什么? 辨证要点是什么? 中医治疗方法是什么?

思路 本例患者感受疫毒之邪后出现低热,乏力,头身困重,肌肉酸痛,干咳,胸闷,大便溏等症状,当属中医 "疫病"(湿热蕴肺证)范畴。热邪袭表,热遏肌表,故发热;湿邪侵袭,脾阳不升,故见头身困重,干咳痰少,大便溏。舌淡红,苔薄黄,脉滑数均为 "湿热蕴肺" 之象。

治法:清热祛湿。

处方:槟榔 10g、草果 10g、厚朴 10g、知母 10g、黄芩 10g、柴胡 10g、赤芍 10g、连翘 15g、青蒿(后下)10g、苍术 10g、大青叶 10g、生甘草 5g。水煎 300ml,口服一次 150ml,一日 2 次,服用 3~5 日。方中槟榔、草果、厚朴、苍术祛湿;知母、黄芩、柴胡、青蒿、赤芍清热;连翘、大青叶、生甘草清热解毒。

 知识点 5

新型冠状病毒肺炎的中医辨证治疗

1. 医学观察期
(1)临床表现 1:乏力伴胃肠不适。

推荐中成药:藿香正气胶囊(片、丸、滴丸、颗粒、水、合剂、口服液)。

(2) 临床表现2:乏力伴发热。

推荐中成药:金花清感颗粒、连花清瘟胶囊(颗粒)、疏风解毒胶囊(颗粒)。

2. 临床治疗期(确诊病例)

(1) 清肺排毒汤

适用范围:结合多地医生临床观察,适用于轻型、普通型、重型患者,在危重型患者救治中可结合患者实际情况合理使用。

基础方剂:麻黄9g、炙甘草6g、杏仁9g、生石膏(先煎)15~30g、桂枝9g、泽泻9g、猪苓9g、白术9g、茯苓15g、柴胡16g、黄芩6g、姜半夏9g、生姜9g、紫菀9g、款冬花9g、射干9g、细辛6g、山药12g、枳实6g、陈皮6g、藿香9g。

(2) 轻型

1) 寒湿郁肺证

临床表现:发热,乏力,周身酸痛,咳嗽,咯痰,胸紧憋气,纳呆,恶心,呕吐,大便黏腻不爽。舌质淡胖齿痕或淡红,苔白厚腐腻或白腻,脉濡或滑。

推荐处方:生麻黄6g、生石膏15g、杏仁9g、羌活15g、葶苈子15g、贯众9g、地龙15g、徐长卿15g、藿香15g、佩兰9g、苍术15g、云苓45g、生白术30g、焦三仙各9g、厚朴15g、焦槟榔9g、煨草果9g、生姜15g。

2) 湿热蕴肺证

临床表现:低热或不发热,微恶寒,乏力,头身困重,肌肉酸痛,干咳痰少,咽痛,口干不欲多饮,或伴有胸闷脘痞,无汗或汗出不畅,或见呕恶纳呆,便溏或大便黏滞不爽。舌淡红,苔白厚腻或薄黄,脉滑数或濡。

推荐处方:槟榔10g、草果10g、厚朴10g、知母10g、黄芩10g、柴胡10g、赤芍10g、连翘15g、青蒿(后下)10g、苍术10g、大青叶10g、生甘草5g。

(3) 普通型

1) 湿毒郁肺证

临床表现:发热,咳嗽痰少,或有黄痰,憋闷气促,腹胀,便秘不畅。舌质黯红,舌体胖,苔黄腻或黄燥,脉滑数或弦滑。

推荐处方:生麻黄6g、苦杏仁15g、生石膏30g、生薏苡仁30g、苍术10g、藿香15g、青蒿12g、虎杖20g、马鞭草30g、干芦根30g、葶苈子15g、化橘红15g、生甘草10g。

2) 寒湿阻肺证

临床表现:低热,身热不扬,或未热,干咳,少痰,倦怠乏力,胸闷,脘痞,或呕恶,便溏。舌质淡或淡红,苔白或白腻,脉濡。

推荐处方:苍术15g、陈皮10g、厚朴10g、藿香10g、草果6g、生麻黄6g、羌活10g、生姜10g、槟榔10g。

(4) 重型

1) 疫毒闭肺证

临床表现:发热面红,咳嗽,痰黄黏少,或痰中带血,喘憋气促,疲乏倦怠,口干苦黏,恶心不食,大便不畅,小便短赤。舌红,苔黄腻,脉滑数。

推荐处方:化湿败毒方。

基础方剂:生麻黄 6g、杏仁 9g、生石膏 15g、甘草 3g、藿香(后下)10g、厚朴 10g、苍术 15g、草果 10g、法半夏 9g、茯苓 15g、生大黄(后下)5g、生黄芪 10g、葶苈子 10g、赤芍 10g。

2) 气营两燔证

临床表现:大热烦渴,喘憋气促,谵语神昏,视物错瞀,或发斑疹,或吐血、衄血,或四肢抽搐。舌绛少苔或无苔,脉沉细数,或浮大而数。

推荐处方:生石膏(先煎)30~60g、知母 30g、生地 30~60g、水牛角(先煎)30g、赤芍 30g、玄参 30g、连翘 15g、丹皮 15g、黄连 6g、竹叶 12g、葶苈子 15g、生甘草 6g。

(5) 危重型——内闭外脱证

临床表现:呼吸困难、动辄气喘或需要机械通气,伴神昏,烦躁,汗出肢冷,舌质紫黯,苔厚腻或燥,脉浮大无根。

推荐处方:人参 15g、黑顺片(先煎)10g、山茱萸 15g,送服苏合香丸或安宫牛黄丸。

【诊疗流程】

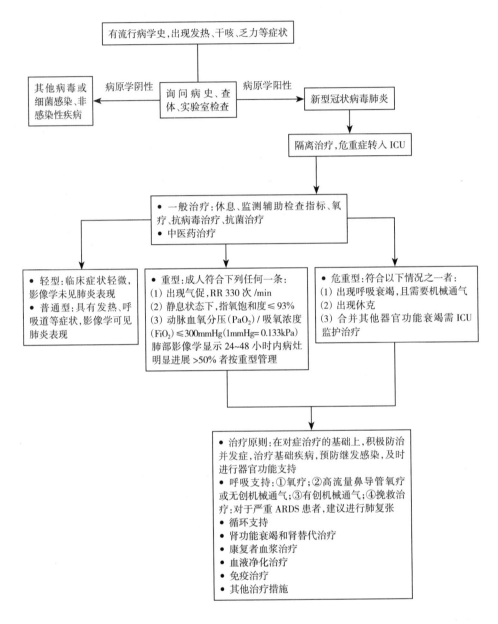

有流行病学史,出现发热、干咳、乏力等症状

其他病毒或细菌感染、非感染性疾病 ← 病原学阴性 — 询问病史、查体、实验室检查 — 病原学阳性 → 新型冠状病毒肺炎

隔离治疗,危重症转入 ICU

• 一般治疗:休息、监测辅助检查指标、氧疗、抗病毒治疗、抗菌治疗
• 中医药治疗

• 轻型:临床症状轻微,影像学未见肺炎表现
• 普通型:具有发热、呼吸道等症状,影像学可见肺炎表现

• 重型:成人符合下列任何一条:
(1) 出现气促,RR 330 次 /min
(2) 静息状态下,指氧饱和度≤93%
(3) 动脉血氧分压(PaO₂)/ 吸氧浓度(FiO₂)≤300mmHg(1mmHg= 0.133kPa)
肺部影像学显示 24~48 小时内病灶明显进展 >50% 者按重型管理

• 危重型:符合以下情况之一者:
(1) 出现呼吸衰竭,且需要机械通气
(2) 出现休克
(3) 合并其他器官功能衰竭需 ICU 监护治疗

• 治疗原则:在对症治疗的基础上,积极防治并发症,治疗基础疾病,预防继发感染,及时进行器官功能支持
• 呼吸支持:①氧疗;②高流量鼻导管氧疗或无创机械通气;③有创机械通气;④挽救治疗:对于严重 ARDS 患者,建议进行肺复张
• 循环支持
• 肾功能衰竭和肾替代治疗
• 康复者血浆治疗
• 血液净化治疗
• 免疫治疗
• 其他治疗措施

(张　炜)

扫一扫
测一测

? 【复习思考题】

新型冠状病毒肺炎如何进行中医辨证治疗?

第三章

细菌性疾病

第一节　伤　寒

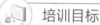 培训目标

1. 掌握伤寒的诊断和中医辨证论治要点。
2. 掌握伤寒的中西医结合治疗方案、临床表现及鉴别诊断。
3. 熟悉副伤寒的临床特点及诊治要点。

伤寒(typhoid fever)是由肠沙门菌肠亚种伤寒沙门菌(salmonella typhi)引起的一种急性肠道传染病。持续发热、表情淡漠、玫瑰疹、相对缓脉、肝脾肿大和白细胞减少等是其主要的临床特征,可出现肠出血、肠穿孔等严重并发症。其主要通过粪-口途径传播。伤寒属中医学的"湿温"范畴,常在人体正气不足或内有蕴湿的情况下,复感湿热之邪而致病。病邪多从口入,进而伤及脾胃。湿阻中焦,或上扰清阳故见恶寒,身热不扬,或午后热甚,胸闷不饥,口不渴等。若传入营血,可见热迫血溢之玫瑰疹等(图3-1-1,见文末彩图)。若湿热酿痰,蒙蔽清窍,可出现耳鸣、重听、神志昏蒙、时有谵语等证。其病机关键为湿遏热伏,病变脏腑主要是脾、胃、肠等。伤寒通常潜伏期7~14天,典型经过分为四期。抗菌治疗疗程14天。人群普遍易感,病后可获得持久性免疫。

【典型案例】

患者,杨某,男,21岁,某酒店厨师。因"高热,食欲不振,乏力1周"入院。入院1周前开始发热,体温逐渐升高,最高达40℃,发热以下午较重,呈阶梯形上升,伴腹痛、腹胀,无恶心、呕吐,伴纳差,全身乏力。自服感冒灵胶囊,病情无好转且加剧。查体:体温40℃,心率88次/min,呼吸次数26次/min,血压120/75mmHg,神清,精神差,表情淡漠,消瘦,舌尖红,舌苔黄厚,浅表淋巴结未触及肿大。双肺呼吸音稍粗,未闻及干、湿性啰音,心律齐,无杂音,腹平软,肝肋下1.5cm,剑突下2cm,质软有轻度触痛,脾肋下2cm。双下肢无水肿。既往史无特殊,无药物过敏史及手术输血史。中医证候表现为发热,口干而渴,心烦脘痞;舌红、苔黄而腻,脉弦数。

问题一 初步考虑患者病情可能是什么? 其诊断依据是什么? 应该与哪些疾病进行鉴别?

思路 1 本例初步诊断为伤寒,诊断依据是:

(1) 发热,体温 40℃,呈阶梯形上升。

(2) 精神恍惚,呆滞,反应迟钝,胃纳差等全身中毒症状。

(3) 相对缓脉,肝脾肿大、质软。

思路 2 本病与以下疾病进行鉴别:

(1) 细菌性痢疾:患者有发热、腹痛、腹泻等表现与伤寒类似,但腹痛以左下腹为主,伴里急后重,黏液脓血便、白细胞升高,大便培养痢疾杆菌阳性可鉴别。

(2) 疟疾:患者有发热、肝脾肿大、白细胞减少与伤寒类似。但患者典型表现为寒战、高热,退热时大汗,贫血,外周血或骨髓涂片见疟原虫可鉴别。

(3) 革兰氏阴性杆菌败血症:患者有高热、肝脾肿大、白细胞减少等表现,但可查见胆道、泌尿道或呼吸道等原发性感染灶,寒战明显,常有皮肤瘀斑、瘀点,血培养有相应的病原菌阳性可鉴别。

(4) 病毒性上呼吸道感染:患者有高热、头痛、白细胞减少等表现与伤寒相似。没有表情淡漠、玫瑰疹、肝脾肿大,病程不超过 1~2 周等可以与伤寒相鉴别。

(5) 血行播散性结核病:患者有发热、白细胞降低等与伤寒相似。有结核接触史、肺部影像学表现等可与伤寒相鉴别。

问题二 为明确诊断还需要做哪些检查?

思路 还需要做血清学检查、病原学相关检查。

问题三 确诊依据是什么?

思路 有伤寒临床表现,细菌学检查是确诊的依据。

(1) 血培养:病程第 1~2 周阳性率最高,可达 80%~90%,第 2 周后逐渐下降,第三周末下降到 50% 左右,以后迅速降低。再燃或复发时可出现阳性。

(2) 骨髓培养:出现阳性的时间与血培养相仿。骨髓培养的阳性率较血培养稍高,对血培养阴性或使用过抗菌药物诊断有困难的疑似患者,骨髓培养有助于诊断。

(3) 大便培养:病程第 2 周起阳性率逐渐增加,第 3~4 周阳性率最高。

(4) 尿培养:初期多为阴性,病程第 3~4 周的阳性率仅有 25% 左右。

(5) 其他:十二指肠引流液培养有助于带菌者的诊断,但操作不便,一般很少使用。玫瑰斑疹刮取液培养在必要时亦可进行。

血清学检查具有一定的辅助诊断价值:

肥达试验:采用伤寒沙门菌菌体抗原(O)、鞭毛抗原(H)、副伤寒甲、乙、丙沙门菌鞭毛抗原共 5 种,采用凝集法检测血清中相应抗体的效价。病程第 2 周起出现阳性,第 4~5 周阳性率最高,可达 80%,痊愈后阳性可持续几个月。O 抗体效价在 1:80 以上,H 抗体效价在 1:160 以上;或者 O 抗体效价有 4 倍以上的升高,具有辅助诊断意义。

知识点 1

病 原 学

病原学:伤寒沙门菌属沙门菌属 D 组,革兰氏染色阴性,呈短杆状,不形成芽孢,有鞭毛,普通培养基中可生长,培养基中含胆汁生长更好。伤寒沙门菌有脂多糖菌体抗原(O 抗原)、鞭毛抗原(H)抗原和 Vi 抗原,可刺激机体产生特异性、非保护性抗体,其中 Vi 抗原的抗原性较弱。伤寒杆菌菌体裂解产生的内毒素在发病机制中起重要作用。

知识点 2

流 行 病 学

患者和带菌者为唯一传染源。主要通过粪 - 口途径传播。水源和食物被污染是重要的传播途径,可引起暴发流行。日常生活密切接触是散发的传播途径。苍蝇和蟑螂等媒介可机械性携带伤寒沙门菌引起散发流行。人群普遍易感。伤寒发病后可获得较稳固的免疫力,第二次发病少见。伤寒和副伤寒没有交叉免疫。可发生在任何季节,夏秋季多见。

辅助检查

血常规:白细胞 $2×10^9/L$,中性粒细胞 56%,淋巴细胞 38%,单核细胞 6%,嗜酸性粒细胞 0。肥达反应结果:T0 1:160,TH 1:80,入院第 7 天复查,T0 1:640,TH 1:640。血培养出伤寒沙门菌。

问题四 该患者的确定性诊断是什么?

思路 该患者的确定性诊断是伤寒。

问题五 该患者需要采取哪些防治措施?

思路 1 一般治疗。

(1) 隔离:消化道隔离,临床症状消失后,每隔 5~7 天进行大便培养,连续 2 次阴性可解除隔离。

(2) 休息:流质或无渣饮食,观察体温、脉搏、血压和粪便性状等变化。注意口腔和皮肤的清洁,预防压疮和肺部感染。

思路 2 抗菌治疗。左氧氟沙星:口服,每次 0.2g,每天 2 次,疗程 14 天。

思路 3 对症治疗。高热时进行物理降温;便秘可用生理盐水 300~500ml 进行低压灌肠,无效时使用 50% 甘油 60ml 或液体石蜡 100ml 灌肠。

知识点 3

伤寒的并发症

1. 肠出血 为常见的严重并发症。多出现在病程第 2~3 周,成人多见。常有饮食不当、活动过多、腹泻、排便用力过度等诱发因素,多表现为黑便,大量出血时,可出现头晕、口渴、烦躁不安、面色苍白、呼吸急促、脉细速、血压下降等。

2. 肠穿孔 为最严重的并发症。多出现在病程第2~3周,成人多见。穿孔部位多在回肠末端,可有腹胀、腹泻或肠出血等前兆,临床表现为右下腹突然剧烈疼痛,伴恶心、呕吐、呼吸急促、脉细速、四肢厥冷、血压下降等表现,并出现腹肌紧张,全腹压痛、反跳痛,肠鸣音减弱或消失等腹膜炎体征,腹部X线检查可见膈下游离气体。

3. 中毒性肝炎 常发生在病程第1~3周,发现肝脏肿大,肝区触痛,肝功能检查提示丙氨酸转氨酶(ALT)升高。

4. 中毒性心肌炎 常发生在病程第2~3周,患者全身中毒症状明显,出现脉搏增快,血压下降,第一心音低钝,心律失常等,心肌酶谱异常,心电图检查提示P-R间期延长,ST段下降或平坦,T波改变等。

5. 其他并发症 包括支气管炎及肺炎、溶血性尿毒综合征、急性胆囊炎、骨髓炎、肾盂肾炎、脑膜炎和血栓性静脉炎等。

知识点 4

伤寒的预防

1. 管理传染源 按肠道传染病隔离。体温正常后的第15天解除隔离。有条件时,症状消失后5天和10天做大便培养和尿培养,连续2次阴性才能解除隔离。慢性携带者应调离饮食业,并给予治疗。对接触者进行医学观察15天。

2. 切断传播途径 做好水源、饮食、粪便管理。避免饮用生水、避免进食未煮熟的肉类食品,进食水果前应洗净或削皮。

3. 保护易感人群 对易感人群进行伤寒、副伤寒甲、乙三联菌苗预防接种。

问题六 本例中医证型是什么?辨证要点是什么?中医治疗方法是什么?

中医证型:湿热中阻证。

辨证要点:但热不恶寒,汗出溱溱,头胀眩痛,胸痞懊侬,口渴引饮,溲短赤,胸腹初布白㾦,舌苔黄腻,大便秘结,脉弦数。

治法:清利湿热,理气和中。

方用王氏连朴饮加减。加减:湿邪偏重,脘腹胀满,身重不渴,舌苔滑腻者,重用厚朴,加苍术、藿香、佩兰、草果等;高热烦渴,舌红苔黄者,加石膏、知母。

知识点 5

伤寒的中医辨证治疗

1. 湿热困表证

治法:辛温解表,芳香化浊。

方药:三仁汤加减。

2. 湿热中阻证

治法:清利湿热,理气和中。

方药:王氏连朴饮加减。

3. 热入营血证

治法:壮水制火,清营凉血。

方药:清营汤加减。

4. 邪衰正虚证

治法:益气生津,清解余热。

方药:竹叶石膏汤加减。

【诊疗流程】

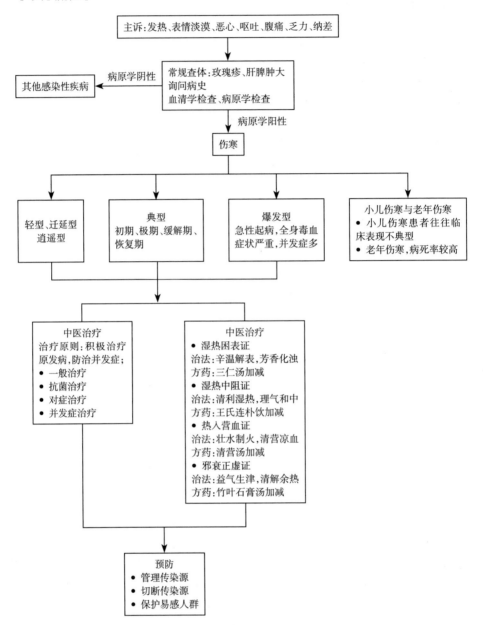

附:副伤寒

副伤寒(paratyphoid fever)是副伤寒甲、乙、丙沙门菌引起的一组细菌性传染病。副伤寒的临床疾病过程和处理措施与伤寒大致相同,不同的临床特点如下:

(一) 副伤寒甲、乙

我国成人的副伤寒以副伤寒甲为主,儿童以副伤寒乙较常见。副伤寒甲、乙患者肠道病变表浅,范围较广,可波及结肠。潜伏期一般为 8~10 天。起病常有腹痛、腹泻、呕吐等急性胃肠炎症状,随后出现体温升高,伤寒样症状。体温波动较大,稽留热少见,热程较短,皮疹出现比较早,稍大、颜色较深,量稍多,可遍布全身。并发症少见,病死率较低。

(二)副伤寒丙

可表现为脓毒血症型、伤寒型或急性胃肠炎型,以脓毒血症型多见。起病急,寒战,体温迅速上升,热型不规则,热程 1~3 周,出现迁延性化脓病灶时,病程延长,以肺部、骨骼及关节等部位的局限性化脓灶为常见。肠出血、肠穿孔少见。局部化脓病灶抽脓可检出副伤寒丙杆菌。

副伤寒甲、乙、丙的治疗与伤寒相同,当副伤寒丙出现脓肿形成时,应进行外科手术排脓,同时加强抗菌治疗。

(沙　巍)

【复习思考题】

简述伤寒的中西医结合治疗方案。

第二节　霍　　乱

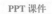

1. 掌握霍乱的流行病学特点、临床表现、诊断标准、治疗及预防原则。
2. 掌握霍乱的中医证候分型、治则、方药。
3. 熟悉霍乱的病原学分型、并发症及预后。

霍乱(cholera)是由摄入受霍乱弧菌(vibrio cholerae)污染的食物或水引起的烈性肠道传染病,临床表现轻重不一。典型的临床表现为:剧烈的腹泻、呕吐,以及由此引起的脱水、电解质紊乱、肌肉痉挛,严重者可导致微循环衰竭和急性肾衰竭等。发病急,传播快,属于我国甲类传染病。中医俗称“触恶”。霍乱致病主要原因是感受外来时邪和饮食不慎,损伤脾胃,升降失司,清浊相混,乱于肠胃所致。本病的发生与患者的平素体质有关,若患者中阳素虚,脾失健运,或重感寒湿,或畏热贪凉,过食生冷,则病从寒化而发寒霍乱;若患者素体阳盛,或湿热内蕴,或长途烈日冒暑远行,复感时令热邪,以及过食醇酒厚味,湿热内生,病从热化而成热霍乱。如饮食不慎先伤脾胃,再感秽浊邪气,邪留中焦,升降失常格拒,上下不通,则见欲吐不得吐,欲泻不得泻,腹中绞痛,脘闷难忍,是为干霍乱,俗称“绞肠痧”,是本病的严重证候。若吐泻过剧,津液随之耗竭,可导致亡阴。严重吐泻之后,不仅耗损阴津,亦可伤及阳气,耗散元气,使阳气外脱,危及生命。

【典型案例】

患者刘某,男,40 岁,工人。时值霍乱流行期。主诉:反复呕吐、腹泻 2 小时余。患者因饮食不洁食物,2 小时后突然出现剧烈腹泻伴频繁呕吐,呕吐酸秽物 10 余次,腹泻米泔样恶臭便 10 余次,小便黄短,在外院就诊后予服理中汤加人参 9g,无效,至门诊为求进一步诊治。粪常规显微镜下可见革兰氏染色阴性弧菌呈鱼群样排列。在暗视野悬滴镜检时见有穿梭状运动。舌红苔黄而黏腻,脉沉细。

问题一 初步考虑患者可能是什么病? 其诊断依据是什么? 应该与哪些疾病进行鉴别?

思路 1 本例初步诊断为霍乱,诊断依据是:

(1) 发病时值霍乱流行期。

(2) 频繁呕吐,呕吐酸秽物,腹泻米泔样恶臭便。

(3) 粪便涂片染色弧菌呈鱼群状排列,在暗视野悬滴镜检时见有穿梭状运动。

思路 2 本病与以下疾病进行鉴别:

霍乱应与其他病原微生物引起的腹泻相鉴别,主要包括细菌性食物中毒、急性细菌性痢疾、大肠埃希菌肠炎、病毒性肠炎、鼠伤寒沙门菌感染、空肠弯曲菌肠炎等。

 知识点 1

病 原 学

霍乱常见病原体为霍乱弧菌。革兰氏染色阴性,弧形或逗点状杆菌,在暗视野悬滴镜检呈穿梭状运动,直接涂片时可见弧菌纵列成"鱼群"样。霍乱弧菌有热的菌体(O)抗原和不耐热的鞭毛(H)抗原。H 抗原为乱弧菌属所共有;O 抗原特异性高,有群特异性和型特异性两种抗原。霍乱弧菌对热、干燥、酸及一般消毒剂均甚敏感。根据 O 抗原特异性、生物性状、致病性等不同,霍乱分为 O_1 群霍乱弧菌和不典型 O_1 群霍乱弧菌。其中 O_1 群霍乱弧菌是霍乱的主要致病菌,可分为两个生物型:古典生物型、埃尔托生物型;三个血清型:小川型、稻叶型、彦岛型。不典型 O_1 群霍乱弧菌:不产生肠毒素,因此无致病性。但 O_{139} 霍乱弧菌具有特殊性,它含有与 O_1 群霍乱相同的毒素基因,能引起流行性腹泻。

知识点 2

流 行 病 学

患者和带菌者为主要传染源,粪-口途径传播,经水传播是最主要途径,日常生活接触和苍蝇亦可传播。患者及带菌者的便或排泄物污染水源和食物后可引起霍乱暴发流行。夏秋季为流行季节,北半球高峰期为 7~9 月,沿江沿海地区发病较多,暴发型与慢性迁延散发型两种形式并存扩散,以近程与远程进行传播。人对霍乱弧菌普遍易感,本病隐性感染较多。病后可获得一定免疫力。

问题二 为明确诊断还需要做哪些检查?

思路 1 病原菌检查。

(1)动力试验和制动试验阳性:将新鲜粪便做悬滴或暗视野显微镜检,可见运动活泼呈穿梭状运动的弧菌,即为动力试验阳性。

(2)细菌培养:粪便进行增菌后分离培养。

思路 2 核酸检测。

通过 PCR 技术检测霍乱弧菌毒素基因亚单位 ctxA 和毒素协同菌毛基因(tcpA)来区别霍乱菌株及非霍乱弧菌。然后根据 tcpA 基因的不同 DNA 序列来区别古典生物型与埃尔托生物型霍乱弧菌。

思路 3 血清学检查。

霍乱弧菌感染者,能产生抗菌抗体和抗肠毒素抗体。在发病第 1~3 日及第 10~15 日各取 1 份血清,第 2 份血清的抗体效价比第 1 份增高 4 倍或 4 倍以上,有诊断参考价值。

思路 4 一般检查。

(1)血、尿、粪常规:失水可引起血液浓缩,红细胞计数和白细胞计数均升高,白细胞计数(10~20)×10⁹/L 或更高。尿常规可见少量蛋白,镜检有少许红细胞、白细胞和管型。粪常规可见黏液和少许红细胞、白细胞。

(2)生化:尿素氮、肌酐升高,血清钾、钠、氯化物及碳酸盐均下降。

问题三 本病确诊依据是什么?

思路 有剧烈腹泻伴频繁呕吐,呕吐酸秽物 10 余次,腹泻米泔样恶臭便 10 余次等霍乱临床表现,以下一种或几种病原学检测结果阳性:

(1)霍乱弧菌核酸检测阳性。

(2)血清学检查发现抗霍乱弧菌菌抗体和抗肠毒素抗体。

知识点 3

临 床 类 型

临床上通常根据脱水程度等将霍乱分成轻、中、重三型。此外,还有暴发型(极罕见),其特点是起病急骤,发展迅速,尚未出现吐泻症状即死于循环衰竭,又称"干性霍乱"(cholera sicca)(表 3-2-1)。

表 3-2-1 霍乱临床分型

	轻度	中度	重度
脱水(体重%)	5%以下	5%~10%	10%以上
神志	清	不安或呆滞	极度烦躁或静止不动,昏迷
喑哑	无	轻	喑哑难以对话
皮肤	稍干,弹性略差	干燥,弹性差	弹性消失,干皱
口唇发绀	无	干燥,发绀	极干,青紫
眼窝	稍凹陷	明显下陷	深陷,目不可闭

续表

	轻度	中度	重度
指纹	正常	皱瘪	干瘪
腓肠肌(肌肉痉挛)	无痉挛	有痉挛	明显痉挛
脉搏	正常	细、数	细数或无脉
收缩压	正常	轻度下降	休克
大便次数	10次以下	10~20次	20次以上
尿量	稍减少	减少	无尿
血浆比重	1.025~1.03	1.03~1.04	>1.04
患儿液体丢失	<50ml/kg	50~100ml/kg	>100ml/kg

 知识点 4

并 发 症

1. 循环衰竭 严重脱水者在 24 小时内补足液体,循环衰竭仍有可能可逆。低血压时间 >24 小时,几乎不可避免导致死亡。

2. 急性肾衰竭 源于休克得不到及时纠正和低血钾,表现为尿量减少和氮质血症,严重者出现尿闭,可因尿毒症而死亡。需以血液透析和腹膜透析进行治疗。

3. 低钾血症 腹泻会使钾大量丢失,若补钾不及时,会出现临床症状,表现为乏力、肠梗阻、尿潴留、心电图可见 PR 间期延长,T 波低平等。

4. 其他 低血糖,电解质失衡会导致肌肉痉挛,免疫缺陷者和有肝脏疾病者会导致败血症、早产和流产、小肠梗阻、急性肺水肿、急性心力衰竭等。

 知识点 5

霍 乱 治 疗

霍乱根据临床表现分为三期:泻吐期、脱水期、恢复期(反应期);根据脱水程度等将霍乱分成轻、中、重三型;治疗原则:严格隔离,及时补液,辅以抗菌和对症治疗。补充液体和电解质是治疗关键,抗菌治疗为液体疗法的辅助治疗。

知识点 6

霍乱的并发症

严重霍乱会出现循环衰竭、急性肾衰竭、低钾血症、急性肺水肿、急性心力衰竭等并发症。

问题四 该患者的确定性诊断是什么？

思路 根据流行病学、典型症状、理化检查,诊断为热霍乱证,泻吐期。

问题五 该患者需要采取哪些防治措施？

思路 该患者应严格隔离,注意休息,及时补液。治疗以100g食盐兑2 000ml温开水频服,或按比例冲服口服补液盐。

问题六 本例中医证型是什么？辨证要点是什么？中医治疗方法是什么？

中医诊断及证型:霍乱(热霍乱证)。

辨证要点:患者感受霍乱疫虫,表里之邪相并,清浊相干,乱于肠胃,升降逆乱,则见剧烈呕吐、腹泻。舌红苔黄而黏腻,脉沉细为热霍乱之征。

治法:苦降辛开,清热化湿

方用暑益气汤加减。处方:生石膏(先煎)、滑石、炒栀子、竹叶、黄芩、黄连、佩兰、厚朴。药后约1小时腹泻次数明显减少,呕吐次数亦减少,以后渐渐停止。患者感气力有所恢复,欲起床行走。次日,危重病象基本消失,感身体微热,即用清暑益气汤加减(太子参、竹叶、石斛、黄连、乌梅、甘草),以益气健胃。

知识点 7

霍乱的中医辨证治疗

1. 寒霍乱

主症:暴起呕吐下利,初起时所下带有稀粪,继则下利清稀,或如米泔水,不甚臭秽,胸膈痞闷,腹痛或不痛,四肢清冷,甚则面色转白,倦怠乏力,吐泻频繁。或有筋脉挛急,或见眼眶凹陷,指螺皱瘪,头汗自出,继而大汗漓淋,四肢厥冷,声音嘶哑,拘急转筋。舌质淡,苔白腻,脉象濡弱,甚则沉细欲绝。治法:轻证:芳香化湿,温中祛寒;重证:回阳固脱,补虚益阴。基本方药:纯阳正气丸。湿邪偏重:藿香正气散;寒浊偏重:来复丹,附子理中丸合行军散;阴津枯竭:通脉四逆加猪胆汁汤。

2. 热霍乱

主症:吐泻骤作,发热口渴,心烦脘闷,吐泻有腐臭味,腹中绞痛,小溲黄赤,甚则四肢酸楚,筋脉拘急,严重者可出现唇、面、爪甲皆青,身热自汗,手足厥逆。舌红苔黄腻,脉象濡数或沉伏。治法:清热化湿,辟秽泄浊。基本方药:燃照汤或蚕矢汤加减。

3. 干霍乱

主症:猝然腹中绞痛,欲吐不得吐,欲泻不得泻,烦躁闷乱,甚则面色青惨,四肢厥冷,头汗出。舌燥,苔厚腻或浊腻,脉象沉伏。治法:辟浊解秽,利气宣壅。基本方药:烧盐方或玉枢丹,凉开水调下。

【诊疗流程】

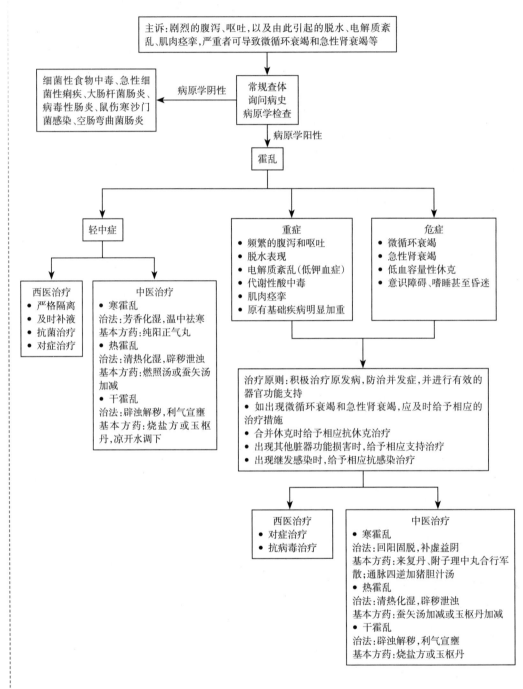

主诉:剧烈的腹泻、呕吐,以及由此引起的脱水、电解质紊乱、肌肉痉挛,严重者可导致微循环衰竭和急性肾衰竭等

细菌性食物中毒、急性细菌性痢疾、大肠杆菌肠炎、病毒性肠炎、鼠伤寒沙门菌感染、空肠弯曲菌肠炎 ← 病原学阴性 ─ 常规查体 询问病史 病原学检查

病原学阳性 ↓

霍乱

轻中症

西医治疗
- 严格隔离
- 及时补液
- 抗菌治疗
- 对症治疗

中医治疗
- 寒霍乱
治法:芳香化湿,温中祛寒
基本方药:纯阳正气丸
- 热霍乱
治法:清热化湿,辟秽泄浊
基本方药:燃照汤或蚕矢汤加减
- 干霍乱
治法:辟浊解秽,利气宣壅
基本方药:烧盐方或玉枢丹,凉开水调下

重症
- 频繁的腹泻和呕吐
- 脱水表现
- 电解质紊乱(低钾血症)
- 代谢性酸中毒
- 肌肉痉挛
- 原有基础疾病明显加重

危症
- 微循环衰竭
- 急性肾衰竭
- 低血容量性休克
- 意识障碍、嗜睡甚至昏迷

治疗原则:积极治疗原发病,防治并发症,并进行有效的器官功能支持
- 如出现微循环衰竭和急性肾衰竭,应及时给予相应的治疗措施
- 合并休克时给予相应抗休克治疗
- 出现其他脏器功能损害时,给予相应支持治疗
- 出现继发感染时,给予相应抗感染治疗

西医治疗
- 对症治疗
- 抗病毒治疗

中医治疗
- 寒霍乱
治法:回阳固脱,补虚益阴
基本方药:来复丹、附子理中丸合行军散;通脉四逆加猪胆汁汤
- 热霍乱
治法:清热化湿,辟秽泄浊
基本方药:蚕矢汤加减或玉枢丹加减
- 干霍乱
治法:辟浊解秽,利气宣壅
基本方药:烧盐方或玉枢丹

(田莉婷)

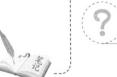

【复习思考题】

简述霍乱的中医证候分型、治则、方药。

第三节　细菌感染性腹泻

1. 掌握细菌感染性腹泻的流行病学特点及流行特征、临床表现及诊断、治疗要点。
2. 掌握细菌感染性腹泻的中医证候分型及辨治思路。
3. 了解细菌感染性腹泻病原学分型、并发症及预后。

　　细菌感染性腹泻是指由细菌引起,以腹泻为主要表现的一组常见肠道传染病。其主要通过粪-口途径或与动物的密切接触传播。常见细菌有沙门菌属、志贺菌属、大肠埃希菌、弯曲菌、耶尔森菌、金黄色葡萄球菌、副溶血性弧菌、艰难梭菌等。潜伏期数小时至数天。多为自限性,一般呈急性表现,也有病程超过14天者为迁延性腹泻。临床表现轻重不一,以胃肠道症状最突出,出现纳差、恶心、呕吐、腹胀、腹痛、腹泻,可伴里急后重,腹泻次数每天可多至二十余次,甚至不计其数,大便呈水样便、黏液便、脓血便。分泌性腹泻一般不出现腹痛,侵袭性腹泻多出现腹痛。常伴畏寒、发热、乏力、头晕等表现,病情严重者,因大量丢失水分引起脱水、电解质紊乱甚至休克。细菌感染性腹泻主要发生于儿童、老年人、有免疫抑制或慢性疾病者,少数可发生严重并发症,甚至导致死亡。

【典型案例】

　　患者李某,男,28岁。6月中旬突发腹痛、腹泻19小时,伴畏寒、无寒颤,腹痛为脐周阵发性绞痛,便前重,便后缓解,共解10余次,大便呈墨绿色黏液便,每次量200~500ml,伴里急后重,有恶心,呕吐2次,非喷射性,呕吐物为胃内容物,量200~300ml。体温39.5℃,心率128次/min,呼吸24次/min,自觉头昏、心悸、乏力、口干,尿量明显减少(腹泻初小便1次以后无小便)。病前12小时进食红烧肉,病前7小时前进食酸奶,均疑不洁。既往体健,否认传染病及家族性遗传病史。舌淡红,苔厚腻,脉滑。

　　问题一　该患者的诊断思路是什么? 其诊断依据是什么? 应该与哪些疾病进行鉴别?

　　思路1　该患者春夏季急性起病,不洁饮食数小时后发病,以发热、腹痛、腹泻和里急后重为主要症状,首先考虑为感染性腹泻。常见病原有痢疾杆菌、沙门菌、大肠埃希菌、霍乱弧菌等。菌痢患者多腹泻脓血便,伴里急后重,可出现休克;沙门菌肠炎典型大便为绿色黏液便,可伴里急后重,可出现休克和脱水;弧菌肠炎常见脱水;大肠埃希菌少见休克和脱水。本患者腹泻墨绿色黏液便,有里急后重,出现休克和脱水,故初步诊断为沙门菌肠炎。

　　思路2　诊断依据

　　(1)流行病学史:病前12小时进食红烧肉、7小时进食酸奶,均疑不洁。

(2)急性起病,病程短,发热、腹痛、腹泻墨绿色黏液便,伴里急后重,后出现头昏、心悸、乏力、口干,尿量明显减少。

思路3 鉴别诊断

(1)急性细菌性痢疾:以急性发热、腹痛、腹泻黏液便或脓血便和里急后重为典型表现,中毒性菌痢可出现休克、惊厥、昏迷,而呕吐轻且脱水少见。

(2)成人轮状病毒性胃肠炎:急性起病,多无发热或仅有低热,以腹泻、腹痛、腹胀为主要症状。腹泻为黄水样或米汤样便,无脓血。

(3)溃疡性结肠炎:起病缓慢,症状以腹泻为主,大便含有血、脓和黏液等,常伴有阵发性结肠痉挛性疼痛,并里急后重,排便后可缓解。部分患者可出现肠道外表现,如结节性红斑、虹膜炎、慢性活动性肝炎及小胆管周围炎等。

知识点 1

病 原 学

常见细菌有沙门菌属、志贺菌属、大肠埃希菌、弯曲菌、耶尔森菌、金黄色葡萄球菌、副溶血性弧菌、艰难梭菌等。

知识点 2

流 行 病 学

患者及携带者为主要传染源。主要通过粪-口途径传播,人与动物的密切接触也可传播。通过医务人员的手或污染的公共物品可造成医院感染引起医院内腹泻传播。人群普遍易感,没有交叉免疫。儿童、老年人、有免疫抑制或慢性疾病者为高危人群,并且容易发生严重并发症,一些正使用抗生素的患者是抗生素相关性腹泻的高危人群。

问题二 为明确诊断还需要做哪些检查?

思路 还需要做大便常规检查、大便病原菌的分离培养。

辅助检查

血常规:WBC $4.4×10^9/L$,RBC $4.78×10^{12}/L$,Hb 149g/L。尿常规:PRO(−),镜检 RBC 0~1/HP,WBC(−)。便常规:绿色黏液便,WBC 满视野/HP,RBC 0~2/HP,巨噬细胞 0~1/HP,动力实验(−)。大便培养:肠炎血清型沙门菌。血清电解质 K^+ 2.7mmol/L,Na^+ 132.3mmol/L,Cl^- 87.2mmol/L,CO_2CP 18mmol/L。

问题三 该患者的确定性诊断是什么?

思路 该患者的确定性诊断是肠炎血清型沙门菌性腹泻。

问题四 该患者需要采取哪些防治措施?

思路1 病原治疗。选用抗生素前应进行大便培养及药敏试验,结果出来前可选三代头孢或喹诺酮类抗生素,疗程5~7天。

思路 2　对症治疗。发热予物理及药物降温。

思路 3　抗休克、纠正脱水。给予低分子右旋糖酐扩容,静脉补液。

知识点 3

细菌感染性腹泻的治疗原则

(1)一般及对症治疗:腹泻时一般不禁食,可进流质或半流质饮食,忌多渣、油腻和刺激性食物,暂时停饮牛奶及其他乳制品,避免引起高渗性腹泻。腹泻伴有呕吐或腹痛剧烈者,可予阿托品类药物,也可使用肠黏膜保护制剂如蒙脱石散等。

(2)补充水和电解质:口服补液盐(ORS)治疗适用于急性腹泻轻、中度脱水及重度脱水的辅助治疗,WHO 推荐配方含 Na^+ 75mmol/L、Cl^- 65mmol/L、K^+ 20mmol/L、柠檬酸根 10mmol/L、葡萄糖 75mmol/L,总渗透压为 245mOsm/L。静脉补液疗法适用于重症腹泻伴脱水、电解质紊乱、酸中毒或休克者,补液推荐用乳酸复方氯化钠注射液(乳酸林格液),最初应快速静脉补液,遵循补液的基本原则,继发酸中毒者静脉给予 5% 碳酸氢钠或 11.2% 乳酸钠,患者脱水纠正、呕吐好转后即改为口服补液。世界卫生组织建议,开始发生腹泻即可补锌,可以降低腹泻的病程和严重程度以及脱水的危险。

(3)抗菌治疗:不同病原菌所使用抗菌药物不同。耶尔森菌感染的轻症患者多为自限性,不必应用抗菌药物治疗,重症者根据药敏试验选用抗生素。侵袭性、致病性或产长毒性大肠埃希菌引起的腹泻一般可选用氟喹诺酮类或磺胺类药物。肠出血性大肠埃希菌 O157 患者和疑似患者禁止使用抗生素。艰难梭菌相关性腹泻(CDAD)轻者停用抗菌药即可使正常菌群恢复,重症者应立即予以有效抗菌药治疗。AIDS 相关性腹泻治疗应该及时早期足量应用抗菌药物。

知识点 4

细菌感染性腹泻的并发症

腹泻时大量水和电解质丢失,进而引起脱水、电解质紊乱、酸中毒,严重者可能致死。菌血症常见于沙门菌、胎儿弯曲菌引起。溶血性尿毒综合征常见于产志贺毒素大肠埃希菌 O157:H7 多见。吉兰-巴雷综合征(GBS)常见于弯曲菌腹泻引起。反应性关节炎和虹膜炎常见于弯曲菌、沙门菌、福氏志贺菌及耶尔森菌引起。感染后肠易激综合征常见于空肠弯曲菌感染。

问题五　本例中医证型是什么? 辨证要点是什么? 中医治疗方法是什么?

中医诊断及证型:腹泻(食滞脾胃证)。

辨证要点:该患者以腹泻为主要症状,当属中医“腹泻”范畴。误食不洁,食伤脾、胃、肠,致运化失职,升降失调,清浊不分,故腹泻、呕吐;不通则腹痛;食滞脾胃,化生湿热之邪,故伴有发热;腹泻、呕吐有损水谷精微,使精华之气损失,不能正常输布,故头昏、心悸、乏力、口干,尿量明显减少。

治则:消食导滞,止泻止痛。

方用枳实导滞汤加减。处方:大黄(酒蒸)、炒枳实、炒神曲、焦山楂、茯苓、黄芩、黄连、炒白术、泽泻、生姜。水煎300ml,口服一次150ml,一日2次,服用3~5日。

 知识点5

细菌感染性腹泻的中医辨证治疗

(1) 寒湿伤脾证

主症:泄泻清稀,甚则如水样,腹痛肠鸣,脘闷食少,苔白腻,脉濡缓。若兼外感风寒,则恶寒发热头痛,肢体酸痛。舌脉:苔薄白,脉浮。治则:温化寒湿,辅以淡渗。方剂:藿香正气散合胃苓汤加减。

(2) 湿热下注证

主症:泄泻腹痛,泻下急迫,或泻而不爽,粪色黄褐,气味臭秽,肛门灼热,或身热口渴,小便短黄。舌脉:苔黄腻,脉滑数或濡数。治则:清利湿热。方剂:葛根芩连汤合白头翁汤加减。

(3) 食滞脾胃证

主症:泻下稀便,臭如败卵,伴有不消化食物,伴身热或胸腹灼热,脘腹胀满,腹痛肠鸣,泻后痛减,嗳腐酸臭,不思饮食。舌脉:苔垢浊或厚腻,脉滑。治则:消食导滞,止泻止痛。方剂:枳实导滞汤或保和丸加减。

【诊疗流程】

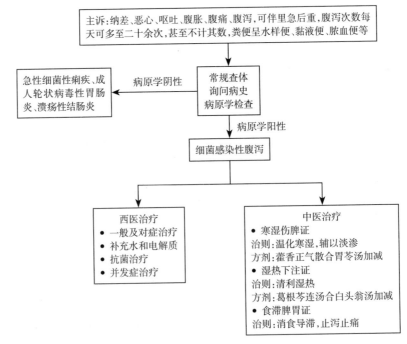

(汪晓军)

【复习思考题】

细菌感染性腹泻如何防治?

第四节 细菌性痢疾

PPT 课件

03章04节PPT

培训目标

1. 掌握细菌性痢疾的流行病学特点、临床表现、诊断技巧、治疗和预防原则。
2. 掌握细菌性痢疾的中医证候分型、中医药防治措施。
3. 熟悉细菌性痢疾的病原学分型、并发症及预后。

细菌性痢疾(bacillary dysentery)简称菌痢,是由志贺菌(也称痢疾杆菌)感染引起的肠道传染病,终年散发,夏、秋季可引起流行。其主要病理改变为直肠、乙状结肠的炎症与溃疡,严重者波及整个结肠及回肠末端。主要表现为腹痛、腹泻、排黏液脓血便以及里急后重等,可伴发热及全身毒血症状,严重者可出现感染性休克和/或中毒性脑病。菌痢一般为急性,少数迁延成慢性。

菌痢属于中医"肠澼""滞下""痢疾"等范畴。

【典型案例】

患者,女,46 岁。发热伴腹痛、腹泻 2 天。2 天前不洁饮食后出现畏寒、发热,体温可达 39.2℃,伴头痛、乏力、食欲减退,并出现腹痛、腹泻,先为稀水样便,后出现黏液脓血便,里急后重明显,每天排便 10 余次,便量少,无恶心、呕吐。患者既往体健。查体:体温 39.0℃,心率 95 次/min,呼吸 20 次/min,血压 110/72mmHg。心肺查体未见异常。腹部平坦,肝脾未触及肿大,左下腹压痛,无反跳痛,肠鸣音亢进。中医证候表现为:发热、恶寒、头痛,腹痛、腹泻;舌苔黄腻、脉滑数为湿热蕴蒸之象。

问题一 初步考虑患者病情可能是什么? 其诊断依据是什么? 应该与哪些疾病进行鉴别?

思路 1 本例初步诊断为急性细菌性痢疾,诊断依据是:

(1) 不洁饮食后出现畏寒、发热,体温可达 39.2℃。

(2) 腹痛、腹泻,出现黏液脓血便,里急后重,每天排便 10 余次,便量少。

(3) 查体:体温 39.0℃,腹部平坦,肝脾未触及肿大,左下腹压痛,无反跳痛,肠鸣音亢进。

思路 2 本病与以下疾病进行鉴别:

(1) 急性阿米巴痢疾:鉴别要点见表 3-4-1。

表 3-4-1 急性细菌性痢疾与急性阿米巴痢疾的鉴别

鉴别要点	急性细菌性痢疾	急性阿米巴痢疾
病原体	志贺菌	溶组织内阿米巴滋养体
流行病学	散发性,可流行	散发性
潜伏期	数小时至 7 天	数周至数月
临床表现	多有发热及毒血症状,腹痛重,有里急后重,腹泻每天 10 余次或数十次,多为左下腹压痛	多不发热,少有毒血症状,腹痛轻,无里急后重,腹泻每天数次,多为右下腹压痛
粪便检查	便量少,黏液脓血便,镜检有大量白细胞及红细胞,可见巨噬细胞。大便检查有志贺菌生长	便量多,黯红色果酱样便,腥臭味浓,镜检白细胞少,红细胞多,有夏科 - 莱登晶体。可找到溶组织内阿米巴滋养体
血白细胞	总数及中性粒细胞明显增多	早期略增多
结肠镜检查	肠黏膜弥漫性充血、水肿及浅表溃疡,病变以直肠、乙状结肠为主	有散发溃疡,边缘深切,周围有红晕,溃疡间黏膜充血较轻,病变主要在盲肠、升结肠,其次为乙状结肠和直肠

(2)其他细菌性肠道感染:如肠侵袭性大肠埃希菌、空肠弯曲菌以及产气单胞菌等细菌引起的肠道感染也可出现痢疾样症状,鉴别有赖于大便检查检出不同的病原菌。

(3)细菌性胃肠型食物中毒:因进食被沙门菌、金黄色葡萄球菌、副溶血弧菌、大肠埃希菌等病原菌或它们产生的毒素污染的食物引起。有进食同一食物集体发病病史,粪便镜检通常白细胞不超过 5 个 / 高倍视野。确诊有赖于从可疑食物及患者呕吐物、粪便中检出同一细菌或毒素。

(4)其他:急性菌痢还需与急性肠套叠及急性出血坏死性小肠炎相鉴别。

知识点 1

病 原 学

志贺菌属于肠杆菌科志贺菌属,为革兰氏阴性杆菌,分 4 个血清群(即痢疾志贺菌、福氏志贺菌、鲍氏志贺菌、宋内志贺菌,称为 A、B、C、D 群),共 47 个血清型或亚型。我国以福氏和宋内志贺菌为主,前者感染易转为慢性,后者感染引起症状轻。痢疾志贺菌的毒力最强,可引起严重症状。

志贺菌存在于患者和带菌者的粪便中,抵抗力弱,数小时内死亡,但在污染物及瓜果、蔬菜上可存活 10~20 天,加热 60℃ 10 分钟可被杀死,对酸和一般消毒剂敏感。

志贺菌侵入上皮细胞内繁殖并播散。志贺菌所有菌株都能产生内毒素,引起全身反应如发热、毒血症及休克;外毒素有肠毒性、神经毒性和细胞毒性。

知识点 2

流 行 病 学

1. 传染源　为急、慢性菌痢患者和带菌者。非典型患者、慢性菌痢患者及无症状带菌者易误诊或漏诊,因此在流行病学中具有重要意义。

2. 传播途径　主要为粪-口传播。志贺菌随患者粪便排出后,通过手、苍蝇、食物和水,经口感染,或接触患者或带菌者的生活用具而感染。

3. 易感人群　人群普遍易感。病后可获得一定的免疫力,但持续时间短。由于志贺菌各组及各血清型之间无交叉免疫,且病后免疫力差,故易反复感染。

全球每年 1.63 亿人感染志贺菌,其中发展中国家占 99%,约 70% 的患者和 60% 的死亡患者均为 5 岁以下儿童。我国菌痢的发病率显著高于发达国家,但有逐年下降的趋势,各地发生率差异不大,终年散发,夏、秋季发病率高。

问题二　为明确诊断还需要做哪些检查?

思路　还需要做病原学相关检查。

问题三　确诊依据是什么?

思路　有细菌性痢疾临床表现,具有以下一种或以上病原学检测结果阳性:

(1) 粪便镜检有大显白细胞(≥15 个/高倍视野)、脓细胞及红细胞即可诊断。

(2) 大便检查出痢疾杆菌可确诊。

辅助检查

血常规:白细胞 $12.4×10^9/L$,中性粒细胞 86.7%。粪便镜检可见白细胞(≥15个/高倍视野)、脓细胞和少数红细胞,有巨噬细胞。细菌培养示有痢疾杆菌。

问题四　该患者的确定性诊断是什么?

思路　该患者的确定性诊断是急性细菌性痢疾。

问题五　该患者需要采取哪些防治措施?

思路　该患者需要消化道隔离至临床症状消失,大便检查连续 2 次阴性。饮食以流食为主,忌食生冷、油腻及刺激性食物。给予口服环丙沙星,每次 0.5g,每日 2 次;口服小檗碱,每次 0.1~0.3g,每日 3 次,疗程 5 日。口服补液(ORS),适当使用退热药。

知识点 3

急性细菌性痢疾的抗菌治疗措施

轻型菌患者可不用抗菌药物,严重病例则需应用抗生素。近年来志贺菌对抗生素的耐药性逐年增长,因此,应根据当地流行菌株药敏试验或粪便培养的结果进行选择、抗生素治疗的疗程一般为 3~5 日。

常用药物包括:①喹诺酮类药物;②其他 WHO 推荐的二线用药:匹美西林和头孢曲松或阿奇霉素;③小檗碱(黄连素)。

知识点 4

细菌性痢疾的并发症和后遗症

并发症和后遗症都少见。并发症包括菌血症、溶血性尿毒症综合征、关节炎、赖特(Reiter)综合征等。后遗症主要是神经系统后遗症,可产生耳聋、失语及肢体瘫痪等症状。

问题六　本例中医证型是什么? 辨证要点是什么? 中医治疗方法是什么?

中医诊断及证型:湿热痢感冒(风热犯卫)。

辨证要点:腹部疼痛,腹泻,里急后重,下痢赤白、黏冻或脓血,肛口灼热,小溲短赤,可有发热、恶寒、头痛,也可见壮热、烦渴。舌苔黄腻,脉象滑数。湿热之邪壅滞肠中,气机不畅,传导失司,故腹痛、腹泻、里急后重;湿热熏蒸肠道,脉络受伤,气血瘀滞,化为脓血,则见下痢赤白、黏冻或脓血;湿热下注则肛口灼热、小溲短赤;兼有表热证可有发热、恶寒、头痛,里热甚则有壮热、烦渴;舌苔黄腻、脉象滑数为湿热蕴蒸之象。

治法:清热化湿解毒,调气行血导滞。

方用芍药汤加减。处方:芍药、当归、黄连、黄芩、槟榔、木香、大黄、肉桂、炙甘草。水煎 300ml,口服一次 150ml,一日 2 次,服用 3~5 日。方中黄芩、黄连清热燥湿解毒;芍药养血和营、缓急止痛,配以当归养血活血,木香、槟榔行气导滞,四药相配,调和气血;大黄苦寒沉降,合芩、连则清热燥湿,合归、芍则活血行气,其泻下通腑可通导湿热积滞从大便而去;肉桂可助归、芍行血和营,防呕逆拒药;炙甘草和中调药,与芍药相配,能缓急止痛。

知识点 5

细菌性痢疾的中医辨证治疗

1. 湿热痢。主症:腹部疼痛,腹泻,里急后重,下痢赤白、黏冻或脓血,肛口灼热,小溲短赤,可有发热,恶寒,头痛,也可见壮热,烦渴。舌脉:舌苔黄腻,脉象滑数。治法:清热化湿解毒,调气行血导滞。基本方药:芍药汤加减。

2. 寒湿痢。主症:下痢赤白黏冻,白多赤少,伴有腹痛拘急,里急后重,口淡乏味,脘闷不渴,头重身困,也可有恶寒微热,身痛无汗。舌脉:舌苔白腻,脉象濡缓。治法:温中化湿散寒,行气活血导滞。基本方药:胃苓汤加减。

3. 疫毒痢。主症:起病急骤,剧烈腹痛,后重转甚,下痢脓血,多紫红色,或呈血水状,壮热口渴,头痛烦躁,胸满不食,呕吐恶心,甚则昏迷痉厥,四肢厥冷,面色青灰。舌脉:舌红绛,苔黄燥,脉滑数。多见于急性中毒性菌痢。治法:清热凉血解毒,化湿开窍导滞。基本方药:白头翁汤合紫雪丹加减。

4. 虚寒痢。久痢不愈,痢下稀薄,带有白冻,时发时止。腹部隐痛,喜温喜按,口淡不渴,食少神疲,畏寒肢冷。舌脉:舌淡苔薄白,脉虚或沉细。治法:温中健脾补肾,散寒涩肠止痢。基本方药:附子理中汤合四神丸加减。

5. 虚热痢。痢下赤白,日久不愈,脓血稠黏,或下鲜血,腹痛隐隐,虚坐努责,午后潮热,咽干口燥。舌脉:舌红少津苔少,脉细数。治法:滋阴养血扶正,清热化湿止痢。基本方药:黄连阿胶汤合驻车丸加减。

6. 噤口痢(实证)。主症:下痢不能进食,呕逆胸闷,纳呆口秽。舌脉:舌苔黄腻,脉象滑数。治法:苦辛通降,和胃泄热。基本方药:开噤散加减。

7. 噤口痢(虚证)。主症:下痢不能进食,或呕恶不食,或食入即吐,肌肉消瘦,口淡不渴。舌脉:舌淡脉细弱。治法:健脾和胃,降逆止呕。基本方药:六君子汤加减。

【诊疗流程】

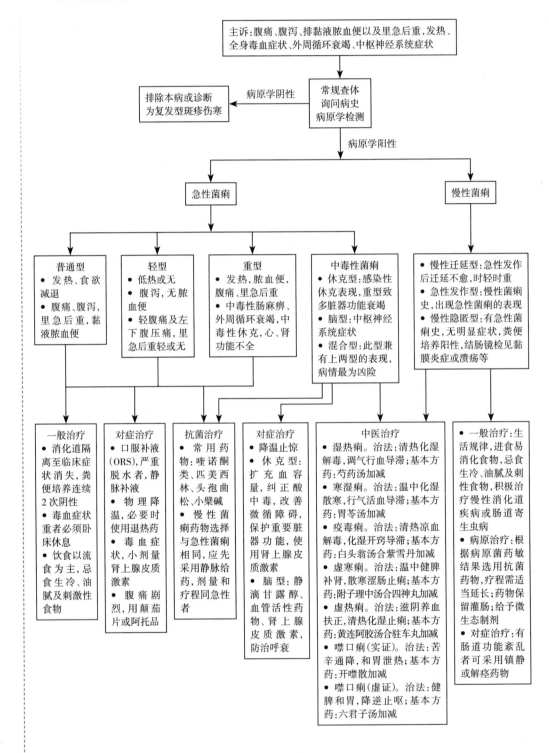

主诉:腹痛、腹泻、排黏液脓血便以及里急后重,发热、全身毒血症状、外周循环衰竭、中枢神经系统症状

常规查体
询问病史
病原学检测

病原学阴性 → 排除本病或诊断为复发型斑疹伤寒

病原学阳性

急性菌痢　　　　　　　慢性菌痢

急性菌痢分型:

普通型
- 发热、食欲减退
- 腹痛、腹泻,里急后重,黏液脓血便

轻型
- 低热或无
- 腹泻,无脓血便
- 轻腹痛及左下腹压痛,里急后重轻或无

重型
- 发热,脓血便,腹痛、里急后重
- 中毒性肠麻痹、外周循环衰竭,中毒性休克,心、肾功能不全

中毒性菌痢
- 休克型:感染性休克表现,重型致多脏器功能衰竭
- 脑型:中枢神经系统症状
- 混合型:此型兼有上两型的表现,病情最为凶险

慢性菌痢:
- 慢性迁延型:急性发作后迁延不愈,时轻时重
- 急性发作型:慢性菌痢史,出现急性菌痢的表现
- 慢性隐匿型:有急性菌痢史,无明显症状,粪便培养阳性,结肠镜检见黏膜炎症或溃疡等

治疗:

一般治疗
- 消化道隔离至临床症状消失,粪便培养连续2次阴性
- 毒血症状重者必须卧床休息
- 饮食以流食为主,忌食生冷、油腻及刺激性食物

对症治疗
- 口服补液(ORS),严重脱水者,静脉补液
- 物理降温,必要时使用退热药
- 毒血症状,小剂量肾上腺皮质激素
- 腹痛剧烈,用颠茄片或阿托品

抗菌治疗
- 常用药物:喹诺酮类、匹美西林、头孢曲松、小檗碱
- 慢性菌痢药物选择与急性菌痢相同,应先采用静脉给药,剂量和疗程同急性者

对症治疗
- 降温止惊
- 休克型:扩充血容量,纠正酸中毒,改善微循环障碍,保护重要脏器功能,使用肾上腺皮质激素
- 脑型:静滴甘露醇、血管活性药物、肾上腺皮质激素,防治呼衰

中医治疗
- 湿热痢。治法:清热化湿解毒,调气行血导滞;基本方药:芍药汤加减
- 寒湿痢。治法:温中化湿散寒,行气活血导滞;基本方药:胃苓汤加减
- 疫毒痢。治法:清热凉血解毒,化湿开窍导滞;基本方药:白头翁汤合紫雪丹加减
- 虚寒痢。治法:温中健脾补肾,散寒涩肠止痢;基本方药:附子理中汤合四神丸加减
- 虚热痢。治法:滋阴养血扶正,清热化湿止痢;基本方药:黄连阿胶汤合驻车丸加减
- 噤口痢(实证)。治法:苦辛通降,和胃泄热;基本方药:开噤散加减
- 噤口痢(虚证)。治法:健脾和胃,降逆止呕;基本方药:六君子汤加减

一般治疗:生活规律,进食易消化食物,忌食生冷、油腻及刺激性食物,积极治疗慢性消化道疾病或肠道寄生虫病
- 病原治疗:根据病原菌药敏结果选用抗菌药物,疗程需适当延长;药物保留灌肠;给予微生态制剂
- 对症治疗:有肠道功能紊乱者可采用镇静或解痉药物

(高燕鲁)

【复习思考题】

1. 细菌性痢疾各型的临床表现分别有哪些？
2. 试述细菌性痢疾的辨证论治。

第五节 鼠 疫

培训目标

1. 掌握鼠疫的流行病学特点及流行特征、临床表现及分型、诊断、治疗要点。
2. 掌握鼠疫的中医病因病机、证候分型、辨证论治。
3. 了解鼠疫杆菌病原学分型、实验室检查及鼠疫的预防。

鼠疫（plague）是鼠疫耶尔森菌引起的烈性传染病，主要流行于鼠类、旱獭及其他啮齿动物，属于自然疫源性疾病。临床主要表现为高热、严重毒血症症状、淋巴结肿痛、出血倾向、肺部特殊炎症等。鼠疫是疠气致病的一种，人染疠后，热毒直中血分，血壅不行而成瘀滞，重则瘀血攻心。人间主要通过带菌的鼠蚤为媒介，经人的皮肤传入引起腺鼠疫；经呼吸道传入发生肺鼠疫，均可发展为败血症。

【典型案例】

患者黄某，男，25岁，汉族，木材经营商人，经常往返于云南、缅甸、越南等地，出入与深山牧场林场。3日前（2002年10月6日）无明显诱因出现乏力、纳差，伴明显发热，体温开始为38~39℃，伴头痛、四肢酸痛、双侧腹股沟可触及肿大疼痛的淋巴结，自认为是"流行性感冒"，未予重视，自服感冒清、板蓝根冲剂及对乙酰氨基酚，效果差，持续高热，最高可至40.3℃，乏力加重，意识不清，皮肤黏膜可见充血、出血点，于当地医院就诊，考虑严重感染，予头孢类抗生素静脉滴注，并予营养支持，静脉补充葡萄糖盐水、钾盐、维生素，效果差。大便呈柏油样改变，小便色红量少。查体：T 40.1℃，R 26次/min，P 123次/min，BP 89/45mmHg。双侧腹股沟均可触及肿大淋巴结，直径3~5cm，活动度差，与周围组织粘连。患者既往体健，否认家族遗传病史。

问题一 该患者的诊断思路是什么？应该与哪些疾病进行鉴别？

思路

（1）诊断：患者为青年男性，有疫区生活史及较强的职业相关性因素，秋季发病，病程进展迅速，有发热、头痛等症状，且很快出现败血症及意识不清，大便呈柏油样改变，小便色红，诊断应首先考虑细菌性感染性疾病。

（2）鉴别诊断

1）急性淋巴结炎：常继发于其他感染病灶，受累区域的淋巴结肿大、压痛，常有淋巴管炎，全身症状较轻。

2) 流行性出血热:为人畜共患的自然疫源性疾病,鼠为其传染源,血象高,但本病多发于冬春季节,其"三红""三痛",典型的五期经过,突出的肾损害表现为其特点,出血热抗体(+)。

知识点 1

病 原 学

鼠疫杆菌属肠杆菌科耶尔森菌属,为两端钝圆,两极浓染椭圆形小杆菌、革兰氏阴性兼性需氧菌,有荚膜,无鞭毛,无芽孢,不活动,对外界抵抗力较弱,对光、热和一般消毒剂敏感(图 3-5-1,见文末彩图)。

细菌的抗原成分:①荚膜 FI 抗原,抗原性较强,特异性较高,有白细胞吞噬作用,可通过凝集试验、补体结合试验或间接血凝试验检测。②毒力 V/W 抗原,为菌体表面抗原,抗原结合物有促进产生荚膜、抑制吞噬作用,与细菌的侵袭力相关。

鼠疫杆菌产生两种毒素,一种为鼠毒素或外毒素(毒性蛋白质),对小鼠和大叔有很强毒性。另一种为内毒素(脂多糖),能引起发热、DIC、组织器官内溶血、中毒休克、局部及全身施瓦茨曼反应。较其他革兰氏阴性菌内毒素毒性强。

知识点 2

流 行 病 学

鼠疫为典型的自然疫源性疾病,传染源主要是鼠类和其他啮齿动物。黄鼠属和旱獭属为主要储存宿主。动物和人间鼠疫的传播主要以鼠蚤为媒介,构成"啮齿动物—鼠蚤—人"的传播方式,鼠蚤叮咬为主要传播途径。少数病菌可从皮肤、黏膜创口进入而感染。肺鼠疫患者痰中的鼠疫杆菌可借飞沫构成"人—人"之间的传播,造成人间的大流行。人群对鼠疫普遍易感,病后可获持久免疫力,预防接种者易感性降低。

3) 钩端螺旋体病:急性发热性疾病,但多发生于南方,雨水及稻田劳作之后,接触疫水发病,多有腓肠肌疼痛。

问题二 为明确诊断还需要做哪些检查?

思路 为明确诊断还需要做凝血功能、血清学检测 FI 抗原和抗体、脑脊液穿刺检查、X 线检查。

辅助检查

血常规:WBC 20×10^9/L,N 90%,L 7%,RBC 3.88×10^{12}/L,PLT 50×10^9/L。ESR 120mm/h。尿常规:潜血(+++),PRO(+++)。血培养为鼠疫耶尔森菌。ELISA 测定 FI 抗原 1:400。

问题三　该患者的确定性诊断是什么?

思路　该患者的确定性诊断为腺鼠疫,进展为败血症鼠疫,即继发性败血症鼠疫。

问题四　该患者需要采取哪些治疗?

思路　该患者需要进行严格的隔离消毒,给予流质饮食,充分补液。早期足量使用链霉素,首剂量 1g,以后每次 0.5g,每 4 小时 1 次,肌注,1~2 天后改为每 6 小时 1 次。

知识点 3

细菌感染性腹泻的治疗原则

1. 严格隔离。

2. 一般治疗和对症治疗　急性期应绝对卧床,给流质或半流质饮食及足量水分,并按需要静脉内补液。烦躁不安、局部淋巴结疼痛者,给予镇静、止痛药。心力衰竭者应做相应处理。对严重毒血症患者可短期应用肾上腺皮质激素,但必须与有效抗菌药物同时使用。

3. 局部处理　腺鼠疫皮肤病灶可予 0.5%~1% 的链霉素软膏涂抹,肿大的淋巴结切忌挤压,必要时可在其周围注射链霉素并施以湿敷,病灶化脓软化后在应用足量抗菌药物 24h 以上切开引流;眼鼠疫可用四环素、氯霉素滴眼液滴眼;皮肤鼠疫按一般处置皮肤溃疡,必要时局部滴注链霉素或敷磺胺软膏。

4. 抗菌治疗　以链霉素(SM)为首选,早期、足量、总量控制,用量根据病型不同、疫源地不同而异,肺鼠疫和败血症型鼠疫用药量大,腺鼠疫及其他各型鼠疫用药量较小。应用 SM 治疗时常联合喹诺酮、多西环素、β- 内酰胺类或磺胺等药物,以便达到更好的疗效。不能使用 SM 者考虑选用庆大霉素、氯霉素、四环素、多西环素、环丙沙星等。

(1) 腺鼠疫:SM 成人首次 1g,以后 0.5~0.75g,每 4h 一次或每 6h 一次肌注(2~4g/d)。病情好转逐渐减量。SM 总量一般不超过 60g。

(2) 肺鼠疫和鼠疫败血症:SM 成人首次 2g,以后 1g,每 4h 一次或每 6h 一次肌注(4~6g/d)。病情明显好转后逐渐减量。儿童参考剂量为 30mg/(kg·d),每 12h 一次,并根据具体病情确定给药剂量。

知识点 4

鼠疫的中医辨证治疗

1. 热毒蕴结肌肤。主症:骤起一侧腹股沟、腋下或颈旁、颌下瘰核肿大,皮色焮红热痛,发热,面红目赤,口渴,尿黄。舌脉:舌红苔黄,脉弦数。治法:清热解毒消肿。基本方药:柴胡清肝汤合五味消毒饮加减。

2. 热毒闭肺。主症:高热,烦躁,咳嗽胸痛,呼吸短促,咯痰如泡沫状,咯血鲜红,口唇青紫。舌脉:舌红苔黄,脉滑数或促。治法:清肺解毒。基本方药:麻杏石甘汤合苇茎汤加银花、野菊花、白茅根。

3. 热入营血。主症:身热烦躁,面红目赤,神昏谵语,斑疹紫黑,鼻衄、咯血或便血、尿血。舌脉:舌绛苔燥,脉细数。治法:清营凉血。基本方药:清营汤合犀角地黄汤加减(犀角用水牛角代)。

4. 阴竭阳脱。主症:神昏不语,面色苍白,或紫黑,四肢厥冷,呼吸微弱,汗出粘手。舌脉:唇焦舌燥,脉微欲绝。治法:固阴回阳。基本方药:生脉散合四逆汤加减。

【诊疗流程】

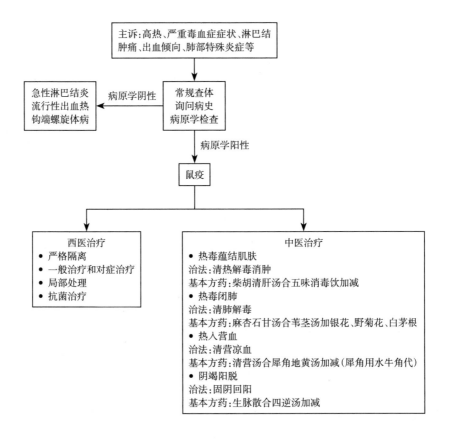

(汪晓军)

 【复习思考题】

简述鼠疫的证候分型、辨证论治。

第六节 白 喉

1. 掌握白喉的流行病学特点、临床表现、诊断技巧、治疗及预防原则。
2. 熟悉白喉的病原学分型、并发症及预后。
3. 掌握白喉的中医证候分型、中医药防治措施。

白喉(diphtheria)是由白喉杆菌(Bacillus diphtheria)引起的急性呼吸道传染病,属于乙类传染病。临床主要表现为咽、喉部灰白色假膜和全身毒血症症状,严重者可并发心肌炎和周围神经麻痹。白喉属中医学"温毒"范畴,中医文献可见"喉痹""喉风""白缠喉""白喉风"等与本病相似。

【典型案例】

患者男,60岁。半月前自觉咽喉隐痛,未介意。近2日疼痛加剧,中度发热,遂于昨日去省级医院耳鼻喉科诊治,发现咽喉部有片状黄白色假膜。中医证候:咽痛,咽喉部黄白色片状假膜,口臭,略恶风,纳减,口干,尿黄,大便干,舌苔薄黄质红,脉弦细带数。

问题一 初步考虑患者病情可能是什么? 其诊断依据是什么? 应该与哪些疾病进行鉴别?

思路1 本例初步诊断为白喉,诊断依据是:

1. 中度发热,咽喉隐痛。
2. 咽喉部有片状黄白色假膜。

思路2 本病与以下疾病进行鉴别:

(1)急性扁桃体炎:起病急,热度高,扁桃体红肿,咽痛明显;分泌物较薄,色较淡,仅限于扁桃体,拭之容易剥落。

(2)鹅口疮:热度不高,有白色片状块物附着于口腔黏膜,可蔓延至咽部,白膜松,易剥离,病变范围虽可很广泛,但中毒症状不显著。

(3)急性喉炎:全身症状不明显,临床可见咳嗽,多痰,咽喉干燥、刺痒、异物感,声嘶甚至失音。婴幼儿多见,成人少发。

知识点1

病 原 学

白喉杆菌又称白喉棒状杆菌,革兰氏染色阳性,长 $1{\sim}8\mu m$,宽 $0.3{\sim}0.8\mu m$,不运动,无芽孢、荚膜和鞭毛。菌体细长弯曲,一端或两端膨大呈鼓槌状,涂片上常呈 V、L、Y 字形排列。白喉杆菌外毒素是热不稳定的多肽,经蛋白酶水解后,分解成为 A 和 B 两个片段。B 片段没有毒性,可与细胞表面特异性受体结合,通过转位区的介导,协助 A 片段进入易感细胞内发挥毒性作用。白喉杆菌外毒素具有高度的抗原性,但不稳定。该菌对干燥、寒冷及阳光抵抗力强;但对湿热及化学消毒剂敏感。

 知识点 2

流 行 病 学

患者和带菌者是该病唯一的传染源。潜伏期末患者有传染性,鼻白喉症状轻而带菌时间长,不典型和轻症患者亦有传染性。带菌者可分为恢复期带菌者和健康带菌者。主要经呼吸道飞沫传播,亦可经玩具、衣物、用具间接传播,或通过污染的牛奶和食物引起暴发流行,偶可经破损的皮肤、黏膜而感染。人群普遍易感,儿童易感性最高,1~7 岁儿童发病较多。新生儿可从母体获得抗体而具有保护作用。世界各地均有白喉发生,温带较多见,热带较少见。通常散发,偶可形成流行或暴发。全年均有发病,以秋、冬和初春多见。

问题二 为明确诊断还需要做哪些检查?

思路 还需要做咽拭子细菌培养及涂片检查。

问题三 确诊依据是什么?

思路 确诊依据如下:

(1) 中度发热,咽喉隐痛。

(2) 咽喉部有片状黄白色假膜。

(3) 咽拭子细菌培养及涂片检查提示有白喉杆菌。

辅助检查

血常规检查白细胞总数及中性粒细胞百分比均增高,咽拭子细菌培养及涂片检查提示有白喉杆菌。

问题四 该患者的确定性诊断是什么?

思路 该患者的确定性诊断是白喉。

问题五 该患者需要采取哪些防治措施?

思路 白喉抗毒素 4 万 /d,静脉注射;青霉素 G80 万 U/d,肌内注射,3 次 /d。

 知识点 3

白喉的预防

1. 控制传染源 白喉患者应及时隔离和积极治疗,隔离至全身和局部症状消失,鼻咽或其他病灶的培养连续 2 次阴性为止。对接触者应进行医学观察 7 天。

2. 切断传播途径 患者的分泌物和用具须严格消毒,呼吸道的分泌物用双倍量的 5% 煤酚皂或石炭酸处理 1 小时,污染的衣服和用具煮沸 15 分钟,或用 5%

煤酚皂或石炭酸浸泡1小时,室内用上述消毒液喷雾消毒。

　　3. 保护易感人群　新生儿出生3个月后接种百、白、破三联疫苗。7岁以上儿童首次免疫注射吸附精制白喉和破伤风类毒素。对密切接触易感者,成人1 000~2 000U肌内注射,儿童1 000U肌内注射。

　　问题六　本例中医证型是什么? 辨证要点是什么? 中医治疗方法是什么?

　　中医诊断及证型:温毒(风热袭表证)。

　　辨证要点:咽痛,咽喉部黄白色片状假膜,口臭,略恶风,纳减,口干,尿黄,大便干,舌苔薄黄质红,脉弦细带数。

　　治法:祛风清热,解毒利咽。

　　方用除瘟化毒汤合银翘散加减。处方:桑叶、葛根、生地黄、金银花、连翘、薄荷、荆芥、淡豆豉、牛蒡子、黄芩、贝母、沙参。水煎300ml,口服一次150ml,一日2次,服用3~5日。另开锡类散10支,每支0.3g,每次适量,外吹患处,每日2~3次。并嘱清淡饮食,多喝水。

知识点4

白喉的中医辨证治疗

　　1. 风热袭表证。主症:发热微恶寒,头痛身痛,咽痛,咽喉出现伪膜,舌红苔薄白略干,脉浮数。治法:疏风清热,解毒利咽。基本方药:除瘟化毒汤合银翘散加减。

　　2. 疫毒化火证。主症:壮热心烦,咽干疼痛,咽喉伪膜迅速蔓延,色黑,颈肿显著("牛颈"),舌红,苔黄,脉滑数。治法:解毒清热,泻火救阴。基本方药:白虎汤、犀角地黄汤合清瘟败毒饮加减(犀角用水牛角代)。

　　3. 肺气阻遏证。主症:伪膜迅速增大,咽干喉紧,犬吠样咳嗽,喉间有痰,呼吸急迫,舌红,苔黄腻,脉滑数。治法:祛痰通遏,解毒利咽,清热泻肺。基本方药:麻杏石甘汤加减。

　　4. 阴虚肺燥证。主症:咽干口燥,伪膜干黄,大便燥结,舌红,苔薄黄,脉细数。治法:养阴清肺。基本方药:养阴清肺汤加减。

　　5. 心气亏损证。主症:面色苍白,精神麻木,心悸胸闷,舌淡苔白,脉结代或数急。治法:养阴复脉,补气固脱。基本方药:炙甘草汤加减。

　　6. 毒窜经络证。主症:语塞咽梗,呛咳或口眼歪斜,肢体瘫痪,患侧软腭弛缓,悬雍垂放射消失,偏向健侧,舌淡红,苔白,脉细。治法:益气养阴,祛风通络。基本方药:蝉蝎通络汤加减。

【诊疗流程】

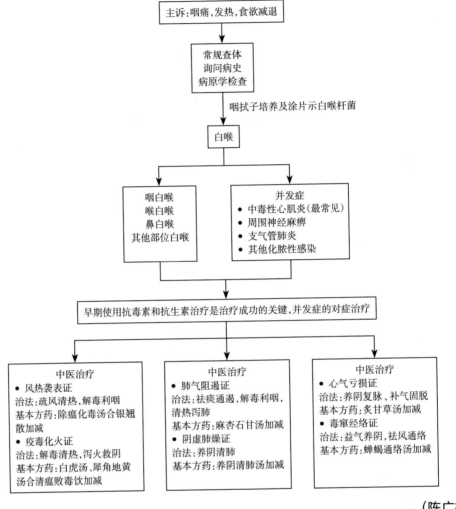

（陈广梅）

【复习思考题】

白喉的实验室检查有哪些？

第七节 百 日 咳

 培训目标

1. 掌握百日咳的流行病学、临床表现、诊断及治疗。

2. 熟悉百日咳的中医辨证分型及治则。

3. 了解百日咳的病原学及预防。

百日咳是由百日咳杆菌引起的急性呼吸道传染病。临床特征为阵发性、痉挛性咳嗽，咳嗽末有鸡鸣样吸气吼声。未经治疗的患者，病程可延续 2~3 个月，故名"百日咳"。唐代孙思邈《备急千金要方》中有类似百日咳的记载，至明代寇平的《全幼心鉴》中正式定名为百日咳。属于中医学"顿咳""疫咳""鹭鸶咳"范畴。中医认为本病的发生主要是由于外因时行疫毒侵袭，内因素体不足，内隐伏痰所致。

【典型案例】

姜某，男，3 岁。于 10 天前无明显原因出现发热，测体温 37.6℃，伴有咳嗽，口服小儿感冒颗粒后，体温下降，但咳嗽加重，尤以夜晚剧烈，给予小儿止咳糖浆口服，病情未见好转，于发病 1 周后出现阵发性、痉挛性咳嗽，咳痰，痰中带血，连续十余声，伴有鸡鸣样吸气声。咳嗽剧烈时伴有呕吐，为胃内容物。入院查体：T：36.9℃，P：93 次 /min，BP：110/70mmHg，R：22 次 /min，双肺呼吸音粗，可闻及干啰音及少许湿啰音，心率 93 次 /min，律齐。舌质红，苔黄，脉滑数。辅助检查：血常规：$27×10^9$/L，淋巴细胞 68%，百日咳特异性抗体 IgM（+），胸片示：双肺纹理增粗。患者曾在幼儿园内接触百日咳发病儿童。

问题一 本案例初步诊断为何病？其诊断依据是什么？应该与哪些疾病相鉴别？

思路 1 初步诊断为百日咳，其诊断依据如下：

（1）病史：3 岁幼儿，有疾病接触史。

（2）症状：发热后出现阵发性、痉挛性咳嗽，伴有鸡鸣样吸气声。

（3）查体：双肺呼吸音粗，可闻及干啰音及少许湿啰音。

（4）辅助检查：血常规：$27×10^9$/L，淋巴细胞 68%，百日咳特异性抗体 IgM（+），胸片示：双肺纹理增粗。

知识点 1

诊 断 依 据

1. 流行病学资料 病前 1~2 周内有与百日咳患儿接触史，幼儿多见。

2. 临床特点 发病较缓，病初有低热及感冒症状，体温下降后咳嗽逐渐加重，夜间为剧，1 周后出现阵发性痉咳并伴有吸气性吼声，反复发作，咳嗽虽重但肺部多无明显体征。

3. 实验室检查 外周血白细胞明显增多，淋巴细胞高达 60% 以上。咽拭子细菌培养阳性，结合血清特异性 IgM 抗体即可做出早期诊断。

思路 2 本病应与以下疾病相鉴别：

（1）百日咳综合征：副百日咳杆菌、腺病毒、呼吸道合胞病毒等可引起类似百日咳的症状，其症状较轻，痉挛性咳嗽后无鸡鸣样回声，主要根据血清学和病原学检测鉴别。

（2）气管内异物：有异物吸入史、血象白细胞无增高，X 线检查有助诊断。

（3）支气管淋巴结结核：肺门淋巴结肿大压迫气管引起阵咳，但缺乏百日咳典型鸡鸣样吼声。根据结核病接触史、结核菌素试验、血沉、X 线检查可鉴别。

知识点2

病 原 学

百日咳杆菌属鲍特菌属,为革兰氏阴性短小杆菌,属需氧菌(图3-7-1,见文末彩图)。百日咳杆菌可产生多种生物活性物质的致病物质,包括丝状血凝素(凝集抗原)、百日咳杆菌黏附素、百日咳毒素、腺苷酸环化酶毒素、气管细胞毒素、皮肤坏死毒素等。

该菌在人体外生存能力很弱,室温下只能生存2小时,日光暴晒1小时或加热56℃30分钟即可灭活,对紫外线和一般常用化学消毒剂敏感,干燥数小时亦可灭活。

知识点3

流 行 病 学

百日咳多见于温带和寒带,一般为散发,在儿童集体机构、托儿所、幼儿园等亦可引起流行,本病四季均可发生,但冬、春两季多见。

1. 传染源　患者和隐性感染者、带菌者为传染源,从潜伏期开始至发病后6周均具有传染性,尤其是从潜伏期末到病后卡他期2~3周内传染性最强。

2. 传播途径　主要通过呼吸道飞沫传播,家庭内传播多见。

3. 易感人群　人群普遍易感,但以5岁以下幼儿易感性为最强。由于不能从母体获得足够的保护性抗体,6个月以内婴儿发病率高。无论是接种疫苗或自然感染,均不能获终身免疫,可能再次感染。

问题二　该患者处于百日咳哪一阶段? 本病有哪些并发症?
思路1　该患者处于百日咳痉咳期。

知识点4

临床分期及表现

潜伏期一般为2~21天,平均1周左右。典型临床经过可分为3期:

(1) 卡他期:从发病开始至出现痉咳,病程7~10天。初起症状类似感冒,主要表现为卡他症状,咳嗽最初为单声干咳,3~4天后热退,但咳嗽日渐加剧,尤以夜晚为甚,逐渐发展至阵发性痉挛期,本期传染性最强。

(2) 痉咳期:一般为2~6周,特点为阵发性痉挛性咳嗽。发作时连续10余声以上短促咳嗽呈呼气状态,伴1次深长吸气,此时产生高音调鸡啼声或吸气性吼声,然后又连续痉咳,如此反复多次,直至咳出大量黏稠痰或呕吐为止。

(3) 恢复期:阵发性痉咳次数减少至停止,精神食欲恢复正常。遇烟、气味、上呼吸道感染,痉咳可再次出现,但较轻。

思路 2　本病常见以下并发症：

1. 支气管肺炎　为最常见的并发症，可发生在病程中任何时期，但以痉咳期多见，常因继发感染所致。表现为体温突然升高，呼吸急促，口唇发绀，肺部出现湿啰音，外周血白细胞升高，以中性粒细胞升高为主，X 线胸片检查可见肺炎病变。

2. 肺不张　是由支气管或细支气管被黏稠分泌物部分堵塞所致，多见于肺中叶和下叶，可能与分泌物引流不畅有关。

3. 肺气肿及皮下气肿　由于痉咳及分泌物阻塞导致肺气肿，当肺泡高压，肺泡破裂可引起肺间质气肿，通过气管筋膜下产生颈部皮下气肿，通过肺门可引起纵隔气肿，通过胸膜脏层可产生气胸。

4. 百日咳脑病　此为最严重的并发症，多见于痉咳期，表现为惊厥、抽搐、昏迷及脑水肿等。

问题三　针对该患者要采取哪些西医治疗措施？

思路 1　保持空气新鲜，保持呼吸道通畅。

思路 2　抗菌治疗。红霉素，30~50mg/（kg·d），分 3 次口服。

思路 3　对症治疗。沙丁胺醇，2mg/ 次，3 次 /d，口服；α 糜蛋白酶雾化吸入 0.5mg/ml 溶液，1~2ml/ 次，2~4 次 /d。

问题四　本例中医证型是什么？中医治疗方法是什么？

思路　本案例中医诊断为咳嗽之肺热壅盛证，治疗以清热、止咳、化痰为原则，方药以桑白皮汤加减，组成：桑白皮、川贝母、黄芩、杏仁、葶苈子、冬瓜子、百部、枳实、青黛。

知识点 5

百日咳的中医辨证治疗

1. 风寒袭表证

主症：恶寒发热，热势不高，鼻涕清稀，阵发咳嗽，声浊痰稀，逐日加重，舌淡苔白，脉浮紧，指纹淡红。治则：疏风散寒，宣肺化痰。方药：金沸草散加减。

2. 风热犯肺证

主症：发热咳嗽，咳声高亢，鼻流浊涕，面红唇赤，口干咽痛，舌红苔薄黄，脉浮数。治则：辛凉宣肺，化痰降逆。方药：桑菊饮加减。

3. 肺热壅盛证

主症：反复阵发性痉挛性咳嗽，入夜尤甚，喉间发出鸡鸣样吼声，痰多而黏，常伴呕吐，面赤唇红，目睛出血或痰中带血，烦躁不安，舌质红，苔黄，脉滑数。治则：清热，止咳，化痰。方药：桑白皮汤加减。

4. 肺阴亏虚证

主症：阵咳次数减轻，干咳少痰，咳声嘶哑，面唇潮红，咽干肤燥，形瘦盗汗，舌红苔少，脉细数，指纹淡紫。治则：润肺养阴，清热化痰。方药：沙参麦冬汤加减。

5. 肺脾两虚证

主症:阵咳缓解,咳声不扬,咳而无力,气短神疲,手足不温,纳呆自汗,便溏,舌淡苔白,脉细无力,指纹清淡。治则:益气健脾,补肺止咳。方药:人参五味子汤加减。

问题五　该病如何进行预防?

思路1　控制传染源。应及时发现和隔离患者,一般起病后隔离40天,或痉咳开始后30天,密切接触者观察21天。

思路2　切断传播途径。保持室内通风,患者的痰、口鼻分泌物要进行消毒处理。

思路3　保护易感人群。国内目前用白喉、百日咳、破伤风三联疫苗,有效免疫期为4~5年。在出生后3个月可进行基础免疫,每月1次,共3次,18~24月龄加强一剂次。对未接种过疫苗的体弱婴儿接触百日咳患者后,可注射百日咳特异性免疫球蛋白,也可选用红霉素或氨苄西林预防。

【诊疗流程】

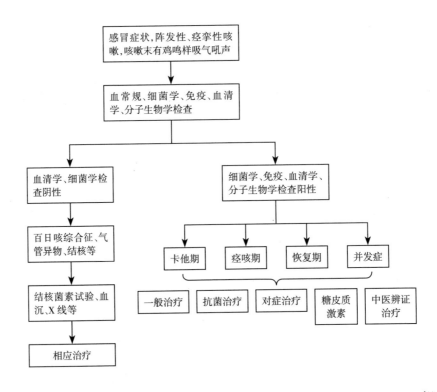

(郑丽红)

【复习思考题】

百日咳临床症状有哪些?

第八节 猩 红 热

培训目标

1. 掌握猩红热的诊断和中医辨证论治要点。
2. 熟悉猩红热的中西医结合治疗方案、临床表现及鉴别诊断。

猩红热(scarlet fever)是由 A 组 β 型链球菌(group A β-hemolytic streptococcus, GAS)引起的急性呼吸道传染病。以发热、咽峡炎、全身弥漫性鲜红色皮疹和疹后明显脱屑为主要的临床表现,少数患者可出现变态反应性心、肾、关节损害。本病属于中医学温病范围,称之为"丹痧""烂喉痧""烂喉丹痧""疫痧""疫疹"。

【典型案例】

患儿黄某,女,9 岁,因"反复发热 3 天,伴皮疹"就诊。患者 3 天前开始发热,最高体温 39.3℃,颜面部、耳后出现红色细小丘疹,伴有瘙痒、咽痛、咽干,偶有干咳,无痰,自服布洛芬混悬液后退热,但仍反复。今晨体温 38.7℃,同时发现颈部、躯干部出现弥漫性红色细小皮疹,压之褪色,面部潮红。

问题一 为明确诊断,还需要完善哪些体格检查资料,完善哪些辅助检查?

思路 本例患者发热伴皮疹,首先应从儿童常见的出疹性疾病着手。根据患者的症状及出诊特点,应考虑猩红热可能。

辅助检查

体温:37.9℃,脉搏:110 次 /min,呼吸:24 次 /min,精神可,食欲差,二便正常。查体:全身皮肤弥漫性潮红,布满淡红色鸡皮样皮疹,压之褪色,疹间无正常皮肤,皮疹尤以头面部及前胸后背显著,口周皮疹稀少。咽部充血,双侧扁桃体Ⅱ度肿大,无脓点及假膜。舌乳头突起,呈杨梅舌。辅助检查:血常规:WBC $15.6×10^9$/L、N 85.2%;CRP 10.9mg/L。舌质起红刺,状如草莓,脉数有力。

问题二 猩红热有何特征性表现?

思路 猩红热的特征性表现:①发病早期口腔黏膜内疹:表现为咽及扁桃体有局部充血并可有脓性渗出液,软腭充血,有细小红疹或出血点。②出疹期:典型皮疹为均匀分布的弥漫充血性针尖大小的丘疹,压之褪色,伴有痒感。同时,还有"线状疹""口周苍白圈""草莓舌"或"杨梅舌"。

知识点 1

临 床 表 现

潜伏期 1~12 天,平均 2~5 天。临床常见 3 种类型。

（一）普通型

1. 前驱期 起病急骤，畏寒、高热，体温可达 39℃，伴头痛、咽痛、吞咽痛、全身不适等全身中毒症状。咽及扁桃体有局部充血并可有脓性渗出液，软腭充血，有细小红疹或出血点，称为黏膜内疹。

2. 出疹期 发热后 24 小时内开始出疹，始于耳后、颈部及上胸部，然后迅速漫及全身；典型皮疹为均匀分布的弥漫充血性针尖大小的丘疹，压之褪色，伴有痒感。部分患者可出现带黄白色脓头且不易破溃的皮疹，称为"粟粒疹"。严重的患者出现出血性皮疹。在皮肤皱褶、皮疹密集或由于摩擦出血呈紫色线状，称为"线状疹"（又称 Pastia 线，帕氏线）。颜面部位仅有充血而无皮疹，口鼻周围充血不明显，相比之下显得发白，称为"口周苍白圈"，腭部可见有充血或出血性黏膜内疹。病程初期舌覆白苔，红肿的乳头凸出于白苔之外，称为"草莓舌"。2~3 天后白苔开始脱落，舌面光滑呈肉红色，乳头仍凸起，称为"杨梅舌"。颌下及颈淋巴结呈非化脓性炎症改变。

3. 恢复期 皮疹多于 48 小时达到高峰，然后按出疹顺序开始消退，2~3 天内退尽，但重者可持续 1 周左右。疹退后开始皮肤脱屑，皮疹密集处脱屑更为明显，尤以粟粒疹为重，可呈片状脱皮，手、足掌、指（趾）处可呈套状，而面部、躯干常为糠屑状。近来，轻症患者居多，常仅有低热、轻度咽痛等症状，皮疹稀少，消退较快，脱屑较轻，但仍可引起变态反应性并发症。

（二）中毒型

表现为毒血症明显。高热、头痛、剧烈呕吐，甚至神志不清、中毒性心肌炎及感染性休克。咽峡炎不重但皮疹很明显，可为出血性。但若发生休克，则皮疹常变为隐约可见。病死率高，目前少见。

（三）外科型

外科型包括产科型，病原体从伤口或产道侵入而致病，故没有咽峡炎。皮疹首先出现在伤口周围，然后向全身蔓延。症状较轻，预后较好。可从伤口分泌物中培养出病原菌。

问题三 这位患儿的病证，需要与哪些疾病相鉴别？

思路 猩红热多见于儿童，需要与儿童常见的出疹性疾病如麻疹、风疹进行鉴别诊断。可以根据发热与出疹的关系、症状特点、皮疹特点及特殊体征等内容进行鉴别。

 知识点 2

猩红热的鉴别诊断

	麻疹	风疹	猩红热
发热与出疹的关系	发热 3~4 天出疹，出疹时发热更高	发热 0.5~1 天出疹	发热数小时 ~1 天出疹
初期症状	发热，咳嗽流涕，泪水汪汪	发热，咳嗽流涕，枕后淋巴结肿大	发热，咽痛红肿、糜烂

续表

	麻疹	风疹	猩红热
皮疹特点	黯红色斑丘疹,疹间有正常皮肤,发疹有一定顺序,约 3 天左右出齐	淡粉红色斑丘疹,较麻疹稀少,发疹无顺序,24 小时后遍布全身	鲜红点状,密集成片,皮疹先见颈、胸、腋下,2~3 天遍及全身,颜面部潮红而无皮疹
特殊体征	麻疹黏膜斑	无	口唇周围苍白圈,杨梅舌,皮肤皱褶处呈线状疹
恢复期	麦麸状脱屑,有色素沉着	无脱屑及色素沉着	可有脱皮,无色素沉着

问题四　该例患儿的中医辨证与治疗?

思路　患儿发热,皮疹伴有瘙痒、咽痛、咽干,偶有干咳,无痰,舌质起红刺,状如草莓,脉数有力。辨证属毒炽气营证,方选凉营清气汤加减,药用水牛角、炒栀子、牡丹皮、生地黄、薄荷、赤芍、甘草、连翘、白术、枳壳、杏仁、紫菀、浙贝母、白前等。

知识点 3

中医辨证与治疗

1. 邪侵肺卫证

主症:发热骤起,头痛畏寒,肌肤无汗,咽喉红肿热痛,常影响吞咽,皮肤潮红,痧疹隐隐,舌质红,苔薄白或薄黄,脉浮数有力。治法:辛凉宣透,清热利咽。方药:解肌透痧汤。加减:乳蛾红肿者,加土牛膝根、板蓝根清咽解毒;颈部瘰核肿痛者,加夏枯草、紫花地丁清热软坚化痰;汗出不畅者,加防风、薄荷祛风发表。

2. 毒炽气营证

主症:壮热不解,烦躁口渴,咽喉肿痛;伴有糜烂白腐,皮疹密布,色红如丹,甚则色紫如瘀点。疹由颈、胸开始,继而弥漫全身,压之褪色,见疹后的 1~2 天舌苔黄糙、舌质起红刺,3~4 天后舌苔剥脱,舌面光红起刺,状如草莓,脉数有力。治法:清气凉营,泻火解毒。方药:凉营清气汤。加减:丹痧布而不透,壮热无汗者,加淡豆豉、浮萍发表透邪;苔糙便秘,咽喉腐烂者,加生大黄、玄明粉通腑泻火。若邪毒内陷心肝,出现神昏、抽搐等症,可选紫雪丹、安宫牛黄丸等清心开窍。

3. 疹后阴伤证

主症:丹痧布齐后 1~2 天,身热渐退,咽部糜烂疼痛减轻,或见低热、唇干口燥,或伴有干咳,食欲不振,舌红少津,苔剥脱,脉细数。约 2 周后可见皮肤脱屑、脱皮。治法:养阴生津,清热润喉。方药:沙参麦冬汤。加减:若口干咽痛、舌红少津明显者,加玄参、桔梗、芦根以养阴清热润喉;大便秘结难解,可加瓜蒌仁、火麻仁清肠润燥;低热不清者,加地骨皮、银柴胡、鲜生地黄以清热。

知识点 4

西 医 治 疗

1. 一般治疗　呼吸道隔离,卧床休息。

2. 抗菌治疗　可用青霉素,每次 80 万 U,2~3 次 /d,肌内注射,连用 5~7d。中毒型应加大剂量到 800 万 ~2 000 万 U/d,分 2~3 次静脉滴注,儿童每日 20 万 U/kg,分 2~3 次静脉滴注。青霉素过敏者,可用红霉素。

3. 并发症治疗　若发生感染性休克,给予补充血容量,纠正酸中毒,应用血管活性药物和肾上腺皮质激素。

【诊疗流程】

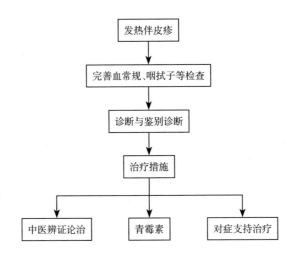

（萧焕明）

【复习思考题】

简述猩红热的中医分型论治。

第九节　流行性脑脊髓膜炎

培训目标

1. 掌握流行性脑脊髓膜炎的临床表现、诊断依据及各型治疗措施。
2. 熟悉流行性脑脊髓膜炎的病原学特点、发病机制、流行病学特点。
3. 掌握流行性脑脊髓膜炎的辨证论治、鉴别诊断及预防措施。

流行性脑脊髓膜炎(简称流脑),是由脑膜炎奈瑟菌引起的急性化脓性脑膜炎。临床表现主要为突发高热、头痛、颈强直、呕吐、皮肤黏膜有出血点和瘀斑、意识障碍、脑膜刺激征阳性,严重者可发生败血症休克及脑实质损害(图 3-9-1,见文末彩图)。部分起病暴急者,可迅速死亡。流脑主要通过呼吸道传播,冬春季多发,属中医学中"春温""冬温""风温""瘟疫"等范畴。

【典型案例】

　　患儿,男,5 岁,因突发高热 2 天入院。患儿突发高热,查体:体温 39℃,热病面容,脑膜刺激征阳性。哭啼吵闹,烦躁不安,可见皮肤斑疹密布,纳少,呕吐不止,小便量少色黄,大便燥结不通,舌红绛,苔黄燥,脉滑数。实验室检查:血常规:WBC:13.7×10^9/L。脑脊液沉淀涂片检查阳性。

　　问题一 本病例诊断为何病? 其诊断依据是什么?

　　思路 本病例诊断为流行性脑脊髓膜炎。其诊断依据是:

　　(1)临床表现:突发高热,哭啼吵闹,烦躁不安,可见皮肤斑疹密布,纳少,呕吐不止,小便量少色黄,大便燥结不通。

　　(2)查体:体温 39℃,热病面容,脑膜刺激征阳性,皮肤可见斑疹密布。

　　(3)实验室检查:血常规:WBC 13.7×10^9/L。脑脊液沉淀涂片检查阳性。

知识点 1

诊　　断

　　本病在冬春季节流行,表现症状主要为头痛、呕吐、皮肤黏膜瘀点、瘀斑(在病程中增多并迅速扩大)、脑膜刺激征,根据流行病学资料和临床表现可高度怀疑为本病,细菌学检查和流脑特异性血清免疫学检查可确诊。

　　问题二 本病例属于流行性脑脊髓膜炎的哪一分期?

　　思路 本病属于流脑普通型的败血症期。

　　问题三 为诊断此病应做哪些实验室检查?

　　思路 1 血液常规检查。白细胞总数明显增加,细胞数在(10~30)×10^9/L 范围内或更高,中性粒细胞在 80%~90% 以上。

　　思路 2 脑脊液检查。病程初期患者脑脊液外观清亮无改变,脑膜炎期则浑浊似米汤甚至脓样,细胞数常达 1×10^9/L,以中性粒细胞为主,蛋白显著增高,糖含量减少,有时甚至为零,氯化物降低,涂片镜检可检测到革兰氏阴性菌。

　　思路 3 细菌学检查

　　(1)涂片检查:包括皮肤瘀点和脑脊液沉淀涂片检查,阳性率 60%~80%,是早期诊断依据之一。

　　(2)细菌培养:包括血、瘀斑组织液和脑脊液培养,阳性率低,但血培养对多种流脑类型的诊断有重要意义。

　　思路 4 免疫学检查。包括对流免疫电泳、反向间接血凝试验、乳胶凝集试验、酶联免疫吸附试验等。

问题四　本病应与哪些疾病做鉴别?

思路　本病应与以下疾病鉴别:

(1) 其他化脓性脑膜炎:肺炎球菌脑膜炎多继发于肺炎、中耳炎;葡萄球菌脑膜炎多继发于葡萄球菌败血症;金黄色葡萄球菌脑膜炎多继发于皮肤疖肿或败血症,常伴各类皮疹。其他化脓性脑炎多有感染灶,无明显季节性,确诊需依据脑脊液、血液细菌学和免疫学检查。

(2) 结核性脑膜炎:多有结核史或接触史。起病缓慢,伴有低热、盗汗、消瘦等症状,无瘀点和疱疹。脑脊液以单核细胞为主,沉淀涂片抗酸染色可检出结核杆菌。

(3) 流行性乙型脑炎:发病多在 7~9 月,临床见脑实质损害严重,惊厥,昏迷,脑脊液早期清亮、晚期微浑,细胞数多低于 1×10^9/L,蛋白质稍增加,糖正常或略高,氯化物正常。确诊须经相应实验室检查。

问题五　此患者的西医治疗方案是什么?

思路　治疗原则以抗菌治疗为主,化脓性脑膜炎应在 24 小时内用药,治疗一般选择对病原菌敏感、能较高浓度透过血脑屏障的药物。

不同类型化脓性脑膜炎的一般治疗和对症治疗相同,均应充足休息,保持空气流通,尽量口服补充足量液体,成人每日 2 000~3 000ml,小儿 60~80ml/kg。保持口腔、皮肤清洁,经常变换体位。出现高热及时降温,头痛剧烈者可予镇痛或高渗葡萄糖、用脱水剂脱水等处理。

知识点 2

流脑的治疗

(一) 普通型流脑

抗菌治疗

1. 青霉素　为治疗流脑首选药,青霉素透过血脑屏障能力较差,但大剂量使用可使脑脊液中药物达到治疗的有效浓度,且青霉素对该菌杀菌效果好,成人使用青霉素每次 800 万 U,每日 3 次,小儿 20 万 ~40 万 U/(kg·d)。

2. 第三代头孢菌素　容易透过血脑屏障,抗菌作用较强,毒副作用小。常用药头孢噻肟,成人 2g/d,儿童 150mg/(kg·d),分 3~4 次静脉快速滴注;头孢曲松,成人 2g/d,儿童剂量 50~100mg/(kg·d),分 1~2 次静脉快速滴注,疗程 7 日。

3. 氯霉素　对青霉素、磺胺过敏或耐药者,可使用氯霉素。抗菌效果明显且易于透过血脑屏障,但有对骨髓造血功能抑制的不良反应。成人用量 2~3g/d,儿童 50mg/(kg·d),静脉滴注,疗程 7 日。

(二) 休克型流脑

1. 抗菌治疗　用药同前。

2. 抗休克治疗

(1) 扩充血容量,纠正酸中毒:应用低分子右旋糖酐(成人 1 000ml,儿童 10~20ml/kg)和 5% 碳酸氢钠注射液(5ml/kg),快速静脉滴注,严重肾功能减退和充血性心力衰竭者慎用低分子右旋糖酐。24h 内补液量介于 2 000~3 000ml 之间,儿童为

50~80mg/kg,注意根据中心静脉压和休克改善情况对输液量和速度做及时调整。

（2）血管活性药物的应用：经扩容和纠酸后，如果休克仍未纠正，可应用血管活性药物。首选山莨菪碱(654-2)，不良反应小，剂量为0.3~0.5mg/kg，重症每次可用1~2mg/kg，儿童0.5~1mg/(kg·次)，每10~15分钟静脉注射一次，直至一般情况好转，眼底动脉痉挛缓解后可延长间期或停用。还可用阿托品。

（3）强心药物：心功能不全是休克的原因之一，常用药物有毒毛旋花子苷K或毛花苷C等洋地黄类强心剂。

（4）抗DIC治疗：凡疑有DIC，应早期用肝素治疗。剂量为0.5~1mg/kg，加入10%葡萄糖液内推注。根据情况每4~6h重复一次，多数1~2次即可见效，重者3~4次，应用肝素时应动态监测凝血时间。

（三）暴发型流脑

治疗原则：减轻脑水肿，防止脑疝和呼吸衰竭。

1. 抗生素的应用同休克型的治疗。

2. 脱水剂的应用　一般应用20%甘露醇，辅以葡萄糖注射液，20%甘露醇1~2g/(kg·次)按具体情况每隔4~6小时静脉快速滴注或静推一次，至血压恢复正常、两侧瞳孔大小相等、呼吸平稳及颅内高压好转。50%葡萄糖40~60ml/次在甘露醇两次间隔中使用。肾上腺皮质激素亦可同时应用，以减轻毒血症，降低颅内压。用脱水剂后应适当补液，使患者维持轻度脱水状态。

3. 冬眠疗法　通过降低脑含水量和耗氧量，保护中枢神经系统。氯丙嗪和异丙嗪各0.5~1mg/kg，肌注或静推，使体温下降至36℃左右。以后每4~6h再肌注一次，共3~4次，治疗3~5日。

4. 呼吸衰竭的处理　以防治脑水肿为主，加强脱水处理时给予人工辅助呼吸、吸氧、吸痰、降温处理等，必要时亦可采取气管插管或切开的手段，直至患者恢复自动呼吸。

（四）慢性败血症型

抗生素的应用同普通型。

问题六　本病例的中医辨证如何？辨证要点是什么？

中医辨证：气血两燔证。

辨证要点：高热，哭啼吵闹，烦躁不安，可见皮肤斑疹密布，纳少，呕吐不止，小便量少色黄，大便燥结不通，舌红绛，苔黄燥，脉滑数。

知识点3

流脑的中医辨证治疗

1. 卫气同病

证候：发热恶寒，无汗或有汗，头痛项强，肢体酸痛，口微渴，恶心呕吐，或烦躁不安，或精神不振，神志尚清，舌尖边红，苔微黄或黄白相间，脉滑数或弦数。此证常见于普通型流脑早期。治法：清气透表，解毒泄热。方药：银翘散合白虎汤加减。

2. 气营(血)两燔

证候:高热不退,头痛如劈,呕吐频繁,颈项强直,烦躁不安,并可见谵妄,惊厥,甚至角弓反张,全身皮肤斑疹密布,小便短少而赤,大便燥结不通,舌红绛,苔黄燥,脉滑数或细数。此证常见于流脑败血症期重症或脑膜炎期。治法:清气凉营(血),解毒化斑。方药:清瘟败毒饮。

3. 热入营血

证候:身灼热,神识昏迷,躁扰不语,时有谵语,频频抽搐,角弓反张,皮肤大片斑疹,或鼻衄吐血,唇燥口干,舌紫绛少苔,脉细弦而数。此证多见于流脑败血症期重症或爆发型脑膜炎。治法:清营泄热,凉血解毒。方药:清营汤合犀角地黄汤(犀角用水牛角代)。

4. 热陷厥阴

证候:高热,头痛剧烈,呕吐频繁呈喷射状,躁扰不安,四肢抽搐,甚至角弓反张,昏狂谵妄,舌质红绛,苔黄腻或黄燥,脉弦数。此证多见于暴发型脑膜脑炎型,病势极为凶险。治法:清热解毒,息风开窍。方药:羚角钩藤汤合安宫牛黄丸或紫雪丹。

5. 内闭外脱

证候:起病急暴,高热,神昏,惊厥,皮下瘀斑紫黯,迅速融合成片,体温骤降,大汗淋漓,面色苍白,四肢厥冷,唇颊发绀,呼吸微弱不匀,昏迷不醒,舌质紫黯或淡黯,脉伏而数,或微欲绝,或散乱无根。此证多见于流脑暴发型的休克型,如不及时抢救,多致死亡。治法:开闭固脱。方药:开闭用羚角钩藤汤合安宫牛黄丸或紫雪丹,固脱用参附龙牡汤。

问题七　此患者的中医治法是什么?

思路　此患者的中医治法是清气凉血,解毒化斑。选用清瘟败毒饮加减。

问题八　流脑的发病机制是什么?

思路　本病致病因素主要为致病菌释放的内毒素,流脑病情发展与细菌和宿主相互作用有关。当病原菌侵入人体鼻咽部后,免疫力较强者可及时消灭病原菌。免疫力低下者不能及时消灭病菌,细菌通过黏膜进入血循环内生长繁殖,并释放出致病的内毒素。内毒素能引起多种不良反应、微循环障碍和休克等,尤其脑膜炎球菌的内毒素较其他内毒素更易激活凝血系统,因此在休克早期便可出现弥散性血管内凝血及继发性纤溶亢进,进一步加重微循环障碍、出血和休克,最终导致多脏器功能衰竭。若细菌侵犯脑膜,进入脑脊液,释放内毒素则引起脑膜和脊髓膜化脓性炎症及颅内压升高,出现惊厥、昏迷等症状。出现严重脑水肿时,可造成脑疝,引起死亡。

问题九　流脑的预防

思路1　控制传染源。发现后,对患者就地进行隔离和治疗,加强对疫情单位和地区的疫情监视。患者须隔离至症状消失后3日,但不少于发病后7日。

思路2　切断传播途径。保持个人及环境卫生,居室多开窗通风,尽量避免集体活动,去人群密集的公共场所时做好防护措施。

思路3　保护易感人群。近年来,随着流行病菌的变化,我国采用A+C群夹膜多糖菌苗预防接种,保护率较高,副作用少,易感人群应及时接种。密切接触者可口服磺胺甲噁唑、头孢曲松、氧氟沙星等药物预防。

【诊疗流程】

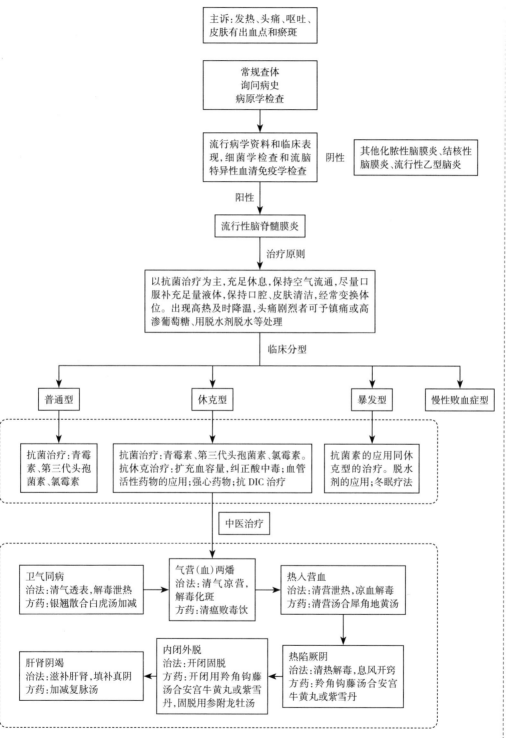

（张　诏）

【复习思考题】

流行性脑脊髓膜炎如何防治？

第十节 炭 疽

培训目标

1. 掌握炭疽的流行病学特点、临床表现、诊断要点及治疗方法。
2. 熟悉炭疽的发病机制、鉴别诊断及预防。
3. 掌握炭疽的证候分型及辨证论治。

炭疽(anthrax)是由炭疽杆菌引起的动物源性传染病,主要传染源为草食动物,特别是牛、马和羊,人因接触病畜及其产品而被感染。临床上最常见的为皮肤炭疽,其表现为局部皮肤坏死和特异的黑痂,吸入感染则可引起肺炭疽,误食污染食物可致肠炭疽,进而可继发炭疽杆菌败血症或炭疽脑膜炎。

一、病因病机

本病属中医的温病,若有局部溃疡则归属于温毒,以其有传染而名疫疔,是指接触疫畜染毒而生疔,因其疮形如脐凹陷,又称"鱼脐疔"。其形疮头色黑,凹陷似鱼脐,痒而无痛,全身症状轻,易于传染,可并发走黄。常发生在头面、颈、前臂等暴露部位。多见于畜牧业、屠宰或皮毛制革工作者,如牧民、屠宰场和制革工人,或兽医等,多于接触后 1~3 天发病。

二、病原学与流行病学

炭疽杆菌是革兰氏阳性需氧芽孢杆菌,菌体较大,为(5~10)μm×(1~3)μm,两端钝圆,芽孢居中呈卵圆形,排列成长链、竹节状,无鞭毛,不能运动。在宿主内形成荚膜,荚膜具有抗吞噬作用和很强的致病性。炭疽杆菌有四种抗原:保护性抗原、荚膜多肽抗原、菌体多糖抗原及芽孢抗原。炭疽杆菌产生的炭疽毒素是炭疽感染并致命的最主要因素,由保护性抗原(protective antigent,PA)、水肿因子(edema factor,EF)和致死因子(lethal factor,LF)组成,EF 和 LF 在细胞外无毒性,且无法自行进入细胞内,当 PA 与细胞表面受体结合后形成七聚体或八聚体孔道,将 EF 或 LF 带入细胞内形成水肿毒素(edema toxin,EDTX)和致死毒素(lethal toxin,LETX)而发挥毒性作用。在发达国家,由于普遍接种疫苗及广泛动物类医疗工作的施行,炭疽病几乎消灭。我国西部地区发病较严重,以贵州、云南、新疆、广西、湖南、西藏、四川、甘肃、内蒙古及青海等省自治区为高发地区。

(一) 传染源

主要为患病的草食动物,如牛、羊、马、骆驼等,其次为猪和狗。它们的皮、毛、肉、骨粉均可携带细菌。炭疽患者的病灶分泌物(皮肤炭疽)、痰液(肺炭疽)、粪便(肠炭疽)中均可检出细菌,但人与人之间的传播极少见。

（二）传播途径

人因直接或间接接触病畜或其排泄物或染菌动物皮、毛、肉、骨粉等均可引起皮肤炭疽;吸入带炭疽芽孢的尘埃可引起肺炭疽;误食病畜肉类和奶类可引起肠炭疽。

（三）人群易感性

人群易感性主要取决于接触病原体的程度及频率,并且和个体的免疫力有密切的关系。大部分炭疽病为散发病例,大规模流行时可能发生。病后可获得持久的免疫力。

三、发病机制

炭疽杆菌的致病性在于荚膜及其毒素。炭疽杆菌不能侵入完整的皮肤,但当细菌通过破损的皮肤侵入人体,侵入皮下组织时,炭疽芽孢迅速大量繁殖,产生并释放炭疽毒素,使组织水肿、坏死和出血性浸润,形成原发性皮肤炭疽。皮肤炭疽呈痈样肿胀、溃疡、出血性焦痂,并形成凝固性坏死区,其周围组织呈高度水肿、渗出。肺炭疽为小叶出血性肺炎,常波及胸膜和心包,并由淋巴管引起肺炭疽特有的坏死出血性纵膈炎。肠炭疽主要是在回盲部黏膜形成痈性病灶,肠壁各层及肠系膜淋巴结有出血性浸润,极度水肿,最终形成溃疡。上述病灶内均可检出炭疽杆菌。

四、临床表现

潜伏期因侵入途径不同而有差异,一般1~5天,短至12小时消失,长至2周左右。

（一）皮肤炭疽

最多见,占95%~98%。多发生于面、颈、肩和脚等裸露部位皮肤。初为斑疹或丘疹,继成水疱,内含黄色液体,周围组织硬而肿胀;第3~4天水肿区中心出血坏死,稍下陷,四周有成群小水疱,水肿区继续扩大;第5~7天坏死破溃成浅溃疡,血性渗出物结成硬似炭块状焦痂,痂下有肉芽组织生成(即炭疽痈),焦痂坏死区直径大小不等,其周围皮肤浸润及水肿范围较大。由于局部末梢神经受压,疼痛不明显,但稍有痒感,不化脓,以此区别于其他痈。以后随水肿消退,黑痂在1~2周内脱落,逐渐愈合成疤。全身症状有发热、头痛、关节痛、周身不适以及局部淋巴结和脾肿大等症状。

（二）肺炭疽

较少见,多为原发性,又称"吸入性炭疽",也可继发于皮肤炭疽。疾病初起为轻微的"流感样"症状,2~4天后出现严重的呼吸窘迫、高热、寒战、咳嗽、咯血、胸痛和汗出等,有时在颈胸部可出现皮下水肿,肺部有少量湿啰音及胸膜摩擦音。胸部X线检查可见纵隔增宽、胸腔积液及支气管肺炎征象。可迅速发生休克并在24小时内死亡。

（三）肠炭疽

极罕见。常在感染后2~5天发病。可表现为急性肠炎型或急腹症型。急性肠炎型可出现发热、恶心、呕吐、腹痛、腹泻等症状,可有腹水。有时表现为急腹症,持续性呕吐及腹泻,血水样便,腹部可有明显压痛、反跳痛、甚至腹肌紧张等。常并发败血症或休克而死亡。

（四）炭疽败血症

大多继发于肺炭疽或肠炭疽，少数由皮肤炭疽引起。可表现为高热、寒战、头痛、呕吐等全身毒血症症状。易发生感染性休克、弥散性血管内凝血（DIC）和脑膜炎等。

（五）炭疽脑膜炎

多继发于伴有败血症的各型炭疽。起病急，有剧烈头痛、呕吐、谵妄、昏迷及明显脑膜刺激征。脑脊液多呈血性，压力增高，细胞数增多。病情发展迅猛，常因治疗不及时而死亡。

五、中医辨证

（一）毒壅肌肤证

主症：局部肌肤先起红斑，继之变为丘疹、水疱、溃疡，上盖黑焦痂，周边小水疱，伴发热、头痛、关节痛、全身不适，舌质红，苔黄，脉数。

（二）肺热炽盛证

主症：初起头重鼻塞、干咳、胸闷，继而气促，喘鸣，血痰，胸痛，多汗，寒战高热，口唇发绀，舌质红，苔黄，脉数。

（三）热毒蕴肠证

主症：呕吐，腹痛，腹泻水样便，甚至剧烈腹痛，呕吐，腹泻血样便，高热，寒战，舌质红，苔黄，脉数。

（四）热入营血证

主症：高热，多汗，烦躁，尿赤，便秘，或吐血、斑疹，灼热躁扰，甚至肢厥，神昏，谵语，抽搐，舌质红绛，苔黄，脉数。

六、实验室及特殊检查

（一）血常规检查：

白细胞总数常增高，一般在 $(10\sim20)\times10^9/L$，甚至高达 $(40\sim80)\times10^9/L$，中性粒细胞增多，血小板可减少。

（二）细菌涂片与培养

分泌物、水疱液、痰、呕吐物、血液、脑脊液涂片染色可见典型的革兰氏阳性，培养可见炭疽杆菌。

（三）血清学检查

有间接血凝试验、补体结合试验、免疫荧光法与 ELISA 法等检测血中抗荚膜抗体。

七、诊断与鉴别诊断

（一）诊断

患者多有疫区接触史或从事与皮毛等畜产品密切接触的职业。临床表现为皮肤炭疽的焦痂溃疡，肺炭疽的出血性肺炎，肠炭疽的出血性肠炎，严重的毒血症以及出血倾向等。实验室检查各种分泌物、组织液、排泄物的涂片和培养阳性可确诊。

（二）鉴别诊断

1. 大叶性肺炎　有铁锈色血痰，中毒症状较轻，X 线检查及痰液检查病原菌可与肺炭疽鉴别。

2. 肺鼠疫　临床表现与肺炭疽相似,但通过流行病学资料及细菌学检查可资鉴别。

3. 急性菌痢　里急后重及痉挛性腹痛较明显,无腹膜炎表现。大便病原菌检查可与肠炭疽相鉴别。

4. 其他　化脓菌所致的痈、疖无特异的焦痂溃疡;恙虫病虽有焦痂溃疡,但多位于隐蔽部位,形状较小,可与皮肤炭疽鉴别。

八、治疗

（一）一般治疗

患者应严格隔离于隔离病院或隔离病区,卧床休息;多饮水及予以流食或半流食,对呕吐、腹泻或进食不足者给予适量静脉补液。

（二）对症治疗

对有出血、休克或神经系统症状者,给予补充血容量、抗休克和镇静疗法。对恶性水肿皮肤炭疽和重症患者,可应用肾上腺皮质激素控制局部水肿的发展及减轻毒血症。如氢化可的松每天 100~300mg。皮肤炭疽局部可用 1:20 000 高锰酸钾溶液温敷,切忌挤压和切开引流。重度颈部肿胀导致呼吸困难者,可考虑气管插管或气管切开。

（三）抗菌治疗

青霉素 G 为首选抗生素。皮肤型炭疽用青霉素 G,每天 240 万 ~320 万 U,静脉注射,疗程 7~10 天;肺、肠炭疽和并发脑膜炎者,应用大剂量青霉素 G,400 万 ~800 万 U,每 6 小时 1 次,静脉滴注。还可用头孢菌素和氨基糖苷类抗生素,新近证实喹诺酮类抗菌药物对本病亦有疗效。

目前美国 CDC 推荐治疗方案:

1. 环丙沙星 400mg,静脉滴注,每 12 小时 1 次,疗程 7~10 天,或多西环素(强力霉素)100mg,静脉滴注,每 12 小时 1 次,疗程 7~10 天。

2. 环丙沙星 500mg,每日 2 次,疗程 7~10 天,或多西环素(强力霉素)100mg,每日 2 次,疗程 7~10 天。

3. 对严重感染者,可联合使用环丙沙星或多西霉素,且最长疗程可达 60 天。

4. 儿童推荐剂量环丙沙星 10~15mg/kg,每 12 小时 1 次(24 小时不超过 1g);多西霉素:>8 岁且体重大于 45kg,剂量为 100mg,每 12 小时 1 次;>8 岁且体重小于 45kg,剂量为 2.2mg/kg,每 12 小时 1 次;<8 岁,剂量为 2.2mg/kg,每 12 小时 1 次。

（四）炭疽毒素特异性治疗药物

炭疽毒素是炭疽杆菌的关键致病因子,抗菌药物只能杀死已存在于体内的炭疽杆菌,而不能清除机体中存在的炭疽毒素,抗体类药物可以中和炭疽毒素,延长暴露后的窗口期和缩短抗生素治疗的时间。美国食品药品监督管理局已批准 Raxibacumab 及 obiltoxaximab 与抗菌药物联合使用治疗吸入性炭疽。

（五）局部病灶的处理

皮肤病灶应保持病灶创面整洁,切忌挤压和行外科手术切开引流,以防止败血症和混合感染发生,可用 1:2 000 高锰酸钾液冲洗后外敷无刺激性软膏,如硼酸软膏、青霉素软膏、磺胺软膏等。

九、预防

(一) 管理传染源

加强对炭疽患者和病畜的管理,严格隔离并进行治疗。患者应隔离至创口愈合、焦痂脱落或症状消失,分泌物和排泄物培养2次(相隔5天)阴性为止。患者尸体须火化,病畜尸体需焚毁或撒以生石灰深埋。对易感牲畜进行免疫接种,加强肉食卫生检疫。

(二) 切断传播途径

加强防护,制造皮革或羊毛的工人,在工作时均应戴橡胶手套、口罩及围巾保护。对被污染或可能污染的皮毛用甲醛消毒。加强饮食、饮水及乳制品的监督管理。

(三) 保护易感人群

对长期从事畜牧业、屠宰业、兽医等职业的人群进行无毒活疫苗皮肤划痕接种,保护期约1年。

【诊疗流程】

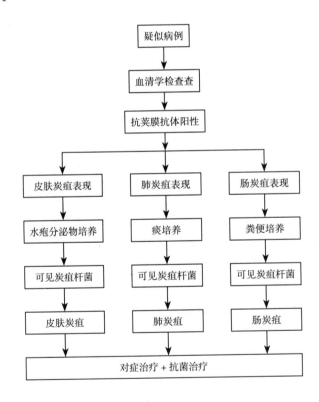

（孙凤霞）

【复习思考题】

炭疽如何防治?

第十一节　肺　结　核

PPT 课件

　　1. 掌握肺结核的定义、临床表现、诊断、治疗和预防。
　　2. 掌握肺结核的辨证论治。
　　3. 熟悉肺结核的鉴别诊断、实验室及特殊检查。
　　4. 熟悉肺结核的病因病机。
　　5. 了解肺结核的病原学、流行病学、发病机制、病理解剖、肺结核的相关疾病。

　　肺结核(pulmonary tuberculosis)由结核分枝杆菌引起的一种发生在肺组织、气管、支气管和胸膜的慢性感染性疾病,主要病变为结核结节、浸润、干酪样变和空洞形成。临床多呈慢性过程,表现为长期低热、咳痰、咯血等。

【典型案例】

　　患者叶某,男,45 岁,主诉:咳嗽、咳痰伴发热 3 周。自述 3 周前无明显诱因下出现咳嗽伴咳痰,时有体温升高,至外院就诊后予口服药物抗感染治疗后未见明显好转,故今至门诊求进一步诊治。

　　问题一　请问主诉包中包含有哪些重要的信息,可能是哪些疾病导致了患者的这些症状?

　　思路　咳嗽咳痰是一种机体清除呼吸道内的病理性分泌物和外界进入呼吸道异物的保护性反射动作,从鼻咽部到整个呼吸道的黏膜受刺激均会引起咳嗽,临床常见疾病包括各种呼吸道疾病、胸膜疾病、心血管疾病等。发热则包括了感染性、非感染性原因,应结合患者热型、年龄、流行病史、既往病史等信息综合考虑。此患者咳嗽咳痰伴发热则应首先考虑呼吸道感染、胸膜炎、肺结核、肺癌等疾病。

　　问题二　如果要做出进一步的判断,还需要详细了解患者的哪些信息?

　　思路　应完善患者主诉相关症状,如咳嗽性质、程度、发病时间、持续时间、加重或缓解因素,以及咯痰的颜色、量、质地,是否伴咯血等,体温升高的热型、是否伴有体重减轻等。此外还要询问是否存在胸闷、气喘、胸痛等相关伴随症状。在既往史中应询问是否有传染病史,是否有疫区、传染病患者接触史,以及烟酒等个人史的情况。体格检查方面应详细进行心、肺、浅表淋巴结及腹部常规查体。

知识点 1

肺结核的流行病学

　　1. 传染源　排菌的开放性肺结核患者是主要传染源。
　　2. 传播途径　以空气传播为主,飞沫传播是最重要的传播途径。

3. **易感人群** 人群普遍易感。社会经济发展水平低下的人群因居住拥挤、营养不良等原因发病率均较高。婴幼儿、老年人、妊娠、硅沉着病、恶性肿瘤、糖尿病、艾滋病者等免疫力低下人群好发。

4. **流行现状** 据估算,2012 年全世界共有 860 万人罹患结核病,130 万人死于结核病;全世界病例大部分病例在东南亚(29%),非洲(27%)和西太洋(19%)区域,印度和中国分别占总病例数的 26% 和 12%。

病史补充:

患者 3 周前无明显诱因出现咳嗽、咳痰,痰色白质黏,痰中带血,咳嗽时右胸疼痛,发热,下午明显,体温最高达 38.1℃。近 2 个月来体重减轻约 4kg。曾至外院门诊口服抗感染药物治疗,病情未好转。目前患者盗汗、纳差、乏力、颧赤、口渴、心烦失眠,烦躁易怒,梦遗。舌红绛而干,苔黄,脉弦数。既往史:否认其他疾病史,否认手术、外伤、输血史,否认药敏史。有肺结核患者接触史,否认其他传染病史及疫区患者接触史。否认吸烟、饮酒史。查体:体温 37.8℃,呼吸:21 次 /min,心率:83 次 /min,血压:135/80mmHg,双肺呼吸音清,右上肺可闻及少许散在细湿啰音,全身浅表淋巴结未触及肿大,肝、脾未触及。

问题三 结合患者目前的病史及查体,初步考虑患者的诊断可能是什么?

思路 患者中年男性,无吸烟史,咳嗽咳痰、痰中带血,伴胸痛、午后体温升高及消瘦,应考虑肺结核可能。

 知识点 2

肺结核的临床表现

1. **临床分型** 原发型肺结核、血行播散型肺结核、继发型肺结核、结核性胸膜炎、肺外结核、菌阴肺结核。

2. **临床表现**

(1) 全身症状:午后低热、乏力、盗汗、食欲减退、消瘦、盗汗、月经失调等。少数患者可有多关节肿痛、四肢结节性红斑及环形红斑等结核性风湿症表现。

(2) 呼吸系统症状:主要表现为咳嗽、咳痰、咯血和胸痛等。一般咳嗽轻微、干咳或少量黏液,继发细菌感染时痰呈脓性;患者可有不同程度的咯血;结核累及胸膜时可表现为胸痛,胸痛一般并不剧烈,可随呼吸和咳嗽加重。

(3) 体征:体征取决于病变性质和范围。病变范围较小时,可没有任何体征;肺部病变较广泛时可有相应体征。

问题四 为明确诊断应完善哪些相关检查?

思路 应完善血常规、尿常规、粪常规、肝肾功能、电解质、血糖、血脂、血气分析、血培养、痰培养、咽拭子检测。针对肺结核,应重点检查痰结核菌检查、结核分枝杆菌核酸检测等相关实验室检查,以及胸片、胸部 CT 等影像学检查,必要时可予纤维支气管镜检查、病理学检查等。

 知识点 3

肺结核实验室及特殊检查

1. **结核菌相关检查** 痰结核菌检查、痰培养、分子生物学检查、结核病病理学检查、免疫学检查等。

2. **影像学检查** 影像学检查是诊断肺结核的重要手段,包括 X 线、CT 等。X 线可以确定病变范围、部位、形态、密度与周围组织的关系、病变阴影的伴随影像,判断病变性质、有无活动性、有无空洞和洞壁特点等,肺结核病变多发生在上叶的尖后段、下叶的背段和后基底段,呈多态性,即浸润、增殖、干酪、纤维钙化病变可同时存在,密度不均匀、边缘较清楚,病变变化较慢。CT 易发现隐匿的胸部和气管、支气管内病变,早期发现肺内粟粒阴影和减少微小病变漏诊;能清晰显示各型肺结核病变特点和性质、与支气管关系、有无空洞及病情变化;常用于对肺结核的诊断以及与其他胸部疾病的鉴别诊断,也可用于引导穿刺、引流和介入性治疗等。

3. **一般检查** 外周白细胞计数一般正常,可有血红蛋白降低。在急性进展期白细胞可增多,重症感染时可发生类白血病样血象,血沉可增快,但无特异性。

4. **血清学诊断** 酶联免疫吸附试验、斑点免疫渗滤试验、间接荧光法、免疫印迹法和蛋白芯片等方法已应用临床,检测血清、痰液、胸水等体液中相关抗体。

5. **纤维支气管镜检查** 常用于支气管结核和淋巴结支气管瘘的诊断。对于肺内结核病灶,可以采集分泌物或冲洗液标本做病原体检查,也可经支气管肺活检获取标本检查。

辅助检查

胸部 X 线示右上肺野见斑片状模糊阴影,密度欠均匀,其内未见空洞;结核菌素皮肤试验强阳性(直径 18mm)表面有水疱;结核菌痰涂片阳性。

问题五 该患者的确定性诊断是什么?
思路 该患者的确定性诊断是浸润性肺结核(图 3-11-1,见文末彩图)。

 知识点 4

肺结核的诊断

出现下列情况应警惕肺结核可能:①咳嗽、咳痰 3 周以上,可伴咯血、胸痛、呼吸困难等症状;②发热(常午后低热),可伴盗汗、乏力、食欲降低、体重减轻、月经失调;③结节性红斑、关节疼痛、疱性结膜炎等表现而无免疫性疾病依据;④有肺结核接触史或肺外结核;⑤结核菌素试验强阳性或未接种卡介苗儿童结核菌素试验阳性;⑥肩胛区湿啰音或哮鸣音;存在上述情况时,需进一步行胸部X线或CT及痰抗酸杆菌检查。

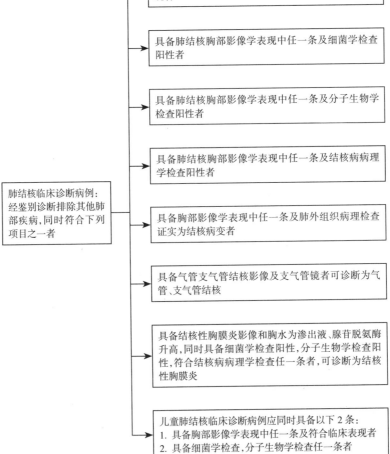

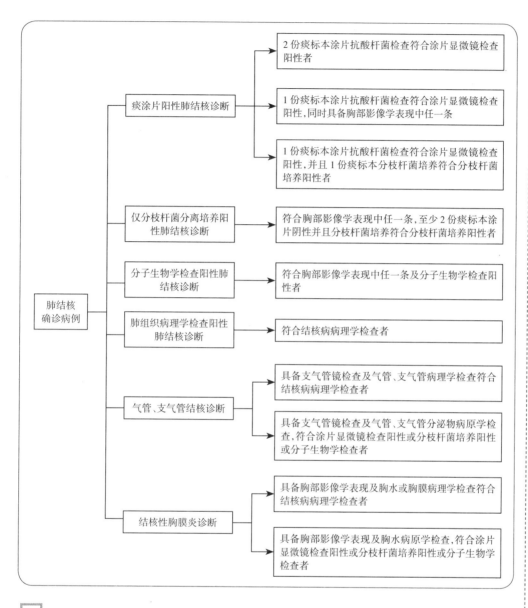

肺结核的鉴别诊断

（1）肺炎：各种肺炎因病原体不同而临床特点各异,但大都起病急,伴有发热、咳嗽、咳痰明显,胸片表现密度较淡、较均匀的片状或斑片状阴影,抗菌治疗后体温迅速下降,1~2 周有明显吸收。

（2）肺脓肿：应与肺结核空洞相鉴别,肺脓肿起病较急、高热、脓痰多、血白细胞及中性粒细胞增高、痰细菌培养阳性,抗生素治疗疗效好。

（3）肺癌：肺癌多见于 40 岁以上男性,有刺激性咳嗽、咳血、胸痛及进行性消瘦,痰结核菌素试验多阴性,胸部影像学、脱落细胞检查、支气管镜与活检有助于鉴别。

　（4）支气管扩张：应与慢性纤维空洞型肺结核相鉴别，均可见咳嗽、咳脓痰、反复咯血，支气管扩张查痰抗酸杆菌阴性、支气管碘油造影或胸部 CT 检查有助于鉴别。

　（5）其他伴有发热的疾病：肺结核常有规律性的发热，需与伤寒、败血症、白血病等疾病鉴别。

问题六　该患者的西医诊疗原则是什么，应给予何种化疗方案？

　思路　该患者应予化学药物治疗配合对症支持治疗。化疗方案：2S（E）HRZ/4HR，初治强化期第 2 个月末复查痰涂片，若仍阳性，强化方案延长 1 个月，总疗程 6 个月不变（巩固期缩短 1 个月）。若第 5 个月痰涂片仍阳性，第 6 个月阴性，巩固期延长 2 个月，总疗程 8 个月。

知识点 6

肺结核的药物治疗原则

　1. 化学药物治疗

　（1）化学药物：WHO 制定的一线药物为异烟肼（INH）、利福平（RFP）、吡嗪酰胺（PZA）、链霉素（SM）、乙胺丁醇（EMB），其中除乙胺丁醇外均是杀菌药，是治疗的首选。利福平 - 异烟肼 - 吡嗪酰胺、利福平 - 异烟肼是常见的固定复合剂。

　（2）化疗方案：原则为早期、规则、全程、联合、适量。整个化疗分为强化和巩固两个阶段。

　2. 对症治疗　肺结核的一般症状在合理化疗下很快减轻或消失，无需特殊处理。咯血是肺结核的常见症状，一般少量咯血，多以休息、止咳、止血为主，可用氨基己酸、氨甲苯酸、酚磺乙胺、卡络柳钠等药物止血。中、大量咯血应积极止血，保持气道通畅，注意防止窒息和出血性休克发生。对支气管动脉破坏造成的大咯血可采用支气管动脉栓塞法。反复大咯血保守治疗无效，无禁忌证者，可予手术治疗。

　3. 糖皮质激素　糖皮质激素仅用于结核素性症状严重者，必须确保在有效抗结核病药治疗的情况下使用。

　4. 手术治疗　手术指征为：经正规抗结核治疗 9~12 个月痰菌仍阳性的干酪病灶、厚壁空洞；单侧肺毁损、支气管结核管腔狭窄伴远端不张或肺化脓症；慢性结核性脓胸、支气管胸膜瘘内科治疗无效。

问题七　患者的中医诊断、辨证分型是什么？ 治则、处方是什么？

诊断：肺痨。

辨证：阴虚火旺证。

治则：滋阴清热，潜阳安神。

方药：百合固金汤合秦艽鳖甲汤加减。

组成：百合、龟板、鳖甲、生地黄、熟地黄、知母、秦艽、银柴胡、地骨皮、青蒿、阿胶

（烊化）、五味子。

知识点 7

肺结核的中医辨证分型及治则处方

（1）肺阴亏耗证。主症：干咳少痰，声音发嘶，痰唾黏白，咯血时作，痰中带血，或有潮热，手足心热，胸痛，口燥咽干，舌边尖红，脉细数。治则：滋阴润肺，止咳杀虫。基本方药：月华丸加减。

（2）阴虚火旺证。主症：咳呛气急，痰少质黏，或吐稠黄痰，咳血反复发作，量多色鲜红，胸胁掣痛，盗汗，午后潮热，颧赤，口渴，心烦失眠，性急善怒，形体日瘦，男子可见梦遗，女子可见月经量少或闭经，舌红绛而干，脉细弦数。治则：滋阴清热，潜阳安神。基本方药：百合固金汤合秦艽鳖甲汤加减。

（3）气阴亏耗证。主症：咳嗽无力，干咳少痰，或痰唾黏白，或痰中有时带血，如丝如缕，或有潮热，手足灼热，胸痛，口燥咽干，畏风自汗，声嘶失音，饮食减少，气短懒言，神疲乏力，舌红，少苔，脉细数或虚大。治则：益气养阴，润燥止咳。基本方药：保真汤加减。

（4）阴阳两虚证：主症：咳喘少气，痰白有沫，或夹血丝，血色黯淡，骨蒸劳热，自汗盗汗，形寒肢冷，咳逆喘息，气不得续，动则更甚，或五更泄泻，男子遗精阳痿，女子闭经，舌淡苔剥，脉虚大无力或细弱。治则：滋阴补阳，培元固本。基本方药：补天大造丸加减。

知识点 8

肺结核的诊疗注意事项及中医调护

1. 诊疗注意事项

（1）坚持规律服药，定期就诊复查：应嘱患者按照规定的化疗方案不间断地用药，完成规定疗程。提早停药或减量可能导致耐药性升高、出现过敏反应及复发，影响疗效。同时应密切监测药物不良反应、定期随访肝肾功能，及时对症治疗。

（2）饮食起居原则：肺结核患者饮食应以高热量、高蛋白、高维生素、易消化为原则。做到少食多餐、食物多样化，烹饪方法以蒸、煮、炖、汆为佳，减少煎、炸、烩等方法，特别要注意忌烟、忌酒，减少进食辛辣食物，增加营养，促进机体修复。

（3）预防疾病传播

1）控制传染源：加强本病防治知识宣传。早发现、早诊断、早治疗痰菌阳性肺结核患者。全程督导化学治疗可提高治疗依从性和治愈率，并减少耐药病例的发生。

2）切断传播途径：管理好患者痰液。禁止随地吐痰，对结核分枝杆菌阳性患者的痰、日用品等要加以消毒及适当处理，室内可用紫外线照射消毒。

3) 保护易感人群:新生儿出生时接种卡介苗后可获免疫力。对肺结核高危人群,如 HIV 感染者、有涂阳肺结核患者密切接触史的结核杆菌试验阳性儿童及青少年、糖尿病、硅沉着病、长期使用免疫抑制剂、结核菌素强阳性者可酌情预防用药。

2. 中医调护 肺痨的病理性质主在阴虚,进而可见阴虚火旺,或气阴两虚,甚则阴损及阳,故本病患者应饮食适宜,不可饥饿,若体虚者可服补药。既病之后,不但要耐心治疗,还应重视摄生,禁烟酒,慎房事,怡情志,适当体育锻炼,加强食养,忌食一切辛辣刺激、动火燥液之物。

【诊疗流程】

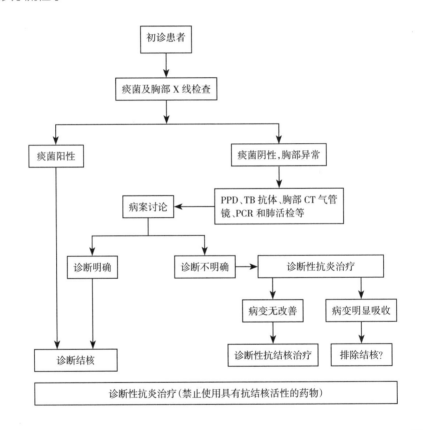

（张 玮）

 【复习思考题】

肺结核有哪些临床分型?

第十二节 破 伤 风

 培训目标

1. 掌握破伤风的临床表现、流行病学特点、诊断与鉴别、治疗。
2. 掌握破伤风的中医证候分型和辨证论治。
3. 熟悉破伤风的病原学、预防措施。

破伤风(tetanus)是由破伤风梭菌经皮肤或黏膜伤口侵入人体,在低氧环境下生长繁殖,产生毒素而引起阵发性肌阵挛的特异性感染,潜伏期通常为 4~14 天,个别患者伤后 1~2 天即可发病,也有伤后数月或数年因清除病灶或异物而发病。中医学认为本病是皮肉破伤,风毒之邪乘虚侵入而发痉的一种急性病。外伤所致者,又称金疮痉;产后发生者,称为产后痉;新生儿断脐所致者,称小儿脐风或脐风撮口。该病病死率高,即使经过综合措施积极治疗,在全球范围病死率仍高达 30%~50%,但该病预防效果好,人工免疫是有效的防治措施。

【典型案例】

患者男性,41 岁,建筑工人。因右足刺伤 3 周,张口困难 3 天,躯体强直 1 天入院。患者 3 周前工作中不慎被带锈铁钉刺伤右足跟部,简单止血后,未做清创、抗感染、注射抗毒素等处理。3 天前开始出现咀嚼不利,张口困难,甚时牙关紧闭。1 天来感觉身体强直,头欲后仰,颜面时有痉挛。查体:T 36.7℃,P 94 次 /min,R 16 次 /min,Bp 130/80mmHg,意识清楚,苦笑面容,双侧肺呼吸音清,未闻及明显干、湿性啰音。心脏听诊未闻及明显异常。腹平,腹肌紧张,肠鸣音存在,肝脾肋下未触及。神经系统查体:四肢肌张力增高,生理反射存在,病理反射未引出。右足跟部见外伤结痂。舌淡,苔薄白,脉数。

问题一 初步考虑患者病情可能是什么? 其诊断依据是什么? 应该与哪些疾病进行鉴别?

思路 1 本例初步诊断为破伤风,诊断依据是:

(1) 右足跟锈铁钉刺伤史。

(2) 张口困难,甚时牙关紧闭,苦笑面容。

(3) 咀嚼不利,身体强直,头欲后仰,颜面时有痉挛,四肢肌张力增高。

思路 2 本病应与以下疾病进行鉴别:

(1) 化脓性脑膜炎:化脓性脑膜炎与破伤风同样出现颈项强直、角弓反张等表现,但化脓性脑膜炎无阵发性抽搐,剧烈头痛、高热、喷射性呕吐、易嗜睡昏迷,脑脊液检查有大量白细胞。

(2) 狂犬病:狂犬病有被犬、猫咬伤皮肤破损的病史,其患者呈兴奋、恐惧状,看见或听到水声,便发生吞咽肌痉挛,故称"恐水病"。可因膈肌收缩产生大声呕逆,如犬吠声。

知识点 1

病　原　学

　　破伤风梭状芽孢杆菌形态细长,有周鞭毛,无荚膜。芽孢在菌体顶端,呈圆形,使整个菌体呈现鼓槌状。抗原构造有菌体抗原(O)和鞭毛抗原(H),其菌体抗原无特异性,鞭毛抗原有特异性。根据鞭毛抗原的不同将其分为 10 个血清型。各型所产生毒素的生物活性与免疫活性相同,可被任何型的抗毒素中和。早期培养物为 G$^+$,培养 48 小时后,易转变成为 G$^-$。培养特性为专性厌氧菌,普通培养不生长,在血平板上 37℃ 48 小时后形成扁平、灰色、半透明、边缘不整齐菌落。

知识点 2

流　行　病　学

　　传染源是带有破伤风梭菌的人和动物。破伤风芽孢杆菌是土壤中常见菌群之一,广泛存在于人类及家禽、家畜等肠道中,随粪便排出体外而污染土壤,并随土壤或尘埃经创伤或伤口进入人体。本病遍及全球,多呈散发;有显著的地区差异,且病死率高。人群普遍易感,但不会造成人群传播,患者恢复后也不能产生持久免疫力。

　　问题二　为明确诊断还需要做哪些检查?

　　思路　还需要做病原学相关检查。

　　问题三　确诊依据是什么?

　　思路　确诊依据是有破伤风临床表现,具有以下一种或一种以上病原学检测结果阳性:

　　(1) 创口分泌物涂片直接镜检发现革兰氏染色阳性细菌。

　　(2) 创口分泌物培养破伤风梭菌阳性。

　　辅助检查

　　血、尿、便常规均未见明显异常。胸片:双肺纹理增强。细菌培养:创口分泌物培养破伤风梭菌阳性。

　　问题四　该患者的确定性诊断是什么?

　　思路　该患者的确定性诊断是破伤风。

　　问题五　该患者需要采取哪些防治措施?

　　思路　主要采取积极的综合治疗措施,包括消除毒素来源、中和游离毒素、控制和解除痉挛、保持呼吸道通畅和防治并发症等。

破伤风中和游离毒素治疗方法

确诊后首次用破伤风抗毒素 2 万~5 万 IU(皮试后)静脉滴注(对已经与神经结合的毒素无效),以后视病情变化,每日静脉滴注或肌内注射 1 万~2 万 IU,持续 4~6 日。

控制和解除痉挛治疗方法

(1) 一般治疗:10% 水合氯醛(每次 10~15ml 口服或 30~40ml 灌肠,4~6 小时 1 次)。巴比妥类药物,如鲁米那(0.1~0.2g,肌内注射),或安定(5~10mg,口服,每日 3~4 次,或 10mg 静脉注射),以上药物可 6h 交替使用 1 次。

(2) 冬眠疗法:冬眠一号(氯丙嗪 50mg,异丙嗪 50mg,杜冷丁 100mg),每次 1/3~1/2 剂量,每 4~8h 肌内注射 1 次,病情好转后可间歇或逐渐减量。

问题六　本例中医证型是什么？辨证要点是什么？中医治疗方法是什么？

中医诊断及证型:金创痉(风毒在表证)。

辨证要点:该患者皮肤创伤,感受风毒而见牙关紧闭、身体强直、角弓反张、苦笑面容等,当属中医"金创痉"范畴。皮破血损,卫外不固,风毒邪气乘虚侵入,窜扰经络,经脉拘急,故咀嚼不利、张口困难、牙关紧闭、身体强直、颜面时有痉挛。舌淡、苔薄白、脉数均为"风毒在表"之象。

治法:祛风镇痉。

方用玉真散合五虎追风散加减治疗。处方:胆南星、防风、白芷、羌活、白附子、蝉蜕、天麻、僵蚕、全蝎。方中胆南星、白附子祛风,化痰,止痉;防风、白芷、羌活疏风散邪;天麻化痰息风;蝉蜕、僵蚕、全蝎息风止痉。

破伤风的中医辨证治疗

(1) 风毒在表证。主症:轻度吞咽困难,牙关紧闭,周身拘急,抽搐较轻,痉挛期短,间歇期较长。舌淡,苔薄白,脉数。治法:祛风镇痉。基本方药:玉真散合五虎追风散加减。

(2) 风毒入里证。主症:四肢抽搐,角弓反张,高热寒战,全身肌肉痉挛,间歇期短,面色青紫,呼吸急促,痰涎壅盛,胸腹满闷,时时汗出,大便秘结,小便不通。舌红,苔黄,脉弦数。治法:祛风止痉,清热解毒。基本方药:木萸散加减。

(3) 阴虚邪留证。主症:头晕眼花,面色苍白或萎黄,唇色淡白,心悸失眠,手足发麻,屈伸不利。舌红少苔,脉细无力。治法:补血养阴,疏通经络。基本方药:沙参麦冬汤加减。

【诊疗流程】

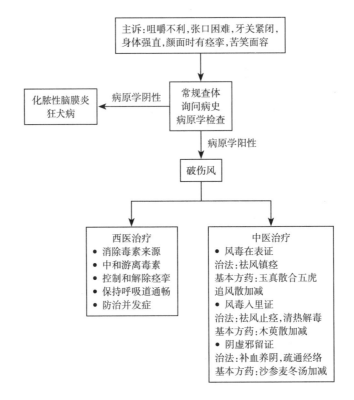

主诉:咀嚼不利,张口困难,牙关紧闭,身体强直,颜面时有痉挛,苦笑面容

化脓性脑膜炎
狂犬病
← 病原学阴性 ← 常规查体
询问病史
病原学检查

病原学阳性 →

破伤风

西医治疗
• 消除毒素来源
• 中和游离毒素
• 控制和解除痉挛
• 保持呼吸道通畅
• 防治并发症

中医治疗
• 风毒在表证
治法:祛风镇痉
基本方药:玉真散合五虎
追风散加减
• 风毒入里证
治法:祛风止痉,清热解毒
基本方药:木萸散加减
• 阴虚邪留证
治法:补血养阴,疏通经络
基本方药:沙参麦冬汤加减

(罗　威)

【复习思考题】

简述破伤风的中医辨证治疗。

第十三节　布鲁氏菌病

 培训目标

1. 掌握布鲁氏菌病的临床表现、诊断依据、治疗措施。
2. 熟悉布鲁氏菌病的流行病学特点、预防措施。
3. 掌握布鲁氏菌病的中医辨证治疗。

布鲁氏菌病(brucellosis)又称波浪热或波状热,是由布鲁氏菌(brucella)引起的自然疫源性人兽共患传染病。临床特点为长期发热、多汗、关节痛及肝脾肿大等,慢性期患者以骨、关节的器质性病变及局部脓肿为主要表现。根据其临床特点,多将其归属于中医"湿温"或"湿热痹"的范畴。由于正气亏虚,湿饮停聚,又外感湿热病邪,内外合邪而发病。初起湿遏卫气,邪遏郁肌表;内因脾胃受伤,运化失常,湿饮停聚,阻遏气机。内外合邪,遂成湿遏卫气之证。湿热交蒸于中焦气分,故可见热势渐增、汗多、肌肉酸痛,或关节疼痛。气分之热未解,内迫营血,故可见鼻衄、咳血、便血等。湿性重浊黏滞,湿热胶结,可见肢体关节肿大疼痛。累及于心,灼伤心阴,耗伤心气,可见心悸气短;湿热下注,可见男子阴囊肿痛,女子带下,少腹胀痛等。

【典型案例】

患者李某,男,39 岁。因高热 3 天,口服退热药效差,遂住院治疗。患者久居牧场,长期圈养牛、羊等。3 天前突发高热,查体:体温 39.1℃,肝脾及淋巴结肿大,体倦乏力,大汗出,口渴,肌肉、关节酸痛,纳差,舌红苔黄,脉数。实验室检查:血常规未见明显异常。

问题一　本病例诊断为何病? 其诊断依据是什么?

思路　本病例诊断为布鲁氏菌病。其诊断依据为:

(1) 病史:久居牧场,接触牛、羊等畜牧。

(2) 临床表现:高热,体倦乏力,大汗出,口渴,肌肉、关节酸痛,纳差。

(3) 查体:体温 39.1℃,肝脾及淋巴结肿大。

(4) 实验室检查:血常规(−)

知识点 1

布鲁氏菌病的诊断

　　根据是否在流行地区居留与病畜接触,进食未经严格消毒的病畜产品等流行病学史,及是否有反复发作的发热、伴有多汗、游走性关节痛、肝脾及淋巴结肿大等临床表现可基本确诊。实验室检查可确诊。

　　中国 CDC 布鲁氏菌病诊断标准为:①流行病学接触史:密切接触家畜、野生动物(包括观赏动物)、畜产品、布鲁杆菌培养物等,或生活在疫区的居民;②临床症状和体征应排除其他疑似疾病;③实验室检查:病原分离、试管凝集试验、补体结合试验、抗人球蛋白试验阳性。凡具备①、②项和第③项中的任何一项检查阳性即可确诊为布鲁氏菌病。

问题二　本病例属于布鲁氏菌病哪种分期?

思路　本病属于布鲁氏菌病急性期。

问题三　为诊断此病应做哪些实验室检查?

思路 1　血常规检查。白细胞数正常或轻度减少,淋巴细胞相对或绝对增多,血沉在各期增速,慢性期患者血沉可正常,有轻中度贫血。

思路 2　病原学检查。患者血液、骨髓、乳汁、分泌物做细菌培养。急性期阳性率高,慢性期低。

思路 3　免疫学检查。

(1) 平板凝集试验:虎红平板(RBPT)或平板凝集试验(PAT)呈阳性,用于初筛。

(2) 试管凝集实验(SAT):滴度为 1∶100 及以上;病程 1 年以上,滴度 1∶50 及以上;

半年内有布鲁氏菌疫苗接种史,滴度 1:100 及以上者。

(3) 补体结合试验(CFT):滴度 1:100 及以上者,对慢性患者有较高特异性。

(4) 酶联免疫吸附试验(ELISA):1:320 为阳性。

(5) 布鲁氏菌病抗人免疫球蛋白试验(Coomb's):滴度 1:400 及以上。

思路 4　特殊检查。根据患者具体情况可进行相应的 X 线检查、心电图、肝功能检查、淋巴结活检、脑液检查及脑电图等。

问题四　**本病应与哪些病做鉴别诊断?**

思路　主要与伤寒、副伤寒、风湿热、肺结核、疟疾等相鉴别。鉴别时根据本病特征性表现,结合流行病学和实验室检查可以做出正确诊断。

问题五　**此患者的西医治疗方案是什么?**

思路　此患者的治疗原则是早治疗、联合用药、综合治疗,佐以支持疗法,提高患者免疫力。

1. 急性、亚急性感染的治疗

(1) 一般治疗和对症治疗:患者应卧床休息,不宜过多活动,应增加营养,并保持水及电解质平衡。高热者及时降温,中毒症状重、睾丸肿痛者可用皮质激素;关节痛严重者可用 5%~10% 硫酸镁湿敷。

(2) 抗菌治疗:以抗菌治疗为主,采用可透过细胞壁,具有抗菌高效、作用长效、低毒性的特点的药物,并联合用药。WHO 推荐利福平(600~900mg/d,每日 1 次口服,疗程 6 周)联合多西环素(200mg/d,分 2 次口服,疗程 6 周)为治疗首选方案,或多西环素(200mg/d,分 2 次口服,疗程 6 周)联合链霉素(1 000g/d,肌内注射,疗程 2~3 周)。利福平联合氟喹诺酮类适于上述治疗不明显或不能应用时。8 岁以下儿童和孕妇采用利福平联合复方磺胺甲噁唑治疗。

2. 慢性感染的治疗

(1) 病原治疗:用药同急性、亚急性感染期的治疗。

(2) 脱敏疗法:少量多次使用布鲁氏菌菌苗,减轻变态反应的发生,使敏感性高的机体逐渐脱敏。菌苗疗法可引起剧烈全身反应,应视患者实际情况而定。

(3) 对症治疗:即根据患者具体病情采取不同的针对性治疗。

问题六　**本例中医证型是什么? 其辨证要点是什么? 中医治疗方法是什么?**

中医证型:湿热蕴蒸气分证。

辨证要点:高热,体倦乏力,大汗出,口渴,肌肉关节酸痛,纳差,舌红苔黄,脉数。

治法:清气泄热、燥湿止痛。

方药:白虎加苍术汤合三妙散加减。

📑 **知识点 2**

布鲁氏菌病的中医辨证治疗

(一) 湿遏卫气

证候:恶寒少汗,身热不扬,午后热甚,头痛如裹,身重肢倦,胸闷不饥,或见腹痛,纳呆,恶心呕吐,舌边尖红,面色淡黄,口不渴,苔白腻,脉濡缓或弦滑。治法:芳香化浊,宣达透表。方药:藿朴夏苓汤加减。

（二）湿热蕴蒸气分

证候:高热,汗多,口渴,肌肉酸痛,或见关节红肿热痛,舌红苔黄,脉数。治法:清气泄热,燥湿止痛。方药:白虎加苍术汤合三妙散。

（三）气营（血）两燔

证候:高热,汗出,口渴,咳嗽,甚则咳血,鼻衄,便血,肢节烦疼,舌红,苔黄,脉数。治法:清气凉营（血）。方药:玉女煎加减。

（四）湿滞肝经,肝郁气结

证候:低热不退,胁肋疼痛,肝脾肿大,或少腹胀痛,睾丸肿痛或妇人带下黄稠而臭,舌边红苔黄白相兼,脉弦。治法:疏肝理气,活血止痛。方药:柴胡疏肝散加减。

（五）湿滞经络,关节不利

证候:身热,汗出,头痛,烦躁,周身骨节烦痛,舌苔黄腻,脉弦数。治法:清利湿热,化瘀通络。方药:宣痹汤加减。

（六）湿热久羁,气阴两伤

证候:低热或无热,疲乏,盗汗,心烦失眠,筋脉拘急钝痛,舌红少苔,脉细数。治法:补益气液,柔肝宁心。方药:生脉散合阿胶鸡子黄汤加减。

问题七　布鲁氏菌病的发病机制是什么?

思路　本病的发病机制主要与机体免疫功能和病原菌数量、毒性有关,亦受其他因素如变态反应的影响。病菌侵入人体,随淋巴液达淋巴结,在细胞内生长繁殖,形成局部原发病灶。细菌在巨噬细胞内大量繁殖,致巨噬细胞破裂,大量细菌进入淋巴液和血循环,血流中的细菌又被巨噬细胞吞噬,并随血流带至全身,形成多发性病灶。多因素作用使其释放出内毒素及菌体其他成分,造成临床上不仅有菌血症、败血症,而且还有毒血症的表现。感染灶的细菌生长繁殖再次入血,导致疾病复发,如此反复成为慢性感染。

问题八　布鲁氏菌病的预防有哪些方面?

思路1　对牧场、乳厂和屠宰场的牲畜进行定期卫生检查,病畜及时隔离治疗,必要时宰杀。病畜的流产物及死畜必须深埋,对其污染的环境必须消毒,病畜用过的牧场需经3个月自然净化后才能使用。

思路2　加强对畜产品的卫生监督,禁食病畜肉及乳品。

思路3　进行宣传教育、注意防护,高危人群和流行区家畜均应进行预防接种疫苗。

【诊疗流程】

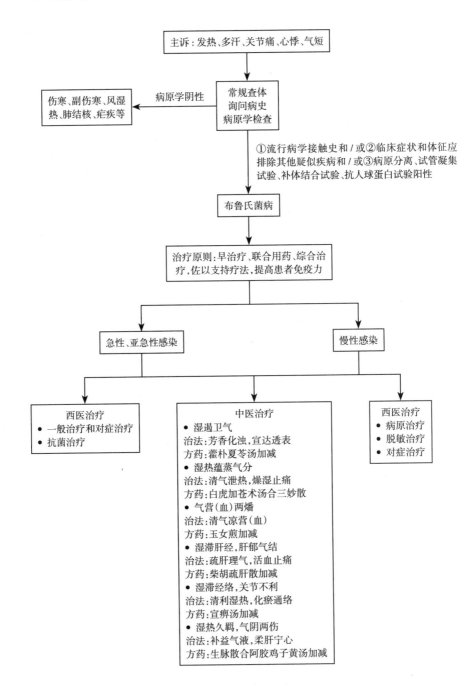

主诉：发热、多汗、关节痛、心悸、气短

伤寒、副伤寒、风湿热、肺结核、疟疾等 ←病原学阴性— 常规查体 询问病史 病原学检查

①流行病学接触史和／或②临床症状和体征应排除其他疑似疾病和／或③病原分离、试管凝集试验、补体结合试验、抗人球蛋白试验阳性

布鲁氏菌病

治疗原则：早治疗、联合用药、综合治疗，佐以支持疗法，提高患者免疫力

急性、亚急性感染　　　　　　　慢性感染

西医治疗
- 一般治疗和对症治疗
- 抗菌治疗

中医治疗
- 湿遏卫气
治法：芳香化浊，宣达透表
方药：藿朴夏苓汤加减
- 湿热蕴蒸气分
治法：清气泄热，燥湿止痛
方药：白虎加苍术汤合三妙散
- 气营（血）两燔
治法：清气凉营（血）
方药：玉女煎加减
- 湿滞肝经，肝郁气结
治法：疏肝理气，活血止痛
方药：柴胡疏肝散加减
- 湿滞经络，关节不利
治法：清利湿热，化瘀通络
方药：宣痹汤加减
- 湿热久羁，气阴两伤
治法：补益气液，柔肝宁心
方药：生脉散合阿胶鸡子黄汤加减

西医治疗
- 病原治疗
- 脱敏治疗
- 对症治疗

（张　诏）

【复习思考题】

布鲁氏菌病如何防治？

第十四节 麻 风 病

培训目标

1. 掌握麻风病临床表现、治疗原则。
2. 熟悉麻风病的中医辨证及治疗。
3. 了解麻风病的实验室检查。

麻风病是由麻风分枝杆菌(简称麻风杆菌)引起的一种慢性接触性传染病。主要侵犯皮肤、黏膜和周围神经,也可侵犯深部组织和器官,部分患者伴有严重的畸形或残疾。皮肤和鼻黏膜是麻风杆菌进入体内的主要途径。宿主的免疫状态决定是否发病以及感染的临床类型。中医学对麻风病的研究历史源远流长,该病为病最甚,残害最烈,患之变败形质,顽固不愈,故而自古就引起了社会的普遍关注。麻风者,古称"厉""癞""疠风""贼风""恶疾""大麻癫""天刑",亦有因地域不同而别有他名者,如"大麻风""疙瘩",以及"大皮疯""癞皮疯"等。从先秦典籍散在的记载到明清《疠疡机要》《疯门全书》等专著的问世,标志着中医对该病的认识逐步臻于完善。

【典型案例】

杜某,男,28岁,半年来两小腿红斑不退,麻木。先后数次以"末梢神经炎"和"变应性血管炎"治疗,病情无明显缓解。查体:两眉外1/3稀疏,额部光亮,面色红润,额部皮肤油腻感,肥厚无鳞屑,面部皮肤无感觉障碍,躯干部泛发1cm×3cm、2cm×3cm大小淡白斑和淡红斑,呈向心性对称分布。胸前以剑突至脐上为多,后背以两肩胛之间密集。皮损表面无鳞屑,边缘不清,皮疹有浅浸润,感觉存在。两臂、大腿皮肤无明显异常。两膝关节及两小腿伸侧散在分布6枚1cm×2cm至2cm×3cm红斑结节及数枚色素沉着斑。无明显边缘,浅浸润。温觉丧失,痛觉、触觉迟钝。全身表浅淋结肿大,无粘连,无压痛。眶上神经2mm,耳大神经3.5mm,均匀对称,质软,无明显压痛。肱神经、尺神经正常。腓总神经6mm,两侧对称,质地均匀,有轻压痛。实验室检查:皮肤涂片抗酸杆菌(+++++)。中医证候表现为:皮损黯红带紫,质地较硬实,肌肤甲错,色素沉着,浅神经粗大,质硬,时有刺痛,舌质黯红,瘀斑明显,苔灰白润,脉沉涩。

问题一 初步考虑患者病情可能是什么?其诊断依据是什么?应该与哪些疾病进行鉴别?

思路1 本例初步诊断为麻风病,瘤型早期,诊断依据是:

(1)病史:两小腿红斑不退,麻木。

(2)临床表现两眉外1/3稀疏,额部光亮面色红润,额部皮肤油腻感,肥厚无鳞屑,面部皮肤无感觉障碍。

(3)查体:躯干部泛发淡白斑和淡红斑,呈向心性对称分布。皮损表面无鳞屑,边缘不清,皮疹有浅浸润,感觉存在。两膝关节及两小腿伸侧散在分布红斑结节及数枚色素沉着斑。无明显边缘,浅浸润。温觉丧失,痛觉、触觉迟钝。全身表浅淋结肿大,无粘连,无压痛。眶上神经2mm。耳大神经3.5mm,均匀对称,质软无明显压痛。肱神经、尺神经正常。腓总神经6mm,两侧对称,质地Ⅱ,均匀,有轻压痛。

(4)实验室检查:皮肤涂片抗酸杆菌(+++++)。

思路2 本病应与以下疾病进行鉴别:

(1)与皮肤病鉴别:如结节病、环状肉芽肿、寻常狼疮、结节性红斑、皮肤黑热病、鱼鳞病、酒渣鼻、脂溢性皮炎等。主要区别在于:多数皮肤病有痒感,无麻木汗闭;浅神经不粗大;麻风杆菌检查阴性。

(2)与神经系统疾病鉴别:如股外侧皮神经炎、非麻风性周围神经炎、进行性增殖性间质性神经炎、多发性神经炎、进行性增殖性间质性神经炎等。主要不同是:麻风病有皮损合并存在,有浅神经粗大。结合病史、病原体检测及组织病理检查不难鉴别。

(3)与其他疾病鉴别:如类风湿关节炎、骨髓空洞症、进行性肌营养不良症、周围神经外伤及面神经麻痹等。

知识点 1

病 原 学

麻风杆菌是麻风病的病原菌。是一种专性的细胞内寄生菌,在缺乏活组织条件下不能长期存活,在自然干燥环境下只能存活2~9日,在0℃条件下可存活3~4周,强阳光照射2~3h便丧失繁殖能力,煮沸8分钟可灭活。常用的消毒方法如煮沸、高压蒸汽灭菌、2%氢氧化钠、75%乙醇、2%碘酊、0.5%~1.0%甲酚皂溶液或漂白粉均能很快将其杀灭。麻风杆菌主要侵犯并生存于皮肤、黏膜、周围神经、淋巴结和单核巨噬细胞系统,可通过以下部位排出体外:①黏膜,包括鼻黏膜和喉黏膜,特别是瘤型麻风鼻分泌物中含有大量的麻风杆菌;②皮肤病、麻风病患者的皮损,特别是瘤型麻风皮肤结节破溃后形成的溃疡可以排出大量麻风杆菌;③其他,如乳汁、汗液、泪液、精液及大小便等分泌物,但含菌量较少。

知识点 2

流 行 病 学

麻风病患者是唯一的传染源。未经治疗的瘤型麻风病患者鼻黏膜分泌液、皮疹渗出液、痰、汗、泪、乳汁、精液与阴道分泌液都可排出麻风分枝杆菌,故通过呼吸道、破损的皮肤黏膜和密切接触等方式传播,以家庭内传播多见。本病潜伏期长,平均2~5年,甚至可达数十年。人对麻风分枝杆菌的易感性很不一致,发病有两个高峰,即10~20岁和30~60岁,2岁以下婴幼儿和70岁以上老年人很少发病。男女比例为2:1~3:1。

知识点 3

临床表现

1. 临床皮损表现

（1）皮肤损害为 1~5 块，有斑疹或斑块，表面干燥，边缘清楚，麻木闭汗。

（2）皮肤损害在 6 块或以上，分布不对称，有斑疹或斑块，呈黄红色、棕褐色或淡红色，有卫星状或免疫区皮损。皮损表面干燥或光滑，边缘清楚，部分皮损处麻木闭汗。

（3）皮肤损害多发，广泛对称分布，表面光滑，边缘模糊。有浅色斑、浸润性红斑、结节、斑块或弥漫性浸润。早期病例皮损浅感觉正常或减退，眉毛完整，晚期病例皮损浅感觉消失，眉毛脱落。

2. 周围神经损害表现

（1）单一周围神经干粗大，质地硬，部分患者伴有眼手足或面部畸残。

（2）周围神经干不对称粗大，数量在 2 条或以上，质地硬，部分患者伴有神经干触痛或眼、手足或面部畸残。

（3）早期无周围神经干粗大。晚期周围神经干轻度或中度对称粗大，质地软，数量在 2 条或以上，并出现手足麻木和畸残。

问题二　本病例的中医辨证是什么？其辨证要点是什么？

中医辨证：气滞血瘀证。

辨证要点：皮损黯红带紫，质地较硬实，肌肤甲错，色素沉着，浅神经粗大，质硬、时有刺痛，舌质黯红，瘀斑明显，苔灰白润，脉沉涩。

问题三　本病的西医治疗原则是什么？

应采取早期、及时、足量、足程、规范治疗原则，采用两种或两种以上作用机制不同的有效化疗药物进行联合化疗。常用药物利福平、氯苯吩嗪、氯苯砜等。

【诊疗流程】

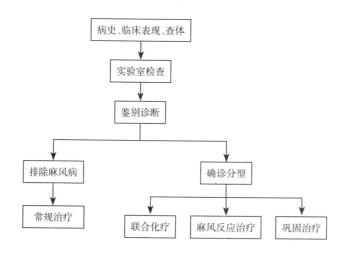

（邰丽萍）

【复习思考题】

麻风病的联合化疗方案有哪些?

第十五节 淋 病

培训目标

1. 掌握淋病的概念、临床表现和诊断方法。
2. 掌握淋病的中医证候分型和常用方药。
3. 熟悉淋病的发病机制和治疗方法及预后。

淋病是由淋病奈瑟球菌(neisseria gonorrhoeae,简称淋球菌)引起的泌尿生殖系统的化脓性感染,也包括眼、咽、直肠感染和播散性淋球菌感染。淋病潜伏期短,传染性强,可导致多种并发症和后遗症。属于我国乙类传染病。中医称之为"淋证""花柳毒淋"。湿热秽浊之气由下焦前阴窍口入侵,阻滞于膀胱及肝经,局部气血运行不畅,湿热熏蒸,精败肉腐,气化失司而成本病;日久及肾,导致肾虚阴亏,瘀结于内,病程日久,由实转虚,形成虚证或虚实夹杂之证。

【典型案例】

患者刘某,女,23岁,已婚。既往有不洁性生活史且未采取任何安全措施。主诉:反复尿道口红肿伴有脓性分泌物4个月余。自诉4个月前患者发现白带增多,淡黄色黏稠,尿道口发红发痒,有脓性分泌物,排尿灼痛。舌质红苔薄黄,脉弦数。故今至门诊以求进一步诊治。妇科查体:宫颈糜烂,宫颈口有黏液脓性分泌物。取分泌物涂片、培养和 PCR 检查示淋球菌阳性。

问题一 初步考虑患者病情可能是什么? 其诊断依据是什么? 应该与哪些疾病进行鉴别?

思路1 本例初步诊断为淋病,诊断依据是:

(1) 既往有不洁性生活史且未采取任何安全措施;

(2) 反复尿道口红肿伴有脓性分泌物;

(3) 分泌物涂片、培养和 PCR 检查示淋球菌阳性。

思路2 本病应与以下疾病进行鉴别:

淋菌性尿道炎应与沙眼衣原体性尿道炎相鉴别。女性淋菌性宫颈炎应与沙眼衣原体性宫颈炎鉴别。由于出现阴道分泌物异常等症状,还应与阴道滴虫病、外阴阴道念珠菌病和细菌性阴道病鉴别。

知识点 1

病　原　学

病原学:由淋病奈瑟球菌(neisseria gonorrhoeae,简称淋球菌)和播散性淋球菌所致。革兰氏阴性双球菌,外形卵圆或豆状。淋球菌的细胞外壳是具有细菌毒力的最重要结构,可与宿主黏膜发生反应,在发病中起关键作用。

知识点 2

流　行　病　学

淋病患者有不洁性生活史,或配偶感染史,或与淋病患者共用物品,或新生儿母亲有淋病史。淋病是世界上广泛流行的性病,发病有明显季节性,7~10 月发病率最高。

问题二　为明确诊断还需要做哪些检查?

思路 1　直接涂片检查。取患者尿道分泌物或宫颈分泌物做革兰氏染色,在多形核白细胞内找到革兰氏阴性双球菌。涂片对有大量脓性分泌物的单纯淋菌性前尿道炎患者,此法阳性率在 90% 左右。女性宫颈分泌物中杂菌多,敏感性和特异性较差,阳性率仅为 50%~60%。

思路 2　淋球菌培养。淋球菌培养对症状很轻或无症状的男性、女性患者都是较敏感的方法,培养阳性即可确诊。采用巧克力琼脂或血琼脂培养基,在 36℃,70% 湿度,含 5%~10% CO_2(烛缸)环境中培养,24~48 小时观察结果。培养阳性率男性 80%~95%,女性 80%~90%。

思路 3　抗原检测。

(1) 固相酶免疫试验(EIA):可用来检测临床标本中的淋球菌抗原,在高流行地区、不能做培养或标本需长时间远送时使用,可在妇女人群中用来诊断淋球菌感染。

(2) 基因诊断:淋球菌的基因探针诊断、淋球菌的基因扩增检测。

问题三　本病确诊依据是什么?

思路 1　流行病学。有不洁性生活史,或配偶感染史,或与淋病患者共用物品,或新生儿母亲有淋病史。

思路 2　临床表现。临床有尿频、尿急、尿痛、尿道口流脓或宫颈口阴道口有脓性分泌物等主要表现。成人男性和女性淋病的症状、体征、并发症和自然史很不同,一般男性淋病多有症状,女性淋病常无症状。

知识点 3

临床表现及分类

成人男性和女性淋病的症状、体征、并发症和自然史很不同,一般男性淋病多有症状,女性淋病常无症状。常见分为四种类型:无合并症淋病、有合并症淋病、泌尿生殖器外的淋病、播散性淋病。

1. 无合并症的淋病

(1) 男性淋病

1) 男性急性淋病:潜伏期一般为2~10天,平均3~5天。开始尿道口灼痒、红肿及外翻。排尿时灼痛,伴尿频,尿道口有少量黏液性分泌物。3~4天后,尿道黏膜上皮发生多处局灶性坏死,产生大量脓性分泌物,排尿时刺痛,龟头及包皮红肿显著。尿道中可见淋丝或血液,晨起时尿道口可结脓痂。可伴轻重不等的全身症状。

2) 男性慢性淋病:一般无明显症状,当机体免疫力降低如疲劳、饮酒或性交时,又出现尿道炎症状,但较急性期炎症轻,尿道分泌物少而稀薄,仅于晨间在尿道口有脓痂黏附,即"糊口"现象。由于尿道长期存在炎症,尿道壁纤维组织增生而形成多处瘢痕时,分泌物不能通畅排出,炎症易向后尿道、前列腺及精囊扩延,并发前列腺炎、精囊炎,甚至逆行蔓延引起附睾炎。

(2) 女性淋病

1) 女性急性淋病:感染后开始症状轻微或无症状,经3~5天潜伏期后,相继出现尿道炎、宫颈炎、尿道旁腺炎、前庭大腺炎及直肠炎等。70%的女性淋病患者存在尿道感染。淋菌性宫颈炎最常见,多与尿道炎同时出现。

2) 女性慢性淋病:急性淋病如未充分治疗可转为慢性。表现为下腹坠胀、腰酸背痛、白带较多等。

3) 妊娠合并淋病:多无临床症状,孕妇分娩时可经产道感染胎儿。

4) 幼女淋菌性外阴阴道炎:外阴、会阴和肛周红肿,阴道脓性分泌物较多,可引起尿痛、局部刺激症状和溃烂。

2. 有合并症的淋病

(1) 男性淋病的合并症

1) 前列腺炎和精囊炎:如精囊受累,精液中可混有血液。并发前列腺炎时,会阴部疼痛,直肠指诊前列腺肿大、疼痛,精囊肿大。

2) 附睾炎与尿道球腺炎:附睾疼痛、肿大及触痛。并发尿道球腺炎时,会阴部可触及肿大腺体,患者感不适或钝痛。

3) 淋菌性包皮龟头炎:脓性分泌物的刺激可引起龟头和包皮炎症。

4) 腺性尿道炎:潴留囊肿、淋巴管炎、淋巴结炎及包皮腺脓肿前尿道的隐窝及腺体可受侵犯,称为腺性尿道炎。这些腺体被堵塞可形成潴留囊肿,囊肿破裂后形成尿道周围囊肿。尿道旁腺或尿道周围炎症向阴茎海绵体扩延,常并发淋巴管炎、单侧或双侧腹股沟淋巴结炎。阴茎系带两侧的包皮腺也可被累及而形成脓肿。

(2) 女性淋病的合并症

1) 淋菌性前庭大腺炎:前庭大腺开口处红肿、向外突出,有明显压痛及脓性分泌物,严重者腺管口被堵塞形成前庭大腺脓肿。

2) 淋菌性尿道旁腺炎:挤压尿道旁腺处有脓性分泌物从尿道外口流出。

3）淋菌性肛周炎：阴道分泌物较多时可引流至肛周和会阴引起炎症。

4）淋菌性盆腔炎：性疾病包括急性输卵管炎、子宫内膜炎、继发性输卵管卵巢脓肿、盆腔腹膜炎和盆腔脓肿等。少数可发生淋菌性盆腔炎、输卵管炎、卵巢炎、附件炎及宫体炎。可引起输卵管阻塞、积水及不孕。

（3）泌尿生殖器外的淋病

1）淋菌性结膜炎：此病少见。可发生于新生儿和成人，严重者可致角膜溃疡和失明。

2）淋菌性咽炎：多无症状，有症状者可表现为咽喉部红肿、脓性分泌物。

3）淋菌性直肠炎：多为肛门瘙痒和烧灼感，排便疼痛，排出黏液和脓性分泌物，直肠充血、水肿、脓性分泌物、糜烂、小溃疡及裂隙。

（4）播散性淋病：即播散性淋球菌感染，罕见。出现低中度发热，体温多在39℃以下，可伴乏力、食欲下降等其他症状。可出现心血管、神经系统受累的表现。

思路3 实验室检查。男性急性淋菌性尿道炎涂片检查有诊断意义，女性进行淋球菌培养。有条件的地方可采用基因诊断方法确诊。

问题四 该患者的确定性诊断是什么？

思路 该患者西医诊断为淋病、淋菌性宫颈炎、淋菌性尿道炎。

问题五 该患者需要采取哪些防治措施？

思路 该患者的治疗选用注射用头孢曲松钠，单次用药250mg。或头孢克肟，口服一次0.1g，一日2次，连服3日。

问题六 本例中医证型是什么？辨证要点是什么？中医治疗方法是什么？

中医诊断及证型：淋证（湿热下注证）。

辨证要点：尿道口发红发痒，有少量稀薄、脓性分泌物，镜检可见淋球菌，排尿不适或尿频、尿急，排尿灼痛。舌质红苔薄黄，脉弦数。

治法：清热利湿通淋。

方用八正散加味。处方：萹蓄、瞿麦、木通、车前子、滑石、栀子、大黄、蒲公英、白花蛇舌草、延胡索、鸡内金治疗，水煎300ml，口服一次150ml，一日2次，疗程7日，病情好转继续巩固治疗。患者需要注意休息，多饮水，少食油腻之物。

知识点4

淋病的中医辨证治疗

1. 湿热下注证。主症：尿道口发红发痒，有少量稀薄、脓性分泌物，排尿不适或尿频、尿急、排尿灼痛。舌脉：舌质红苔薄黄，脉弦数。治法：清热利湿通淋。基本方药：八正散加味。

2. 热毒内结证。主症：阴部红肿疼痛，尿道分泌物黄稠量多，尿频尿急，小便短赤，点滴而下，尿道灼热疼痛或终末血尿。舌脉：舌质红苔黄燥，脉弦数。治法：

清热泻火,解毒通淋。基本方药:黄连解毒汤合五味消毒饮。

3. 气滞血瘀证。主症:尿道口时有少量黏性分泌物,排尿时尿道疼痛,并可向阴茎头、骨部、睾丸、会阴等处放射,排尿不畅,尿线变细,尿流分叉。舌脉:舌质黯红、苔薄微黄,脉弦或涩。治法:行气活血,兼以清热利湿。基本方药:通窍活血汤、金铃子散、导赤散加减。

4. 肝肾阴虚证。主症:清晨尿道口有少量黏性分泌物,排尿无力,排出迟缓,小便短赤,滴沥不尽,尿道隐痛,时有灼感,五心烦热,夜寐不安,腰膝酸软。舌脉:舌红苔少,脉细而数。治法:滋补肝肾,兼消余邪。基本方药:化阴煎。

【诊疗流程】

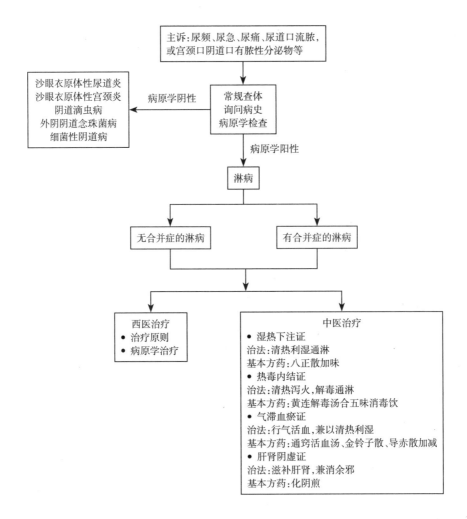

(田莉婷)

【复习思考题】

淋病如何防治?

第十六节　软　下　疳

培训目标

1. 掌握软下疳的临床表现、诊断技巧、治疗及预防原则。
2. 熟悉软下疳的中医证候分型、中医药防治措施。
3. 了解软下疳的病原学特点、变异特征、并发症及预后。

　　软下疳(chancroid)是由杜克雷嗜血杆菌(haemophilus ducreyi)感染所致的一种性传播疾病,其以生殖器处痛性溃疡和腹股沟淋巴结化脓性变为临床特征。软下疳发生率仅次于淋病、梅毒,居"经典性病"第三位。本病属中医学"疳疮""横痃"范畴,指发生于阴器下疳的统称。据病变部位、形态等提到的类似病名有"鸡嗉疳""蜡烛疳""瘙疳""旋根疳"等。主要流行于热带及亚热带地区,特别是贫穷人群中,是发展中国家生殖器溃疡形成的最主要原因。

【典型案例】

　　患者男性,27 岁,痛性溃疡 4 天,单侧腹股沟淋巴结肿痛 2 天。自诉初起包皮冠状沟发生 3~5 个红色小丘疹,第 2~3 天形成脓疱、溃疡,疼痛显著。现可见溃疡呈椭圆形或卵圆形,直径 0.5~0.7cm,边缘不齐,质软,触痛明显,腹股沟可触及小指头大或蚕豆大淋巴结,略红肿,压痛显著。既往有婚外性生活史。曾患淋病,注射青霉素后好转。无药物、食物过敏史。实验室检查:血清 USR 均为阴性,取前列腺液涂片镜检未见细胞内 G⁻ 双球菌。溃疡组织培养提示杜克雷菌阳性。中医临床证候表现为龟头、阴茎圆形溃疡,脓汁臊臭,局部红紫或有灼痛;小便热痛,大便秘结,心烦口干,舌质红,苔黄,脉弦数。

　　问题一　初步考虑患者病情是什么? 其诊断依据是什么? 应该与哪些疾病相鉴别?

　　思路1　本例初步诊断为软下疳,其诊断依据是:

　　(1) 包皮冠状沟发生 3~5 个红色小丘疹,第 2~3 天形成脓疱、溃疡,疼痛显著。

　　(2) 溃疡呈椭圆形或卵圆形,直径 0.5~0.7cm,边缘不齐,质软,触痛明显,腹股沟可触及小指头大或蚕豆大淋巴结,略红肿,压痛显著。

　　(3) 实验室检查:溃疡组织培养提示杜克雷菌阳性。

　　思路2　本病与以下疾病相鉴别:

　　(1) 与梅毒硬下疳相鉴别(表 3-16-1)。

表 3-16-1 软下疳与梅毒硬下疳鉴别

	软下疳	梅毒硬下疳
潜伏期	2~3 天	21 天
数目	常多发	75% 单发
溃疡	基底软,表面污秽,分泌物多,脓性	基底硬,表面清洁,分泌物少,浆液性
疼痛	显著	无

(2) 与淋病性淋巴肉芽肿相鉴别:由沙眼衣原体的 LGV 生物型通过性传播引起的性传播疾病。主要累及淋巴,临床可见外生殖器溃疡,腹股沟淋巴结肿大、坏死、破溃。晚期发生外生殖器象皮肿或直肠狭窄。异性恋者原发部位溃疡可自愈。

(3) 与单纯疱疹相鉴别:一种传染性皮肤病,由单纯疱疹病毒(HSV)感染所致。临床表现为皮肤黏膜成簇出现单房性小水疱,主要在面部或生殖器等局部。全身症状较轻微。但若发生疱疹性脑炎或全身播散性疱疹,则病情严重,甚至危及生命。

知识点 1

病 原 学

杜克雷嗜血杆菌是一种革兰氏染色阴性短杆菌,兼性厌氧,需要氯高铁血红素-X 因子才能生长。本菌耐寒性能强,在低温下可长期生存,但耐热性差,65℃即可迅速将其杀死。

知识点 2

流 行 病 学

1. 传染源 主要是杜克雷嗜血杆菌带菌者。有些女性患者伤口虽已愈合,但仍为带菌者,和这些无症状的隐性患者接触同样可以传染此病。

2. 传播途径 大多通过不洁性生活传播。

3. 人群易感性 常见于男性,男女比约为 10 : 1。

4. 流行特征 主要流行于热带及亚热带地区,特别是贫穷人群中,是发展中国家生殖器溃疡形成的最主要原因。

问题二 为明确诊断还需要做哪些检查?

思路 还需要做组织病理培养、免疫荧光检测,甚至 DNA 探针检查。

问题三 诊断依据是什么?

思路 诊断依据是生殖器处痛性溃疡和腹股沟淋巴结肿大、化脓等临床表现,具有以下一种或以上病原学检测结果阳性:

(1) 细菌培养:杜克雷菌落呈阳性。

(2) 组织病理:病理显示 3 个带,上层为溃疡底部,较狭窄,可见嗜中性粒细胞、纤维蛋白、坏死组织兼革兰氏阴性杆菌；中层较宽，含较多新生血管，血管内皮细胞增生，血管腔闭塞，血栓形成；下层在真皮深部，为致密的浆细胞和淋巴细胞浸润。

（3）单克隆抗体免疫荧光快速检测：阳性。

（4）Parson（1989）和 ^{32}P 标记的 DNA 探针检测：呈阳性，此方法特异性和敏感性均较高。

辅助检查

　　血常规：白细胞 $1.2×10^9/L$。细菌培养：杜克雷菌落呈阳性。心电图：正常范围心电图。胸部 X 线显示：心、肺、膈未见异常。

问题四　该患者的确定性诊断是什么？

思路　该患者的确定性诊断是软下疳。

问题五　该患者要采取哪些防治措施？

治疗予头孢曲松钠1g，静脉注射；环丙沙星片0.2g，口服，每日2次；红霉素片0.5g，口服，每日4次，连用10日。局部溃疡用1:5 000高锰酸钾溶液外洗，每日1次，红霉素软膏或金霉素眼膏外搽，每日2~3次。

知识点 3

软下疳的西医治疗方案

　　以全身及局部治疗为主。适当的抗生素治疗可使损害在7~14天内消退，约5%病例复发，所有的性伴均应同时诊治。较晚期患者，尽管治疗有效，仍可形成瘢痕。

　　1. 全身治疗

　　（1）推荐方案：阿奇霉素1g，口服，单次给药；或头孢曲松250mg，肌注，单次给药；或环丙沙星500mg，口服，每日2次，共3日；或红霉素碱500mg，口服，每日3次，共7日。

　　（2）注意事项：环丙沙星禁用于孕妇及哺乳期妇女。阿奇霉素和头孢曲松的优点是单次给药。

　　2. 局部治疗

　　（1）溃疡：以1:5 000高锰酸钾或过氧化氢冲洗，外用红霉素软膏或聚维酮碘敷料覆盖。

　　（2）淋巴结脓肿：一般可不切开，可通过正常部位皮肤进针进行抽吸，亦可全身使用抗生素时切开引流。

　　（3）包皮环切术：未做包皮环切者疗效不及已做环切者，包茎患者在活动性损害愈合后应行包皮环切术。

　　3. 合并HIV感染　治疗方案中的短疗程或单剂用药方法可能需要延长，其愈合可能较HIV阴性者缓慢。有报告HIV感染者对治疗反应较差，虽经有效治疗，淋巴结化脓仍可发展。

知识点 4

软下疳的并发症

(1) 尿道瘘、尿道狭窄、直肠阴道瘘。

(2) 阴茎干淋巴管炎。

(3) 阴囊、阴唇象皮病。

(4) 与 HIV-1 的关系:是传播 HIV 的一个重要危险因子,引起 HIV-1 感染比其他病因的生殖器溃疡更多见。溃疡面可能增加了与 HIV-1 感染分泌物的接触,杜克雷嗜血杆菌的感染导致 $CD4^+$ 淋巴细胞和巨噬细胞聚集到生殖器的浅表,而这些细胞是 HIV 最早侵袭的主要目标。

问题六 本病中医证型是什么? 辨证要点是什么? 中医治疗方法是什么?

中医证型:毒热蕴结证。

辨证要点:该患者感染邪毒瘟气,内生积热,火热毒邪蕴结肌肤,热灼津伤,则口燥咽干,热壅肌肉,则为痈肿疔毒,热毒下迫,则小便热痛,大便秘结。

治法:泻火解毒。

方用黄连解毒汤合五味消毒饮加减。同时应用外洗方(苦参、大黄各 50g,蒲公英、黄柏各 30g),每日 1 剂,每次冲洗 20 分钟左右。

知识点 5

软下疳的中医辨证治疗

1. 湿热下注证

主症:外生殖器发红肿胀,灼热疼痛或轻度糜烂;或兼有发热恶寒,小便短赤;苔腻,脉滑数。治法:清热利湿解毒。方药:龙胆泻肝汤加减。

2. 毒热蕴结证

主症:龟头、阴茎或大小阴唇圆形溃疡,脓汁臊臭,局部红紫或有灼痛;小便热痛,大便秘结,心烦口干;舌红,苔黄,脉弦数。治法:泻火解毒。方药:黄连解毒汤合五味消毒饮加减。

3. 阴虚火炽证

主症:患部红肿溃烂,午后发热,口干咽燥,大便秘结,小便短赤,局部灼热刺痛;舌红,苔薄黄或少苔,脉细数。治法:滋阴降火。方药:知柏地黄汤加减。

【诊疗流程】

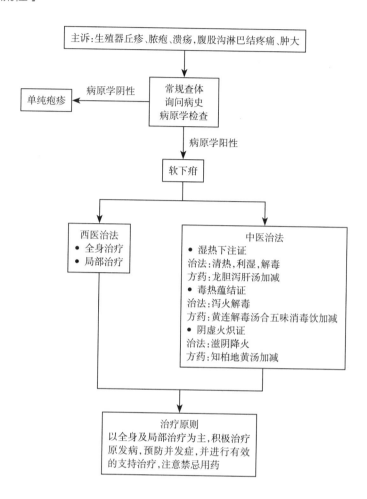

（莫日根）

 【复习思考题】

软下疳如何防治？

第十七节　细菌性食物中毒

 培训目标

1. 掌握细菌性食物中毒的临床表现、诊断、治疗及预防原则。
2. 熟悉细菌性食物中毒的中医证候分型、辨证论治。
3. 了解细菌性食物中毒的病原学与流行病学。

细菌性食物中毒(bacterial food poisoning)是指由于进食被细菌或细菌毒素所污染的食物而引起的急性感染中毒性疾病。根据临床表现的不同,分为胃肠型食物中毒和神经型食物中毒。其中胃肠型食物中毒典型表现为恶心、呕吐不消化食物、腹痛、腹泻等;神经型食物中毒以中枢神经系统症状如眼肌及咽肌瘫痪为主,病死率较高。该病属于中医外感热病中的"下痢""呕吐""泄泻",严重者出现明显的上吐下泻,可归于中医"霍乱"范畴。本病的发生多为湿邪致泻,脾喜燥而恶湿,外邪袭体,可直接影响脾胃的运化功能,使脾失健运,而发为泄泻。风、寒、暑、热之邪亦需夹杂湿邪方能发病。

一、胃肠型食物中毒

【典型案例】

患者王某,男,28岁,职员。因"呕吐、腹痛、腹泻1天"为主诉就诊。患者1天前因食用烧烤海鲜等食物出现腹部不适,继则出现呕吐,呕吐物为不消化胃内容物,有酸腐气味,先吐后泻,泻下酸腐,泻后痛减,伴有不消化之物,脘腹痞满,不思饮食,口服诺氟沙星胶囊等(具体药物及剂量不详)未见明显好转。查体:体温38.5℃,心率75次/min,呼吸18次/min,血压115/80mmHg。神清,精神欠佳,面色白,口唇干裂,腹部查体肠鸣音亢进(5~6次/min),余未见明显异常。既往体健,否认食物及药物过敏史。实验室检查:便常规镜检可见少量白细胞。中医临床证候表现为恶心,呕吐不消化食物,腹痛,腹泻,泻下酸腐,泻后痛减,脘腹痞满,不思饮食,舌苔垢浊厚腻,脉滑。

问题一 初步考虑患者病情可能是什么? 其诊断依据是什么? 应该与哪些疾病相鉴别?

思路1 本例初步诊断为细菌性食物中毒(胃肠型),其诊断依据是:

(1) 呕吐、腹痛、腹泻1天。

(2) 患者有食用烧烤、海鲜等食物的病史。

(3) 呕吐物为不消化胃内容物,有酸腐气味,先吐后泻,泻下酸腐,泻后痛减,伴有不消化之物,脘腹痞满,不思饮食。

(4) 便常规镜检:可见少量白细胞。

思路2 本病应与以下疾病相鉴别:

(1) 与非细菌性食物中毒相鉴别。非细菌性食物中毒多为食用发芽马铃薯、苍耳子、苦杏仁、河鲀或毒蕈等中毒,潜伏期仅数分钟至数小时,一般不发热,以多次呕吐为主,腹痛、腹泻较少,但神经症状较明显,病死率较高。

(2) 与霍乱及副霍乱相鉴别。为无痛性泻吐,先泻后吐为多,且不发热,粪便呈米泔水样,因潜伏期可长达6天,故罕见短期内大批患者。粪便涂片荧光抗体染色镜检及培养找到霍乱弧菌或爱尔托弧菌,可确定诊断。

(3) 与急性细菌性痢疾相鉴别。偶见食物中毒型暴发。一般呕吐较少,常有发热、里急后重,粪便多混有脓血,下腹部及左下腹明显压痛,粪便镜检有红细胞、脓细胞及巨噬细胞,大便检查约半数有痢疾杆菌生长。

(4) 与病毒性胃肠炎相鉴别。可由多种病毒引起,以急性小肠炎为特征,潜伏期 24~72 小时,主要表现有发热、恶心、呕吐、腹胀、腹痛及腹泻,排水样便或稀便,吐泻严重者可发生水、电解质及酸碱平衡紊乱。

知识点 1

病 原 学

胃肠型食物中毒的致病菌种类较多,常见的有如下几种:

1. 沙门菌属　常见于牲畜、乳制品。

2. 副溶血性弧菌　带鱼、黄鱼、乌贼、梭子蟹等海产品带菌率极高。

3. 变形杆菌　广泛存在于水、土壤、腐败的有机物及人和家禽、家畜的肠道中。

4. 葡萄球菌　在乳类、肉类食物中极易繁殖,在剩饭菜中亦易生长,此菌污染食物后,在 37℃经 6~12 小时繁殖而产生肠毒素。

5. 蜡样芽孢杆菌　为厌氧革兰氏阳性粗大芽胞杆菌,常单独、成双或短链状排列,芽胞常位于次极端,在体内形成荚膜,无鞭毛,不活动,体外抵抗力极强,能在 110℃存活 1~4 天,能分泌强烈的外毒素,依毒素性质可分六型(A、B、C、D、E、F),引起食物中毒者主要是 A 型和 F 型,其中以 A 型(能产生肠毒素)为多,C 及 F 型偶可引起出血坏死性肠炎。在自然界分布较广,污水、垃圾、土壤、人和动物的粪便、昆虫以及食品等均可检出。

6. 大肠埃希菌　本菌为人和动物肠道正常寄居菌,特殊条件下可致病。

知识点 2

流 行 病 学

1. 传染源　被致病菌感染的动物如家畜、家禽、鱼类及野生动物和人。

2. 传播途径　进食被细菌污染的食物。

3. 人群易感性　人群普遍易感,病后通常不产生明显的免疫力,且致病菌血清型多,可反复感染发病。

4. 流行特征　本病在 5~10 月较多,7~9 月尤易发生,与夏季气温高、细菌易于在食物中大量繁殖相关。常因食物不新鲜、食物保存与烹调不当而引起。

问题二　为明确诊断还需要做哪些检查?

思路　还需要做血常规、粪便常规、血清学、细菌培养或分子生物学检查。

问题三　诊断依据是什么?

思路　患者有明显进食不洁食物的病史,典型恶心、呕吐不消化食物、腹痛及腹泻的临床表现,有下列实验室检查结果:

(1) 沙门菌感染者血白细胞计数多在正常范围。粪便呈稀水样镜检可见少量白细胞。

（2）副溶血弧菌及金黄色葡萄球菌感染者，白细胞计数可增高达 $10×10^9/L$ 以上，中性粒细胞比例增高。粪便呈稀水样镜检可见少量白细胞；血水样便镜检可见多数红细胞和少量白细胞；血性黏液便则可见到多数红细胞及白细胞。

（3）患病早期及病后 2 周的双份血清特异性抗体 4 倍升高。

辅助检查

血常规：白细胞计数可在正常范围或增高达 $10×10^9/L$ 以上，中性粒细胞比例增高。患病早期及病后 2 周的双份血清特异性抗体 4 倍升高。粪便分析：镜检可见少量白细胞、红细胞。

问题四 该患者的确定性诊断是什么？

思路 该患者的确定性诊断是细菌性食物中毒（胃肠型食物中毒）。

问题五 对该患者应该采取哪些防治措施？

思路 该患者应注意休息，禁食水，逐渐改为流质或半流质饮食，主要为抗菌治疗及补液等对症治疗。

知识点 3

主要治疗方案

1. 一般治疗 卧床休息，早期饮食应为易消化的流质或半流质饮食，病情好转后可恢复正常饮食。沙门菌食物中毒应床边隔离。

2. 对症治疗 呕吐、腹痛明显者，可口服丙胺太林（普鲁本辛）15~30mg，或皮下注射阿托品 0.5mg，亦可注射山莨菪碱 10mg。能进食者应给予口服补液盐。剧烈呕吐不能进食或腹泻频繁者，给予葡萄糖生理盐水静脉滴注。出现酸中毒酌情补充 5% 碳酸氢钠注射液。脱水严重甚至休克者，应积极补充液体，保持电解质平衡并给予抗休克处理。

3. 病原治疗 一般可不用抗菌药物。伴有高热的严重患者，可按不同的病原菌选用抗菌药物。如沙门菌、副溶血弧菌可选用喹诺酮类抗菌药物。

问题六 本例中医证型是什么？辨证要点是什么？中医治疗方法是什么？

中医诊断及证型：泄泻（食滞胃肠证）。

辨证要点：该患者饮食不洁，过食油腻生冷，脾胃运化不及，中焦气机受阻，故脘腹疼痛，食积中阻，脾胃升降失职则嗳腐吞酸，浊阴不降则呕吐，清阳不升则泄泻，舌苔垢浊厚腻，脉滑皆为食积之候。

治法：消食导滞，健脾和胃。

方用保和丸加减。

知识点 4

胃肠型食物中毒的中医辨证治疗

1. 湿热内蕴证

主症:泄泻腹痛,泻下急迫,或泻而不爽,粪色黄褐,气味臭秽,肛门灼热,或身热口渴,小便短黄,苔黄腻,脉滑数或濡数。治法:清热利湿。方药:葛根芩连汤加减。

2. 暑湿郁蒸证

主症:证候发于盛夏之时,腹痛泄泻,泻下如水,暴急量多,粪色黄褐,伴见发热心烦,胸闷脘痞,泛恶纳呆,自汗面垢,口渴尿赤。治法:解暑清热,利湿止泻。方药:新加香薷饮合鸡苏散加减。

3. 寒湿内困证

主症:泄泻清稀,甚则如水样,腹痛肠鸣,脘闷食少,苔白腻,脉濡缓。若兼外感风寒,则恶寒发热头痛,肢体酸痛,苔薄白,脉浮。治法:芳香化湿,散寒和中。方药:藿香正气散加减。

4. 食滞胃肠证

主症:泻下稀便,臭如败卵,伴有不消化食物,脘腹胀满,腹痛肠鸣,泻后痛减,嗳腐酸臭,不思饮食,苔垢浊或厚腻,脉滑。治法:消食导滞,健脾和胃。方药:保和丸加减。

5. 邪盛亡阴证

主症:吐泻频繁,发热口渴,烦躁不安,皮肤干燥,眼眶凹陷,唇干齿燥,尿短色浓,甚则昏迷。舌红绛而干枯,脉细数无力。治法:救阴存津。方药:生脉散加减。

6. 阴竭阳脱证

主症:吐下无度,口干咽燥,目眶凹陷,神昏,呼吸急促,四肢厥冷。舌光红或淡黯,脉微细欲绝。治法:回阳固脱,益气救阴。方药:参附龙牡汤合生脉散。

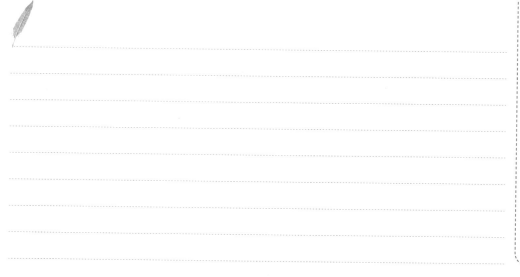

【诊疗流程】

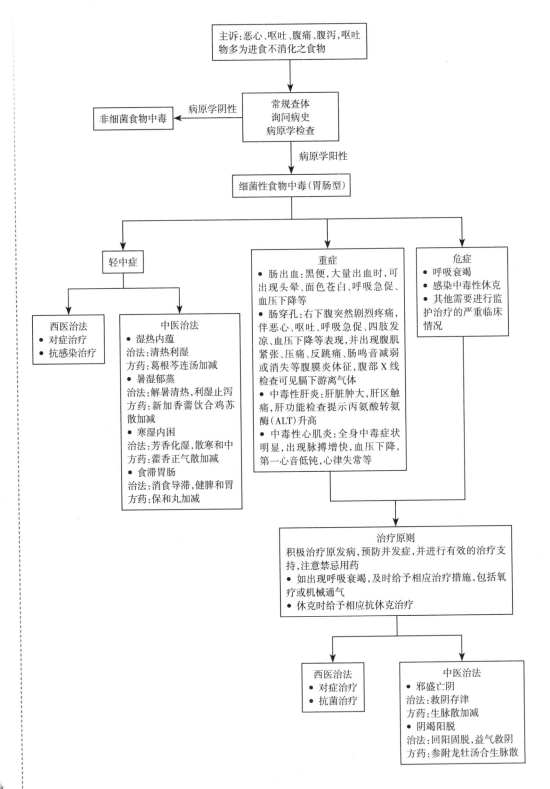

主诉:恶心、呕吐、腹痛、腹泻,呕吐物多为进食不消化之食物

非细菌食物中毒 ← 病原学阴性 ── 常规查体 询问病史 病原学检查

病原学阳性 ↓

细菌性食物中毒(胃肠型)

轻中症

西医治法
• 对症治疗
• 抗感染治疗

中医治法
• 湿热内蕴
治法:清热利湿
方药:葛根芩连汤加减
• 暑湿郁蒸
治法:解暑清热,利湿止泻
方药:新加香薷饮合鸡苏散加减
• 寒湿内困
治法:芳香化湿,散寒和中
方药:藿香正气散加减
• 食滞胃肠
治法:消食导滞,健脾和胃
方药:保和丸加减

重症
• 肠出血:黑便,大量出血时,可出现头晕、面色苍白、呼吸急促、血压下降等
• 肠穿孔:右下腹突然剧烈疼痛,伴恶心、呕吐、呼吸急促、四肢发凉、血压下降等表现,并出现腹肌紧张、压痛、反跳痛、肠鸣音减弱或消失等腹膜炎体征,腹部X线检查可见膈下游离气体
• 中毒性肝炎:肝脏肿大,肝区触痛,肝功能检查提示丙氨酸转氨酶(ALT)升高
• 中毒性心肌炎:全身中毒症状明显,出现脉搏增快、血压下降,第一心音低钝,心律失常等

危症
• 呼吸衰竭
• 感染中毒性休克
• 其他需要进行监护治疗的严重临床情况

治疗原则
积极治疗原发病,预防并发症,并进行有效的治疗支持,注意禁忌用药
• 如出现呼吸衰竭,及时给予相应治疗措施,包括氧疗或机械通气
• 休克时给予相应抗休克治疗

西医治法
• 对症治疗
• 抗菌治疗

中医治法
• 邪盛亡阴
治法:救阴存津
方药:生脉散加减
• 阴竭阳脱
治法:回阳固脱,益气救阴
方药:参附龙牡汤合生脉散

二、神经型食物中毒

神经型食物中毒又称肉毒中毒(botulism),是因进食含有肉毒杆菌外毒素的食物而引起的中毒性疾病。临床上以中枢神经系统症状如眼肌及咽肌瘫痪为主要表现,病死率较高。

知识点 1

病 原 学

肉毒杆菌(clostridium botulinum)亦称腊肠杆菌,按抗原性不同,肉毒杆菌可分 A、B、C(Ca、Cb)、D、E、F、G 等血清型,对人致病者以 A、B、E 型为主,F 型较少见,C、D 型主要见于禽畜感染。各型细菌均能产生一种剧毒的嗜神经外毒素——肉毒素,对人的致死量仅为 0.01mg 左右。

知识点 2

流 行 病 学

1. 传染源 肉毒杆菌存在于变质肉食品、豆制品及动物肠道中,芽孢可在土壤中存活较长时间,但仅在缺氧时才能大量繁殖。

2. 传播途径 主要通过进食被肉毒杆菌外毒素污染的食物传播,如腌肉、腊肉及制作不良的罐头食品。

3. 易感人群 肉毒杆菌外毒素有很高致病力,人群普遍易感。患者无传染性,亦不产生病后免疫力。

问题一 为明确诊断该病,还需要做哪些实验室检查?

思路 1 细菌培养 将可疑食物、呕吐物或排泄物加热煮沸 20 分钟后,接种血琼脂做厌氧培养,可检出肉毒杆菌。

思路 2 毒素检查。

(1)动物试验:将检查标本浸出液饲喂动物,或做豚鼠、小白鼠腹腔内注射,同时设对照组,以加热 80℃ 30 分钟处理的标本或加注混合型肉毒抗毒素于标本中,如实验组动物肢体麻痹死亡,而对照组无此现象,则本病的诊断可成立。

(2)中和试验:将各型抗毒素血清 0.5ml 注射入小白鼠腹腔内,随后接种检查标本 0.5ml,同时设对照组,从而判断毒素有无并做型别鉴定。

(3)禽眼睑接种试验:将含有毒素的浸出液,视禽类大小,采用 0.1~0.3ml 不等注入家禽眼内角下方眼睑皮下,出现眼睑闭合或出现麻痹性瘫痪和呼吸困难,经数 10 分钟至数小时家禽死亡,可做快速诊断。

知识点 3

本病发病机制

人摄入肉毒毒素后,胃酸及消化酶均不能将其破坏。毒素由上消化道吸收入血后,主要作用于脑神经核、外周神经、肌肉接头处及自主神经末梢,抑制胆碱能神经传导介质乙酰胆碱的释放,使肌肉收缩运动障碍,发生软瘫。脑及脑膜显著充血、水肿,并有广泛的点状出血和血栓形成。脑神经核及脊髓前角产生退行性变,使其所支配的相应肌群发生瘫痪,脑干神经核也可受损。

问题二 神经型食物中毒诊断标准是什么?

思路 1 本病潜伏期为 12~36 小时,可短至 2 小时,最长可达 8~10 天。潜伏期长短与外毒素的量有关,潜伏越短,病情越重。但也可先起病轻,后发展成重型。

思路 2 临床症状轻重不一,轻型仅有轻微不适,重者可于 24 小时内死亡。一般起病突然,以神经系统症状为主。病初可有头痛、头晕、眩晕、乏力、恶心、呕吐;继而眼内外肌瘫痪,出现眼部症状,如视力模糊、瞳孔散大,光反应迟钝或对光反射消失。亦可出现便秘、尿潴留等,重症者腭、舌、呼吸肌呈对称性弛缓性轻瘫,出现咀嚼困难、吞咽困难、呼吸困难等脑神经损害症状。四肢肌肉弛缓性瘫表现为深腱反射减弱和消失,但不出现病理反射,肢体瘫痪较少见,感觉正常,意识清楚。重症患者抢救不及时多数死亡,病死率为 30%~60%。

思路 3 临床毒素检查动物实验呈阳性。

思路 4 4~26 周婴儿若食入少量肉毒杆菌芽孢,细菌在肠内繁殖,产生神经毒素出现中毒综合征。首发症状为便秘、拒奶、哭声低沉、颈软不能抬头及脑神经损害。病情进展迅速,可因呼吸衰竭死亡。

知识点 4

神经型食物中毒的并发症

重症患者抢救不及时多数死亡,病死率为 30%~60%,死亡原因多为延髓麻痹所致呼吸衰竭,心功能不全及误吸肺炎所致继发性感染。

问题三 神经型食物中毒的防治与护理有哪些?

思路 尽早应用抗毒血清(A、B、E 型)。必须在起病后 24 小时内或瘫痪发生前注射最为有效,静脉或肌内注射(或先做皮肤敏感试验,过敏者先行脱敏处理),必要时 6 小时后重复给予同样剂量 1 次。在病菌型别已确定者,应注射同型抗毒素。病程已过 2 天者,抗毒素效果较差,但应继续注射,以中和血中残存毒素。严格卧床休息。患者于食后 4 小时内可用碳酸氢钠或高锰酸钾溶液洗胃,服泻剂并做清洁灌肠,以破坏胃肠内吸收的毒素。吞咽困难者宜用鼻饲及静脉输液。呼吸困难者予吸氧,及早行气管切开,人工辅助呼吸。还应根据病情给予强心剂及防治机遇性细菌感染等措施。

【诊疗流程】

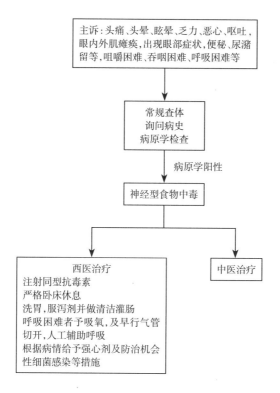

主诉：头痛、头晕、眩晕、乏力、恶心、呕吐，眼内外肌瘫痪，出现眼部症状，便秘、尿潴留等，咀嚼困难、吞咽困难、呼吸困难等

↓

常规查体
询问病史
病原学检查

病原学阳性

神经型食物中毒

西医治疗
注射同型抗毒素
严格卧床休息
洗胃，服泻剂并做清洁灌肠
呼吸困难者予吸氧，及早行气管切开，人工辅助呼吸
根据病情给予强心剂及防治机会性细菌感染等措施

中医治疗

（莫日根）

【复习思考题】

细菌性食物中毒临床症状有哪些，如何鉴别诊断？

扫一扫
测一测

扫一扫　测一测

第四章

真 菌 感 染

第一节 曲 霉 菌 病

曲霉菌病(aspergillosis)主要是由曲霉菌侵犯人体皮肤、黏膜及内脏所引起的慢性真菌病。烟曲霉菌为最常见的致病菌,肺是最常见的原发感染灶,中枢神经系统其次,其他感染部位还有皮肤、鼻窦、咽、消化道、肝、脾等。由于免疫状态的不同,可以出现不同的临床表现,免疫状态正常者,多以非侵袭性曲霉病为主,免疫功能低下,如骨髓移植或器官移植、高强度化疗等患者,多以侵袭性曲霉病为主,可表现为急性或慢性侵袭性病变。

【典型案例】

患者孙某,女,45岁,退休,2015年12月初诊。主诉:间断咳嗽、咳痰、喘息3年,加重10天。既往有支气管哮喘病史8年,支气管扩张病史2年,对症治疗有效。2014年10月患者无明显诱因出现咳嗽、咳痰,痰色黄白相兼,自服顺尔宁、复方甲氧那明,症状未见明显好转。2015年12月,无明显诱因出现咳嗽、喘息,胸CT示:右肺中下叶团片状影,双肺多发支气管扩张(图4-1-1,见文末图)。支气管镜肺泡灌洗液:曲霉菌(+)、GM(+),血清IgE 551.9KU/L;烟曲霉特异性IgE 3级(+),血常规:白细胞计数 $13.26×10^9$/L,中性粒细胞比例58.6%,嗜酸性粒细胞比例22.4%。结核分枝杆菌扩增荧光检测、结核杆菌特异性细胞免疫反应检测、嗜肺军团菌抗体未见明显异常。查体示胸廓对称,双肺叩诊清音,听诊双肺呼吸音粗,双肺可闻及哮鸣音。舌黯红,苔黄,脉象弦滑。

问题一 通过主诉、病史及检查,考虑西医诊断为什么? 其诊断依据是什么?

思路 根据患者的主诉、病史及检查,考虑西医诊断为肺曲霉菌病,其诊断依据为:

(1) 该患者有咳嗽、咳痰、喘息等呼吸道症状。

(2) 胸 CT 示:右肺中下叶团片状影,双肺多发支气管扩张。

(3) 支气管镜肺泡灌洗液:曲霉菌(+)、GM(+)。

知识点 1

病 原 学

病原学:曲霉菌属于真菌界半知菌亚门的丛梗孢科,有 18 个群、132 个种,至少有 30 个种可以引起人类感染,如烟曲霉、黄曲霉、黑曲霉和土曲霉等。侵袭性曲霉病的最常见病原真菌为烟曲霉,其次为黄曲霉、黑曲霉和土曲霉曲霉菌病。

知识点 2

流 行 病 学

流行病学:曲霉菌为条件致病菌,当免疫功能受到抑制或损伤时易于受到感染。常见的易感因素包括骨髓移植、恶性血液病、实体器官移植、AIDS 等,中性粒细胞减少是最重要的危险因素。曲霉菌的感染缺乏区域性,但呈一定的季节性。一般秋冬阴雨季节多发,肺曲霉菌主要是外源性感染,绝大多数是由呼吸道吸入了大量的曲霉菌孢子所致,极少数为外伤性接种引起。较多见于农民、园艺工人、酿造业工人及免疫力低下的人群等。

问题二 该患者属于哪种肺曲霉菌病?

思路 根据病史及检查,该患者可诊断为变应性支气管肺曲霉病,诊断依据为:

(1) 患者既往有呼吸系统基础疾病:支气管哮喘病史 10 年,支气管扩张病史 2 年。

(2) 血清总 IgE 551.9KU/L;血清烟曲霉特异性 IgE 3 级(+);白细胞计数 13.26×10^9/L,中性粒细胞比例 58.6%,嗜酸性粒细胞比例 22.4%。

知识点 3

变应性支气管肺曲霉病的诊断标准

1. 相关疾病(至少符合 1 条) ①哮喘;②其他:如支气管扩张症、慢性阻塞性肺疾病、肺囊性纤维化等。

2. 必需条件(2 条均需符合) ①血清烟曲霉特异性 IgE 水平升高(>0.35kU/L)或烟曲霉皮试速发反应阳性;②血清总 IgE 水平升高(>1 000U/ml)。

3. 其他条件(至少符合2条) ①外周学嗜酸性粒细胞 >0.5×10^9/L(使用激素者可正常,以往的数据可作为诊断条件);②影像学与ABPA一致的肺部阴影(一过性病变包括实变、结节、牙膏征或指套征、游走性阴影等,持久性病变包括支气管扩张、胸膜肺纤维化等);③血清烟曲霉特异性IgG或沉淀素阳性。

问题三　本病应如何明确诊断?

思路　本病的诊断要结合病史、临床表现、用药史及相关辅助检查。

辅助检查包括痰菌培养、X胸片、纤支镜、CT等。痰液涂片检查是确诊肺曲霉菌病的可靠依据。但由于曲霉菌广泛存在于自然界中,单从痰内找到曲霉菌不一定有诊断价值,必须结合临床表现,病理组织中找到曲霉菌或多次培养阳性才能做出诊断。

问题四　本病应如何治疗?

思路　曲霉菌病必须尽早诊断,及时治疗,根据不同的感染部位和类型,选用不同的治疗方法。同时去除诱发因素,治疗原发疾病,如纠正免疫缺陷,纠正粒细胞减少,减少糖皮质激素的用量等。

(1) 激素治疗:过敏型肺曲霉病首选糖皮质激素治疗。根据病情的轻重和病程的长短,选择糖皮质激素的剂量和疗程。

(2) 抗真菌药物治疗:可选用两性霉素B及其脂质体、5-氟胞嘧啶、氟康唑、咪康唑、伏立康唑、伊曲康唑、卡泊芬净、米卡芬净等。

(3) 手术治疗:对局限性、侵袭性、寄生型肺曲霉菌病,尤其是伴有反复难治性咯血者,可考虑手术治疗。寄生性鼻-鼻窦曲霉病、鼻窦曲霉球可采用鼻内镜手术清除病灶。变应性鼻-鼻窦炎治疗应用鼻内镜术切除鼻息肉,彻底清除变应性黏蛋白和病变鼻窦黏膜,同时口服糖皮质激素,可减轻炎症、消除水肿,有效地防止复发。脑曲霉病抗真菌联合手术切除病灶或清除鼻窦等邻近部位的感染灶,可明显改善其预后。曲霉菌性心内膜炎抗真菌基础上行心脏瓣膜置换术,术后继续抗真菌治疗,以减少复发。

(4) 其他治疗:皮肤、眼、耳等曲霉病继发性皮肤曲霉病应积极进行抗真菌药物治疗,同时配合局部清创治疗。

问题五　本病的中医诊断及辨证分型是什么?

思路　本病中医诊断为哮病,邪热蕴肺型。

📋 **知识点4**

本病的中医辨证论治

1. 邪热蕴肺型

主症:多见于侵袭性肺曲霉菌病,症见发热咳嗽,胸闷喘息,咳痰,痰黄质黏拉丝,口干口苦,小便黄大便干,舌红,苔黄腻,脉象弦滑数。

治则:清热解毒,化痰降逆为法。

方药:清热泻肺汤加减。

2. 毒热瘀阻型

主症:多见于皮肤曲霉菌病,表现为皮肤红色丘疹,皮肤水肿或结节,红肿热痛,时有发热,口干,大便干,舌黯红,苔黄,脉滑数。

治则:清热解毒,活血通络为法。

方药:四妙勇安汤加减。

3. 肺肾两虚型

主症:多见于肺曲霉菌病后期,表现为咳逆倚息,痰多清稀,气短乏力,腰膝酸软,自汗盗汗,舌淡黯,苔薄白或少苔,脉沉细弱。

治则:温补肺肾兼以活血化瘀为法。

方药:生脉饮合河车大造丸加减。

【诊疗流程】

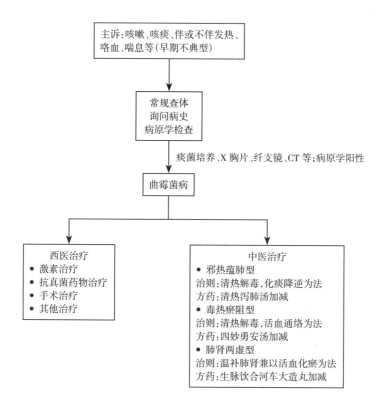

（吕文良）

【复习思考题】

1. 变应性鼻 - 鼻窦曲霉病的诊断标准是什么?

2. 简述曲霉菌病的临床分类及临床表现。

PPT 课件

04章02节PPT

第二节 念珠菌病

培训目标

1. 掌握念珠菌病病原学特点、发病机制、临床表现、诊断、治疗及预防措施。
2. 熟悉念珠菌病的流行病学特点、鉴别诊断。
3. 熟悉念珠菌病的中医病因病机、掌握念珠菌病的中医治疗。

念珠菌病指由各种致病念珠菌引起的局部或全身感染性疾病。临床表现主要为皮肤、黏膜或内脏器官的原发性或继发性感染,多由白念珠菌引起的。近年来随着高危人群数量增多,发病率上升,是目前常见的深部真菌病。

【典型案例】

患者王某,女,42 岁,近 1 个月余出现外阴瘙痒、疼痛,带下量增多,予抗生素治疗无效,仍反复疼痛、瘙痒,患者曾有冶游史。实验室检查:阴道口分泌物送检可见念珠菌芽生孢子及假菌丝。患者外阴瘙痒、灼痛,带下量多、色黄或黄白相兼,质稠厚如豆腐渣样,有臭气;下腹作胀或疼痛,口苦口腻,小便黄赤伴尿痛、尿热;舌质红,舌苔黄腻,脉滑数。

问题一　本病例诊断为何病? 其诊断依据是什么?

思路　本病例诊断为外阴阴道念珠菌病。其诊断依据为:

(1) 病史:患者曾有冶游史。

(2) 临床表现:外阴瘙痒疼痛,带下量多、色黄或黄白相兼,质稠厚如豆腐渣样,有臭气。

(3) 实验室检查:阴道口分泌物送检可见念珠菌芽生孢子及假菌丝。

问题二　本案例属于念珠菌病哪种类型?

思路　本案例属于外阴阴道念珠菌病。

问题三　为诊断本病应做哪些实验室检查?

思路　取分泌物涂片镜检或真菌培养。

知识点 1

病原学检查

镜检标本见成群的假菌丝和卵圆形孢子有诊断意义。假菌丝提示念珠菌处于致病状态,假菌丝较多时意义更大,单独见芽孢无诊断意义。疑似患者均应做血真菌培养,真菌培养后镜检。顶端有厚壁孢子芽管形成,为白念珠菌。分泌物涂片经 HE 染色可见念珠菌菌丝;受累组织切片中可查到孢子、菌丝和假菌丝。

此外,还可以采用酶联免疫吸附试验(ELISA)、特异性 DNA 探针、限制性片段长度多态性分析(RFLP)、单链构象多态性(SSCP)等手段进行念珠菌检测。

问题四　本病应与哪些疾病做鉴别诊断？

思路　临床上应首先与部分消化道原发病鉴别,如食管炎、胃炎、肠炎等。还需与皮肤、呼吸系统、中枢神经系统等的疾病鉴别。生殖器念珠菌病需与阴道毛滴虫病和细菌性阴道病鉴别。病理组织中发现菌丝体有诊断价值,但必须与曲菌、毛霉菌一类鉴别。在真菌学上应与其他酵母菌鉴别。

问题五　此患者的西医治疗方案是什么？

治疗原则:去除诱因,早发现,早治疗,内用药物与外用药物相结合治疗。

思路1　对症治疗。去除诱发因素,提高机体免疫力。包括积极治疗基础疾病,清除局部感染病灶,避免医源性感染发生,加强营养,应用免疫调节剂,并根据具体情况采取相应手术治疗等。

思路2　全身用药。

(1) 制霉菌素:内服成人每日 200 万 ~400 万 U,儿童每日 5 万 ~10 万 U/kg,连用 1 周,该药不易被肠道吸收,适用于消化道念珠菌的感染。

(2) 两性霉素 B:0.5~0.7mg/(kg·d) 静脉滴注,适于治疗系统性念珠菌病,与 100~150mg/(kg·d) 氟胞嘧啶合用有协同作用。但该药具有肾毒性、心脏毒性、肝毒性等,能够引起多种不良反应,使用时须注意观察,出现不良反应时可应用两性霉素 B 脂质制剂。

(3) 酮康唑:0.2~0.4g/d 顿服,连服 1~2 个月,有肝毒性,适用于慢性皮肤黏膜念珠菌病,使用时应严格监测肝功能。

(4) 氟康唑:皮肤黏膜念珠菌病,每日 100~200mg,顿服或静脉注射。系统性念珠菌病患者每日用量 200~400mg,疗程据患者实际情况而定。

(5) 伊曲康唑:口服吸收良好,口腔、食管念珠菌病,200~400mg/d 顿服,连用 1~2 周;阴道念珠菌,200mg/d 分 2 次服,服用 1 日,或 100mg/d 顿服,连服 3 日;系统性念珠菌病,每次 200mg,每日 2 次,静脉滴注 2 日,之后每次 200mg,每日 1 次,持续数周或更长时间。

(6) 伏立康唑:4mg/(kg·d) 静脉滴注,首日 6mg/kg,每日 2 次,或口服 400mg/d,每日 2 次,多适用于耐氟康唑的重症或系统性念珠菌感染。

(7) 卡柏芬净:首剂 70mg,随后 50mg/d 静脉滴注。该药疗效好,安全性高,适用于系统性念珠菌病、菌血症、心内膜炎等重症感染及难治性口咽炎、食管炎等。

(8) 米卡芬净:100mg/d,静脉滴注,治疗指征同卡泊芬净。

思路3　局部治疗。通常皮肤黏膜念珠菌病采用局部用药治疗即可奏效。临床常用制霉菌素软膏,阴道栓剂,甘油,或两性霉素 B,咪唑类药的溶液、霜剂或栓剂。

问题六　本病例的中医辨证是什么？其辨证要点是什么？治疗方法为什么？

中医辨证:湿热蕴结证。

辨证要点:外阴瘙痒、灼痛,带下量多、色黄或黄白相兼,质稠厚如豆腐渣样,有臭气;下腹作胀或疼痛,口苦口腻,小便黄赤伴尿痛、尿热;舌质红,舌苔黄腻,脉滑数。

治法:辛开苦降,清化湿热。

知识点 2

念珠菌病的中医辨证治疗

1. 湿毒壅盛

证候:头痛,发热,口渴,肢体酸重,右胁疼痛,腹胀纳差,恶心呕吐,甚则黄疸、出血;腰痛,小便短赤或疼痛,大便或溏;或皮肤散发丘疹、红斑,瘙痒;或目睛红赤,痒痛。舌质红,苔黄,脉濡数。治法:清热解毒化湿。方药:甘露消毒丹加减。

2. 心脾积热

证候:口腔黏膜白屑堆积,面赤唇红,烦躁不宁,吮乳啼哭,或伴发热,口干或渴,大便秘结,小便短黄,舌质红,脉滑数,或指纹紫滞。此证多见于小儿。治法:清热泻火。方药:清热泻脾散加减。

3. 湿热蕴结

证候:发热汗出不解,口渴不欲多饮,食少,脘痞呕恶,心中烦闷;或阴部瘙痒、灼痛,女子带下量多稠厚,色黄或乳酪样,有时夹杂豆腐渣样白色小块;便溏色黄或绿,小便短涩灼热、疼痛,苔黄滑腻,脉濡数。治法:辛开苦降。方药:王氏连朴饮加减。

4. 阴虚内热

证候:病程较久,口腔黏膜白屑散在,周围红晕不著,颧红,五心烦热,口干不渴,或低热盗汗、雀目等;女子带下量少,男子尿道口黯红,阴痒,舌质红,少苔,脉细数无力。治法:滋阴降火。方药:知柏地黄丸加减。

5. 痰浊蒙闭

证候:身热不退,朝轻暮重,头痛,恶心呕吐,神识昏蒙,或谵妄躁动,舌苔黄腻,脉濡滑而数。治法:豁痰开闭。方药:菖蒲郁金汤加减。

6. 气阴两伤

证候:低热,头晕乏力,干咳少痰,或痰中带血,心悸不宁,面白少华,气短懒言,纳差,咽下困难,腹胀便溏,易于感冒,舌质淡,苔薄白,脉细弱。治法:益气养阴。方药:生脉散加味。

问题七 念珠菌病的发病机制是什么?

思路 念珠菌是以出芽方式繁殖(即芽生孢子)的双相真菌,菌体呈卵圆形或圆形,出芽孢子伸长成导管,但不与母体脱离,形成较大的假菌丝,少数出芽孢子形成厚膜和真菌丝,其中光滑念珠菌无菌丝。该菌为条件致病菌,广泛存在于自然界中,临床以白念珠菌最为常见,致病力最强。

念珠菌致病与病菌自身特性和人体免疫功能相关。人体免疫低下或缺损时,相应的淋巴细胞转化率低下,巨噬细胞数量减少,使念珠菌能够大量繁殖。念珠菌在体内繁殖时,可产生多种酶类,菌丝相和酵母相的双相存在,促使念珠菌黏附、穿透宿主细胞,躲避宿主防御,可引起相应部位的炎症,并能引起特异性免疫反应和迟发超敏。原发性念珠菌病多为外源性、局限性感染,治疗后预后较好。继发性念珠菌病为内源性,可局限发展或全身性播散,多伴有机体免疫力低下,预后较差。

问题八 念珠菌病的中医病因病机是什么?

思路 本病总属于中医学中湿温、湿毒的范畴,散见于鹅口疮、咳嗽、泄泻等儿、内科病证中。由于直接接触湿毒邪气,若卫外不固,湿毒浊邪从皮毛入侵人体,则发热,咳嗽;蕴于肌肤,则为丘疹、红斑;湿邪重着,若湿毒留于脂膜,血肉腐败,则可见灰白色假膜附着,甚则溃疡出血;湿邪又易化热,煎熬津液,化浊生痰,甚至蒙蔽心包,上扰脑窍。疾病后期,湿热浊邪渐退,气阴日久耗伤,则为气阴两伤之证。

问题九 应怎样预防念珠菌病?

思路1 加强宣传,提高意识,高危人群尤其注意皮肤清洁和干燥,保持个人卫生,并注意保持皮肤黏膜完整和功能完善。

思路2 对高危人群应经常检查,及时去除各种诱发因素,积极治疗基础疾病,合理使用抗生素,不断提高机体免疫力,尽量减少医源性侵入操作,预防深部念珠菌病的发生。

思路3 应用氟康唑药物预防,每日1次,每次50~400mg,使用不宜超过3周。

【诊疗流程】

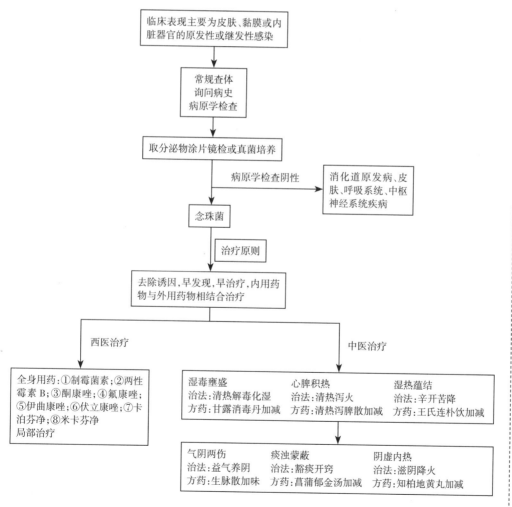

【复习思考题】

1. 念珠菌病辨证治疗要点是什么?
2. 念珠菌病临床症状有哪些?

第三节 肺孢子虫病

培训目标

1. 掌握肺孢子虫病的临床特点、诊断、鉴别诊断、治疗及预防原则。
2. 熟悉肺孢子虫病的病原学、流行病学特征、发病机制。
3. 了解肺孢子虫病的中医药防治。

肺孢子虫病即肺孢子菌肺炎(pneumocystis carinii pneumonia,PCP),又称卡氏肺孢子虫肺炎、卡氏肺囊虫肺炎,是由肺孢子菌引起的间质性浆细胞性肺炎,为条件性肺部感染性疾病。卡氏肺孢菌寄生在肺内,黏附于肺泡上皮。在健康宿主中并不引起症状,而在人体免疫抑制或受损时可以大量繁殖破坏肺泡细胞引起炎症反应,如在营养不良、虚弱的早产儿或免疫缺陷(艾滋病患者)可引起肺炎。历代中医文献虽无肺孢子虫病名的记载,但根据其传播方式、流行情况、发病特点、临床表现及预后转归来看,该病可以归属于中医"疫病""伏气温病""喘证"范畴。患者感受"疫毒"之邪,蕴藏于内,未及时发病,待机体正气亏虚,伏邪乃乘虚发病。"温邪上受,首先犯肺",肺卫为邪所伤,内遏肺气,气郁不宣,壅阻生痰,可致饮停胸膈,胸中胀满,咳喘痰鸣,甚则一身面目浮肿,短气倚息不能平卧。PCP是艾滋病患者最常见的机会性感染。其临床特征为发热、干咳、呼吸困难和发绀等,症状呈进行性加剧,病死率高。

【典型案例】

患者,王某,男,46岁,工人。因"发热2天"入院。2天前无明显诱因出现发热,体温波动于38.2~40.1℃,不伴有寒战,无头痛,伴咳嗽,以干咳为主,少量白痰,无痰血,伴呼吸困难。查体:体温39.5℃,心率102次/min,呼吸次数28次/min,血压135/85mmHg,神清,精神差,浅表淋巴结未触及肿大,口唇发绀,双肺呼吸音稍粗,左下肺可闻及少许湿啰音,心律齐,无杂音。4个月前诊断为系统性血管炎,应用激素治疗,无药物过敏史及手术输血史。中医证候表现为发热,痰少色白,喘促短气;舌淡红苔薄白,脉浮数。

问题一 初步考虑患者病情可能是什么? 其诊断依据是什么? 应该与哪些疾病进行鉴别?

思路1 本例初步诊断为肺孢子虫病,诊断依据是:

(1) 发热,体温39.5℃。
(2) 无头痛,伴咳嗽、咳痰、呼吸困难等症状,病情进展迅速。

（3）有长期大量应用激素病史。

思路 2　本病与以下疾病进行鉴别：

本病需与肺结核、其他肺真菌病、巨细胞病毒感染以及细菌性支气管肺炎等相鉴别。

 知识点 1

病　原　学

病原学：卡氏肺孢菌（pneumocystis carinii，PC）为单细胞生物，长期以来被划归为原虫，称为卡氏肺孢子（囊）虫。1988 年通过对其核糖体小亚基 rRNA 的序列分析证实其属于真菌，更名为肺孢子菌，感染人类的被命名为伊氏肺孢子菌。

 知识点 2

流　行　病　学

PCP 的主要感染途径为空气传播和体内潜伏状态的激活。传染源为患者及健康带菌者。传播途径主要是空气飞沫，目前无确切的血液传播依据。易感人群为免疫力低下者。本病 20 世纪 50 年代前仅见于早产儿、营养不良婴儿，但近年来随着器官移植、免疫抑制剂、糖皮质激素、肿瘤化疗等广泛应用，以及获得性免疫缺陷综合征的出现和流行，发病率明显上升，已成为 HIV 感染患者最常见的机会感染与致死的主要病因。

问题二　为明确诊断还需要做哪些检查？

思路　为明确诊断还需要做胸部影像学检查、病原学相关检查。

问题三　确诊依据是什么？

思路　有肺部感染临床表现，结合肺部影像学及病原学检查可明确诊断。

（1）痰 PCR 检测报告孢子菌阳性。

（2）痰涂片甲苯胺蓝染色法显示卡氏肺孢菌包囊壁。

（3）胸部 X 线表现无特异性表现，胸部 CT 表现为双肺弥漫的磨玻璃阴影，且对称分布，胸膜下可见正常的肺组织。

辅助检查

血常规：$8.9×10^9$/L，中性粒细胞 80%。痰 PCR 检测报告孢子菌阳性；痰涂片发现卡氏肺孢菌包囊。胸部 X 线检查：双侧外周肺野内可见片状稍模糊影。未见实性占位或气胸。胸部 CT：双肺弥漫磨玻璃密度影，伴小叶间隔增厚（铺路石征）。

问题四　该患者的确定性诊断是什么？

思路　该患者的确定性诊断是肺孢子虫病。

问题五 该患者需要采取哪些防治措施?

思路 1 一般治疗,患者应卧床休息,增加营养,纠正缺氧。

思路 2 病原学治疗,复方磺胺甲噁唑 1.2g,每日 3 次,服用 3 周。

 知识点 3

肺孢子虫病的临床表现

本病潜伏期为 4~8 周。AIDS 患者的潜伏期较长,平均为 6 周,甚至可达 1 年。根据宿主情况主要分为两种类型,即流行性婴儿型(经典型)和儿童 - 成人型(现代型)。

 知识点 4

肺孢子虫病的的实验室及特殊检查

血常规可表现为白细胞总数正常或稍高。嗜酸性粒细胞计数增高。病原学和组织学检查可以采用痰或导痰标本以及 BALF 或组织切片染色找病原菌,PCR 检测被认为是最有发展前途的诊断技术,酶联免疫吸附试验、间接荧光试验、免疫印迹试验等检测,抗体滴度 4 倍以上升高有诊断意义。X 线表现非特异性;胸部 CT 表现:双肺弥漫的磨玻璃阴影,且对称分布,胸膜下可见正常的肺组织。

 知识点 5

肺孢子虫病的诊断及鉴别诊断

对高危人群(免疫缺陷病史)结合临床表现(咳嗽、胸闷、气促伴发热,体温常高达 39℃以上,严重者迅速出现低氧血症,甚至出现呼吸窘迫综合征,危及生命。肺部体征相对较轻,部分患者可闻及细湿罗音)和 X 线、胸部 CT 检查(肺间质改变)可考虑临床诊断。病原学检查则可以确诊。本病需与肺结核、其他肺真菌病、巨细胞病毒感染以及细菌性支气管肺炎等鉴别。

问题六 本例中医证型是什么? 辨证要点是什么? 中医治疗方法是什么?

中医证型:气阴两虚证。

辨证要点:肺阴亏损,虚火上炎,咳声低弱,喘促短气,吐痰稀薄,自汗畏风,或见呛咳,痰少色白,面颧潮红。舌质淡红或苔薄,脉软弱或细数。

治法:益气养阴,宁肺止嗽。

方用生脉散合百合固金汤加减。处方:人参、麦冬、五味子、生地黄、熟地黄、玄参、贝母、桔梗、黄芪、百合、白芍、白术、防风、甘草。

知识点 6

肺孢子虫病的治疗

本病死亡率高,但早期治疗反应较好,患者应卧床休息,增加营养,纠正水电解质紊乱和缺氧。病原治疗首选甲氧苄啶 - 磺胺甲噁唑,5~25mg/kg,8 小时一次。经验性治疗仅限于临床和影像学表现高度怀疑 PCP 且病情严重病情迅速进展或缺少诊断设施时。激素可以作为辅助治疗,在 AIDS 患者疗程为 3 周,非 AIDS 患者可缩短至 14 天。

知识点 7

肺孢子虫病的中医辨证治疗

中医认为此属疫毒邪气,侵袭正气已亏之体,潜入体内成为伏邪,或因劳累过度,营养不良,或早产体弱,免疫力进一步下降时,伺机而作,发为本病。按照"急则治其标,缓则治其本"的原则,根据病情的发展变化,分初、中、后、极四期论治。

知识点 8

肺孢子虫病的预防

隔离确诊患者,避免发生院内交叉感染,注意免疫抑制者与患者的隔离。对高危人群应密切注意观察。对有发生卡氏孢子虫感染危险的患者,应用药物预防,可有效地防止潜在感染转变为临床疾病和治疗后复发。喷他脒雾化吸入可作为二线预防用药。

【诊疗流程】

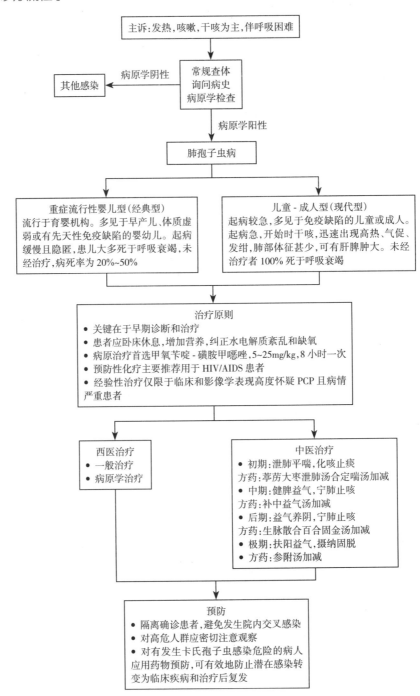

主诉:发热,咳嗽,干咳为主,伴呼吸困难

常规查体
询问病史
病原学检查

其他感染　←病原学阴性

病原学阳性

肺孢子虫病

重症流行性婴儿型(经典型)
流行于育婴机构。多见于早产儿、体质虚弱或有先天性免疫缺陷的婴幼儿。起病缓慢且隐匿,患儿大多死于呼吸衰竭,未经治疗,病死率为 20%~50%

儿童-成人型(现代型)
起病较急,多见于免疫缺陷的儿童或成人。起病急,开始时干咳,迅速出现高热、气促、发绀,肺部体征甚少,可有肝脾肿大。未经治疗者 100% 死于呼吸衰竭

治疗原则
- 关键在于早期诊断和治疗
- 患者应卧床休息,增加营养,纠正水电解质紊乱和缺氧
- 病原治疗首选甲氧苄啶-磺胺甲噁唑,5~25mg/kg,8 小时一次
- 预防性化疗主要推荐用于 HIV/AIDS 患者
- 经验性治疗仅限于临床和影像学表现高度怀疑 PCP 且病情严重患者

西医治疗
- 一般治疗
- 病原学治疗

中医治疗
- 初期:泄肺平喘,化咳止痰
方药:葶苈大枣泄肺汤合定喘汤加减
- 中期:健脾益气,宁肺止咳
方药:补中益气汤加减
- 后期:益气养阴,宁肺止咳
方药:生脉散合百合固金汤加减
- 极期:扶阳益气,摄纳固脱
- 方药:参附汤加减

预防
- 隔离确诊患者,避免发生院内交叉感染
- 对高危人群应密切注意观察
- 对有发生卡氏孢子虫感染危险的病人应用药物预防,可有效地防止潜在感染转变为临床疾病和治疗后复发

(沙　巍)

？【复习思考题】

肺孢子虫病如何防治?

第五章

支原体和衣原体感染

第一节 支原体肺炎

PPT 课件

05章01节PPT

 培训目标

1. 掌握支原体肺炎的临床表现、诊断及治疗。
2. 熟悉支原体肺炎的病原学、预后及预防。
3. 掌握支原体肺炎的辨证分型及治则。

肺炎支原体肺炎(mycoplasma pneumoniae pneumonia)是肺炎支原体(mycoplasma pneumonia,MP)引起的以肺间质病变为主的肺部急性炎症病变。MP 是引起人类社区获得性肺炎(community acquired pneumonia,CAP)的重要病原体,约占所有 CAP 病原体的 5%~30%,也可引起上呼吸道感染、咽炎和支气管炎。本病属中医"温病"范畴。

【典型案例】

王某,男,18 岁。于 2011 年 11 月 6 日因着凉后出现发热,测体温 38.1℃,伴有乏力、头痛、咽痛、咳嗽。口服头孢克洛后病情不见好转,咳嗽持续加重,为阵发性干咳。查体:体温 37.6℃,咽部充血,颈部可触及数个肿大的淋巴结,压痛(+),心肺听诊无明显异常。舌质红而干,苔少,脉细数。

问题一　初步考虑患者病情可能是什么? 其诊断依据是什么? 应该与哪些疾病进行鉴别?

思路 1　本例初步诊断为支原体肺炎,诊断依据是:

(1) 发热,体温 37.6℃。

(2) 咽喉痛、干咳,可有鼻塞、流涕、胸骨后不适等呼吸道症状。

(3) 咽部充血,颈部可触及数个肿大的淋巴结,压痛(+),心肺听诊无明显异常。

思路 2　本病应与以下疾病进行鉴别:

(1) 原发性或继发性细菌性肺炎:最常见的是肺炎链球菌、流感嗜血杆菌引起的肺炎,多见于婴幼儿,起病急,临床症状重,呼吸困难明显,外周血细胞明显升高。细菌培养可资鉴别。

(2) 病毒性肺炎:常见副流感病毒、呼吸道合胞病毒和腺病毒引起的肺炎,多见于婴幼儿,呼吸困难明显,体征多。病毒分离及血清抗体检测可辅助鉴别。

(3) 衣原体肺炎:临床表现与支原体肺炎类似,5 岁以下儿童发病率低,起病缓慢,病程长,一般症状较轻,但常伴有咽炎、喉炎及声音嘶哑,完全鉴别须依靠病原分离及血清抗体检测。

(4) 真菌性肺炎:常见于机体免疫力低下人群,起病急,畏寒、高热、咳白色泡沫痰,有臭味,肺部体征明显,双肺呈多肺叶病变。抗真菌药物使用有效,痰培养及血清抗体检测可资鉴别。

 知识点 1

病 原 学

支原体是介于细菌和病毒之间的一组原核细胞型微生物,是迄今发现的能独立生活的最小微生物。MP 具有多形态,一般长 2~5μm,有荚膜,能在有氧和无氧的环境生长。MP 生长很慢,需 2~3 周才长成可见的菌群,平皿上菌群呈草莓状,反复传代后呈荷包蛋状菌落,直径 10~100μm,菌落能吸附豚鼠红细胞,产生溶血素,溶解哺乳动物的红细胞。MP 无细胞壁,代之以 3 层结构的细胞膜,其成分为蛋白质和脂类,MP 的抗原物质来源于此膜,包括糖脂抗原和蛋白质抗原,糖脂抗原是 MP 的主要抗原成分,与许多细菌、支原体和宿主有交叉反应,是引起自身免疫损伤的主要物质。

知识点 2

流 行 病 学

MP 的传染源为患者及携带者,病后 4~6 天传染性最强,患者痊愈后 MP 可在咽部存留 1~5 个月。经呼吸道飞沫或气溶胶传播,多为散发病例,一般 3~6 年发生一次地区性流行,容易在学校、幼儿园及军队等人员比较密集的环境中集中发病,主要见于儿童和青少年,发病率最高的是 5~20 岁人群,但各个年龄段均可发病,并可能导致特别严重的新生儿疾病。基于血清学的流行病学调查显示支原体感染发病率很高。

问题二 为明确诊断还需要做哪些检查?

思路 还需要做肺炎支原体特异性抗体检查。

辅助检查

血常规正常。肺炎支原体特异性抗体 IgM 1:320(+),肺部 X 线片:双肺上野中内带可见云雾样浸润影,边缘模糊。

问题三 该患者的确定性诊断是什么? 确诊依据是什么?

思路 该患者的确定性诊断是支原体肺炎。确诊依据是肺炎支原体特异性抗体 IgM 1∶320(+)。

问题四 该患者需要采取哪些防治措施?

思路 该患者需要充分休息,多饮水,饮食应当易于消化和富有营养。

西医治疗:阿奇霉素,第一日 0.5g/d 口服,第二日以后 0.25g/d 口服,疗程 10~14 日。

 知识点 3

诊 断 依 据

流行期间据临床和 X 线表现可做出临床诊断。散发性病例临床表现亦可提示诊断。下列表现有重要参考意义,包括:①青少年好发,症状相对较轻,干咳为主,胸部体征甚少,而 X 线表现病变较重,且多变化,呈毛玻璃状;累及上肺者或同时累及双肺者较多,吸收较慢;②肺外表现相对较多;③外周血象白细胞不高。

知识点 4

西 医 治 疗

支原体是胞内菌,缺乏细胞壁,对于作用于核糖体 50s 的大环内酯类、作用于核糖体 30s 的四环素类和干扰 DNA 合成的喹诺酮类敏感。四环素类和氟喹诺酮类药物儿童不推荐使用。大环内酯类中因阿奇霉素和克拉霉素等新型大环内酯类药物临床更有优势。

问题五 本例中医证型是什么? 辨证要点是什么? 中医治疗方法是什么?

中医诊断及证型:咳嗽(阴虚肺热)。

辨证要点:低热,干咳无痰,舌质红而干,苔少,脉细数。治法以润肺养阴,清热化痰。

方用沙参麦冬汤加减。处方:沙参、麦冬、玉竹、天花粉、扁豆、炙甘草、桑白皮、桔梗。一剂水煎 300ml,口服一次 150ml,一日 2 次,服用 3~5 日。

知识点 5

支原体肺炎的中医辨证治疗

1. **风寒袭肺证** 主症:恶寒发热,无汗不渴,咳嗽气急,痰稀色白,舌质淡红,苔薄白,脉浮紧。治法:疏风散寒,宣肺止咳。基本方药:三拗汤合止咳散加减。

2. **风热犯肺证** 主症:发热恶风,微有汗出,口渴欲饮,咳嗽,痰稠色黄,呼吸急促,咽红。舌尖红,苔薄黄,脉浮数。治法:疏风清热,宣肺止咳。基本方药:桑菊饮加减。

3. **痰热郁肺证** 主症:咳嗽,气息粗促,痰稠色黄,咳吐不爽,或咳血痰,或口唇青紫,舌质红,苔黄腻,脉滑数。治法:清热肺肃,化痰止咳。基本方药:清金化痰汤加减。

4. 阴虚肺热证 主症:病情延长,低热出汗,面色潮红,干咳无痰。舌质红而干,苔少,脉细数。治法:润肺养阴,清热化痰。基本方药:沙参麦冬汤加减。

5. 肺脾气虚证 主症:病程延长,低热起伏,气短多汗,咳嗽无力,纳差,便溏,面色淡白,神疲乏力,四肢欠温。舌质偏淡,苔薄白,脉细无力。治法:益气健脾,补肺止咳。基本方药:人参五味子汤加减。

【诊疗流程】

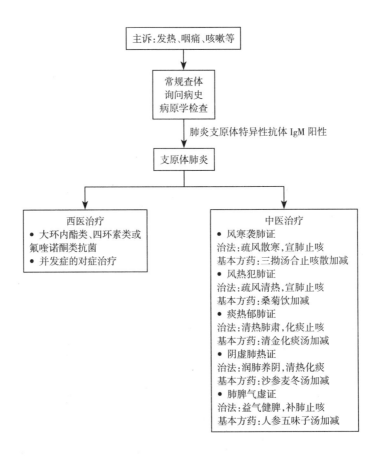

(陈广梅)

【复习思考题】

简述肺炎支原体肺炎各期中医治则及方药。

第二节　衣原体感染

 培训目标

1. 掌握衣原体感染肺炎的流行病学特点、临床表现、诊断技巧以及中西医治疗原则。

2. 熟悉衣原体感染肺炎的中医证候分型、中医药的防治措施。

3. 了解衣原体感染肺炎的病原学分型、发病机制、并发症及预后。

衣原体感染性肺炎是由肺炎衣原体（chlamydia pneumoniae）引起的感染性疾病，主要表现为非典型肺炎，亦可引起支气管炎、咽炎及扁桃体炎等急性呼吸道感染，以及鼻窦炎、中耳炎、虹膜炎、肝炎、心肌炎、心内膜炎、脑膜炎、结节性红斑等疾病，也是获得性免疫缺陷综合征（艾滋病）、白血病等继发感染的重要病原菌之一。中医认为本病多因外感风寒或风热，从口鼻或皮毛入侵人体，侵犯肺经，则出现一系列呼吸系症状；或禀赋虚弱、肺脾不足、过度疲劳，致使正气亏虚，肺卫功能失和，遇外邪而触发；亦有邪热方衰，正气未复，余邪滞留不去。虽然致病原因不同，其病位都在肺经。

【典型案例】

患者，男性，35 岁，因"发热，咽喉肿痛 3 天"为主诉就诊。患者入院前 3 天，因外感风寒出现发热，恶寒，无汗，头身疼痛，咳嗽流涕，咽红干痛，乳蛾肿大，痰黄，咯痰不爽，口服退热止咳等药物治疗未见好转。入院后查体：体温 38.8℃，心率 110 次/min。神清，精神欠佳，扁桃体肿大，触诊颈部淋巴结肿大。既往体健，无食物和药物过敏史。中医临床表现：发热，恶寒，无汗，头身疼痛，咳嗽流涕，咽红干痛，乳蛾肿大，痰黄，咯痰不爽，舌质红，苔黄，脉浮数。

问题一　初步考虑患者病情可能是什么？其诊断依据是什么？应该与哪些疾病相鉴别？

思路 1　本例初步诊断为感染性肺炎，诊断依据是：

（1）发热，体温 38.8℃。

（2）发热，恶寒，无汗，头身疼痛。

（3）咳嗽流涕，咽红干痛，乳蛾肿大，痰黄，咯痰不爽，口服退热止咳等药物治疗未见好转。

思路 2　本病应与以下疾病相鉴别：

（1）气管支气管炎。大多数感染肺炎衣原体的患者症状很轻，起始时主要表现为上呼吸道症状，胸部没有体征，白细胞通常正常，此种情况下容易误诊为急性气管和支气管炎，但通过胸部影像学的检查一般不难鉴别。对于不易诊断的可做胸部 CT 确诊。

（2）非感染性肺疾病。一般来说，肺部感染性疾病表现为发热，外周白细胞增高，影像学以渗出性病变为主的改变，容易和非感染性肺疾病相鉴别，但由于多数肺炎衣原体肺炎上述感染的特征不是很明显，影像学的特征又不具特异性，很容易和其他非感染性疾病相混淆,特别像肺嗜酸性粒细胞浸润症、过敏性肺炎、闭塞性细支气管炎伴机化性肺炎、急性间质性肺炎、结缔组织病引起肺浸润等,其发病症状很像感染性疾病,影像学上也表现为片状渗出性阴影,与肺部炎症很难鉴别。但上述疾病都有其本身的临床特征,许多表现是肺炎衣原体肺炎所不具备的,非感染性肺疾病一般在病理学上有其相应的特征,及时进行相应检查有助于鉴别。而衣原体肺炎一般来说病程较短,虽有肺外表现,但一般不出现多系统损害,经验性抗菌药物治疗后,病灶渐见吸收,有助于与非感染性肺疾病的鉴别。

知识点 1

病 原 学

肺炎衣原体的形态多样,具有属特异性抗原和种特异性抗原,属特异性抗原主要有两个抗原决定簇表位,对药物的抗菌谱类似其他衣原体,耐磺胺类药物。

知识点 2

流 行 病 学

肺炎衣原体常在儿童和成人中产生上呼吸道和呼吸道感染。现仅知人是该衣原体宿主,感染方式可能为人与人之间通过呼吸道分泌物传播。5 岁以下儿童极少受感染,8 岁以上儿童及青年易被感染,尤其是人群聚集处,如家庭、学校、兵营中易于流行。经血清流行病学调查,证实成人中至少有 40% 已受到该衣原体感染,大部分为亚临床型。老年人可再次受到感染。

问题二　为明确诊断还需要做哪些检查?

思路　还需要做血常规、病原学检查、微量免疫荧光试验(MIF)、核酸杂交和聚合酶链反应(PCR)试验、肺部 X 线检查中的一种或几种。

问题三　确诊依据是什么?

思路　由于本病缺乏典型临床表现,诊断主要依靠实验室检查,方法有病原体分离培养、核酸检测和血清学实验。

(1) 肺炎衣原体分离培养方法复杂、费时而且敏感性不高,一般不用于临床诊断。

(2) 核酸检测包括 PCR,核酸杂交检测衣原体的特异性强,但敏感性不高,主要用于 PCR 结果的检测、判定,尚未直接用于临床标本的检测;PCR 检测肺炎衣原体 DNA 具有较高的敏感性,且可和其他种衣原体区分,其结果与血清学检测具有较好的一致性。但 PCR 试验对实验室有特殊要求,标本处理、扩增和检测应在不同房间内进行,以免假阳性。

(3) 检测肺炎衣原体最常用的血清学方法是 MIF,被公认为肺炎衣原体感染血清学诊断的金标准。

(4) 肺部影像学检查:呈非典型肺炎表现,常为单侧阶段性肺炎表现,严重者病变广泛甚至波及双肺,可伴有胸膜炎或胸腔积液。

问题四　该患者的确定诊断是什么?

思路　该患者的确定诊断是衣原体感染肺炎。

问题五　对该患者的治疗措施有哪些?

思路 1　该患者需要注意休息,多饮水,多摄入含蛋白和维生素的食物;适当运动;避免近距离接触小孩、老人。

思路 2　抗生素治疗可用红霉素,1~2g/d,分 4 次,服用 7 天。

问题六　本例中医证型是什么? 辨证要点是什么? 中医治疗方法是什么?

中医证型:外寒内热证。

辨证要点:患者因外感风寒之邪,外寒袭表,寒邪束表,表闭阳郁,不得宣泄,故发热,毛窍闭塞,卫阳被遏,恶寒,无汗,寒邪侵袭经脉,经气运行不畅,出现头身疼痛,肺主气,外合皮毛,毛窍闭塞,肺失宣降,肺气上逆故咳嗽,表邪未解,内已化热,出现咽红干痛,乳蛾肿大,邪热壅肺,蒸液成痰且痰黄,咯痰不爽,舌质红,苔黄,脉浮数,故辨证为外寒内热证。

治法:疏风散寒,清肺化痰。

方用麻杏石甘汤加减。

知识点 3

衣原体感染肺炎的中医辨证治疗

1. 风热袭肺

主症:发热、恶风,鼻塞、鼻窍干热、流浊涕,咳嗽,干咳,痰白干黏、黄,咯痰不爽,口干,咽干,咽痛。舌脉:舌尖红,舌苔薄、黄白、干,脉浮数。治法:疏风清热,清肺化痰。方药:银翘散加减。

2. 外寒内热

主症:发热,恶寒,无汗,咳嗽,痰黄,或痰白干黏,咯痰不爽,咽干,咽痛,肢体酸痛。舌脉:舌质红,舌苔黄、黄腻,脉浮。治法:疏风散寒,清肺化痰。方药:麻杏石甘汤加减。

3. 痰热壅肺

主症:发热,咳嗽,痰多,痰黄,痰白干黏,胸痛,口渴,面红,尿黄,大便干结,腹胀。舌脉:舌质红,舌苔黄腻,脉滑数。治法:清热解毒,宣肺化痰。方药:贝母瓜蒌散合清金降火汤加减。

4. 痰湿阻肺

主症:咳嗽,气短,痰多、白黏,痰易咯出,泡沫痰,胃脘痞满,纳呆,食少。舌脉:舌质淡,舌苔白腻,脉滑或弦滑。治法:燥湿化痰,宣降肺气。方药:半夏厚朴汤合三子养亲汤加减。

5. 肺脾气虚

主症:咳嗽,气短,乏力,纳呆,食少,胃脘胀满,腹胀,自汗。舌脉:舌体胖大齿痕,舌质淡,舌苔白薄,脉沉、细、缓、弱。治法:补肺健脾,益气固卫。方药:参苓白术散加减。

6. 气阴两虚

主症:咳嗽,无痰,少痰,咯痰不爽,气短,乏力,口干或渴,自汗,盗汗,手足心热。舌脉:舌体瘦小、舌质淡红,苔薄、少或花剥,脉细数或沉。治法:益气养阴,润肺化痰。方药:生脉散合沙参麦冬汤加减。

【诊疗流程】

发热,寒战,肌痛,干咳,肌痛,咽痛,全身疼痛

常规查体,询问病史
实验室检查,影像学检查

衣原体病原体阴性
微量免疫荧光实验阴性 → 其他感染性肺炎

衣原体病原体阴性微量免疫荧光实验阴性

衣原体肺炎

轻中症

西医治法
• 对症治疗
• 抗生素治疗

中医治法
• 风热袭肺
治法:疏风清热,清肺化痰
方药:银翘散加减
• 外寒内热
治法:疏风散寒,清肺化痰
方药:麻杏石甘汤加减
• 痰热壅肺
治法:清热解毒,宣肺化痰
方药:贝母瓜蒌散合清金降火汤加减
• 痰湿阻肺
治法:燥湿化痰,宣降肺气
方药:半夏厚朴汤合三子养亲汤加减

急重症

呼吸系统:剧烈咳嗽,脓痰或血痰,胸痛,呼吸频率快,呼吸困难,口唇发绀严重时出现呼吸衰竭

循环系统:
• 心肌炎:面色苍白,心动过速、心音低钝、心律不齐,心电图显示ST段下移和T波低平、倒置
• 心力衰竭:呼吸突然加快,心率突然>180次/分,骤发极度烦躁不安,明显发绀,面色发灰,心音低钝,奔马律,颈静脉怒张,肝脏迅速增大。尿少或无尿,颜面眼睑或双下肢水肿

神经系统:轻度缺氧表现为烦躁、嗜睡,严重时出现脑水肿而出现意识障碍,惊厥,呼吸不规则,前囟隆起。脑膜刺激征,瞳孔对光反应迟钝或消失

消化系统:中毒性肠麻痹,肠鸣音消失,腹胀严重时呼吸困难加重,消化道出血时有呕吐咖啡渣样物,大便隐血阳性或柏油样便

治疗原则:积极治疗原发病,对症支持治疗,防治并发症,并进行有效的器官功能支持
• 如出现低氧血症或呼吸衰竭,应及时给予相应的治疗措施,包括氧疗或机械通气等
• 出现其他脏器功能损害时,给予相应支持治疗
• 出现继发感染时,给予相应抗感染治疗

西医治法
• 对症治疗
• 抗生素治疗

恢复期中医治法
• 肺脾气虚　治法:补肺健脾,益气固卫
方药:参苓白术散加减
• 气阴两虚　治法:益气养阴,润肺化痰
方药:生脉散合沙参麦冬汤加减

（莫日根）

【复习思考题】

衣原体感染肺炎的临床症状有哪些?

第三节 鹦 鹉 热

培训目标

1. 掌握鹦鹉热的临床表现、诊断技巧、治疗原则。
2. 掌握鹦鹉热的中医的辨证论治。
3. 熟悉鹦鹉热的流行病学特点。

鹦鹉热(psittacosis)又名鸟疫(ornithosis)、衣原体病(chlamydia)。是由鹦鹉衣原体所致人禽共患的一种接触性传染病。在自然情况下各种禽类如火鸡、鸡、鸽、鸭、鹅和野禽等都能感染该病和互相传染。一般在鹦鹉科鸟类感染和人接触鸟类而发生感染时称鹦鹉热。本病的体征主要有咽充血及脾脏大,脾大与肺炎同时存在时应注意本病的可能。本病为感染鹦鹉衣原体而引起,中医认为,疫毒邪气从口鼻、皮毛而入,先犯肺卫,致卫外失司,肺气失宣,病程发展顺利者,邪从外解而向愈;否则毒邪化热入里,可致邪热内结,肺胃郁热。

问题一 本病诊断依据是什么? 应该与哪些疾病进行鉴别?

思路1 本病诊断依据如下:

(1) 该病无特殊临床表现,对肺炎伴有高热、严重头痛及相对缓脉和有鸟类接触史的患者,应想到鹦鹉热的可能。

(2) 体征主要有咽充血及脾脏大,脾大与肺炎同时存在。

(3) 特异性实验室检查血液及痰中可分离出鹦鹉热衣原体是确定诊断的必需条件。

思路2 本病以全身感染症状为主要临床表现时应与伤寒、布鲁杆菌病、粟粒型结核等鉴别。

 知识点1

病 原 学

病原学:是一种寄生于动物细胞内的微生物,属于衣原体科、衣原体属。鹦鹉热病原是鹦鹉衣原体。本病的特征是各种鸟类和家禽呈隐性感染并携带病原体。

知识点 2

流 行 病 学

鹦鹉热(psittacosis)系由鹦鹉热衣原体(chlamydia psittaci)所致的人兽共患感染病,传染源包括鹦鹉科鸟类、禽类。该病的传播主要是通过患病和带菌禽鸟类的排泄物、鼻腔分泌物、污染的食料和空气,吸入含有衣原体的飞沫和尘土等而感染。另一个传染途径是皮肤伤口感染。鸡、螨、虱等吸血昆虫也可传播本病。轻型病例可于 7 日内恢复,较重病例热退较慢,病程可达数周。未经治疗的鹦鹉热病例可持续发热或呈弛张热 10~21 日,少数可长达 3 个月。

知识点 3

临 床 表 现

本病临床表现缺乏特异性,可分为症状不明显的亚临床感染、似流感样全身综合征的轻型及较重的肺炎等。

1. 亚临床感染　起病隐匿,以畏寒、发热、头痛伴明显肌痛为常见症状,特别是颈及背部肌痛显著。关节痛亦属常见。

2. 肺炎　起病 1 周末出现干咳或咳少量黏液痰、呼吸困难,胸部体征较少,可听到细小的捻发音,X 线胸片表现为肺内不同程度的浸润斑片影,自肺门向外呈扇形放射,以下叶多见,或呈胸膜下密度不均的楔形斑片影,严重者可及整个肺叶;CT 可表现为肺部炎症浸润伴间质性肺炎,病变侧可有少量胸腔积液。病情严重者可出现发绀、心动过速,如伴有谵妄、昏迷等中枢神经系统症状,提示预后差。

3. 其他症状　患者还可有纳差、恶心、呕吐等消化道症状,可出现肝脾肿大、黄疸及进行性肾衰竭。偶有似伤寒样的斑点疹。此外,近年来有报道显示鹦鹉热患者有严重腹痛症状。孕妇可出现流产。

知识点 4

实验室及特殊检查

1. 痰涂片检查　急性期痰、咽拭子涂片可检查到包涵体细胞。

2. 病原分离　病初 2~3 周血液及痰中可分离出鹦鹉热衣原体。

3. 血清学检查

(1) 微量荧光免疫法检查特异性 IgM,阳性可用于早期诊断。双份血清 IgG 4 倍升高亦有诊断价值。

(2) 补体结合试验,抗体滴度≥1∶32 虽有助于诊断,但与其他衣原体有交叉反应。Q 热、布鲁杆菌病及军团病亦可出现假阳性。

问题二　本病应采取哪些防治措施?

思路　除对症及支持疗法外,抗生素首选四环素 2g/d,分 4 次口服,或红霉素 1~2g/d,分 4 次口服。用药 24~72 小时发热及症状缓解,退热后至少继续用药 10 天以免复发。新的大环内酯类药如罗红霉素、阿奇霉素及克拉霉素抗菌谱与红霉素相近,但作用更强、半衰期较长、组织中浓度高,且有很强的细胞内穿透作用,能在病原体细胞内发挥作用。剂量为罗红霉素 150mg/d,口服;克拉霉素 500mg,2 次 /d,口服或阿奇素 500mg/d 口服。

【诊疗流程】

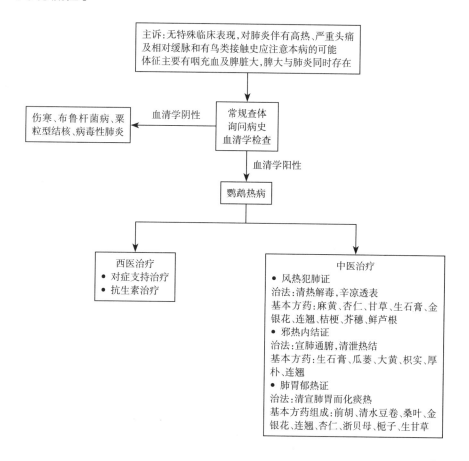

主诉:无特殊临床表现,对肺炎伴有高热、严重头痛及相对缓脉和有鸟类接触史应注意本病的可能
体征主要有咽充血及脾脏大,脾大与肺炎同时存在

血清学阴性 → 伤寒、布鲁杆菌病、粟粒型结核、病毒性肺炎

常规查体
询问病史
血清学检查

血清学阳性 → 鹦鹉热病

西医治疗
● 对症支持治疗
● 抗生素治疗

中医治疗
● 风热犯肺证
治法:清热解毒、辛凉透表
基本方药:麻黄、杏仁、甘草、生石膏、金银花、连翘、桔梗、芥穗、鲜芦根
● 邪热内结证
治法:宣肺通腑、清泄热结
基本方药:生石膏、瓜蒌、大黄、枳实、厚朴、连翘
● 肺胃郁热证
治法:清宣肺胃而化痰热
基本方药组成:前胡、清水豆卷、桑叶、金银花、连翘、杏仁、浙贝母、栀子、生甘草

(田莉婷)

【复习思考题】

简述鹦鹉热的发病机制。

第四节 非淋菌性尿道炎

培训目标

1. 掌握非淋菌性尿道炎临床表现、诊断、治疗及预防原则。
2. 熟悉非淋菌性尿道炎的主要病原体。
3. 掌握非淋菌性尿道炎的中医证候分型、辨证论治。

非淋菌性尿道炎(non-gonococcal urethritis,NGU)是由除淋病奈瑟球菌(Neisseria gonorrhoeae)以外的病原体引起的尿道炎,主要病原体是沙眼衣原体(chlamydia trachomatis)和解脲支原体(ureaplasma urealyticum)。本病是最常见的性病,青年人多见,女性多于男性,临床表现为尿道瘙痒、灼烧感和疼痛,伴有不同程度的尿急、尿痛和排尿困难。本病亦属于中医"淋病"范畴。纵欲好色,心肾不交,积热蕴毒,瘀阻水道,是本病之因,而热邪、热毒、湿热、瘀血是本病的主要病机。热毒下迫:纵欲好色,淫乱染毒。火毒内炽,下迫膀胱水道,煎熬成淋。湿热内蕴:酒色过度,肝移热于膀胱,影响气化,湿热蕴毒,涩滞水道。瘀热互结:湿热郁遏日久,与气血相搏,则湿阻血瘀,热郁伤阴,水道不利。

【典型案例】

钱某,男,35 岁,主诉:尿道瘙痒、灼烧感,伴尿急、尿痛 2 周。自述 2 周前无明显诱因尿道瘙痒、灼烧感,伴尿急、尿痛,无发热、腰疼等不适,上述自觉不适日渐加重,来门诊进一步诊治。患者有性乱史,无发热及脓尿,查体尿道未见分泌物,包皮内可见白色结痂,内裤可见少许污斑。

问题一 初步考虑诊断可能是什么? 其诊断依据是什么? 应该与哪些疾病进行鉴别?

思路 1 本例初步诊断为非淋菌性尿道炎,诊断依据是:

(1) 有性乱史。

(2) 尿道瘙痒、灼烧感,伴尿急、尿痛 2 周。

(3) 查体尿道未见分泌物,包皮内可见白色结痂,内裤可见少许污斑。

思路 2 本病应与下列疾病鉴别:

(1) 淋病:淋病潜伏期短,一般为 2~3 天,尿道症状重,分泌物多而稠,呈脓性,淋病双球菌检查阳性。

(2) 下尿路感染:有尿急、尿频、尿痛是尿道炎的症状,下尿路感染常由大肠埃希菌、链球菌或葡萄球菌感染所致,病原检查有助鉴别。

知识点 1

非淋菌性尿道炎的临床表现

本病多发于 15~29 岁年青人,25 岁以下约占 60%,女性多于男性,潜伏期一般为 1~3 周。

男性非淋菌性尿道炎:典型症状为尿道刺痒、疼痛和烧灼感,伴有轻重不等的尿急、尿痛和排尿困难,尿道口有浆液性分泌物或见白色结痂,或内裤上有污斑,症状和分泌物较淋病轻而少,如不经治疗,症状也能自行缓解,但无症状感染可持续数月甚至数年。

女性非淋菌性尿道炎:80% 为无症状带菌者,患者症状不典型,开始无任何症状或仅有白带增多,感染常累及子宫颈,也可出现尿频、排尿困难等症状。

问题二　为明确诊断还需要做哪些检查?

思路　为明确诊断还需要做尿沉渣及尿道分泌物检测、支原体抗体检测、尿培养。

辅助检查

患者尿沉渣:镜检 400 倍视野下,每个视野中性粒细胞 20 个,≥5 个视野;尿道分泌物:镜检 1 000 倍视野下,每个视野中性粒细胞≥5 个,≥5 个视野,衣原体抗体阳性。尿细菌培养阴性。

问题三　确诊依据是什么?

思路　诊断依据包括:患者或配偶有性乱史;有尿道痒、痛、烧灼或伴排尿困难,尿道口分泌物稀薄,症状轻;尿沉渣镜检,400 倍视野下每个视野中性粒细胞≥15 个;尿道分泌物:镜检 1 000 倍视野下,每个视野中性粒细胞≥5 个;淋球菌检测阴性。衣原体感染时,衣原体抗体阳性。

问题四　患者的明确诊断是什么?

思路　患者的明确诊断是非淋菌性尿道炎。

问题五　该患者需要采取哪些防治措施?

口服抗炎药治疗,可予以氧氟沙星 0.3g,每日 2 次,用 4~21 日,或诺氟沙星 0.4g,每日 2 次,用 7~21 日,或环丙沙星 0.5g,每日 2 次,用 7~14 日。

知识点 2

非淋菌性尿道炎的西医治疗

口服抗炎药治疗,常用药物有:

1. 盐酸四环素　0.5g,每 6 小时一次,用 7~14 日。

2. 红霉素　0.5g,每 6 小时一次,用 7~14 日,儿童酌减,也适用于孕妇。

3. 氧氟沙星　0.3g,每日 2 次,用 4~21 日,或诺氟沙星 0.4g,每日 2 次,用 7~21 日,或环丙沙星 0.5g,每日 2 次,用 7~14 日。

4. 强力霉素 0.1g,每日 2 次,用 7~10 日。

5. 复方新诺明 1g,每日 1 次,用 7 日。

问题六 本病的并发症有哪些?

思路 男性并发症有附睾炎、前列腺炎、不育。女性并发症有宫颈炎、阴道炎、输卵管炎、盆腔炎;不孕和宫外孕;早产、流产和分娩低体重儿等。

问题七 本例中医证型是什么? 辨证要点是什么? 中医治疗方法是什么?

中医诊断及证型:淋证(热毒下迫证)。

辨证要点:患者纵欲好色,淫乱染毒。火毒内炽,下破膀胱水道,煎熬成淋。

治法:清热解毒,利湿通淋。

方用八正散合导赤散加减,处方:栀子、黄柏、车前草、木通、萹蓄、淡竹叶、生地黄、滑石等。

 知识点 3

非淋菌性尿道炎的中医辨证分型及治则处方

1. **热毒下迫证** 主症:尿急,尿频,尿痛,尿道刺痒烧灼感,尿道口可溢出稀薄黏液,妇女白带增多,外阴瘙痒,口渴,舌质红,苔黄,脉数。治法:清热解毒,利湿通淋。基本方药:八正散合导赤散加减。

2. **湿热内蕴** 主症:小便涩痛,尿液时有混浊,纳差少腹满拘急,妇女黄白带下,外阴瘙痒,小腹坠胀,舌质红,苔黄腻,脉滑数或濡数。治法:清热利湿,通畅三焦。基本方药:龙胆泻肝汤合三仁汤加减。

3. **瘀热互结证** 主症:排尿不畅,尿道口红肿痛痒,男性睾丸肿胀坠痛,妇女腰酸腹痛,白带缠绵,经来涩少,久不受孕,舌质黯红,苔少,脉细涩。治法:清热利湿,活血祛瘀。基本方药:石韦散加减。

【诊疗流程】

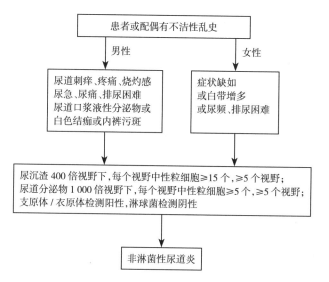

（陶 森）

【复习思考题】

1. 简述非淋菌性尿道炎临床表现、诊断标准。
2. 简述非淋菌性尿道炎中西医治疗。

第六章

立克次体病

第一节 流行性和地方性斑疹伤寒

培训目标

1. 掌握流行性和地方性斑疹伤寒的流行病学特点、临床表现、诊断技巧治疗和预防原则。

2. 掌握流行性和地方性斑疹伤寒的中医证候分型、中医药防治措施。

3. 熟悉流行性和地方性斑疹伤寒的病原学、并发症及预后。

流行性斑疹伤寒（epidemic typhus）又称虱传斑疹伤寒（louse-borne typhus），是由普氏立克次体引起，以人虱为传播媒介所致的急性传染病。临床上全身感染症状比较严重，以急性起病、稽留型高热，剧烈头痛、皮疹与中枢神经系统症状为特征，发热持续 2 周左右，40 岁以上患者病情相对较重。随着经济发展及卫生条件改善，其发病率已显著降低。

地方性斑疹伤寒（endemic typhus）又称鼠型斑疹伤寒（murine typhus）或蚤传斑疹伤寒（flea-borne typhus），是由莫氏立克次体引起，以鼠蚤为传播媒介的急性传染病。其临床表现与流行性斑疹伤寒相似，但病情较轻、病程短，病死率极低。

本病属中医"疫病""疫疹""疫斑"范畴。

【典型案例】

患者，男，37 岁。发热 6 天，皮疹 2 天。患者既往体健。10 天前有虱叮咬史。6 天前无明显诱因出现发热，体温持续在 38.5~39.5℃，伴寒战、乏力、头痛、头晕、周身肌肉疼痛、面部及眼结膜充血，时感心慌、胸闷，无明显胸痛，有轻度咳嗽，少许痰。2 天前胸背部出现红色皮疹，逐渐遍及全身，无明显瘙痒。食欲减退，有恶心，呕吐一次，呕吐物为胃内容物，无呕血。查体：体温 39.4℃，血压 95/60mmHg，反应迟钝。全身散在红色充血性斑丘疹，压之褪色，无脱屑。咽部无充血，双侧扁桃体无肿大，双肺听诊呼吸音粗，未闻及干、湿啰音。心率 105 次/min，律不齐，可闻及早搏,4~5 次 /min,各瓣膜听诊区未闻及病理性杂音。腹部平坦,触及肿大脾脏,脾下缘在左肋下 5cm,质韧,有轻压痛。手、舌有细微震颤,四肢肌力、肌张力正常,生理反射正常存在,病理征(-),脑膜刺激征(-)。中医证候表现为:发热、头痛,全身肌肉疼痛,面红目赤,口渴心烦,纳差体倦,舌红苔薄白少津,脉浮数。

问题一　初步考虑患者病情可能是什么? 其诊断依据是什么? 应该与哪些疾病进行鉴别?

思路 1　本例初步诊断为流行性斑疹伤寒,诊断依据是:

(1) 10 天前有虱叮咬史,6 天前出现发热,体温持续在 38.5~39.5℃,伴寒战、乏力、头痛、头晕、周身肌肉疼痛、面部及眼结膜充血,时感心慌、胸闷,轻度咳嗽,少许痰。

(2) 2 天前胸背部出现红色皮疹,逐渐遍及全身,食欲减退,有恶心、呕吐。

(3) 查体:体温 39.4℃,血压 95/60mmHg,反应迟钝。全身散在红色充血性斑丘疹,压之褪色,无脱屑。咽部无充血,双侧扁桃体无肿大,双肺听诊呼吸音粗,未闻及干、湿啰音。心率 105 次 /min,律不齐,可闻及早搏,4~5 次 /min,各瓣膜听诊区未闻及病理性杂音。腹部平坦,触及肿大脾脏,脾下缘在左肋下 5cm,质韧,有轻压痛。手、舌有细微震颤,四肢肌力、肌张力正常,生理反射正常存在,病理征(-),脑膜刺激征(-)。

思路 2　本病与以下疾病进行鉴别:

(1) **其他立克次体病**:恙虫病患者恙螨叮咬处可有焦痂和淋巴结肿大,变形杆菌 OX_K 凝集试验阳性。伯纳特立克次体病(Q 热立克次体)除发热及头痛外无皮疹,主要表现为间质性肺炎,外斐反应阴性,贝纳立克次体的血清学试验阳性。与地方性斑疹伤寒的鉴别见表 6-1-1。

表 6-1-1　流行性斑疹伤寒和地方性斑疹伤寒的鉴别

鉴别要点	流行性斑疹伤寒	地方性斑疹伤寒
病原体	普氏立克次体	莫氏立克次体
疾病性质	中度至重度,神经症状明显	轻度至中度流行特点
流行病学	多发生于冬、春季	地方散发性,一年四季都可发生,但更多见于夏、秋季
皮疹	斑丘疹,瘀点或瘀斑常见;多遍及全身	斑丘疹;稀少
血小板减少	常见	不常见
外斐反应	强阳性,1∶320~1∶5 120	1∶160~1∶640
接种试验	病原体一般不引起豚鼠睾丸肿胀;偶可引起但其轻	病原体引起豚鼠睾丸严重肿胀

(2) **伤寒**:多见于夏、秋季,起病较缓慢,全身中毒症状较轻,皮疹出现较晚,特征性表现如淡红色玫瑰疹、数量较少、多见于胸腹;可有相对缓脉。白细胞减少,肥达反应阳性,诊断依赖于血和 / 或骨髓培养出伤寒杆菌。

(3) **回归热**:体虱传播,发病季节和临床表现相近,皮疹少见;但发热间断数天后可再发热,发热时患者血液和骨髓涂片可见螺旋体。

（4）钩端螺旋体病：夏、秋季节发病，有疫水接触史。无皮疹，多有腹股沟和／或腋窝淋巴结肿大，腓肠肌压痛明显。可有黄疸、出血或咯血。钩端螺旋体补体结合试验或显微镜下凝集试验阳性。乳胶凝集试验有助于早期诊断。

（5）流行性出血热：有明显的区域性。以发热、出血、休克和肾损害为主要表现，典型患者有发热期、低血压休克期、少尿期、多尿期和恢复期5期经过。血清检测特异性IgM抗体而确诊。

知识点 1

病　原　学

1. 流行性斑疹伤寒　普氏立克次体为立克次体属，斑疹伤寒群，革兰氏染色阴性。具有两种抗原，一是可溶性耐热型特异性抗原，具有群特异性，可用来区分莫氏立克次体引起的地方性斑疹伤寒；二是可溶性不耐热型颗粒性抗原，具有种特异性，可与斑疹伤寒以外的立克次体病相鉴别。

普氏立克次体在体外只能在活细胞培养基上生长，对热、紫外线及一般消毒剂均敏感；不耐热，56℃ 30分钟或37℃ 5~7小时均可灭活；耐低温和干燥，20℃以下可长期保存，在干燥的虱粪中能存活数月。

2. 地方性斑疹伤寒　莫氏立克次体的形态、染色特点、生化反应、培养条件及抵抗力均与普氏立克次体相似。但具以下不同点：形态上多形性不明显，多为短丝状；两者有相同的耐热可溶性抗原而有交叉反应，而具有不同的不耐热型颗粒抗原，可用补体结合试验或立克次体凝聚试验区别；接种雄性豚鼠可引起阴囊及睾丸明显肿胀；对豚鼠、大鼠和小鼠均有明显的致病性，莫氏立克次体接种能其感染并有致死性，亦可用于分离及保存病原体或传代。

知识点 2

流　行　病　学

1. 流行性斑疹伤寒

（1）传染源：患者是唯一的传染源，自潜伏期末至热退后数天均具传染性，病后第1周传染性最强，一般不超过3周。个别患者病后立克次体可长期存于单核巨噬细胞内，当机体免疫力降低时引起复发，称为复发性斑疹伤寒。

（2）传播途径：人虱是本病的传播媒介，以体虱为主，头虱次之。当虱叮咬患者时，病原体随血进入虱肠内，侵入肠壁上皮细胞内增殖，约5天后胀破细胞，大量立克次体溢入肠腔，随虱粪排出，或因虱体被压碎而散出，可通过因瘙痒的抓痕侵入皮肤。虱粪中的立克次体偶可随尘埃经呼吸道、口腔或眼结膜感染。人虱适宜生活于29℃左右，当患者发热或死亡，人虱移至新宿主而引发新的感染与传播。

（3）人群易感性：人群普遍易感，病后可获相当持久的免疫力，但少数因免疫

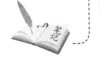

力不足偶尔可再次感染或体内潜伏的立克次体再度增殖引起复发。

（4）多发生于寒冷地区的冬春季节，因气候寒冷，衣着较厚，且少换洗，故有利于虱的寄生和繁殖。战争、灾荒，卫生条件差，增加人虱繁殖的机会，易引起流行。随着卫生条件的改善及预防措施的加强，本病的群体发病率显著下降，但散发病例持续存在。

2. 地方性斑疹伤寒

（1）传染源：家鼠为本病的主要传染源，莫氏立克次体通过鼠蚤在鼠间传播。鼠感染后不立即死亡，而鼠蚤只在鼠死后才叮咬人而使人受感染。此外，患者及牛、羊、猪、马、骡等也可能作为传染源。

（2）传播途径：主要通过鼠蚤的叮咬传播。鼠感染后，立克次体在其血液内循环，此时鼠蚤吸血，莫氏立克次体可经同一途径侵入。进食被病鼠排泄物的食物也可患病。蚤干粪内的病原体偶可形成气溶胶，经呼吸道和眼结膜使人受染。如有虱寄生人体，亦可作为传播媒介。

（3）易感性：人群普遍易感，感染后可获强而持久的免疫力，与流行性斑疹伤寒有交叉免疫。

本病属自然疫源性疾病，全球散发，多见于热带和亚热带。国内华北、西南、西北诸省发病率较高。以晚夏和秋季多见，可与流行性斑疹伤寒同时存在于同一地区。

问题二 为明确诊断还需要做哪些检查？

思路 为明确诊断还需要做血清学检测、病原学相关检测、核酸检测。

问题三 确诊依据是什么？

思路 本病确认依据如下：

（1）流行病学资料：当地有斑疹伤寒流行或1个月内去过流行区，有虱叮咬史及与带虱者接触史。

（2）出现发热、剧烈头痛、皮疹与中枢神经系统症状。

（3）外斐反应的滴度较高（1：160以上）或呈4倍以上升高即可诊断。有条件也可加做其他血清学试验。

辅助检查

血常规：白细胞 $8.1×10^9/L$，中性粒细胞 $7.1×10^9/L$ 升高，中性粒细胞比值85%，嗜酸性粒细胞 $0.01×10^9/L$，嗜酸性粒细胞0.1%，减少或消失；血小板 $102×10^9/L$。尿蛋白（-）。血沉52mm/h。肝肾功无异常。外斐反应抗体效价 ≥1:160。立克次体凝集反应效价1:40。

问题四 该患者的确定性诊断是什么？

思路 该患者的确定性诊断是流行性斑疹伤寒。

问题五 该患者需要采取哪些防治措施？

思路 该患者需要卧床休息，供给足够的热量，维持水、电解质平衡，给予口服多西环素,1 次 0.1g,1 日 2 次,及对症治疗。

 知识点 3

流行性和地方性斑疹伤寒的病原治疗

1. 流行性斑疹伤寒的病原治疗是主要治疗措施。多种能抑制细菌的抗生素,如多西环素、四环素常规剂量给药对本病及复发型斑疹伤寒均具特效,服药后 12~24 小时病情即有明显好转,热退后再用 3~4 天。氯霉素也有效,因有骨髓抑制而不作为首选。磺胺类药物可加重病情,禁止应用。

2. 地方性斑疹伤寒的病原治疗同流行性斑疹伤寒,国内报道多西环素疗效优于四环素。近来使用氟喹诺酮类,如环丙沙星、氧氟沙星和培氟沙早等对本病治疗也有效。患者的体温常于开始治疗后 1~3 天内降至正常;体温正常后再用药 3~4 天。

 知识点 4

流行性和地方性斑疹伤寒的并发症

流行性斑疹伤寒可并发支气管肺炎、心肌炎、中耳炎及腮腺炎,也可并发感染性精神病及指(趾)、鼻尖等坏疽,现已少见。

地方性斑疹伤寒大多有便秘、恶心、呕吐、腹痛等,约 50% 患者伴脾脏轻度肿大,肝大者较少。其他脏器很少受累,并发症少见,以支气管炎最多见。

问题六　本例中医证型是什么?辨证要点是什么?中医治疗方法是什么?

中医证型:热犯卫分证。

辨证要点:外邪侵袭肺卫,正邪相争入卫表,卫气被郁,故有恶寒发热、头痛、身重、咳嗽等肺卫症状。不久,病传气营,以致邪盛阳明,热闭营中,毒扰心包迫营串络,于是高热,斑疹隐隐,舌质红绛。病至此,有顺有逆。顺则斑疹外透,形色松活荣润,气血流畅,毒随斑泄,热势渐降,斑疹渐消,神清脉静而愈。若逆则斑疹稠密,成片成块,形色紧束紫赤,热势反盛,神识昏愦,则毒火燔灼,伤营迫血,热瘀交织锢结,或毒盛正虚不能托邪而突然斑疹瘟疫。

治法:辛凉解肌,透表解毒。

方用银翘散加蝉衣葛根方加减。处方:金银花、连翘、薄荷、牛蒡子、荆芥、豆豉、芦根、竹叶、桔梗、甘草、蝉衣,生葛根。水煎 300ml,口服一次 150ml,一日 2 次,服用 3~5 日。方中金银花、连翘疏散风热,清热解毒;薄荷、牛蒡子疏散风热,清利头目,解毒利咽;荆芥、豆豉解表散邪,增强辛散透表之力;芦根、竹叶清热生津;桔梗开宣肺气而止咳利咽;甘草调和药性,护胃安中,又合桔梗利咽止咳;蝉衣宣散风热,透疹利咽,退翳明目;葛根解肌退热,发表透疹,生津止渴。

知识点5

流行性和地方性斑疹伤寒的中医辨证治疗

1. 热犯卫分。主症：恶寒发热、头痛如劈，全身肌肉疼痛，面红目赤，口渴心烦，纳差体倦。舌脉：舌红苔薄白少津，脉浮数。治法：辛凉解肌，透表解毒。基本方药：银翘散加蝉衣葛根方加减。

2. 邪在气营。主症：头痛肢楚，壮热烦渴，无汗，面红如醉，心烦谵妄，斑疹显露，肝脾肿大。舌脉：舌质红绛，苔黄而干，脉燥有力。治法：清气凉营，解毒养阴。基本方药：清营汤加减。

3. 热入营血。主症：灼热夜甚，烦躁昏谵，斑色紫赤，垒迭成片。舌脉：舌绛而干，脉细数。治法：清营凉血，解毒消斑。基本方药：加味犀角地黄汤加减（犀角用水牛角代）。

4. 毒燔气血。主症：壮热，口渴，头痛剧烈，神昏燥忧，斑密色赤而晦。舌象：舌焦唇裂。治法：清气凉血，解毒化斑，活血益阴。基本方药：清斑青黛饮加减。

5. 余热未净。主症：热势下降，余热不清，咽干口燥，干咳。舌脉：舌红苔少，脉细数。治法：益阴生津，兼清营血。基本方药：沙参、麦冬、玉竹、生扁豆、冬桑叶、生甘草、天花粉、生地、牡丹皮、金银花。

【诊疗流程】

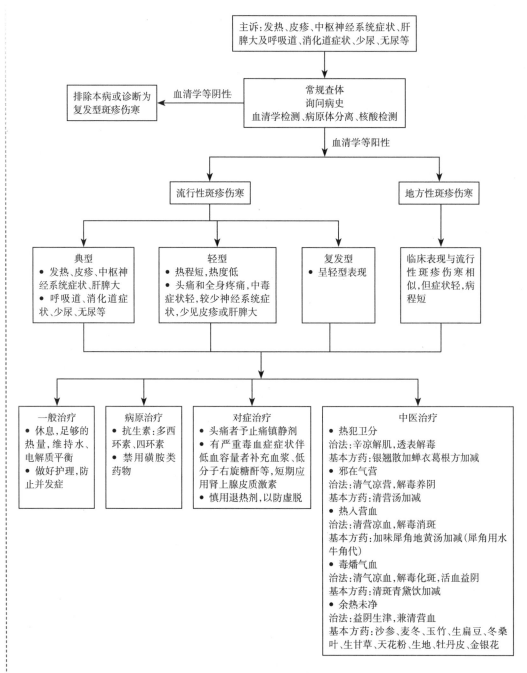

主诉:发热、皮疹、中枢神经系统症状、肝脾大及呼吸道、消化道症状、少尿、无尿等

排除本病或诊断为复发型斑疹伤寒 ← 血清学等阴性 — 常规查体 询问病史 血清学检测、病原体分离、核酸检测

血清学等阳性

流行性斑疹伤寒　　　　　　地方性斑疹伤寒

典型
- 发热、皮疹、中枢神经系统症状、肝脾大
- 呼吸道、消化道症状、少尿、无尿等

轻型
- 热程短,热度低
- 头痛和全身疼痛,中毒症状轻,较少神经系统症状,少见皮疹或肝脾大

复发型
- 呈轻型表现

临床表现与流行性斑疹伤寒相似,但症状轻,病程短

一般治疗
- 休息,足够的热量,维持水、电解质平衡
- 做好护理,防止并发症

病原治疗
- 抗生素:多西环素、四环素
- 禁用磺胺类药物

对症治疗
- 头痛者予止痛镇静剂
- 有严重毒血症症状伴低血容量者补充血浆、低分子右旋糖酐等,短期应用肾上腺皮质激素
- 慎用退热剂,以防虚脱

中医治疗
- 热犯卫分
治法:辛凉解肌,透表解毒
基本方药:银翘散加蝉衣葛根方加减
- 邪在气营
治法:清气凉营,解毒养阴
基本方药:清营汤加减
- 热入营血
治法:清营凉血,解毒消斑
基本方药:加味犀角地黄汤加减(犀角用水牛角代)
- 毒燔气血
治法:清气凉血,解毒化斑,活血益阴
基本方药:清斑青黛饮加减
- 余热未净
治法:益阴生津,兼清营血
基本方药:沙参、麦冬、玉竹、生扁豆、冬桑叶、生甘草、天花粉、生地、牡丹皮、金银花

(高燕鲁)

【复习思考题】

1. 流行性和地方性斑疹伤寒的西医治疗措施是什么?

2. 流行性和地方性斑疹伤寒的常用中医方剂有哪些?

第二节 恙 虫 病

PPT 课件

培训目标

1. 掌握恙虫病的临床表现、诊断原则。
2. 熟悉恙虫病中西医治疗原则。
3. 了解恙虫病流行病学特点。

恙虫病(tsutsugamushi disease)又名丛林斑疹伤寒(scrub typhus),是由恙虫病立克次体(rickettsia tsutsugamushi)引起的一种急性自然疫源性疾病。以叮咬部位焦痂或溃疡形成、发热、皮疹、淋巴结肿大、肝脾大以及周围血液白细胞减少等为主要的临床特征。中医称为"沙虱热",晋代葛洪在《肘后备急方》中即有描述"人行经草丛、沙地、被一种红色微小沙虱叮咬,即发生红疹,三日后发热,叮咬局部溃疡结痂"。

【典型案例】

患者,男,57岁,因"发热、全身红色风团、斑丘疹伴瘙痒1周"就诊。发病2周前曾去郊区河边垂钓,归来后发现手臂处有一红色丘疹,未予重视。1周后出现全身乏力、牙龈肿痛,午后发热,体温38.8℃,全身开始出现全身风团、斑丘疹,伴瘙痒,院外诊断"急性荨麻疹",静脉滴注喜炎平、维生素C治疗后,牙龈肿痛好转,但午后仍持续发热,体温38~39℃,仍有新发皮损。查体:体温38.2℃,四肢、躯干见散在黯红色斑疹、斑丘疹,大小不一,压之褪色,右侧腕部内侧可见一直径2cm左右椭圆形红色斑块,表面有焦痂,中央凹陷,周围有红晕,边缘略隆起,无红肿及压痛。实验室检查:WBC 4.1×10⁹/L,中性粒细胞56.5%,淋巴细胞46.3%,外斐反应变形杆菌OX$_K$凝集效价(1:340),腹部彩超示脾稍大。中医证候:身热夜甚,口干而不甚渴饮,心烦不寐,四肢、躯干皮疹,右侧腕部皮肤见焦痂,舌质红绛,苔黄,脉细数。

问题一 本病例诊断为何病? 其诊断依据是什么? 应该与哪些疾病相鉴别?

思路1 本病例诊断为恙虫病,其诊断依据为:

(1) 病史:发病2周前曾去郊区河边垂钓,归来后发现手臂处有一红色丘疹。

(2) 临床表现:发热、全身红色风团、斑丘疹伴瘙痒1周,1周后出现全身乏力、牙龈肿痛,午后发热,体温38.8℃,全身开始出现全身风团、斑丘疹,伴瘙痒。

(3) 查体:体温38.2℃,四肢、躯干见散在黯红色斑疹、斑丘疹,大小不一,压之褪色,右侧腕部内侧可见一直径约2cm左右椭圆形红色斑块,表面有焦痂,中央凹陷,周围有红晕,边缘略隆起,无红肿及压痛。

(4) 实验室检查:WBC 4.1×10⁹/L,中性粒细胞56.5%,淋巴细胞46.3%,外斐反应变形杆菌OX$_K$凝集效价(1:340),腹部彩超示脾稍大。

思路2 本病应与以下疾病相鉴别:

(1) 钩端螺旋体病:钩端螺旋体病常有腓肠肌痛,而无皮疹、焦痂或溃疡。可以通过血清学检测和病原学检查确诊。

（2）斑疹伤寒：多见于冬春季节及寒冷地区，有虱寄生或叮咬史，无焦痂或溃疡。血清变形杆菌凝集反应 OX_{19} 株为阳性，而对 OX_K 株则为阴性。

（3）伤寒：起病较缓，有持续高热、神情淡漠、相对缓脉、玫瑰疹，常有消化道症状，无焦痂或溃疡，血常规检查提示嗜酸性粒细胞减少，肥达试验阳性，血培养可获伤寒杆菌。

知识点 1

病原学与流行病学

恙虫病立克次体呈革兰氏染色阴性，吉姆萨染色呈紫蓝色。专性细胞内寄生。

恙虫病立克次体与变形杆菌 OX_K 株有交叉免疫原性，临床上利用变形杆菌 OX_K 的抗原与患者的血清进行凝集反应，有助于本病的诊断。恙虫病东方体抵抗力弱，有自然失活、裂解倾向，不易保存。对各种消毒方法都很敏感，在 0.5% 苯酚溶液中或加热至 56℃ 10 分钟即死亡。对氯霉素、四环素类和红霉素类均极敏感，但能耐受青霉素类、头孢菌素类及氨基糖苷类抗生素。

1. 传染源　鼠类为主要传染源。我国广东省的市镇以家鼠为主，而农村以社鼠、黄毛鼠为主。兔、猪、猫和鸡也能感染本病。恙螨被恙虫病东方体感染后，可经卵传给后代，能起到传染源的作用。患者作为传染源的意义不大。

2. 传播途径　恙螨是本病的传播媒介。在我国最主要的是地里纤恙螨和红纤恙螨。当人在疫区的草地上工作、活动或坐卧时，被带有病原体的幼虫叮咬而得病。

3. 易感人群　人群普遍易感。从事野外劳动、较多接触丛林杂草的青壮年发病率较高。

4. 流行特征　一般为散发，主要流行于亚洲太平洋地区，尤以东南亚多见。我国南北流行的季节有差异，南方省区多发生于夏、秋季，以 6~8 月为高峰；北方省份多发于秋、冬季，流行高峰出现于 10 月。

知识点 2

诊 断 原 则

1. 流行病学史　发病前 3 周是否到过恙虫病流行区，在流行季节是否有户外工作、露天野营或林地草丛上坐、卧等。

2. 临床表现　起病急、高热、颜面潮红、焦痂或溃疡、皮疹、浅表淋巴结肿大、肝脾大。尤以发现焦痂或特异性溃疡最具临床诊断价值。

3. 实验室检查　白细胞总数减少或正常，变形杆菌 OX_K 凝集试验（外斐反应）阳性，效价 $\geq 1:160$，分离出恙虫病病原体。

问题二　本病例的中医辨证是什么? 其辨证要点是什么?

中医辨证:热入营血证。

辨证要点:身热夜甚,口干而不甚渴饮,心烦不寐,舌质红绛,苔黄,脉细数。

问题三　本病西医应如何治疗?

思路1　一般治疗。卧床休息。高热可用冷敷、乙醇擦浴等物理降温,慎用大量发汗的解热药。烦躁不安时可适量应用镇静药物。

思路2　病原治疗。多西环素100~200mg/d,单次顿服或分2次口服。氯霉素、四环素和红霉素也有良好疗效,用药后大多在1~3天内退热;阿奇霉素、罗红霉素、诺氟沙星等亦有疗效。头孢菌素类和氨基糖苷类抗生素对本病无效。

【诊疗流程】

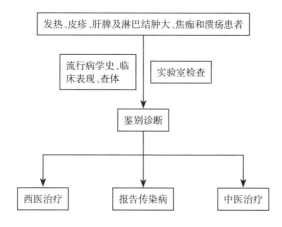

（郤丽萍）

【复习思考题】

1. 简述恙虫病的诊断要点。
2. 简述恙虫病的中西医治疗原则。

第七章

螺 旋 体 病

第一节 钩端螺旋体病

钩端螺旋体病(leptospirosis)简称钩体病,是由致病性钩端螺旋体(leptospira)所引起的急性动物源性传染病。该病几乎遍及世界各地,我国的绝大部分地区有本病散发或流行。我国古代医书中有"打谷黄""稻疫病"记载,与近代钩体病类似。中医学认为,本病是由于先天禀赋不足及后天因素致人体正气不足,卫外不固,在夏秋疫毒流行之际,接触疫水,感受暑湿、湿热之邪而致。

【典型案例】

李某,男,29岁,农民。自诉5天前出现恶寒,稍发热,全身肌肉酸痛,目赤,恶心,呕吐,患者未予重视及治疗。病至第3日,症见壮热不已,面红,目赤,头胀痛,全身肌肉酸痛加重,尤以腓肠肌痛甚,自服退热药未见缓解。现发热、口渴、心烦,身目黄染,恶心呕吐,头痛,全身肌肉酸痛,小便短赤。查体:T 39.5℃,皮肤黏膜轻度黄染,结膜充血,腹股沟淋巴结肿大,腓肠肌压痛明显,舌红,苔黄腻,脉濡数。血常规:WBC 11.5×10^9/L,尿常规:白蛋白(+),肝功能:ALT 122U/L,AST 93U/L,TBIL:79μmol/L。患者既往体健,否认肝炎结核病史,有污水接触史。

问题一　本案例初步可考虑诊断为何病? 其诊断依据是什么? 应该与哪些疾病相鉴别?

思路1 初步诊断为钩端螺旋体病,其诊断依据如下:

(1)病史:农民,有污水接触史。

(2)症状:急性起病,发热,头痛,目赤,全身酸痛。

（3）查体：T 39.5℃，皮肤黏膜轻度黄染，结膜充血，腹股沟淋巴结肿大，腓肠肌压痛明显。

（4）辅助检查：血常规：WBC $11.5×10^9$/L，尿常规：白蛋白（+），肝功能：ALT 122U/L，AST 93U/L，TBIL：79μmol/L。

思路2 本病应根据不同的临床类型进行鉴别。流感伤寒型需与上呼吸道感染（简称上感）、流感、伤寒、败血症等鉴别；肺出血型应与肺结核咯血和大叶性肺炎鉴别；黄疸出血型与急性黄疸型病毒性肝炎、肾病综合征出血热、急性溶血性贫血相鉴别；脑膜脑炎型需与病毒性脑膜脑炎、化脓性脑膜炎、结核性脑膜炎等鉴别。

知识点 1

病 原 学

钩体呈细长丝状，有12~18个螺旋，长6~20μm，宽约0.1μm，菌体的一端或两端弯曲成钩状。

钩体抵抗力弱，在干燥环境下数分钟死亡，对常用的各种消毒剂均无抵抗力，极易被稀盐酸、70%乙醇、含氯石灰、苯酚和肥皂水所灭活。

知识点 2

流 行 病 学

钩端螺旋体病主要流行于夏、秋季节，多发生于农民、渔民、屠宰工人、野外工作者和矿工等。钩体的动物宿主相当广泛，鼠类和猪是主要的贮存宿主和传染源。直接接触病原体是主要的途径，带钩体动物排尿污染周围环境，人与环境中污染的水接触是本病的主要感染方式。皮肤，尤其是破损的皮肤和黏膜是钩体最主要的入侵途径。

问题二 为进一步明确诊断还应该做哪些检查？

思路 还应该做显微凝集试验（MAT）、检测血清特异性抗体或酶联免疫吸附试验（ELISA），测定血清钩体 IgM 抗体。

问题三 患者处于疾病什么发展期？属于何种类型？

思路 此患者属于钩体病中期（器官损伤期），属于黄疸出血型。

知识点 3

分期及临床表现

1. 早期（钩体败血症期）　多在起病后3天内，主要为全身感染中毒表现。急起发热，伴畏寒或寒战，体温39℃，多为稽留热，热程7~10天。头痛，乏力，全身肌肉酸痛，腓肠肌疼痛，眼结膜充血，浅表淋巴结肿大，以腹股沟淋巴结多见。其他可有咽部疼痛和充血，扁桃体肿大，软腭小出血点，恶心，呕吐，腹泻，肝脾轻度肿大等。

2. 中期(器官损伤期) 起病后 3~10 天,为症状明显阶段,其表现因临床类型而异。

(1) 流感伤寒型:此型最多见,无明显器官损害,是早期临床表现的继续,经治疗热退或自然缓解,病程一般 5~10 天。

(2) 肺出血型:在早期感染中毒表现的基础上,于病程 3~4 天开始出现,按出血程度分为肺出血轻型和肺弥漫性出血型。

(3) 黄疸出血型:于病程 4~8 天后出现进行性加重的黄疸、出血和肝肾损害。

(4) 肾衰竭型:各型钩体病都可有不同程度肾损害的表现,黄疸出血型的肾损害最为突出。单纯肾衰竭型较少见。

(5) 脑膜脑炎型:出现严重头痛,烦躁,颈抵抗,克尼格征、布鲁津斯基征阳性等脑膜炎表现,以及嗜睡、神志不清、谵妄、瘫痪、抽搐与昏迷等脑炎表现。严重者可发生脑水肿、脑疝及呼吸衰竭。

3. 后期(恢复期或后发症期) 少数患者退热后于恢复期可再次出现症状和体征,称钩体后发症。

(1) 后发热:热退后 1~5 天,再次出现发热,38℃左右,不需抗生素治疗,经1~3 天而自行退热。

(2) 眼后发:多发生于波摩那群钩体感染,退热后 1 周至 1 个月出现。以葡萄膜炎、虹膜睫状体炎常见,也有虹膜表层炎、球后视神经炎或玻璃体混浊等。

(3) 反应性脑膜炎:少数患者在后发热的同时出现脑膜炎表现,但脑脊液钩体培养阴性,预后良好。

(4) 闭塞性脑动脉炎:病后半个月至 5 个月出现,表现为偏瘫、失语、多次反复短暂肢体瘫痪。脑血管造影证实有脑基底部多发性动脉狭窄。

问题四 针对该患者要采取哪些治疗措施?

思路 1 一般治疗。卧床休息,给予易消化、高热量饮食,补充液体和电解质,物理降温,监测病情变化。

思路 2 病原治疗。青霉素为治疗钩体病首选药物。常用剂量为 40 万 U,每6~8h 肌内注射 1 次,疗程 7 天,或至退热后 3 天。为减缓青霉素首剂后患者发生赫氏反应,可从小剂量肌内注射开始,首剂 5 万 U,4 小时后 10 万 U,渐渐渡到每次 40 万 U。或者在应用青霉素的同时静脉滴注氢化可的松 200mg,以避免赫氏反应。

思路 3 对症治疗。护肝,降酶,退黄,可酌情选用还原型谷胱甘肽、水飞蓟素、复方甘草酸制剂、熊去氧胆酸等。

问题五 本病该如何进行预防?

思路 采取综合性预防措施,灭鼠,管理好猪、犬和预防接种是控制钩体病流行和减少发病的关键。

知识点 4

预 防 措 施

1. 控制传染源

(1) 灭鼠:鼠类是钩体病的主要贮存宿主,疫区应因地制宜,采收各种有效办法尽力消灭田间鼠类,同时也要消灭家舍鼠类。

(2) 猪的管理:开展圈猪积肥,不让畜尿粪直接流入附近的水沟、池塘、稻田;防止雨水冲刷;加强检疫;畜用钩体疫苗预防注射等。

(3) 犬的管理:消灭野犬,拴养家犬,进行检疫。

2. 切断传播途径

(1) 改造疫源地:开沟排水,消除死水,在许可的情况下,收割水稻前 1 周放干田中积水。兴修水利,防止洪水泛滥。

(2) 环境卫生和消毒:牲畜饲养场所、屠宰场等应搞好环境卫生和消毒工作。

(3) 注意防护:流行地区、流行季节,人们不要在池沼或水沟中捕鱼、游泳、嬉戏,减少不必要的疫水接触。工作需要时,可穿长筒橡胶靴,戴胶皮手套。

3. 保护易感人群

(1) 预防接种:在常年流行地区采用多价钩体菌苗接种,目前常用的钩体疫苗是一种灭活全菌疫苗。对易感人群在钩体病流行前 1 个月完成菌苗接种,一般是 4 月底或 5 月初。接种后 1 个月左右产生免疫力,该免疫力可保持 1 年左右。

(2) 药物预防:对进入疫区短期工作的高危人群,可服用多西环素预防,0.2g,每周 1 次。对高度怀疑已受钩体感染但尚无明显症状者,可每天肌内注射青霉素 80 万~120 万 U,连续 2~3 天。

【诊疗流程】

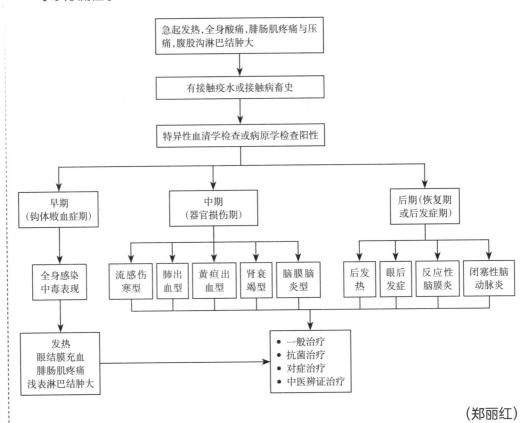

（郑丽红）

【复习思考题】

1. 钩端螺旋体病临床表现有哪些？如何进行诊断？

2. 钩端螺旋体病如何预防？

第二节 梅 毒

培训目标

1. 掌握梅毒的定义、流行病学、临床表现、诊断、治疗及预防。

2. 掌握梅毒的病因病机及辨证论治。

3. 熟悉梅毒的鉴别诊断。

梅毒(syphilis)是由梅毒螺旋体(microspironema pallidum)引起的一种慢性传染病，主要通过性接触和血液传播。梅毒螺旋体几乎可侵犯人体所有器官，因此梅毒临床表现极为复杂，并可通过胎盘传播引起流产、早产、死产和胎传梅毒，危害极大。中医称之为"霉疮""疳疮""花柳病"等。

【典型案例】

刘某,男,42岁,因"发现肛周皮疹1个月余"于2012年4月23日就诊。患者诉1个月前发现肛周1个约花生米大小扁平丘疹,边界清楚,无痒痛,丘疹逐渐增大、增多,表面糜烂,自行涂搽皮炎平,症状未见改善,丘疹逐渐增多,现肛周5个扁平丘疹伴表面糜烂、渗液,无痒痛,口干咽燥,口舌生疮,大便秘结。舌红,苔薄黄,脉细数。

问题一　针对肛周皮疹问题,需要考虑哪些病症?

思路　患者肛周皮疹,需要考虑以下常见病证:①性病如尖锐湿疣、梅毒;②皮肤病如银屑病、股癣;③药疹;④风湿性病证,如白塞综合征等进行鉴别。

问题二　需要确诊患者病证,需要补充哪些病史?

思路　确诊患者病证,尚需要详细询问患者是否有不洁性生活史、冶游史、服药史、过敏史等,询问伴随的全身其他症状。

病史补充

患者近3个月有冶游史,未使用任何药物;否认药物过敏史。无头节痛,进食不慎或熬夜时偶然会出现口腔溃疡;肛周皮疹无脱屑、无瘙痒,既往未出现肛周皮疹。

问题三　患者皮损特点是什么,需要考虑哪些病证?

思路1　患者皮损的特点为皮损位于肛周,扁平丘疹伴表面糜烂、渗液,无瘙痒疼痛。

思路2　根据患者皮损的特点,应考虑二期梅毒。

知识点 1

临 床 表 现

1. 潜伏期　一般为9~90天,此期临床血清反应呈阳性,但无明显症状。

2. 临床症状

(1) 潜伏期梅毒:凡有梅毒感染史,无临床表现或临床表现已消失,除梅毒血清学阳性外无任何异常体征,且脑脊液检查正常者称为潜伏梅毒。

(2) 一期梅毒:主要表现为硬下疳和硬化性淋巴结炎,一般无全身症状。

硬下疳好发于外生殖器,初起为小片红斑,迅速发展为无痛性炎性丘疹,继之形成硬结,表面坏死形成圆形或椭圆形无痛性溃疡,界清,周边水肿隆起,基底呈肉红色,呈软骨样硬度,表面有浆液性分泌物;硬化性淋巴结炎常累及腹股沟或患处附近淋巴结。

(3) 二期梅毒:由于梅毒螺旋体从淋巴系统进入血液,在体内播散后出现全身症状,常在感染9~12周后出现。

1) 梅毒疹:常呈泛发性、对称性分布,皮损为多形性,主要有玫瑰疹、丘疹、脓疱性梅毒疹少见;通常不痒。

2) 扁平湿疣:好发于肛周、外生殖器、会阴、腹股沟及股内侧等部位。皮损为表面湿润的扁平丘疹或扁平斑块,表面糜烂,有少量渗液。

3) 梅毒性脱发:好发于后枕及侧头部。表现为局限及弥漫性脱发,边界不清,呈虫蚀状,头发稀疏,长短不齐。

4) 黏膜损害:多见于口腔、舌、咽、喉或生殖器黏膜,表现为红斑、水肿、糜烂,表面可覆灰白膜。

5) 骨关节损害:可见骨膜炎、骨炎、骨髓炎及关节炎,骨膜炎最常见,多发生于长骨,表现为骨膜轻度增厚,压痛明显且夜间加重;关节炎常见于肩、肘、膝、髋及踝等处,且多为对称性,表现为关节腔积液、关节肿胀、压痛、酸痛,症状昼轻夜重。

6) 眼梅毒:主要表现为虹膜炎、虹膜睫状体炎、脉络膜炎、视网膜炎等,均可引起视力损害。

7) 神经梅毒:主要有无症状神经梅毒、梅毒性脑膜炎、脑血管梅毒。无症状神经梅毒仅有脑脊液异常;梅毒性脑膜炎可引起高颅压症状、脑神经麻痹等;脑血管梅毒常与梅毒性脑膜炎并存,主要侵犯脑动脉造成管壁增厚、狭窄,导致血供不足。

8) 全身淋巴结无痛性肿大

(4) 三期梅毒:早期梅毒未经治疗或治疗不充分,一般经过3~4年(最早2年,最晚20年),40%患者发生三期梅毒。

1) 皮肤黏膜损害:主要为结节性梅毒疹和梅毒性树胶肿,近关节结节少见。结节性梅毒疹好发于头皮、肩部、背部及四肢伸侧。皮损为呈簇集排列的铜红色浸润性结节,可被覆黏着性鳞屑或顶端坏死形成溃疡;树胶样肿好发于小腿,先为单发无痛性皮下结节,继之中央软化破溃,溃疡基底不平,有黏稠树胶状分泌物,愈后形成萎缩样瘢痕。

2) 骨梅毒:最常见是长骨骨膜炎,表现为髂骨疼痛、骨膜增生,胫骨受累后形成佩刀胫;骨髓炎、骨炎及关节炎可致病理性骨折、骨穿孔、关节畸形等。

3) 眼梅毒:表现类似于二期梅毒眼损害。

4) 心血管梅毒:表现为单纯性主动脉炎、主动脉瓣关闭不全、冠状动脉狭窄或阻塞及心肌树胶样肿等。

5) 神经梅毒:主要类型有无症状性神经梅毒、脊髓痨、麻痹性痴呆、脑(脊髓)血管型神经梅毒。

(5) 先天性梅毒:特点是不发生硬下疳,早期病变较后天性梅毒重,骨骼和感觉器官受累多而心血管受累少。发病年龄小于2岁者称早期先天性梅毒,大于2岁者称晚期先天性梅毒。

1) 早期先天梅毒:患儿常早产,发育营养差、消瘦、脱水、皮肤松弛,貌似老人,哺乳困难,哭声低弱嘶哑,躁动不安;皮损与二期梅毒相似;口周及肛周常形成皲裂,愈后留有辐射状瘢痕;可见梅毒性鼻炎、骨梅毒等。

2) 晚期先天性梅毒:以角膜炎、骨损害和神经系统损伤常见,心血管梅毒罕见;标志性损害有:①哈钦森齿(Hutchinson teeth):门齿游离缘呈半月形缺损,表面宽基底窄,牙齿排列稀疏不齐;②桑葚齿(mulberry teeth):第一白齿较小,其牙尖较低,且向中偏斜,形如桑葚;③胸锁关节增厚;④基质性角膜炎;⑤神经性耳聋。哈钦森齿、神经性耳聋和基质性角膜炎合称哈钦森三联征。

3)先天潜伏梅毒:先天性梅毒未经治疗,无临床症状,梅毒血清学试验呈阳性。

问题四　要确诊本例患者病证,需要完善哪些辅助检查以明确诊断?

思路　根据患者病史及皮损的特征,考虑二期梅毒。确诊梅毒,需要完善 RPR 试验、TPPA 试验,或者进行皮损渗出物直接检测梅毒螺旋体。

辅助检查

快速血浆反应素环状卡片实验(RPR)阳性,滴度 1∶64;梅毒螺旋体颗粒凝集试验(TPPA)阳性。

知识点 2

实验室检查与特殊检查

1. **梅毒螺旋体直接检查**　可取病灶组织渗出物、淋巴结穿刺液或组织研磨液,用暗视野显微镜检查,也可镀银染色、吉姆萨染色或墨汁负染色后用普通光学显微镜检查,或用直接免疫荧光检查。

2. **快速血浆反应环素卡片试验(rapid plasma reagin test,RPR)**　为非梅毒螺旋体抗原血清试验,敏感度高而特异性低,结果为阳性时,临床表现符合梅毒,可初步诊断。定量试验是观察疗效、判断复发及再感染的手段。类似方法还有性病研究实验室试验(venereal disease research laboratory test,VDRL)、不加热血清反应素试验(unheated serum reagin test,USR)、甲苯胺红不需加热血清试验(toluidine red unheated serum test,TRUST)等。

3. **梅毒螺旋体颗粒凝集试验(treponema pallidum particle agglutination test,TPPA)**　为梅毒螺旋体抗原血清试验。阳性结果可诊断。类似方法有梅毒螺旋体血凝试验(treponema pallidum particle hemagglutination assay,TPHA)、荧光螺旋体抗体吸收试验(fluoresent treponemal antidody-absorption test,FTA-ABS)。

4. **脑脊液检查**　主要用于神经梅毒的诊断,包括白细胞计数、蛋白、VDRL、PCR 和胶体金试验。

5. **影像学检查**　X 线、彩超、CT 和 MRI 检查分别用于骨关节梅毒、心血管梅毒和神经梅毒的辅助诊断。

问题五　本例患者的妻子怀孕 5 周,行 RPR 及 TPPA 试验检测阴性,应如何处理?

思路 1　患者出现梅毒皮损,可以通过性行为传播;其妻子孕 5 周,从怀孕时间上推测在近 1 个月内有性生活,可能会感染梅毒。

思路 2　处理方法:①患者妻子尽管 PRP、TPPA 试验阴性,但是依然需要按照早期梅毒(一期、二期梅毒)进行治疗。②患者妻子属于高危孕妇,应每月复查 RPR、TPPA 试验,以防再感染。③妊娠 20 周时行彩超检查排除胎儿先天梅毒。

知识点 3

治　疗

1. 中医辨证治疗

(1) 肝经湿热证:多见于一期梅毒。外生殖器疳疮质硬而润,或伴有横痃,杨梅疮多在下肢、腹部、阴部;兼见口苦口干,小便黄赤,大便秘结;舌质红,苔黄腻,脉弦滑。

治法:清热利湿,解毒祛梅。

方药:龙胆泻肝汤酌加土茯苓、虎杖。

(2) 血热蕴毒证:多见于二期梅毒。周身起杨梅疮,色如玫瑰,不痛不痒,或见丘疹、脓疱、鳞屑;兼见口干咽燥,口舌生疮,大便秘结;舌质红绛,苔薄黄或少苔,脉细滑或细数。

治法:凉血解毒,泻热散瘀。

方药:清营汤合桃红四物汤加减。

(3) 毒结筋骨证:见于杨梅结毒。患病日久,在四肢、头面、鼻咽部出现树胶肿,伴关节骨骼作痛,行走不便,肌肉消瘦,疼痛夜甚;舌质黯,苔薄白或灰或黄,脉沉细涩。

治法:活血解毒,通络止痛。

方药:五虎汤加减。

(4) 肝肾亏损证:见于三期梅毒脊髓痨者。患病可达数十年之久,逐渐两足瘫痪或痿弱不行,肌肤麻木或虫行作痒,筋骨窜痛,腰膝酸软,小便困难;舌质淡,苔薄白,脉沉细弱。

治法:滋补肝肾,填髓息风。

方药:地黄饮子加减。

(5) 心肾亏虚证:见于心血管梅毒患者。症见心慌气短,神疲乏力,下肢浮肿,唇甲青紫,腰膝酸软,动则气喘;舌质淡有齿痕,苔薄白而润,脉沉弱或结代。

治法:养心补肾,祛瘀通阳。

方药:苓桂术甘汤加减。

2. 中医外治

(1) 疳疮:可选用鹅黄散或珍珠散敷于患处,每日 3 次。

(2) 横痃、杨梅结毒:未溃时选用冲和膏,醋、酒各半调成糊状外敷;溃破时,先用五五丹掺在疮面上,外盖玉红膏,每日 1 次;待其腐脓除尽,再用生肌散掺在疮面上,盖玉红膏,每日 1 次。

(3) 杨梅疮:可用土茯苓、蛇床子、川椒、蒲公英、莱菔子、白鲜皮煎汤外洗,每日 1 次。

3. 西医治疗 青霉素为抗梅毒螺旋体治疗首选药物。对青霉素过敏者可选四环素、红霉素等。

(1) 早期梅毒：苄星青霉素 G 240 万 U,臀部肌注,1 次 / 周,连续 2~3 次;或普鲁卡因青霉素 G 80 万 U/d,肌注,连续 10~15 日。青霉素过敏者可选用头孢曲松钠 1.0g/d 静脉滴注,连续 10~14 日,或连续口服四环素类药物 15 日(多西环素 100mg 每日 2 次;米诺环素 100mg 每日 2 次);或连续口服大环内酯类药物 15 日(阿奇霉素 0.5g 每日 1 次或红霉素 0.5g 每日 4 次)。

(2) 晚期梅毒：苄星青霉素 G 240 万 U,分两侧臀部肌注,1 次 / 周,连续 3~4 次;或普鲁卡因青霉素 G 80 万 U/d 肌注,连续 20 日。青霉素过敏者可用四环素类或大环内酯类药物 30 日,剂量同上。

(3) 心血管梅毒：应住院治疗,对于并发心衰者,应控制心衰后再进行抗梅毒螺旋体治疗。为避免赫氏反应,抗梅毒螺旋体治疗前 1 日应开始口服泼尼松,连续 3 日。首先选用水剂青霉素 G 肌注,剂量第 1 日 10 万 U,第 2 日 20 万 U(分 2 次),第 3 日 40 万 U(分 2 次);第 4 日起肌注普鲁卡因青霉素 G 80 万 U/d,连续 15 日为 1 个疗程,共 2 个疗程,疗程间间歇 2 周。青霉素过敏者处理同上。

(4) 神经梅毒：应住院治疗,为避免赫氏反应,应口服泼尼松(同上)。首先选用水剂青霉素 G 1 200 万 ~2 400 万 U/d,分 4~6 次静脉滴注,连续 10~14 日,继以苄星青霉素 G 240 万 U 肌注,1 次 / 周,连续 3 次;或普鲁卡因青霉素 G 240 万 U/d 肌注,同时口服丙磺舒(2.0g/d,分 4 次)连续 10~14 日,继以苄星青霉素 G 240 万 U 肌注,1 次 / 周,连续 3 次。青霉素过敏者同上。

【诊疗流程】

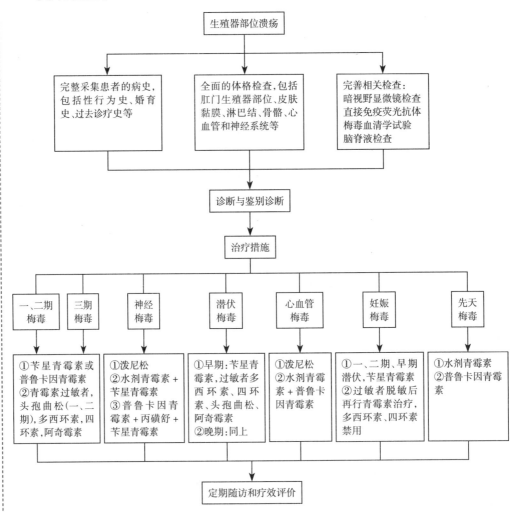

（萧焕明）

【复习思考题】

简述各期梅毒的治疗。

第三节　莱　姆　病

 培训目标

1. 掌握莱姆病的流行病学特点、临床表现、诊断技巧及中西医治疗方法。

2. 熟悉莱姆病的中医证候分型、辨证论治。

3. 了解莱姆病的发病机制及预防原则。

莱姆病(Lyme disease,LD)又称蜱媒螺旋体病(tick-bornespirochaetosis),或莱姆疏螺旋体病(Lyme borreliosis),是一种自然疫源性疾病,由伯氏疏螺旋体(Borrelia burgdorferi)通过媒介——感染的硬蜱叮咬所致。本病感染多发生于林木丛生区域,临床特点为慢性多系统炎症性损害,主要临床表现为慢性游走性红斑、关节炎、心脏损害以及神经系统损害等。中医古代文献未见有关此病的描述,目前中医对莱姆病的研究尚处于探索阶段,根据本病的临床表现不同,可归属于中医学"丹毒""温病""痹证""中风"等范畴。

【典型案例】

赵某,男,45岁,主诉:发热伴皮疹1周。自述2周前曾于林区内遭虫叮咬,1周前出现体温升高、周身不适伴叮咬部位红斑,周身皮肤散在红色丘疹,自行口服药物抗感染治疗后未见明显好转,故今至门诊为求进一步诊治。

问题一　主诉中包含有哪些重要的信息？可能是哪些疾病导致了患者的这些症状？

思路　发热伴全身或局部皮疹是很多疾病都可能出现的症状。发热包括了感染性、非感染性原因,应结合患者热型、年龄、流行病史、既往病史等信息综合考虑。常见的发热伴皮疹的疾病大致包括感染性疾病、变态反应性疾病、恶性肿瘤、自身免疫性疾病及某些特殊类型皮肤病等。本病例发病前曾有虫类叮咬病史,这是一个重要信息,应详细询问何种虫类、叮咬情况及所处地域,以除外各种细菌、病毒、真菌、螺旋体、原虫和寄生虫等感染性疾病。

问题二　如果要做出进一步的判断,还需要详细了解患者的哪些信息？

思路　应完善患者主诉相关症状,如体温升高的热型,观察皮疹的形态、分布、与发热出现的时间顺序以及症状,是否伴有体重减轻等。在既往史中应着重询问生活地区情况,虫类叮咬情况,是否有传染病史,是否有疫区、传染病患者接触史,以及烟酒等个人史的情况。体格检查方面应着详细进行心、肺、浅表淋巴结及腹部常规查体。

病史补充

患者近1个月来无体重减轻。曾自服口服抗感染药物治疗,症情未好转。既往史:否认其他疾病史,否认手术外伤输血史,否认药敏史。否认传染病史及疫区患者接触史。否认吸烟、饮酒史。查体:体温37.8℃,呼吸:21次/min,心率:96次/min,血压:130/85mmHg,周色皮肤散在丘疹,疹间有正常皮肤,压之褪色,以躯干为主,左侧颈部被蜱叮咬处皮肤红肿,中央有坏死,周围有红晕,直径约10cm,有触痛,全身浅表淋巴结未触及肿大,双肺呼吸音清,心律齐,未闻及病理性杂音,全腹平软,肝、脾未触及,神经系统检查未见异常。

问题三　结合患者目前的病史及查体,初步考虑患者的诊断可能是什么？

思路　患者中年男性,林区遭蜱虫叮咬后2周出现体温升高,全身散在皮疹,应考虑莱姆病可能。

知识点 1

莱姆病临床表现

莱姆病潜伏期 3~20 天,平均 7~9 天。典型临床经过可分三期,可依次或重叠出现,也可直接进入第三期。

1. 第一期 莱姆病皮肤损害的三大特征是游走性红斑、慢性萎缩性肢端皮炎和淋巴细胞瘤。

2. 第二期 发病 2~4 周后,15%~20% 和 8% 的患者分别出现明显的神经系统症状和心脏受累的征象。

3. 第三期 感染后数周至 2 年内,80% 左右的患者出现程度不等的关节症状。以肘、髋、膝、踝等大关节最常见,偶见指、趾小关节受累。主要症状为关节疼痛及肿胀,膝关节可有少量积液。

知识点 2

莱姆病的流行病学

本病的流行具有明显的季节性,全年散发,多发于夏、秋季节,一般在 4 月份开始出现,5~10 月份呈季节高峰,尤以 6~7 月份最为明显。本病分布广泛,我国主要流行地区是东北林区、内蒙古林区和西北林区,林区感染率为 5%~10%,平原地区在 5% 以下。

莱姆病的传染源主要为鼠,在美国主要是白足鼠,在我国主要是黑线姬鼠。患者仅在疾病早期血液中存在伯氏疏螺旋体,不是主要传染源。传播媒介为多种硬蜱。人主要通过携带螺旋体的硬蜱叮咬而感染,也可因蜱粪中螺旋体污染皮肤伤口而感染。患者早期血中存在伯氏疏螺旋体,故输血可能传播本病。人群普遍易感,无年龄及性别差异,多见于工作或居住于林区及农村的人群。特异性 IgG 抗体对人体无保护作用。

问题四 为明确诊断应完善哪些相关检查?

思路 应完善血常规、尿常规、粪常规、肝肾功能、电解质、血沉、血气分析、血培养、痰培养、咽拭子检查。针对莱姆病,应重点检查取病损部位的皮肤、滑膜、淋巴结或脑脊液标本涂片,并用免疫荧光法和 ELISA 法检测血清或脑脊液中的特异性抗体,具有诊断意义。

知识点 3

莱姆病的发病机制

本病的发病机制与螺旋体的直接作用及机体异常的免疫应答有关。携带螺旋体的硬蜱叮咬人后数天,螺旋体由皮肤原发病灶向其周围扩散,引起环形皮损,侵犯淋巴结,导致相应淋巴结肿大,通过微血管及淋巴管进入血液循环,随血流播散至全身,可在体内长期存在,从而诱发多系统长期炎症反应。

辅助检查

血常规：WBC $5.5×10^9$/L，N 82.6%，血小板 $99×10^9$/L。CRP 4.8mg/L，尿常规（-），ESR 49mm/h，RF 15IU/ml，肝肾功能正常，莱姆病螺旋体抗体 IgM 阳性、IgG 阴性，PCR（+），WB（+）。腹部 B 超、肺部 CT、心电图均未见异常。

问题五 患者的明确诊断是什么？

思路 患者的明确诊断是莱姆病。

知识点 4

莱姆病的诊断及鉴别诊断

在发病季节曾进入或居住于疫区，有被蜱叮咬史。特征性的慢性游走性红斑以及在皮肤病变后出现神经、心脏或关节受累等症状。血清或脑脊液中检测出特异性抗体 IgM 和 / 或 IgG 可诊断。

本病须与多种其他病因引起的皮肤、心脏、关节及神经系统病变，如恙虫病、鼠咬热、风湿热、多形性红斑、类风湿关节炎等相鉴别。

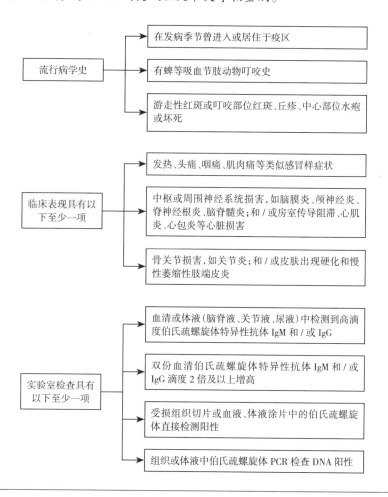

问题六　患者应给予何种治疗方案?

思路　应予青霉素 800 万 U 静脉滴注,每日 2 次,同时给予维生素营养支持、解热镇痛等对症支持治疗。

> **知识点 5**
>
> **莱姆病的药物治疗**
>
> 1. 一般治疗　应卧床休息,补充热量及维生素等,高热及疼痛者可给予解热镇痛药物、短期应用糖皮质激素。完全性房室传导阻滞可临时应用起搏器。
>
> 2. 病原治疗　对伯氏疏螺旋体敏感的药物有青霉素 G、红霉素、四环素及头孢类抗生素。
>
> (1) 第一期:成人常用多西环素,其次是红霉素。儿童首选阿莫西林或红霉素,疗程均为 10~21 天。治疗中需注意患者可能发生赫氏反应,赫氏反应是一种青霉素治疗后加重反应,多在首剂青霉素后半小时到 4 小时发生,是因为大量钩体被青霉素杀灭后释放毒素所致,其表现为患者突然出现寒战、高热、头痛、全身痛、心率和呼吸加快,原有症状加重,部分患者出现体温骤降、四肢厥冷,一般持续 30~60 分钟。因可诱发肺弥漫性出血,须高度重视。
>
> (2) 第二期:出现神经系统或心脏病变患者,静脉滴注青霉素 G 每日 2 000 万 U 或头孢曲松每日 2g,疗程 10 天。
>
> (3) 第三期:晚期有严重心脏、神经或关节损害者,可用青霉素或头孢曲松治疗,疗程 14~21 天。

病史补充

中医四诊信息:皮肤红斑或丘疹,充血性皮损,外周为鲜红色,中心渐趋苍白,有的中心部可起水疱或坏死,局部灼热或痒、痛感。舌红苔黄,脉数。

问题七　患者的中医诊断、辨证分型是什么? 治则、处方是什么?

诊断:丹毒。
辨证:热毒郁滞肌肤证。
治则:清热解毒泻火。
方药:五味消毒饮合黄连解毒汤加减。
组成:金银花、野菊花、蒲公英、紫花地丁、紫背天葵、黄连、黄柏、黄芩、栀子。加减:若皮肤红斑较甚,加牡丹皮、赤芍、紫草;皮肤痒痛甚加苦参、白鲜皮、地肤子。

> **知识点 6**
>
> **莱姆病的中医辨证分型及治则处方**
>
> 1. 邪遏卫气证
> 主症:发热、身热不扬,疲倦不适,头痛、关节痛,纳差,呕恶,腹胀、泄泻等。

舌苔薄白或黄,脉濡数或浮滑。治则:清热化湿解表。方药:新加香薷饮加减。

2. 热毒郁滞肌肤证

主症:皮肤红斑或丘疹,充血性皮损,外周为鲜红色,中心渐趋苍白,有的中心部可起水疱或坏死,局部灼热或痒、痛感。舌红苔黄,脉数。治则:清热解毒泻火。方药:五味消毒饮合黄连解毒汤加减。

3. 热入心营证

主症:头痛,呕吐,眼球痛,颈强直,兴奋性升高,睡眠障碍,谵妄等。舌绛,苔黄,脉数。治则:清心开窍,凉营息风。方药:羚角钩藤汤合清营汤加减。

4. 湿热留滞关节证

主症:寒战发热,关节红肿疼痛反复发作,面色萎黄,小便短赤。舌苔黄腻或灰滞等。治则:清热利湿通络。方药:宣痹汤加减。

【诊疗流程】

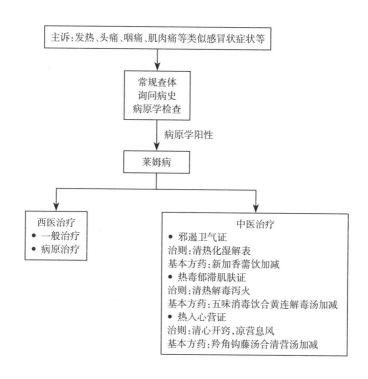

(张　玮)

 【复习思考题】

莱姆病的预防注意事项有哪些?

第四节 回 归 热

培训目标

1. 掌握回归热的流行病学特征、临床表现、诊断与鉴别、治疗及预防原则。
2. 掌握回归热的中医证候分型、辨证论治。
3. 熟悉回归热的病原学、并发症。

回归热(relapsing fever)是由回归热螺旋体引起的一种急性虫媒传染病,主要临床表现是阵发性高热伴全身疼痛,肝脾肿大,重症可有黄疸和出血倾向,短期热退,数日后又反复发热,发热期和间歇期交替出现,故称回归热。根据传播媒介不同,分为虱传(流行性)回归热和蜱传(地方性)回归热。我国流行的主要是虱传回归热。属中医"温病"范畴。

【典型案例】

患者男性,31岁,农民,因间歇性发热2个月入院。患者2个月前无明显原因出现畏寒、发热,最高体温达39.3℃,伴明显头痛、全身肌肉关节疼痛,自服退热及抗感冒药物(具体用药不详),5天后体温逐渐降至正常。4天后,无明显诱因再现头痛、四肢肌肉关节疼痛,2日后头身疼痛加重,自觉恶寒、发热,体温最高至39.8℃,遂于村卫生所初诊为"感冒",经抗病毒、抗细菌、退热镇痛等治疗,近1周后发热等逐渐缓解,此后1个月余每隔7~10日再现发热,经用上述治疗后体温逐渐恢复正常。3日前再度出现发热,恶寒,头痛剧烈,全身肌肉关节疼痛,以小腿腓肠肌处疼痛最明显,疲倦乏力,纳差,无咳嗽咯血,无腹泻,无尿频涩痛。查体:T 38.9℃,P 92次/min,R 20次/min,Bp 110/72mmHg,一般状态差,毛发内可见体虱,慢性热性病容,意识清楚,全身皮肤黏膜无黄染、出血点或皮疹,颈部可触及肿大淋巴结。心肺听诊未闻及异常,腹平软、无压痛及反跳痛。肋下2cm可触及肝下缘、无压痛,脾肋下未触及。舌红,苔微黄腻,脉浮数。

问题一 初步考虑患者病情可能是什么?其诊断依据是什么?应该与哪些疾病进行鉴别?

思路1 本例初步诊断为回归热,诊断依据是:

(1) 反复发热,发热期和间歇期交替。

(2) 恶寒,头痛剧烈,全身肌肉关节疼痛,以小腿腓肠肌处疼痛最明显。

(3) 疲倦乏力,纳差。

思路2 应与以下疾病进行鉴别:

(1) 钩端螺旋体病:早期可表现为钩端螺旋体败血症,中期为各脏器损害和功能障碍,后期为各种变态反应后并发症,重症患者有明显的肝、肾、中枢神系统损害和肺弥漫性出血,可危及生命。血象与回归热大致相同,但血清学和病原学不难鉴别。

（2）斑疹伤寒：分为流行性斑疹伤寒和地方性斑疹伤寒。两者均有稽留高热、严重头痛、皮疹和中枢神经系统症状，但后者较轻。病原学可检测出大量立克次体。血清学检查亦可鉴别诊断。

（3）疟疾：以间歇寒战、高热，继之大汗后缓解为特点。反复发作后，多有贫血及脾大。较严重者出现寒战、腰痛、酱油色尿等急性血管内溶血症状，甚至发生急性肾衰竭。血或骨髓涂片查疟原虫可诊断疾病。

（4）布鲁氏菌病：为布鲁氏菌引起，以长期发热、关节疼痛、肝脾肿大和慢性化为特征。慢性化可有疲乏无力，骨和关节器质性损害。做血或骨髓培养、血清学检查不难鉴别。

知识点 1

病 原 学

本病病原体为回归热螺旋体，属疏螺旋体属。流行性回归热以虱为传播媒介，只有 1 种病原体，为回归热包柔体；地方性回归热以蜱为传播媒介，有十余种病原体。病原体易产生变异，其反复发热与病原体在感染过程中的抗原变异有关。回归热螺旋体耐低温，在离体组织中，0~8℃环境下存活 7 天；在血凝块中 0℃时至少可存活 3 个月。但其对热、化学消毒剂敏感，在 56℃时 30 分钟即可被杀灭。

知识点 2

流 行 病 学

虱传回归热的唯一传染源是患者，以体虱和头虱为传播媒介，分布于世界各地，流行季节为冬春季。蜱传回归热的主要传染源是鼠类，患者亦可成为传染源，传播媒介为不同种类的软蜱，多流行于热带及亚热带地区，春夏季多发。人群对螺旋体普遍易感。病后免疫力不持久，虱传回归热可持续 2~6 个月，蜱传回归热可持续 1 年，两型回归热之间无交叉免疫。

问题二 为明确诊断还需要做哪些检查？

思路 还需要做血常规、肝肾功能、消化系统超声、病原学相关检查。

问题三 确诊依据是什么？

思路 确诊依据是有回归热临床表现，具备以下一种或一种以上病原学检测结果：

（1）暗视野显微镜检查：发热期采血涂片，暗视野检查可查见螺旋体，滚动的红细胞附近更容易发现活动的螺旋体。

（2）涂片：采血液、脑脊液或骨髓液同时涂薄片或厚片，吉姆萨或瑞特染色可查到红色或紫色螺旋体。

（3）动物接种：取患者血 1~2ml 接种于小鼠腹腔，每日尾静脉采血，1~3 日内可查出螺旋体。

辅助检查

血常规:WBC 12.4×10⁹/L,NEUT 82.3%,Hb 106g/L。血生化:ALT 76U/L,AST 60U/L。消化系统彩超:肝脾轻度肿大。血涂片暗视野检查:查见螺旋体。

问题四　该患者的确定性诊断是什么?

思路　该患者的确定性诊断是回归热。

问题五　该患者主要采取哪些防治措施?

思路1　一般治疗。包括卧床休息、高热量流质饮食、补充足量液体及电解质。

思路2　对症治疗。包括高热降温、选用糖皮质激素。

思路3　病原治疗。首选四环素。

知识点3

回归热病原学治疗

首选四环素,成人每日2g,分4次服用,热退后减量为每日1.5g,疗程7~10日。亦可用红霉素或氯霉素。

知识点4

回归热的并发症

常见并发症有支气管肺炎、脾出血、脾破裂,尚可伴有虹膜炎、结膜炎、中耳炎、关节炎等。

问题六　本例中医证型是什么? 辨证要点是什么? 中医治疗方法是什么?

中医诊断及证型:温病(邪在卫分证)。

辨证要点:该患者感受温热疫毒后出现发热、头身疼痛,当属中医"温病"范畴。温热疫毒袭表,郁遏肌腠,故发热、恶寒;邪遏肌表,腠理闭塞,经脉不通,故周身疼痛;温热疫毒耗伤正气,故疲倦乏力、纳差;舌红,苔微黄腻,脉浮数均为"邪在卫分"之象。

治法:辛凉透表,清热解毒。

方用银翘散加减。处方:薄荷、桔梗、连翘、金银花、芦根、竹叶、淡豆豉、菊花、荆芥、牛蒡子、甘草。方中金银花、连翘清热解毒;桑叶、菊花清宣肺热;薄荷、牛蒡子、桔梗、生甘草清热利咽;芦根、竹叶清热生津。

知识点5

回归热的中医辨证治疗

1. 邪在卫分证　主症:发热,畏寒或寒战,汗出,口渴,头痛身疼,肢节酸痛,小便微黄。舌红,苔白腻或微黄腻,脉浮滑数或濡数。如兼见寒象,可见恶寒,甚则寒战,胸脘痞闷,心中烦,时有呕恶,舌苔薄腻,脉浮弦。治法:清热解表,渗湿泄热。基本方药:银翘散加减。

2. 湿郁三焦证　主症:身热面赤,耳聋、眩晕,咯痰带血,不甚渴饮,胸闷脘痞,恶心呕吐,小便短赤,大便溏臭。舌红赤,苔黄腻,脉滑数。治法:清热利湿,宣通三焦。基本方药:三石汤加减。

3. 热入心包,肝风内动证　主症:身热夜甚,神烦少寐,时有谵语,口渴或不渴,或斑疹隐隐。舌红绛而干,少苔或无苔,脉数。治法:清营透热,养阴活血。基本方药:清营汤加减。

4. 湿热郁蒸,气血两燔证　主症:大热烦渴,肢体酸软,倦怠乏力,干呕狂躁,谵语神昏,重者四肢抽搐或厥逆,或发斑疹,衄血,吐血。舌绛唇焦,或脉沉细数。治法:清热泻火,凉血解毒。基本方药:清瘟败毒饮加减。

5. 气阴两伤,余热未尽证　主症:身热已退,心烦口渴,神疲乏力,四肢困倦,脘中微闷,小便短赤,大便溏薄。舌淡红,苔少,脉细数。治法:清热生津,益气养阴。基本方药:竹叶石膏汤加减。

【诊疗流程】

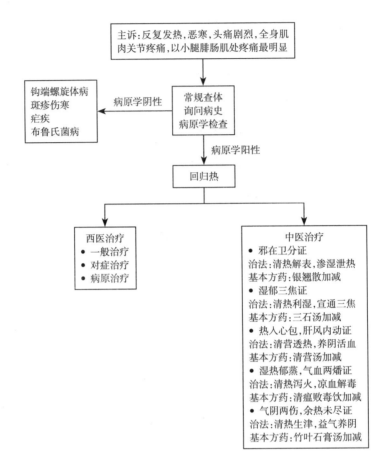

（罗　威）

❓【复习思考题】

回归热的主要临床表现是什么?

第八章

原 虫 感 染

第一节 阿 米 巴 病

培训目标

1. 掌握阿米巴病的流行病学特点、临床表现、诊断、鉴别诊断、治疗及预防原则。

2. 熟悉阿米巴病的并发症。

阿米巴病(amebiasis):由溶组织内阿米巴(Amoeba histolytica)感染所致疾病统称为阿米巴病(amebiasis)。可分为肠阿米巴病(intestinal amebiasis)和肠外阿米巴病(extraintestinal amebiasis)。肠阿米巴病病变部位在结肠,临床表现为腹痛、腹泻、果酱样大便等;肠外阿米巴病的病变可发生在肝、肺、脑或皮肤,以肝阿米巴病为多见。

一、肠阿米巴病

肠阿米巴病又称阿米巴痢疾(amebic dysentery),病原体溶组织内阿米巴寄生在人体结肠内,可侵入肠黏膜,引起烧瓶样溃疡,病变主要在回盲部、升结肠或乙状结肠及直肠。滋养体是阿米巴的寄生形式,可转变为包囊随宿主粪便排出体外,成为传染源。本病在我国十分常见,尤其是农村。传播途径主要通过粪-口途径。典型的临床表现有果酱样粪便等痢疾样症状。易反复发作成为慢性。

【典型案例】

患者女,40岁。因"腹泻1周伴果酱样大便"为主诉就诊。患者1周前生吃瓜果后出现腹泻,为果酱样大便,腥臭,夹少量血及黏液,每天7~8次,伴腹痛、腹胀,恶心,纳差,乏力。既往无特殊病史。查体:精神差,T 36.5℃,P 96次/min,R 20次/min,BP 120/80mmHg,腹软,右下腹部有压痛,无反跳痛,肝脾未触及,心肺无异常。实验室检查:粪便查到阿米巴滋养体及包囊。中医证候:下痢腥臭,赤白脓血,腹痛腹胀,小便短赤,舌质红,苔黄腻,脉滑数。

问题一　本病例诊断为何病？其诊断依据是什么？应该与哪些疾病相鉴别？

思路 1　本病例诊断为肠阿米巴病,其诊断依据为:

(1) 病史:患者 1 周前生吃瓜果后出现腹泻。

(2) 临床表现:腹泻,果酱样大便,腥臭,夹少量血及黏液,每天 7~8 次,伴腹痛,腹胀,恶心,纳差,乏力。

(3) 查体:T 36.5℃,P 96 次/min,R 20 次/min,BP 120/80mmHg,精神差,心肺未见异常,腹软,右下腹部有压痛。

(4) 实验室检查:粪便查到阿米巴滋养体及包囊。

思路 2　本病应与以下疾病相鉴别:

(1) 细菌性痢疾:临床表现与阿米巴痢疾相似。血中白细胞总数增多,中性粒细胞比例升高。粪便镜检有大量红细胞、白细胞,并有脓细胞。培养可有痢疾杆菌生长。

(2) 细菌性食物中毒:有不洁食物进食史,常群发且急性起病,呕吐常见,脐周压痛,每次排便量较多,中毒症状较重。剩余食物、呕吐物或排泄物培养可有致病菌生长。

(3) 血吸虫病:有疫水接触史。急性血吸虫病血中白细胞总数与嗜酸性粒细胞显著增多。慢性与晚期血吸虫病,有长期不明原因的腹痛、腹泻、便血、肝脾大,大便检查出血吸虫虫卵或孵出毛蚴,血吸虫循环抗原或抗体阳性。

(4) 肠结核:长期低热、盗汗、消瘦,粪便多呈黄色稀糊状,带黏液而少脓血,腹泻与便秘交替。大多数患者有原发性结核灶存在。

(5) 直肠癌、结肠癌:直肠癌患者常有腹泻,或排便习惯改变,排便不畅,粪便变细,量少,夹黏液、血液,隐血试验可阳性,晚期扪及腹块。或有不规则发热,进行性贫血,消瘦,结肠镜检查和钡剂灌肠可诊断。

(6) 慢性非特异性溃疡性结肠炎:临床表现与肠阿米巴病相似。粪便多次病原体检查阴性,血清阿米巴抗体阴性,病原治疗无效时常需考虑本病,结肠镜检查有助于诊断。

📖 知识点 1

病　原　学

溶组织内阿米巴生活史中有滋养体和包囊两个期。

1. **滋养体**　滋养体(trophozoite)可分为 2 种形态:大滋养体具有致病力,直径 20~40μm 大小,依靠伪足向一定方向移动,见于急性期患者的粪便或肠壁组织中,吞噬组织和红细胞,故又称组织致病型滋养体。小滋养体直径 6~20μm,伪足少,内外质分界不明显,不侵袭组织而以宿主肠内容物为营生。小滋养体不具致病力,可随食物下移至横结肠后可逐步转化为包囊随粪便排出体外。在机体免疫力下降或肠壁受损时,成熟的小滋养体又可凭借伪足的机械运动和水解酶的作用侵入肠壁大量增殖,体积增大,成为大滋养体。

2. **包囊**　包囊(cyst)是溶组织内阿米巴的感染形态,包囊呈无色透明的类圆形,直径 10~16μm,外周包围一层透明的囊壁。未成熟包囊有 1~2 个核,常见含有染成棕色的糖原泡和透明的杆状拟染色体;成熟包囊具有 4 个核,糖原泡和拟染色体消失,包囊具有传染性(图 8-1-1,见文末彩图)。

知识点 2

流行病学

1. 传染源　无症状携带者、慢性患者及恢复期患者粪便中持续排出包囊,为主要传染源。

2. 传播途径　本病主要通过粪 - 口途径传播。人摄入被包囊污染的食物和水而感染。水源污染可引起地方性流行。苍蝇、蟑螂可传播疾病。

3. 人群易感性　人群普遍易感,婴儿与儿童发病较少。人群感染后特异性抗体不具保护作用,故可重复感染。

4. 流行特征　本病分布遍及全球,以热带、亚热带及温带地区发病较多,感染率高低与当地的经济水平、卫生状况及生活习惯有关。近年来我国个别地区有散发病例。

知识点 3

诊 断 原 则

1. 流行病学资料　有进食不洁食物史或与慢性腹泻患者密切接触史。

2. 临床表现　起病较缓慢,主要表现为腹痛、腹泻,每天排黯红色果酱样粪便 3~10 次,每次粪便量较多,腥臭味浓。患者常无发热或仅有低热,常无里急后重感,但腹胀、腹痛、右下腹压痛常较明显,肠鸣音亢进。

3. 实验室检查　粪便中检测到阿米巴滋养体和包囊可确诊。可在血清中检出抗溶组织内阿米巴滋养体的抗体。粪便中可检出溶组织内阿米巴滋养体抗原与特异性 DNA。

4. 乙状结肠镜检查　可见大小不等的散在潜行性溃疡、边缘略隆起、红晕、溃疡间黏膜大多正常。自溃疡面刮取标本镜检,发现病原体机会较多。

5. X 线钡剂灌肠检查　对肠道狭窄、阿米巴瘤有一定价值。

问题二　本病例应如何治疗?

思路 1　西医治疗

(1) 急性期卧床休息,肠道隔离至症状消失,大便连续 3 次查不到滋养体和包囊。予清淡流质或半流饮食,适当补液。

(2) 甲硝唑口服 0.4g,3 次 /d,同时口服双碘喹啉,0.4g,3 次 /d,共 10 日。

(3) 疗程结束后每月进行粪便检查,连续 3 个月。

思路 2　中医治疗:清热化湿解毒,调气行血止痢,方选芍药汤加减。组成:芍药、甘草、金银花、黄连、黄芩、木香、槟榔、马齿苋、当归、白头翁、秦皮、牡丹皮。

【诊疗流程】

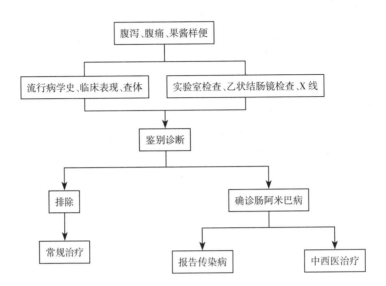

二、肝阿米巴病

肝阿米巴病是最常见的肠外阿米巴病,侵入肠壁的溶组织内阿米巴滋养体经门脉血流到达肝脏,或通过淋巴系统或经肠壁直接侵入肝脏,引起肝细胞的坏死,坏死灶逐渐融合并扩大成为脓肿。肝脏病变可发生在肠道感染后不久,但也可在数月甚至数年后发生。脓肿多见于右叶。本病属于中医学"肝痈""胁痛"范畴。

【典型案例】

男性,45 岁,1 个月前出现发热,逐渐升高,并波动在 37.5~40℃之间,伴大汗,右上腹痛,呈钝痛或隐痛,可向右肩部和后背部放射;近 1 周来咳嗽,咯少量白黏痰,咳嗽时腹痛加重,伴右胸痛,纳差,恶心,口苦口干,乏力,腹胀,大便稀溏,每日 2~3 次。既往无特殊病史。查体:T 38.5℃,巩膜及皮肤无黄染,浅表淋巴结不大,双肺未闻干、湿啰音,心率 96 次/min,律齐。腹软,肝右肋下 3cm,质软,边缘钝,触痛明显,肝区有叩痛。实验室检查:血常规 Hb 100g/L,白细胞数:15×10^9/L,中性粒细胞比率 80%。胸部 X 线片:右膈肌上升活动受限,超声波检查肝右叶:外上方有一 25mm×30mm 的低回声区,内有液平。粪便中找到阿米巴滋养体。中医证候:发热,右胁肿大疼痛,吸气痛甚,口干口苦,呕恶纳差,舌红苔黄腻,脉弦滑。

问题一 本病例诊断为何病?其诊断依据是什么?应该与哪些疾病相鉴别?

思路 1 本病例诊断为肝阿米巴病继发细菌感染,其诊断依据为:

(1)病史:1 个月前出现发热,逐渐升高,并波动在 37.5~40℃之间,伴大汗,右上腹痛,呈钝痛或隐痛,可向右肩部和后背部放射。

(2)临床表现:咳嗽,咯少量白黏痰,咳嗽时腹痛加重,伴右胸痛,纳差,恶心,口苦口干,乏力,腹胀,大便稀溏,每日 2~3 次。

（3）查体：T 38.5℃,腹软,肝右肋下 3cm,质软,边缘钝,触痛明显,肝区有叩痛。

（4）实验室检查：血常规 Hb 100g/L,白细胞数：15×10⁹/L,中性粒细胞比率 80%。胸部 X 线片：右膈肌上升活动受限,超声波检查肝右叶：外上方有一 25mm×30mm 的低回声区,内有液平。粪便中找到阿米巴滋养体。

思路 2 本病应与以下疾病相鉴别：

（1）细菌性肝脓肿：常继败血症或腹部化脓性疾患后发生,起病急,毒血症状显著,出现寒战、高热、休克、黄疸,血常规白细胞计数,特别是中性粒细胞显著增多,细菌培养可获阳性结果,肝穿刺脓液少,细菌培养可获阳性结果,肝组织病理检查可见化脓性病变。

（2）原发性肝癌：一般不发热,可有慢性肝炎或肝硬化病史,进行性消瘦,肝大质硬有结节。经 AFP 测定及影像学检查可明确诊断。

（3）胆囊炎、胆石症：本病起病急骤,右上腹阵发性绞痛,急性发作时可有发热、寒战、恶心、呕吐、黄疸,右上腹局部性肌紧张,墨菲征阳性,B 超可发现胆道结石或胆囊肿大。

（4）其他：应与肝棘球蚴病、先天性肝囊肿、肝血管瘤、肝结核、继发性肝癌等相鉴别。

知识点 4

临床表现

起病大多缓慢,体温逐渐升高,以弛张热型居多,可持续数月。常伴食欲减退、恶心、呕吐、腹胀、腹泻及体重下降等。肝区疼痛为本病重要症状,可为钝痛、胀痛、刺痛、灼痛等,疼痛可向右肩部放射,可出现右上腹痛或腰痛。病情程度与脓肿的位置、大小及有否继发细菌感染等有关。体检可发现肝大,边缘多较钝,有明显叩击痛,可发生溃破,可有中、左上腹部包块。脓肿压迫右肺下部发生肺炎、反应性胸膜炎时,可有气急、咳嗽、胸腔积液。因脓肿压迫胆小管、较大的肝内胆管或肝组织受损范围过大可出现黄疸。

知识点 5

诊 断 原 则

1. 流行病学背景　详细了解患者居住的地区的阿米巴病流行情况,就诊时的季节,有无疫区旅居史,卫生条件,近期有无肠阿米巴史等。

2. 症状和体征　患者有发热,体检肝脏肿大,有局限性压痛及叩击痛。粪便中找到溶组织内阿米巴。但粪便中未找到溶组织内阿米巴,并不反映无阿米巴肝脓肿。

3. 影像学检查

（1）X 线检查：右侧横膈抬高、活动受限或伴右肺底云雾状阴影、胸膜反应或积液。

（2）超声波检查：脓肿形成后可见液性病灶。

（3）其他：CT、肝动脉造影、放射性核素肝扫描及磁共振检查均可发现肝内占位性病变。

问题二 本病例应如何治疗？

思路1 西医治疗

（1）急性期卧床休息，肠道隔离至症状消失，大便连续3次查不到滋养体和包囊。予清淡流质或半流饮食，适当补液。

（2）甲硝唑口服0.4g，3次/日，共10天；同时口服双碘喹啉，0.4g，3次/d。

（3）疗程结束后每月进行粪便检查，连续3个月。

思路2 中医治则：清热化湿解毒，调气行血止痢，方选芍药汤加减。组成：芍药、甘草、金银花、黄连、黄芩、木香、槟榔、马齿苋、当归、白头翁、秦皮、牡丹皮。

【诊疗流程】

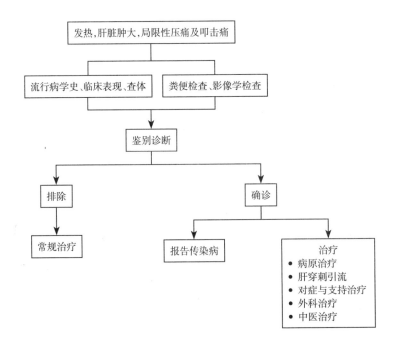

（郄丽萍）

 【复习思考题】

肠阿米巴病和阿米巴肝脓肿的主要临床表现是什么？

第二节 疟 疾

PPT 课件

> **培训目标**
>
> 1. 掌握疟疾的临床表现、实验室检查、诊断和鉴别诊断。
> 2. 掌握疟疾的辨证分型、中医治疗、预防原则。
> 3. 熟悉疟原虫的分类、流行病学特点、传播途径。

疟疾是由人类疟原虫感染所引起的寄生虫病,主要由雌性按蚊叮咬传播。疟原虫先侵入肝细胞发育繁殖,再侵入红细胞后大量繁殖,引起红细胞成批破裂而发病。临床上以反复发作的间歇性寒战、高热、继之大汗后缓解,以及脾大、贫血为特征。中医认为疟疾的发生因正气不足,感受疟邪而致。疟邪常兼风、寒、暑、湿等时令之气,《黄帝内经》称"疟气"。病机为疟邪内侵正邪相搏。疟邪常兼风、寒、暑、湿等时令或地域之气,故临床有正疟、温疟、寒疟、湿疟、瘴疟、劳疟及疟母等不同类型。疟邪多从皮毛而入,或郁伏少阳半表半里,或留连营卫,内搏五脏,横连募原。疟邪入与阴争则恶寒,出与阳争则发热,正邪交争则寒热互作。正邪相离,邪气蛰伏,则寒热之证休止。正盛邪伏则休作定时。疟不愈,气滞痰凝血瘀则成疟母。若疟疾长期反复发作,耗伤气血,致正虚邪恋,遇劳则发而成劳疟。

【典型案例】

患者张某,男,36 岁。于 7 月云南疟疾流行季节就诊。主诉:反复寒热往来 6 天。患者 6 天期间出现每日寒热往来,口渴喜饮,四肢酸疼,脉弦数,舌红苔黄,故今至门诊为求进一步诊治。查血涂片,疟原虫阳性。

问题一　初步考虑患者可能是什么病? 其诊断依据是什么? 应该与哪些疾病进行鉴别?

思路 1　本例初步诊断为疟疾,诊断依据是:

(1) 发病时在疟疾流行疫区。

(2) 反复出现寒热往来,口渴喜饮,四肢酸疼。

思路 2　本病与以下疾病进行鉴别:

(1) 一般疟疾与发热性疾病鉴别:如败血症、伤寒、副伤寒、钩端螺旋体病、胆道感染、尿路感染等,病原学检查和流行病学资料是鉴别诊断的关键。

(2) 脑型疟疾与其他疾病的鉴别

1) 中毒性菌痢:多见于小儿,突起高热、昏迷、抽搐,甚至休克。白细胞总数和中性粒细胞增高,便常规可见红、白细胞,便培养可见痢疾杆菌。

2) 流行性乙型脑炎:持续高热、大汗、昏迷、抽搐,呼吸衰竭,无脾大,无贫血,脑脊液呈浆液性炎症改变,白细胞增高。

知识点 1

病　原　学

疟疾的病原体为寄生于红细胞的疟原虫,感染人疟原虫有四种,即恶性疟原虫、间日疟原虫、三日疟原虫、卵形疟原虫。寄生于灵长类的诺氏疟原虫为第 5 种人体疟原虫。恶性疟原虫最致命。四种疟原虫的生活史相似,需要通过在人体内进行的无性增值和按蚊体内进行的有性增值两个阶段发育完成。

知识点 2

流　行　病　学

疟疾是由人类疟原虫感染所引起的寄生虫病,疟疾患者和无症状的带虫者是主要传染源,雌性按蚊为传播媒介。蚊虫叮咬皮肤是主要传播途径,可因输血时输入带疟原虫的血液而感染,偶有患病孕妇经胎盘感染胎儿。人群对疟疾普遍易感,感染后具有一定的免疫力,但不持久,且各型疟疾之间亦无交叉免疫。反复多次感染后再次感染症状较轻。疟疾流行具地方性、季节性和暴发性。主要流行于热带和亚热带,其次为温带。流行区以间日疟最广,恶性疟主要流行于热带,亦最严重。三日疟及卵形疟相对少见。疟疾发病以夏秋季节较多,在热带及亚热带则不受季节限制。

问题二　为明确诊断还需要做哪些检查?

思路 1　病原学检查

(1) 血液涂片(薄片或厚片):瑞特或吉姆萨染色后直接镜检可见疟原虫。

(2) 免疫学检查:抗疟抗体一般在感染后 2~3 周出现,4~8 周达高峰,阳性率可达 90%,用于流行病学调查。

思路 2　其他检查

(1) 血常规:白细胞总数正常或偏低,单核细胞常增多,并见吞噬有疟色素颗粒,多次发作后红细胞和血红蛋白呈进行性下降。

(2) 肝功能检查:血清胆红素可升高,尿胆原增加,少数血清转氨酶升高。恢复期血清白蛋白可下降,球蛋白升高。

(3) 尿液检查:部分患者可有蛋白尿,红细胞、白细胞和管型,个别有肾损害。

(4) 生化检查:低钠血症常见,部分出现血糖剧烈波动。

问题三　确诊依据是什么?

思路　根据患者有疫区经历,有反复出现寒热往来等疟疾临床表现,且具有一种或以上病原学检测结果阳性。本患者确诊依据是血涂片疟原虫阳性。

问题四　该患者的确定性诊断是什么?

思路　该患者的确定性诊断是疟疾。

问题五　该患者要采取哪些防治措施?

思路　首选抗疟药物氯喹。首次口服 1g,6~8 小时后再服 0.5g,第 2、第 3 天再各服 0.5g。3 日总量 2.5g。

知识点 3

疟疾的治疗

疟疾的治疗西医强调尽早使用抗疟药物,以迅速杀灭疟原虫的无性期,控制临床症状、并防止其复燃或复发为主要原则,并应同时杀灭其配子体防止传播。

知识点 4

疟疾的并发症

黑尿热是恶性疟的最严重并发症之一,其他如三日疟、间日疟少见,是由于并发急性溶血所致。此外还有急性肾衰竭、血糖异常、肺水肿、黄疸和肝功能不全、感染等并发症。

问题六 本例中医证型是什么？辨证要点是什么？中医治疗方法是什么？

中医诊断及证型:疟疾(正疟)。

辨证要点:患者每日寒热往来,口渴喜饮,四肢酸疼,脉弦数,舌红苔黄。

治法:祛邪截疟,和解表里。

方用柴胡截疟饮加减。处方:柴胡、半夏、常山、红参、草果、大枣、黄芩、生姜、槟榔,二煎 300ml,口服一次 150ml,一日 2 次,服用 3~5 日。

知识点 5

疟疾的中医辨证治疗

1. 正疟　主症:发作症状比较典型,常先有呵欠乏力,继则寒战鼓颔,寒罢则内外皆热。每日或间一二日发作一次,寒热休作有时。头痛面赤,口渴引饮,终则遍身汗出,热退身凉。舌脉:舌红、苔薄白或黄腻,脉弦。治法:祛邪截疟,和解表里。方药:柴胡截疟饮加减

2. 温疟　主症:热多寒少,或但热不寒,汗出不畅,头痛,骨节烦疼,口渴引饮,便结尿赤。舌脉:舌红,苔黄,脉弦数。治法:清热解表,和解祛邪。方药:白虎加桂枝汤加味。

3. 寒疟　主症:但寒不热,或寒多热少,口不渴,胸胁痞满,神疲肢倦。舌脉:苔白腻,脉弦迟。治法:和解表里,温阳达邪。方药:柴胡桂枝干姜汤

4. 瘴疟

(1) 热瘴。主症:热甚寒微,或壮热不寒。头痛,肢体烦疼,面红目赤,胸闷呕吐,烦渴饮冷,大便秘结,小便热赤,甚至神昏谵语。舌脉:舌质红绛,苔黄腻或垢黑,脉洪数或弦数。治法:辟秽除瘴,清热保津。方药:清瘴汤加减。

（2）冷瘴。主症：寒甚热微，或但寒不热。或呕吐腹泻，甚则嗜睡不语，神志昏蒙。舌脉：舌苔厚腻色白，脉弦。治则：解毒除瘴，芳化湿浊。方药：加味不换金正气散。

5. 劳疟　主症：疟疾迁延日久，每遇劳累辄易发作，发时寒热较轻。面色萎黄，倦怠乏力，短气懒言，纳少自汗。舌法：舌质淡，脉细弱。治则：扶正祛邪，调和营卫。方药：何人饮加减。

6. 疟母　主症：反复发作，日久不愈，面色晦暗，胁下痞块。舌脉：舌暗红或有瘀斑，苔薄白，脉弦紧。治法：软坚散结，祛瘀化痰。方药：鳖甲煎丸加减。

【诊疗流程】

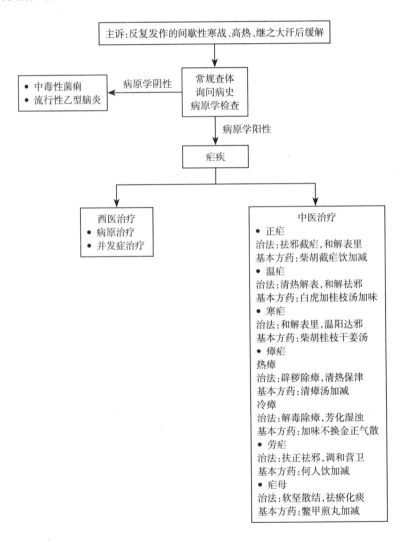

（田莉婷）

【复习思考题】

简述疟疾的中医辨证。

第三节 黑 热 病

PPT 课件

培训目标

1. 掌握黑热病的临床特点、临床表现、诊断技巧、治疗和预防原则。
2. 掌握黑热病的中医证候分型、中医药防治措施。
3. 熟悉黑热病的病原学、发病机制、流行病学特征。

黑热病(kala-azar)又称内脏利什曼病(visceral leishmaniasis),是杜氏利什曼原虫感染引起的慢性地方性传染病,由白蛉传播。临床上以长期不规则发热、消瘦、肝脾肿大、全血细胞减少及血清球蛋白增多为特征。近几年,在新疆维吾尔自治区、甘肃、内蒙古自治区、陕西、山西、四川呈散发态势,每年新发病例数在 400 例左右,主要集中在新疆维吾尔自治区、甘肃和四川等地区。

黑热病属中医"温病""疫病"范畴。

【典型案例】

患者李某,男,32 岁。反复发热 5 个月,鼻衄 1 周。半年前去新疆,有被白蛉叮咬史。自 5 个月前出现不规则发热伴畏寒、盗汗、食欲不振、乏力、头昏等,皮肤逐渐出现粗糙,且颜色加深,体重较半年前减轻6kg。患者近 1 周常出现鼻衄,感胸闷、憋气。查体:体温 37.9℃,心率 81 次/min,呼吸 19 次/min,血压 130/81mmHg。神志清,精神不振,贫血貌,全身散在少量出血点,皮肤颜色较深,睑结膜苍白,咽部无充血,双侧扁桃体无肿大,双肺听诊呼吸音清,未闻及干、湿啰音。心率 89 次/min,律齐,各瓣膜听诊区未闻及病理性杂音。腹部平坦,触及肿大脾脏,脾下缘平脐,质韧,触有轻压痛。患者既往体健,无药物过敏史。中医证候表现为神疲倦怠、面色苍白,皮肤粗糙,毛发稀少无光泽,胁下癥块,舌质淡红,苔少,脉细弱。

问题一 初步考虑患者病情可能是什么?其诊断依据是什么?应该与哪些疾病进行鉴别?

思路 1 本例初步诊断为黑热病,诊断依据是:

(1)患者半年前有被白蛉叮咬史,自 5 个月前出现不规则发热伴畏寒、盗汗、食欲不振、乏力、头昏等,皮肤逐渐出现粗糙,且颜色加深,体重较半年前减轻,近 1 周出现鼻衄,感胸闷、憋气。

(2)查体:体温 37.9℃,神志清,精神不振,贫血貌,全身散在少量出血点,皮肤颜色较深,睑结膜苍白,腹部平坦,触及肿大脾脏,脾下缘平脐,质韧,触有轻压痛。

思路 2 本病需与其他长期发热、脾大及白细胞减低的疾病鉴别,如白血病、疟疾、慢性血吸虫病、恶性组织细胞病、结核病、伤寒、布鲁氏菌病、霍奇金病等。

 知识点 1

病 原 学

利什曼原虫属锥体科,生活史有前鞭毛体和无鞭毛体两个时期。当雌白蛉叮咬患者和被感染动物时,血中利-杜小体被吸入白蛉胃中,2~3 天后发育为成熟前鞭毛体,呈纺锤形,前端有一游离鞭毛,活动力加强并迅速繁殖,1 周后大量聚集于白蛉口腔和喙。此时再叮咬人或其他动物宿主时,成熟前鞭毛体随唾液侵入,在皮下组织鞭毛脱落成为无鞭毛体(利-杜小体,Leishman-Donovani body),呈卵圆形。有些利-杜小体被巨噬细胞吞噬,有些则可侵入血流,到达身体各部位,如肝、脾、骨髓和淋巴结等单核巨噬细胞系统中大量繁殖引起病变。

 知识点 2

流 行 病 学

1. 传染源　主要为患者与病犬。城市平原地区以患者为主要传染源,丘陵山区主要传染源为病犬,在边远荒漠地区,野生动物为主要传染源。

2. 传播途径　主要通过白蛉叮咬传播,偶可经口腔黏膜、破损皮肤、胎盘或输血传播。我国传播媒介有以下四种山蛉:①中华白蛉:为主要传播媒介,分布很广,除新疆、甘肃西南和内蒙占的额济纳旗外均有存在。②长管白蛉:仅见于新疆。③吴氏白蛉:为西北荒漠内最常见的蛉种,野生野栖。④亚历山大白蛉:分布于甘肃和新疆吐鲁番的荒漠。

3. 人群易感性　人群普遍易感,但易感性随年龄增长而降低。病后有较持久的免疫力。免疫缺陷者,如骨髓器官移植或接受其他免疫抑制治疗人群,成为新的需要关注的易感人群。

亚、欧、非、拉丁美洲均有本病流行,但主要流行于印度及地中海沿岸。

我国长江以北 17 个省市自治区流行,发病无明显季节性。男性较女性多见。农村较城市多发。人源型主要见于平原地区,以较大儿童及青壮年发病居多;犬源型主要见于丘陵山区,10 岁以下的儿童多见;自然疫源型见于新疆、内蒙古某些荒漠地区,以 2 岁以内的婴儿多见。

问题二　为明确诊断还需要做哪些检查?

思路　还需要做病原学相关检查、血清免疫学检测、分子生物学检测。

问题三　确诊依据是什么?

思路　确诊依据包括有黑热病临床表现,具有以下一种或以上病原学检测结果阳性:

(1) 行骨髓、淋巴结或脾、肝组织穿刺,涂片找到病原体是确诊的主要依据。

(2) 检测利什曼原虫核酸可确诊并评估疗效。

辅助检查

血常规:白细胞 $1.4×10^9$/L,红细胞 $1.4×10^9$/L,血红蛋白 90g/L,血小板 $56×10^9$/L,血沉 50mm/h;球蛋白 51g/L,白蛋白 32g/L。骨髓涂片检查见利 - 杜小体。

问题四 该患者的确定性诊断是什么?

思路 该患者的确定性诊断是黑热病。

问题五 该患者需要采取哪些防治措施?

思路 该患者需要卧床休息,高热量、高蛋白、高维生素饮食。加强口腔卫生及护理,预防和治疗继发感染。首选 5 价锑制剂葡萄糖酸锑钠,一次 6ml(1 支,含五价锑 0.6g),一日 1 次,连用 6~10 日。

知识点 3

对锑剂无效者的治疗方案及治愈标准

(1)对锑剂无效或禁忌者可选下列非锑剂药物:①米替福新;②两性霉素 B 脂质体;③巴龙霉素。

(2)脾切除:巨脾或伴脾功亢进,或多种治疗无效时应考虑脾切除。术后再给予病原治疗,治疗 1 年后无复发者视为治愈。

治愈标准:①体温正常,症状消失,一般情况改善;②增大的肝脾回缩;③血象恢复正常;④原虫消失;⑤治疗结束随访半年以上无复发。预后:患者经特效药物治疗后,痊愈率较高,一般不会再次感染,可获得终生免疫。

知识点 4

黑热病的并发症

多见于疾病晚期。

(1)继发细菌性感染:易并发肺部炎症、细菌性痢疾、齿龈溃烂、走马疳等。

(2)急性粒细胞缺乏症:表现为高热、极度衰竭、口咽部溃疡与坏死、局部淋巴结肿大及外周血象中性粒细胞显著减少,甚至消失。

问题六 本例中医证型是什么? 辨证要点是什么? 中医治疗方法是什么?

中医证型:正虚邪恋。

辨证要点:发热反复起伏多次,全身消瘦,神疲倦怠,面色苍白或指甲及眼结膜苍白,皮肤粗糙干燥或毛发稀少无光泽,胁下痞块,舌质淡红,苔少,脉细弱。热疫毒邪侵入人体后,每伏藏于募原或半表半里,出入于营卫之间,故发作时为不规则发热;邪渐陷于阴,耗伤气血,故见消瘦、面色㿠白;邪阻日久,正虚邪恋,气血运行不畅,瘀血病阻于胁下,则成痞块。正气虚弱,腠理疏松,则易遭受邪气侵袭而发病。久病不愈或反复发作,势必导致气血亏虚,则成虚劳之证。

治法:益气养血,祛除余邪。

方用加减复脉汤加青蒿、地骨皮、柴胡、鳖甲等。处方:炙甘草、桂枝、人参、生地黄、阿胶(烊化)、生姜、麦冬、火麻仁、大枣、白酒(少量)、青蒿、地骨皮、柴胡鳖甲。水煎300ml,口服一次150ml,一日2次,服用5~7日。方中炙甘草甘温益气,养心;人参、大枣健脾、养心;阿胶、生地黄、火麻仁、麦冬滋养阴血;桂枝、生姜温经通脉;白酒助药通脉;青蒿、地骨皮凉血除蒸;柴胡解表退热,疏肝解郁,升举阳气;鳖甲滋阴潜阳、退热除蒸、软坚散结。

📋 知识点5

黑热病的中医辨证治疗

1. 早期(卫气同病)。主症:发热,热型多不规则,恶寒,食欲不振,腹胀或腹泻,呕吐。舌脉:舌质红,苔薄黄腻,脉滑数。治法:解表芳化,清热解毒。基本方药:三仁汤加连翘、黄芩。

2. 进展期

(1) 少阳阳明合病证。主症:寒热往来,纳呆,恶心呕吐,泄泻。脉象:脉弦滑或弦滑数。治法:和解攻里。基本方药:柴平汤加减。

(2) 瘀血阻滞、肠胃瘀积证。主症:脾大过脐,腹胀大,发热,尤以手足心为甚。脉象:脉滑数。治法:活血消积,清热凉血。基本方药:大黄、元明粉各等分。

(3) 并发症走马牙疳(口腔重度细菌感染)

治法1:白信石少许。用法:研极细,放入冷水中,棉球浸入至湿,再用该棉球涂擦局部至出血,然后用浓茶水反复漱口。

治法2:雄黄。用法:研末。干棉球沾少许粉末,涂擦局部出血,再用茶水漱口。

3. 晚期(正虚邪恋)。主症:发热反复起伏多次,全身消瘦,神疲倦怠,面色苍白或指甲及眼结膜苍白,皮肤粗糙干燥或毛发稀少无光泽,胁下痞块。舌脉:舌质淡红,苔少,脉细弱。治法:益气养血,祛除余邪。基本方药:加减复脉汤加青蒿、地骨皮、柴胡鳖甲等;若兼胁下痞块者,可化痰祛瘀,合用鳖甲煎丸。

【诊疗流程】

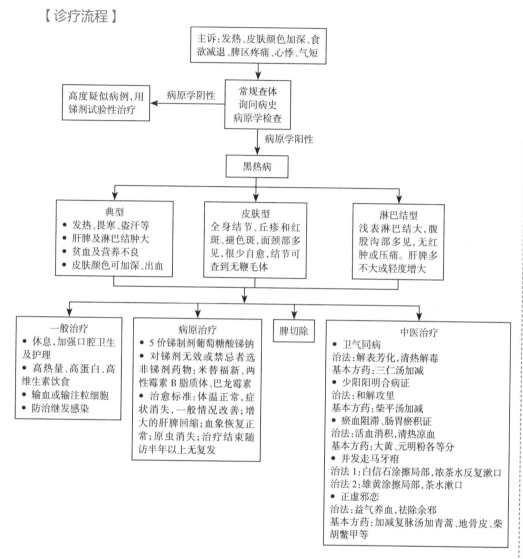

（高燕鲁）

【复习思考题】

1. 试述黑热病的辨证论治。
2. 黑热病典型的临床表现有哪些？

第四节 弓形虫病

 培训目标

1. 掌握弓形虫病的流行病学、临床表现、治疗措施。
2. 熟悉弓形虫病的病原学、实验室检查、诊断及预防措施。

弓形虫病(toxoplasmosis)是由刚地弓形虫(toxoplasma gondii)引起的人畜共患疾病。在人体多为隐性感染,临床表现复杂,主要侵犯眼、脑、心、肝、淋巴结等。孕妇感染后,可通过胎盘感染胎儿,直接影响胎儿发育,致畸严重。是艾滋病(AIDS)患者重要的机会性感染之一。中医学认为弓形虫病属"虫症"范畴。

【典型案例】

患者,男,31岁,因"双下肢进行性浮肿14天,伴气急、咳嗽7天"入院。患者2周前出现双侧小腿稍浮肿,伴轻度麻木,次日扩至足背,院外就诊予铁剂治疗无好转,浮肿延至大腿,后出现发热,体温37.7~38.5℃,双侧下肢浮肿延至阴囊及腹部,伴双下肢皮肤发红疼痛,左眼视物有飞蝇感,右眼视物中心为红色,咳嗽、气急,不能平卧,双腋下瘀斑,颈静脉充盈,肝肋下2.5cm,心脏无杂音,血常规示:血红蛋白80g/L,血小板47×10⁹/L,肝功能:ALT 81U/L,胸片示肺淤血,B超示胸腔积液,诊断"亚急性细菌性心内膜炎",予头孢菌素、青霉素治疗无效,为进一步诊治收住入院。查体:体温38.0℃,高枕卧位,双侧肋部可见陈旧性小片状瘀斑,左颈后散在米粒样淋巴结,右腋下触及一个约1cm×1cm淋巴结,质中,可活动,无触痛。颈静脉怒张,肝-颈静脉回流征(+),双肺底少许湿啰音,心尖部可闻及Ⅱ~Ⅲ级收缩期杂音,肝肋下2cm,剑突下8cm,质中,光滑,无压痛,阴囊轻度水肿,双下肢凹陷性水肿至腹股沟区。

问题一 初步考虑患者病情可能是什么?其诊断依据是什么?应该与哪些疾病进行鉴别?

思路1 本例初步诊断为弓形虫病,诊断依据如下:

(1) 双下肢浮肿延展至阴囊及腹部,伴双下肢皮肤发红疼痛,伴气急、咳嗽。

(2) 淋巴结肿大:左颈后及右腋下可扪及淋巴结。

(3) 多系统损害表现:累及眼部、心脏、肺部、肝脏等。

(4) 抗生素治疗无效。

思路2 本病应与以下疾病进行鉴别:

(1) 先天性弓形虫病应与巨细胞病毒感染、疱疹病毒感染、风疹病毒感染等疾病进行鉴别。

(2) 获得性弓形虫病应与传染性单核细胞增多症、淋巴结核、视网膜脉络炎等进行鉴别。

📑 知识点1

病 原 学

刚地弓形虫,属于球虫目,弓形虫科,弓形虫属。生活周期需要两个宿主,中间宿主包括哺乳动物、鱼类、鸟类、昆虫类等动物和人类,终末宿主为猫和猫科动物。

知识点 2

流 行 病 学

1. 传染源　动物为主要传染源,猫和猫科动物粪便中排卵囊数量多,且持续时间长,是最重要的传染源;猪也是重要传染源。

2. 传播途径　先天性传播指胎儿在母体经胎盘而感染;获得性传播主要经口感染,因食入未煮熟的含弓形虫的肉制品、蛋品、奶类而感染。接触被卵囊污染的土壤、水源亦为重要的传播途径。经输血、器官移植、损伤的皮肤和黏膜均可传播弓形虫病。节肢动物携带卵囊也具有一定的传播意义。

3. 易感人群　人群普遍易感。胎儿、婴幼儿、肿瘤、艾滋病患者及长期使用免疫抑制剂者最易被感染。兽医、屠宰人员、孕妇及免疫功能低下者为高危人群。

4. 流行特征　呈世界性分布,我国为流行地区,人群感染率较高,少数民族地区及农村感染率更高。

问题二　为明确诊断还需要做哪些检查?

思路　还需要做病原学或免疫学相关检查。

问题三　确诊依据是什么?

思路　确诊依据是找到病原体或血清学试验阳性。

知识点 3

弓形虫的临床表现

大多数为没有症状的带虫者,仅少数人发病。临床上轻型多为隐性感染,重者可出现多器官功能损害。

1. 先天性弓形虫病　主要发生在初次感染的孕妇,呈急性感染。妊娠早期感染,多引起流产、死产或生下发育缺陷儿;妊娠中期感染,多出现死胎、早产和严重的脑、眼疾患;妊娠晚期感染,胎儿发育可以正常,但可有早产,或出生数月或数年后才逐渐出现症状,如心脏畸形、心脏传导阻滞、耳聋、小头畸形或智力低下等。

2. 获得性弓形虫病　因虫体侵袭部位和机体反应性不同而呈现不同的临床表现。轻者多为隐性感染,主要表现为淋巴结肿大;重者可并发心肌炎、肺炎,或出现中枢神经系统症状。

艾滋病及恶性肿瘤等免疫功能低下者,常表现为脑炎、脑膜炎、癫痫和精神异常。眼病表现以脉络膜视网膜炎为多见。

辅助检查

胸片示心影增大,双肺弥漫性片状浸润阴影,疑为肺水肿;B超提示:膈上少量积液,肝大,未见占位。眼底检查:近视乳头部静脉迂曲,略扩张,静脉周围散在斑片状出血,右眼尤甚,累及黄斑区,左眼玻璃体混浊。

两次检测弓形虫抗体 TOXO-IgG(+),TOXO-IgM(−)。

问题四 该患者的确定性诊断是什么?

思路 该患者的确定性诊断是弓形虫病。

问题五 该患者的可采取哪些治疗措施?

思路 该患者入院后可按心衰给予强心、利尿及抗感染治疗,给予乙胺嘧啶和磺胺嘧啶联合治疗。

知识点 4

弓形虫病的实验室及特殊检查

1. 血常规检查 外周血白细胞可略升高,淋巴细胞或嗜酸性粒细胞比例增高,可见异形淋巴细胞。

2. 病原学检查

(1) 直接涂片:取患者血液、脑脊液、胸腹水等做涂片,用常规染色或免疫细胞化学法检测,在涂片中可发现弓形虫花环、链条和簇状群体,位于细胞质内。淋巴结、肌肉、肝、胎盘等活组织切片,做瑞氏或姬氏染色镜检可找到滋养体和包囊,但阳性率不高。

(2) 动物接种或细胞培养检测病原体。

3. 免疫学检查

(1) 血清中抗虫体表膜抗体:所用抗原主要为速殖子可溶性抗原和包膜抗原。前者的抗体出现较早,是检测的首选方法,而后者的抗体出现较晚。

(2) 血清或体液中弓形虫循环抗原:常用 ELISA 法,具有较高的特异性,是弓形虫急性感染的可靠指标。

知识点 5

弓形虫病的中医辨证治疗

1. 脾虚体弱,湿热内蕴证

主症:乏力、纳差、厌食、肌肉酸重或低热、头痛。舌脉:舌质胖大,边有齿痕,苔薄黄,脉数。治法:健脾益气,清热化湿。基本方药:参苓白术散加减。

2. 外感湿热、邪郁少阳证

主症:午后高热、恶寒、头痛、胸闷、不欲饮食。舌脉:舌红,苔黄腻,脉弦数。治法:宣畅以解湿热郁滞。基本方药:三仁汤加减。

3. 血瘀气滞证

主症:胸胁脘腹胀闷、胀痛、刺痛,致流产、死胎。舌脉:舌质紫黯,脉细涩。治法:活血逐瘀,清热解毒杀虫。基本方药:血府逐瘀汤加减。

【诊疗流程】

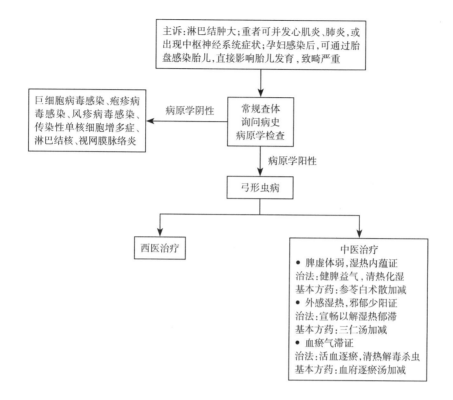

主诉:淋巴结肿大;重者可并发心肌炎、肺炎,或出现中枢神经系统症状,孕妇感染后,可通过胎盘感染胎儿,直接影响胎儿发育,致畸严重

巨细胞病毒感染、疱疹病毒感染、风疹病毒感染、传染性单核细胞增多症、淋巴结核、视网膜脉络炎 ← 病原学阴性 ← 常规查体 询问病史 病原学检查

病原学阳性 ↓ 弓形虫病

西医治疗

中医治疗
• 脾虚体弱,湿热内蕴证
治法:健脾益气,清热化湿
基本方药:参苓白术散加减
• 外感湿热,邪郁少阳证
治法:宣畅以解湿热郁滞
基本方药:三仁汤加减
• 血瘀气滞证
治法:活血逐瘀,清热解毒杀虫
基本方药:血府逐瘀汤加减

(伍玉南)

【复习思考题】

弓形虫病的临床表现有哪些?

第五节　隐孢子虫病

培训目标

1. 掌握隐孢子虫病的流行病学特点、临床表现、诊断和治疗。
2. 掌握隐孢子虫病病原学、预防要点。
3. 熟悉隐孢子虫病的中医治疗方法。

隐孢子虫病(cryptosporidiosis)是由顶复(原虫)亚门隐孢子虫属原虫感染所引起的人畜共患性肠道寄生虫病。病变主要累及小肠黏膜,其临床表现主要为水样泻。引起人类致病的隐孢子虫种类包括人隐孢子虫、微小隐孢子虫、火鸡隐孢子虫。中医认为隐孢子虫病缘于正气不足、感染虫毒所致。本病呈世界性分布。

【典型案例】

患者男性,13 岁,辍学,因发热、腹泻 3 天入院。患者自诉 1 周前曾帮助清理猪舍后饮用生水,3 天前无明显原因出现恶寒、发热,最高体温达 38.7℃,腹痛、腹泻,水样便,每天达 20 余次,自服黄连素等未见缓解。现症:发热,腹痛、腹泻,水样便,干呕,纳差,尿少,疲乏无力,无便血及里急后重。查体:T 38.2℃,P 90 次 /min,R 16 次 /min,Bp 96/62mmHg,一般状态差,痛苦病容,意识清楚,全身皮肤黏膜无黄染、出血点或皮疹,心肺听诊未闻及异常,腹平软、中上腹压痛、无反跳痛及肌紧张,肝脾肋下未触及。

问题一　初步考虑患者病情可能是什么? 其诊断依据是什么? 应该与哪些疾病进行鉴别?

思路 1　本例初步诊断为隐孢子虫病,诊断依据是:

(1) 清理猪舍后饮用生水史。

(2) 发热,腹泻、水样便。

(3) 腹痛,干呕,纳差,尿少,疲乏无力,无便血及里急后重。

思路 2　本病应与以腹泻为主要临床症状的其他疾病,如细菌性痢疾、阿米巴痢疾、微孢子虫病、环孢子虫病、等孢球虫病、霍乱、轮状病毒腹泻等疾病进行鉴别。

问题二　为明确诊断还需要做哪些检查?

思路　还需要做病原学相关检查。

问题三　确诊依据是什么?

思路　确诊依据是有隐孢子虫病临床表现,具有以下一种或以上病原学检测结果阳性:

(1) 病原学检查:粪便涂片查见隐孢子虫卵囊。

(2) 免疫学检查:粪便隐孢子虫抗原检查呈阳性。

(3) 分子生物学检测:粪便核酸 PCR 扩增出特异性目的片段。

知识点 1

病 原 学

隐孢子虫是一种专性细胞内生长的寄生原虫,属孢子虫纲,球虫亚纲,真球虫目,艾美球虫亚目,隐孢子虫科,隐孢子虫属。虫体呈球形,直径为 2~4μm。其生活史与孢子虫纲的其他原虫相似,包括无性的裂殖生殖、有性生殖及孢子生殖,三者均在同一宿主体内进行,其卵囊呈卵圆形,直径为 2~6μm,卵囊壁光滑,成熟的卵囊内有 4 个新月形子孢子。卵囊有薄壁与厚壁两种:薄壁约占 20%,对外界环境的抵抗力较弱,其子孢子逸出后直接侵入新的宿主细胞继续进行裂殖生殖,在宿主胃肠道或呼吸道脱囊释放出子孢子周而复始感染;厚壁卵囊在宿主体内孢子化,囊壁为双层,对外界环境抵抗力强,经粪便排出体外即具有感染性。隐孢子虫包括感染哺乳动物、爬行类、鸟类和鱼类等 10 多个种类,引起人类致病的种类主要为人隐孢子虫、微小隐孢子虫以及火鸡隐孢子虫(图 8-5-1,见文末彩图)。

知识点 2

流 行 病 学

(1) 传染源:隐孢子虫病患者、隐孢子虫感染者和感染动物是主要传染源。

(2) 传播途径:主要经过水和食物等途径传播,粪-口途径是主要的传播方式。水源污染是引起隐孢子虫病暴发流行的主要原因,人主要因摄入被隐孢子虫卵囊污染的饮水、食物和娱乐用水(如游泳池水、喷泉等),或与宠物(如犬、猫、鸟类等)、家畜(如猪、牛、羊等)等动物,尤其是幼畜和野生动物密切接触而感染。

(3) 易感人群:人普遍对隐孢子虫易感,特别是婴幼儿、免疫功能受损者(如长期应用免疫抑制剂者、抗肿瘤药物治疗者)和免疫功能低下者(如 HIV/AIDS、各种引起免疫功能下降的基础疾病等)。

(4) 地区分布:呈全球性分布,我国各省均有。农村多于城市,沿海港口多于内地,经济落后、卫生条件差的地区多于发达地区,畜牧区多于非牧区。

辅助检查

血常规:WBC 11.7×10^9/L,NEUT 74.6%;尿常规正常;便常规:白细胞6/HP,潜血(−)。病原学检查:粪便薄膜直接涂片可见隐孢子虫卵囊,每个视野4~5个,其内可见月牙形子孢子。

问题四 该患者的确定性诊断是什么?
思路 该患者的确定性诊断是隐孢子虫病。
问题五 该患者需要采取哪些防治措施?
思路 本病目前尚无疗效确实的抗隐孢子虫药物,主要为支持疗法,包括止泻、补液、改善机体免疫功能等。

知识点 3

隐孢子虫病的病原学治疗

硝唑尼特是唯一被美国食品药品监督管理局批准用于治疗隐孢子虫病的药物,但对艾滋病人合并隐孢子虫感染者无效。其他有一定疗效的药物有螺旋霉素、阿奇霉素、克林霉素、呋喃唑酮。

知识点 4

隐孢子虫肠炎的治疗

主要为支持疗法,包括止泻、补液、改善机体免疫功能等。轻症采取口服或静脉途径补充电解质,严重腹泻(每天腹泻量可能 >10L)的患者需要加强支持疗法。止泻剂的应用为重要的辅助治疗,但不一定有效。部分患者还应给予胃肠外营养。在 HIV 感染伴免疫缺陷患者中,有效的抗反转录病毒治疗是最佳治疗。

知识点 5

隐孢子虫病的预防

（1）管理传染源：对感染者实施肠道隔离；严格处理感染动物饲养场所，避免水源污染；使用药物减少动物粪便隐孢子虫卵囊排出数量。

（2）切断传播途径：规范处理感染者粪便，彻底清除圈舍表面，妥善处理污水；严格单独圈舍消毒，防止隐孢子虫的交叉感染。加强饮用水和食品安全管理，控制传播途径。

（3）保护易感者：尚无有效药物可以预防隐孢子虫病发生与复发。养成良好的个人卫生习惯：常清洗双手；避免饮用未经煮沸的水和食用未经煮熟的食物；避免发生可能接触到排泄物的行为。

问题六　本例中医治疗方法有哪些?

中医治疗重在祛邪和扶正。可用大蒜素、苦参碱、黄芪多糖等制剂治疗。

知识点 6

隐孢子虫病的中医治疗

国内研究对隐孢子虫病有治疗效果的中药主要有大蒜素、苦参碱、黄芪多糖、当归补血汤、补骨脂、双氢青蒿素等。

（1）大蒜素：治疗免疫抑制合并隐孢子虫感染小鼠后粪便卵囊排出数量明显减少，并且免疫抑制小鼠的 CD4$^+$T 细胞水平得到了提高，其机制可能是蒜辣素和半胱氨酸发生反应，造成微生物的代谢紊乱，继而死亡。

（2）苦参合剂：能显著提高隐孢子虫感染大鼠的细胞免疫功能，苦参碱在体内外实验中都能对隐孢子虫产生一定作用。

（3）黄芪多糖、当归补血汤、补骨脂、双氢青蒿素等也具有调节机体免疫功能和抑杀隐孢子虫作用，利用机体的自愈能力达到治疗的效果。

【诊疗流程】

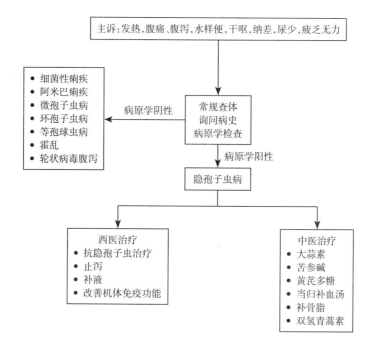

（罗　威）

 【复习思考题】

隐孢子虫肠炎如何治疗？

第九章

蠕 虫 感 染

第一节　日本血吸虫病

培训目标

1. 掌握日本血吸虫病的流行病学特点、临床表现、诊断技巧、治疗及预防原则。
2. 掌握日本血吸虫病的中医证候分型、中医药防治措施。
3. 熟悉日本血吸虫病的并发症及预后。

日本血吸虫病(schistosomiasis japonica)是日本血吸虫主要寄生在肝脏门静脉系统所引起的疾病。由皮肤接触含尾蚴的疫水而感染,主要病变是虫卵沉积于肠道或肝脏等组织而引起的虫卵肉芽肿。急性期有发热、肝大与压痛、腹痛、腹泻、便血等,血中嗜酸性粒细胞显著增多;慢性期以肝脾大为主;晚期则以门静脉周围纤维化病变为主,可发展为肝硬化、巨脾与腹水。有时可发生血吸虫病异位损害。

本病属于中医文献的"蛊病""蛊疫""蛊毒"等范畴。当其表现为发热、腹泻或便脓血等,则又属于中医的"暑湿""湿瘟""下痢"。当其表现为肝脾肿大、腹水,则又属中医的"积聚""臌胀""单腹胀"范畴。

【典型案例】

患者男,51 岁,农民,荆州市人;因发热 2 个月于 2008 年 7 月 27 日入院;近 2 个月来无诱因出现发热,体温 39~40℃,无明显规律性,发热前感畏寒,偶有寒战,10 余分钟后体温升高,同时伴头昏、乏力,持续 2~3 小时,出汗后热退,无咽痛、咳嗽,无腹痛、腹泻,无盗汗,热退后自觉一切如常。以"发热待查"收住院。患者居住血吸虫病重疫区,曾 2 次感染急性血吸虫病,均正规抗血吸虫病治疗。否认其他慢性疾病史,无药物过敏史。查体:T 38.5℃,肝右锁骨中线肋下 2.0cm,剑突下 4.0cm,质中,光滑,边整,有触痛及叩击痛,脾左锁骨中线肋下 8.0cm,质中,光滑,有切迹。余体格检查均正常。实验室检查无异常发现,包括血吸虫免疫学检查和病原检查及其他疾病如伤寒、疟疾、结核、乙肝排除检查。中医症状:发热畏寒或低热不退,头晕、乏力,舌质红,苔薄黄或少苔,脉细数。

问题一 初步考虑患者病情可能是什么疾病? 其诊断依据是什么? 应该与哪些疾病进行鉴别?

思路1 本例初步诊断为血吸虫病,诊断依据是:

(1) 病史:居住血吸虫病重疫区,既往2次感染急性血吸虫病。此次急性起病,发热2个月。

(2) 症状:发热畏寒或低热不退,头晕、乏力,出汗后热退,无咽痛、咳嗽,无腹痛、腹泻,无盗汗,热退后自觉一切如常。

(3) 体征:肝右锁骨中线肋下2.0cm,剑突下4.0cm,质中,光滑,边整,有触痛及叩击痛;脾左锁骨中线肋下8.0cm,质中,光滑,有切迹。

(4) 辅助检查:实验室检查无异常发现,包括血吸虫免疫学检查和病原检查及其他疾病如伤寒、疟疾、结核、乙肝排除检查。

思路2 本病应与以下疾病进行鉴别:

(1) 急性血吸虫病:有时可与伤寒、副伤寒、阿米巴肝脓肿、粟粒型肺结核、结核性腹膜炎、败血症等混淆。血象中嗜酸性粒细胞显著增多有重要鉴别价值。

(2) 慢性血吸虫病:肝脾大应与无黄疸型病毒性肝炎相鉴别,有时两者可同时存在。后者食欲减退、乏力,肝区疼痛与肝功能损害均较明显;以腹泻、便血为主要表现者易与慢性菌痢、阿米巴痢疾、结肠癌等混淆,直肠镜检查对后者有重要意义。

(3) 晚期血吸虫病:应与门脉性及坏死后肝硬化鉴别。晚期血吸虫病常有慢性腹泻、便血史,门静脉高压引起巨脾与食管下段静脉曲张较多见,肝功能损害较轻,黄疸、蜘蛛痣与肝掌较少见,但仍需多次病原学检查与免疫学检查才能鉴别。

📋 **知识点1**

病 原 学

血吸虫主要寄生于肠系膜下静脉内,雌雄异体。雌虫(12~28)mm×0.3mm大小,雄虫较粗短(10~20mm×0.55mm),其腹吸盘后体两侧向腹面卷折,形成一沟槽(抱雌沟),雌虫即居留其中。合抱的雌雄成虫在小静脉分支内交配产卵。虫卵在血管内发育成熟,内含毛蚴。部分虫卵随粪便排出至体外。从粪便中排出的虫卵入水后,在适宜温度(25~30℃)下孵出毛蚴,侵入中间宿主钉螺,在钉螺体内经过母胞蚴和子胞蚴二代发育繁殖,7~8周后即不断有尾蚴逸出。尾蚴从螺体逸出随水流在水面漂浮游动,当人畜接触疫水时,尾蚴从皮肤或黏膜侵入宿主皮肤。进入宿主表皮后脱去尾部后变为童虫。童虫随血流经肺静脉入左心室至主动脉,随体循环经肠系膜动脉终而进入门静脉分支中寄生,发育至15~16日,雌雄童虫开始合抱,又逆血流移行至肠系膜下静脉中定居、产卵,完成其生活史。

知识点2

流行病学

日本血吸虫首先在日本山梨县发现。从湖南长沙马王堆西汉早期墓出土女尸的内脏中就发现有血吸虫卵,因此,本病在我国已有2 100年以上的历史。除我国外,菲律宾、印尼、马来西亚、泰国也有本病的流行。

根据地理环境、钉螺分布和流行病学特点,我国血吸虫病流行区可分为水网、湖沼和山丘三种类型。

1. 传染源　本病的传染源为患者和保虫宿主,视不同流行区而异,耕牛、猪、鼠亦为重要传染源。

2. 传播途径　造成传播必须具备以下三个条件:即带虫卵的粪便入水,钉螺的存在、孳生,以及人体接触疫水。

3. 易感人群　人对血吸虫普遍易感。患者的年龄、性别、职业分布均随接触疫水的机会而异,以农民、渔民为多,男多于女。夏秋季感染者最多。

问题二　为明确诊断还需要做哪些检查?

思路　还需要结合寄生虫学与免疫学检查、肝脏CT检查,必要时行肝穿刺活检。

问题三　确诊依据是什么?

思路　慢性血吸虫病诊断依据:①有血吸虫病疫水接触史;②乏力、腹泻或黏液便,肝大以左叶为主或伴轻度脾大;③肝功能及影像学改变和/或结肠炎病变;④血清免疫学检查阳性;⑤直肠黏膜活检或大便检查发现血吸虫虫卵。

符合①、②、③为疑似病例,符合①、②、③、④为临床诊断病例,符合①、②、③、④、⑤为确诊病例。

辅助检查

肝脏CT:慢性血吸虫肝病改变并脾巨大。行肝穿刺活检:肝细胞广泛变性水肿,可见淋巴细胞片灶状浸润,部分肉芽组织增生,可见血吸虫虫卵。

问题四　该患者的确定性诊断是什么?

思路　该患者的确定性诊断是慢性血吸虫病急性感染。

问题五　该患者的需要采取哪些防治措施?

思路　患者目前仍有发热,需要住院治疗,应用吡喹酮、护肝、补液等对症支持治疗。

知识点3

血吸虫病的病原治疗

1. 吡喹酮(praziquantel)　可用于各期各型血吸虫病患者,是目前治疗日本血吸虫病最有效的药物。

用法和用量:①急性血吸虫病,总量按120mg/kg,于2~3日内分次服完,其中 50% 必须在前 2 日服完,体重超过 60kg 者仍按 60kg 计算。②慢性血吸虫病,成人总量按 60mg/kg,2 日内分 4 次服完;儿童体重在 30kg 以内者总量可按 70mg/kg,30kg 以上者与成人相同剂量。③晚期血吸虫病,一般总量可按 40~60mg/kg,2 日内分次服完,每日量分 2~3 次服。年老、体弱、有其他并发症者,可按总量 60mg/kg,3 日内分次服完。感染严重者可按总量 90mg/kg,6 日内服完。④预防性服药,间接血凝试验阳性率占单位总人数 25% 以上时,对该单位人群应进行预防性服药,在下疫水前 1~2 小时和接触疫水后 4~5 周内,每次服药总量按 40mg/kg,1 日内 1 次顿服或分 2 次服完。

用吡喹酮做一疗程正规治疗后,3~6 个月大便检查虫卵阴转率达 85%~90%,虫卵孵化阴转率为 90%~100%。血清免疫诊断转阴时间有时需要 1~3 年。

2. 青蒿素及其衍生物 是目前有推广应用价值的预防日本血吸虫感染的药物。一般于接触疫水后 7~10 日开始口服青蒿琥酯,剂量为 6mg/kg,顿服,体重超过 50kg 者,按 50kg 计算,以后每周 1 次,离开疫区后再加服 1 次。

知识点 4

并 发 症

1. 急性血吸虫病 ①类赫氏反应;②沙门菌-血吸虫综合征;③复燃。
2. 晚期血吸虫病 ①自发性腹膜炎;②肝肾综合征。

问题六 本例中医证型是什么? 辨证要点是什么? 中医治疗方法是什么?

中医诊断及证型:暑湿(气阴两虚证)。

辨证要点:该患者感受虫邪蛊毒之邪后出现发热,正当夏季暑令之时,当属中医"暑湿"范畴。夏季感受暑热之邪,暑多夹湿,暑热之邪耗气伤津,病程日久不愈而导致气阴两虚;暑湿困遏肌表,故发热;日久气阴两虚,故发热多为低热不退;气虚导致脾胃运化无权,清阳不升则见头晕;气虚不能运化水谷,气血失源,则乏力。舌质红,苔薄黄或少苔,脉细数,均为"气阴两虚"之象。

治法:益气养阴清热。

方用竹叶石膏汤加减。处方:竹叶 15g,石膏 9g,麦冬 10g,人参 6g,半夏、甘草各 9g。水煎 300ml,口服一次 150ml,一日 2 次,服用 7~10 日。方中竹叶、石膏清热生津;麦冬养阴生津;人参益气;半夏燥湿,甘草调和诸药。

知识点 5

血吸虫病的中医辨证论治

1. 邪遏卫气 证候:发热恶寒,或身热不扬,头身困重,恶心呕吐,腹痛腹泻,肌肤发疹,奇痒难忍,或胸闷咳嗽,或神志昏蒙,舌质红,苔白腻或黄白而腻,脉濡滑数。治法:芳化宣透,化湿解毒。方药:藿朴夏苓汤。

2. 湿热中阻　证候:发热汗出不解,脘痞腹胀,呕恶便溏,渴不多饮,小便短赤,或便下脓血,舌质红,苔黄腻,脉滑数。治法:苦辛通降,清化热湿。方药:王氏连朴饮。

3. 气阴两虚　证候:低热不退,神倦乏力,咽干口燥,形瘦面白,心悸气短,或见烦躁不寐,舌质红,苔薄黄或少苔,脉细数。治法:益气养阴清热。方药:竹叶石膏汤。

4. 肝脾血瘀　证候:胁腹刺痛,痞块不移,皮肤红痕赤缕,呕血或便黑如漆,鼻衄齿衄,舌质紫黯,有瘀点瘀斑,脉弦涩。治法:活血化瘀,通络消痞。方药:膈下逐瘀汤。

5. 血瘀水停　证候:胁下痞块,坚硬不移,肚大青筋绽露,按之如囊裹水,下肢浮肿,小便短少,或见肌削形羸,面色苍白,神疲乏力,或见心烦易怒,口燥便秘,舌质紫黯,有瘀斑,苔白腻,脉弦滑。治法:活血行水。方药:调营饮加减。

6. 阳虚血瘀　证候:胁下痞坚,肚大筋青,形寒肢冷,面浮肤肿,面白神倦,纳呆便溏,或见吐血黑便,舌质淡胖,有齿痕、瘀点、瘀斑,舌苔白润,脉沉细涩。治法:温阳行水,活血化瘀。方药:附子理中汤合桃红饮加减。

7. 阴虚血瘀　证候:痞块坚硬,面色黧黑,低热盗汗,五心烦热,形瘦肤燥,腹大筋露,口干咽燥,尿短便结,或见鼻衄齿衄,舌质暗红少津,无苔或少苔,脉弦细数或细涩。治法:滋阴养液,活血利水。方药:一贯煎合桃红饮、猪苓汤加减。

【诊疗流程】

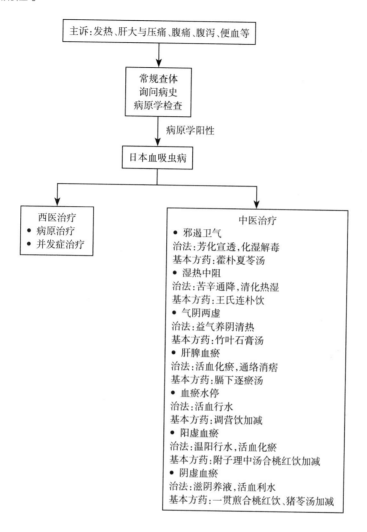

```
主诉:发热、肝大与压痛、腹痛、腹泻、便血等
                    ↓
              常规查体
              询问病史
              病原学检查
                    ↓ 病原学阳性
              日本血吸虫病
         ┌──────────┴──────────┐
         ↓                      ↓
   西医治疗              中医治疗
  ● 病原治疗           ● 邪遏卫气
  ● 并发症治疗         治法:芳化宣透,化湿解毒
                      基本方药:藿朴夏苓汤
                      ● 湿热中阻
                      治法:苦辛通降,清化热湿
                      基本方药:王氏连朴饮
                      ● 气阴两虚
                      治法:益气养阴清热
                      基本方药:竹叶石膏汤
                      ● 肝脾血瘀
                      治法:活血化瘀,通络消痞
                      基本方药:膈下逐瘀汤
                      ● 血瘀水停
                      治法:活血行水
                      基本方药:调营饮加减
                      ● 阳虚血瘀
                      治法:温阳行水,活血化瘀
                      基本方药:附子理中汤合桃红饮加减
                      ● 阴虚血瘀
                      治法:滋阴养液,活血利水
                      基本方药:一贯煎合桃红饮、猪苓汤加减
```

（伍玉南）

【复习思考题】

如何诊断血吸虫病?

第二节 并殖吸虫病

培训目标

1. 掌握并殖吸虫病的临床表现、诊断及预防原则。
2. 熟悉并殖吸虫病的流行病学特点及治疗措施。
3. 了解并殖吸虫病的病原学。

并殖吸虫病(paragonimiasis)又称肺吸虫病(lung fluke disease),是并殖吸虫(paragonimus)寄生于人体各脏器导致的一种人畜共患寄生虫病。在我国以卫氏并殖吸虫和斯氏狸殖吸虫为主,卫氏并殖吸虫寄生于肺部主要表现为咳嗽、咳铁锈色痰、咯血等;寄生于脑、脊髓、肝、肾、腹腔、皮下等组织可引起相应脏器受损症状。斯氏狸殖吸虫病主要表现为游走性皮下包块和渗出性胸膜炎。中医认为该病属"虫症"范畴,病因为"肺虫"。若因饮食不洁,喜食生蟹或蝲蛄,致虫毒袭肺,肺络损伤,肺失宣降,致发热、咳嗽;虫伤肺络,致咯血、胸痛;虫性喜窜,穿脑过腹,可致虫毒侵脑。

【典型案例】

患者张某,男,35 岁,因"发热伴咳嗽、胸痛 1 个月余"入院,患者入院前因受凉后出现发热,体温在 38~39℃ 之间,伴咳嗽,白黏痰,偶有铁锈色痰,胸痛,无咯血,在家自服抗炎药物无好转(具体不详),且出现胸闷、气喘,体温 38℃ 左右,为进一步诊治收住入院。查体:体温 38.4℃,脉搏 95 次/min,呼吸 22 次/min,血压 130/80mmHg,神志清楚,精神差,全身皮肤黏膜无黄染、皮疹及出血点,结膜无充血,巩膜无黄染,口唇无发绀,咽部无充血,扁桃体无肿大。右下肺语颤减弱,叩诊浊音,听诊呼吸音低,左肺闻及少许湿啰音。心界不大,心率 95 次/min,律齐,各瓣膜听诊区未闻及病理性杂音。胸部 CT:两下肺炎症,右侧胸腔中等量积液,左侧胸腔少量积液,PPD 皮试阴性,结核抗体阴性,痰查抗酸杆菌阴性,癌胚抗原阴性,心电图正常。血常规示:白细胞总数 $12.3×10^9$/L,嗜酸性粒细胞 34%,抗感染治疗 1 周,无明显好转,复查血常规,白细胞总数 $14.1×10^9$/L,嗜酸性粒细胞 36.1%。追问病史,患者有生吃醉蟹的习惯。

问题一 本案例初步考虑诊断为何病? 其诊断依据是什么? 应该与哪些疾病相鉴别?

思路 1 本例初步诊断为并殖吸虫病,其诊断依据如下:

(1) 病史:青年男患,有生吃醉蟹的习惯。

(2) 症状:发热、咳嗽、胸痛、气短。

(3) 查体:咽部无充血,扁桃体无肿大。右下肺语颤减弱,叩诊浊音,听诊呼吸音低,左肺闻及少许湿啰音。

(4) 辅助检查:血常规示:白细胞总数 $12.3×10^9$/L,嗜酸性粒细胞 34%,PPD 皮试阴性,结核抗体阴性,痰查抗酸杆菌阴性,癌胚抗原阴性,心电图正常。胸部 CT:两下肺炎症,右侧胸腔中等量积液,左侧胸腔少量积液。

知识点 1

病 原 学

目前世界上已知并殖吸虫超过 50 种,其中卫氏并殖吸虫(P. westermani)和斯氏狸殖吸虫(P. szechuanensis)分布较广泛,感染人数最多。

卫氏并殖吸虫常寄生在人或动物肺部,产出的虫卵发育成毛蚴,毛蚴可钻入第一中间宿主螺类(卫氏并殖吸虫为淡水川卷螺,斯氏狸殖吸虫为拟钉螺)体内,发育为尾蚴从螺体内逸出。尾蚴在水中侵入第二中间宿主溪蟹或蝲蛄,形成囊蚴,囊蚴形成是并殖吸虫的感染期。人生食溪蟹或蝲蛄,囊蚴到胃、十二指肠,经胆汁和消化液作用后,脱囊逸出,穿过肠壁进入腹腔,发育为童虫。童虫在腹腔脏器间及体内游动,约经 2 周后穿过膈肌到胸腔,侵入肺,移行至细支气管附近,逐渐破坏肺组织形成虫囊,虫体在囊内逐渐发育为成虫。

卫氏并殖吸虫主要寄生于终宿主肺组织,以宿主血液及组织液为食物。斯氏狸殖吸虫主要寄生于果子狸、犬、猫等哺乳动物,人并非其适宜的终宿主,一般不能发育成熟,多以童虫形式在体内移行。

知识点 2

流 行 病 学

1. **传染源**　卫氏并殖吸虫在感染者体内产卵,虫卵随痰或粪便排出体外。因此,患者是主要传染源。斯氏狸殖吸虫一般不能在人体内发育为成虫,病猫、病犬等是其主要传染源。鼠类、野猪、兔等动物是并殖吸虫的不适宜宿主,但体内携带童虫,这类动物称为转续宿主,也是重要的传染源。

2. **传播途径**　主要因生食或半生食含并殖吸虫囊蚴的溪蟹或蝲蛄而感染。进食含活囊蚴的转虫宿主动物肉,或饮用含囊蚴的生水而感染。

3. **易感人群**　人群普遍易感。儿童及青少年感染率高,尤其学龄儿童可能因接触溪蟹或蝲蛄机会较多而患病较多。

4. **流行特征**　主要分布在直接捕食溪蟹的地方,夏秋季感染为主,喜食醉蟹的地区四季均可发病。

思路 2　本病应与以下疾病相鉴别:

(1) 结核病:结核病患者有低热、盗汗、体重减轻等症状,结核菌素试验阳性,胸片可见空洞及结核病灶,痰查结核杆菌有助于鉴别。

(2) 颅内肿瘤:并殖吸虫感染史、发热、肺部病变、痰查见并殖吸虫卵,以及脑脊液嗜酸性粒细胞与免疫检查等均有助于鉴别。

(3) 原发性癫痫:原发性癫痫发作后症状常于数小时内消失,既往有多次癫痫发作的病史,痰查并殖吸虫卵、脑脊液免疫学检查阳性等可鉴别。

问题二　为明确诊断,还需做哪些检查?

思路　还需做病原学及免疫学检查。

知识点 3

实验室及特殊检查

1. **常规检查**

白细胞总数升高,嗜酸性粒细胞明显增高,可达 30%~40%。胸水、腹水、脑脊液及痰中嗜酸性粒细胞也可增高。血沉明显增快。

2. 免疫学检查

(1) 皮内试验：以 1:2 000 成虫抗原 0.1ml 注射于前臂皮内，20 分钟后皮丘≥12mm，红晕≥20mm 者为阳性反应，阳性率可达 95%，但与其他多种吸虫有部分交叉反应。

(2) 后尾蚴膜试验：痰并殖吸虫卵阳性患者中该试验阳性率高，特异性强，有早期诊断价值，但与其他吸虫有部分交叉反应。

(3) ELISA 检测：检测患者血清中抗原阳性率达 95% 以上，特异性强，可作为判断疗效的指标。

3. 病原学检查

(1) 痰液：卫氏并殖吸虫病患者清晨痰涂片可查见虫卵，以及夏科 - 莱登晶体。

(2) 粪便：部分患者粪便中可查见并殖吸虫虫卵。

(3) 体液：脑脊液、胸水、腹水、心包液等体液中查见并殖吸虫卵，嗜酸性粒细胞增多及夏科 - 莱登晶体。

(4) 活组织检查：皮下结节或包块病理检查可查见并殖吸虫卵、童虫或成虫。斯氏狸殖吸虫引起的皮下包块病理检查可见典型的嗜酸性肉芽肿。

4. 影像学检查　X 线胸片检查对胸肺型病例有重要的参考价值，早起可见中下肺野大小不等、边缘不清的类圆形炎性浸润阴影；病程后期可见囊肿及胸腔积液，同时伴胸膜粘连或增厚。脑脊髓型患者头部 CT 或 MRI 检查可显示病变状态或阻塞部位。

辅助检查

进一步行血液并殖吸虫抗体检测，患者血中肺吸虫 IgG 抗体阳性，胸水中找到肺吸虫虫卵。

问题三　本患者确定诊断是什么?

思路　本患者确定诊断为并殖吸虫病(胸肺型)。

问题四　针对该患者如何用药治疗?

思路 1　病原治疗。采用吡喹酮治疗，75mg/kg，分 3 次口服，2~3 日为 1 疗程，同时监测病情变化。

思路 2　对症治疗。可以给予镇咳化痰、止痛等治疗药物。

【诊疗流程】

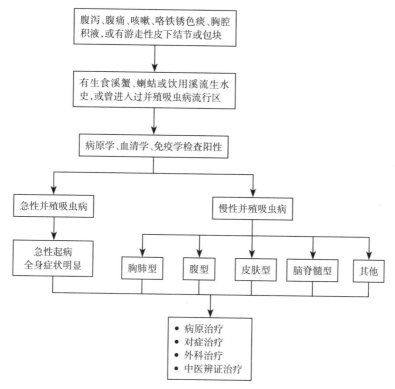

（郑丽红）

【复习思考题】

1. 简述并殖吸虫病的中医疗法。
2. 并殖吸虫病怎样预防？

第三节 华支睾吸虫病

 培训目标

1. 掌握华支睾吸虫病的定义、临床表现、诊断、治疗和预防。
2. 掌握华支睾吸虫病的中医辨证论治。
3. 熟悉华支睾吸虫病的流行病学、病因病机、鉴别诊断。

华支睾吸虫病（clonorchiasis sinensis）俗称肝吸虫病，由华支睾吸虫（clonorchis sinensis）寄生在人体肝内胆管引起的寄生虫病。其临床特征为精神不振、上腹隐痛、腹泻、肝大等，严重者可发生胆管炎、胆石症及肝硬化等并发症，感染严重的儿童常有营养不良和发育障碍。中医一般将其归属于"虫证""胁痛""黄疸""积聚"等范畴。

【典型案例】

张某,男,42岁,广东顺德人,因"体检发现肝吸虫抗体 IgG 阳性 5 天"就诊,患者有吃鱼生史,5 天前体检发现肝吸虫抗体 IgG 阳性,平素无明显不适。

问题一　需要给患者完善哪些检查以明确诊断?

思路　患者体检发现肝吸虫抗体 IgG 阳性,证明曾经感染过肝吸虫,但尚需要明确是否现症感染,因此,需要完善粪便找寄生虫卵、血常规等相关检查。

问题二　如果单项肝吸虫抗体 IgG 阳性,需要治疗吗?

思路　粪便虫卵阳性是确证华支睾吸虫病现症感染的证据。本例患者若粪便发现肝吸虫卵,则进行杀虫治疗;若无肝吸虫卵,则建议患者定期复查。

病史补充

患者粪便发现肝吸虫卵,血常规提示嗜酸性粒细胞百分比 21.5%,嗜酸性粒细胞绝对值 2.56×10^9/L。

知识点 1

临 床 表 现

潜伏期一般为 1~2 个月。

轻症感染者无症状或无明显临床症状。

普通感染者可见乏力、食欲不振、胃部不适,肝区隐痛、腹胀、腹痛、腹泻。部分患者有肝大,以左叶明显,有压痛和叩击痛,可伴贫血、营养不良和水肿等全身症状。

较重感染者除普通感染者症状外,可伴有头晕、失眠、疲乏、心悸、记忆力减退等神经衰弱症状。

严重感染者可呈急性起病,潜伏期短,15~26 天。患者突发寒战及高热,体温高达 39℃以上,呈弛张热;可见食欲减退、恶心呕吐、肝大伴压痛,有轻度黄疸,少数出现脾大。数周后急性症状消失而进入慢性期,表现为乏力、消化不良等。

慢性重复感染者可出现消瘦、水肿、皮肤粗糙、贫血、多发性神经炎等营养不良表现;严重感染的儿童可出现营养不良和生长发育障碍;严重病例发展为肝硬化时,可出现腹壁静脉曲张、脾大、腹水、浮肿、黄疸等。

并发症有急性胆管炎、胆囊炎、胆结石、胰腺炎、糖尿病、肝癌及胆管癌等,其中急性胆管炎和胆囊炎为最常见的并发症。

问题三　若本例患者第一次检查粪便虫卵阴性,可以确定为非现症感染者吗?

思路　单次粪便检查阴性不能确定患者为非现症感染者。明确诊断需要在不同一天连续 3 次新鲜粪便检查均阴性,才能确定为非现症感染者。

知识点 2

实验室及特殊检查

1. 血常规　白细胞总数及嗜酸性粒细胞轻、中度增加,嗜酸性粒细胞一般在 10%~40% 之间。

2. 肝功能　可见轻至中度转氨酸升高,黄疸少见。严重感染及有肝、胆并发症者,特别是儿童营养不良时,γ- 谷氨酰基转移酶、碱性磷酸酶升高。

3. 虫卵检查　粪便或十二指肠引流胆汁检查,发现虫卵是确诊华支睾吸虫病的直接证据。临床多用集卵法检查,并多次检查,至少每天 1 次,连续 3 天进行粪便检查。

4. 免疫学检查者　常用的方法有成虫纯 C 抗原皮内试验(ID)、间接细胞凝集试验(IHA)、酶联免疫吸附试验(ELISA)。既往感染者可出现假阳性,抗体阳性不作为现症诊断依据。

5. 其他　超声波检查、CT 和磁共振可显示肝内中小胆管多处扩张,胆管内有虫体及其他改变,如胆管炎症表现。

问题四　本例患者应如何治疗?

思路　本例患者需要杀虫治疗。可采用吡喹酮或阿苯达唑口服杀虫,同时配合中医药治疗。

知识点 3

中医辨证治疗

1. 肝胆湿热证　往来寒热,胸胁苦满,或右胁下胀痛,口苦咽干,两目发黄,或恶心呕吐,大便不解,小便短黄,舌红,苔黄或黄腻,脉弦数或滑数。

治法:清利肝胆湿热。

方药:茵陈蒿汤加减。

2. 肝郁脾虚证　两胁胀痛,脘痞不适,腹泻,神疲乏力,纳食减少,舌淡,苔白,脉弦细。

治法:疏肝健脾。

方药:逍遥散加减。

3. 肝郁血瘀证　胁下痞块,推之不移,按之疼痛,伴胸胁胀满,面黯形瘦,舌质有瘀点或瘀斑,脉弦涩。

治法:疏肝理气,化瘀消积。

方药:血府逐瘀汤加减。

4. 肝肾阴虚证　肝郁虫积日久,损伤肝之阴血,出现胁痛,头痛,头昏,耳鸣,失眠,消瘦,倦怠乏力,舌嫩红,苔薄,脉弦弱。

治则:养血柔肝,滋阴补肾。

方药:一贯煎加减。

以上各证型均可加榧子肉、使君子、槟榔等驱虫药。

知识点 4

西医治疗

1. 一般治疗和对症治疗　对重症感染并伴有较重的营养不良和肝硬化患者,应先予加强营养、保护肝脏等对症治疗,待全身情况好转时再予驱虫治疗。

2. 病原治疗

(1) 吡喹酮是本病的首选药物,治疗剂量为每次 20mg/kg,每天 3 次,连服 2~3 天。虫卵阴转率几乎达 100%。

(2) 阿苯达唑对本病亦有较好疗效。每天 10~20mg/kg,分 2 次服,7 天为 1 疗程。虫卵阴转率可达 95% 以上。

3. 外科治疗　患者并发急性或慢性胆囊炎、胆石症和胆道梗阻时,应即以手术治疗,术后应继用病原治疗。

【诊疗流程】

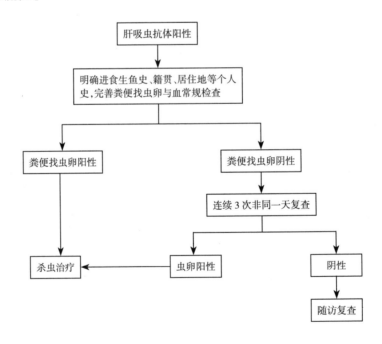

（萧焕明）

【复习思考题】

简述华支睾吸虫病的治疗。

第四节　丝　虫　病

培训目标

1. 掌握丝虫病的流行病学特点、临床表现、诊断技巧及治疗原则。
2. 熟悉丝虫病的中医证候分型、中药防治措施。
3. 了解丝虫病的病原学、发病机制、并发症及预后。

丝虫病(filariasis)是由于丝虫寄生于人体的淋巴系统、皮下组织或浆膜腔引起的寄生虫病,早起主要为淋巴结炎及淋巴管炎,晚期主要为淋巴管阻塞及其引起的系列症状。急性期与中医"流火"类似,慢性期与中医"膏淋""水疝""大脚风"等类似。诊断主要靠在血液或皮肤组织内检出微丝蚴。预防方法为消灭传染媒介,加强个人防护,治疗患者及感染者,全民服药以消灭传染源。

【典型案例】

患者王某,男,26岁,农民。4天前,患者劳动后出现畏寒、发热,最高体温达39.2℃,右大腿内侧出现2个结节,触之疼痛。今晨起自觉睾丸坠胀,肌肉酸痛,小便混浊微红,淋漓涩痛。患者曾在缅甸工作2年。查体:T 38.7℃,P 87次/min,R 20次/min,BP 124/72mmhg,神清,精神差,右侧腹股沟可摸到如蚕豆大小淋巴结2个,压痛明显,边缘清楚,可活动。

问题一　该患者的诊断思路是什么? 应该与哪些疾病进行鉴别?

思路1　患者有2年疫区生活史,近期出现畏寒高热,伴有淋巴结炎、离心性淋巴管炎和睾丸炎症状,查体腹股沟可触及疼痛的淋巴结,诊断首先考虑感染性疾病。

思路2　应与以下疾病鉴别:

(1)感染性静脉炎:有局部外伤史或感染病灶,有沿静脉走行的红肿疼痛,常伴全身中毒症状。

(2)血栓性静脉炎:常有血管壁损伤史或静脉曲张史,主要表现为沿静脉走行的红肿疼痛,血管彩超及静脉造影可诊断。

(3)腹股沟斜疝:阴囊肿大,触之囊样感,平卧时肿物可回纳,咳嗽时有冲击感,透光试验阴性。

 知识点 1

病　原　学

班氏吴策线虫(简称班氏丝虫)和马来布鲁线虫(简称马来丝虫)的成虫形态基本相似,雌雄异体,常缠绕在一起。区别在于两种雄虫肛孔两侧及肛孔至尾端间乳突对数不同。雌虫胎生幼虫为微丝蚴(microfilariae),主要在外周血液中呈丝状活动,且活动具有明显的夜周期性。含有微丝蚴的人血经蚊虫叮咬吸入蚊胃,在蚊体内发育为感染期幼虫再经叮咬进入人体,部分幼虫在组织内移行及发育时死亡,部分可到达淋巴管及淋巴结发育为成虫。班氏丝虫主要寄生在浅表淋巴系统及下肢、阴囊、腹股沟等深部淋巴系统,马来丝虫则主要寄生在上、下肢浅表淋巴系统。

 知识点 2

流 行 病 学

传染源为血中含微丝蚴的早期患者及无症状的带虫者(微丝蚴血症者)。通过蚊虫叮咬传播,传播媒介为 4 属 30 余种蚊如中华按蚊、微小按蚊、淡色库蚊和致倦库蚊。人群普遍易感,可产生一定的免疫力但不能阻止再次感染。

问题二　为明确诊断还需要做哪些检查?

思路　还需要做血常规检查、病原学检查(血、鞘膜腔积液、尿、皮下结节、浅表淋巴结)、淋巴管造影。

辅助检查

血常规:WBC $15×10^9$/L,EO 22%。耳尖血涂片:见一长条状微丝蚴虫体。

问题三　该患者的确定性诊断是什么?

思路　该患者的确定性诊断是丝虫病。

问题四　该患者需要采取哪些治疗?

思路　予乙胺嗪 0.6/d,分 3 次口服,连服 7 天。可口服泼尼松、阿司匹林等解热镇痛药 2~3 天。清淡饮食,限制脂肪及高蛋白饮食。

【诊疗流程】

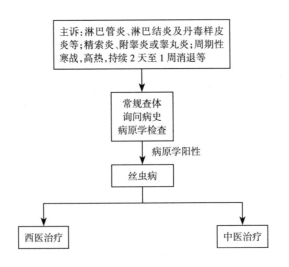

(汪晓军)

【复习思考题】

丝虫病中医证型有哪些? 分别采用何种中医药防治方法?

第五节 蛔 虫 病

培训目标

1. 掌握蛔虫病的临床表现、诊断方法、治疗及预防原则。
2. 掌握蛔虫病的中医证候分型、中医药防治措施。
3. 了解蛔虫病的病原学与流行病学、并发症。

蛔虫病(ascariasis)是由似蚓蛔线虫(ascaris lumbricoides)寄生于人体所引起寄生虫病之一。仅限于肠道的称为肠蛔虫病,可有消化道症状,可引起反复发作的上腹部或脐周痛、胃肠功能紊乱等,严重可引起营养不良、智力和发育障碍。有时虫体可阻塞小肠或进入胆道、胰胆腺管、阑尾等器官引起严重并发症。部分患者早期其幼虫在人体内移行时引起相应的异位病变,以呼吸道为主,也可移行到眼、脑、脊髓等器官,并可导致严重并发症。本病属中医学"虫症"范畴,历代医家记载其多,在蛔虫病防治方面积累了丰富的经验,"小儿最多,大人间有","凡腹内有虫,必口馋好甜,或喜泥土茶叶火炭之类,宜功去之,槟榔丸"等,阐述蛔虫病的传染、症状及治法。

【典型案例】

患儿男,5岁,主诉:食欲不振、腹痛间作2个月余。家长诉2个月前开始出现食欲下降,消化不良,时有腹部隐隐作痛,以脐周为主,可自行缓解,腹痛没有规律,无反酸、烧心等不适,夜寐欠安,睡中磨牙,大便不调,大便中曾有白色虫子。查体面色萎黄,心肺未闻及异常,腹软,无腹肌紧张,脐周轻微压痛,无反跳痛。居于农村,平素好动,喜欢玩泥土,否认过敏史,3个月前曾患"肺部感染",已愈。

问题一 初步考虑诊断可能是什么? 其诊断依据是什么? 应该与哪些疾病进行鉴别?

思路 本例初步诊断为肠蛔虫病,诊断依据是:

(1) 居于农村,平素好动,喜欢玩泥土,否认过敏史,3个月前曾患"肺感染",已愈。

(2) 食欲不振、腹痛间作2个月余。

(3) 查体面色萎黄,心肺未闻及异常,腹软,无腹肌紧张,脐周轻微压痛,无反跳痛。

(4) 大便不调,大便中曾有白色虫子。

知识点 1

蛔虫病的临床表现

(1) 幼虫移行症:主要见于短期内食入含大量感染期虫卵的患者,潜伏期7~9天,蛔虫幼虫在肺内移行,引起乏力、发热等全身症状和咳嗽、胸闷、哮喘等呼吸道症状,重症者可出现咳血、胸痛、呼吸困难伴发绀。胸部 X 线检查可见肺门影增深,肺纹理增多,点片状、絮状阴影。

(2) 肠蛔虫病:多无任何症状。少数患者有不定时反复发作的脐周和上腹部疼痛,多见于儿童,常伴食欲不振、偏食、甚至异食癖。严重感染者可出现营养不良、贫血、身体及智力发育障碍,可呕出或随大便排出大量蛔虫。部分患者可出现烦躁不安、磨牙、惊厥等。

(3) 异位蛔虫症:蛔虫主要寄生在空肠和回肠,蛔虫离开主要寄生部位而至其他器官或脏器称为异位蛔虫症,可引起相应的症状。其他疾病所致的发热和使用驱虫药物等可促发这种异位移行。

1) 胆道蛔虫症:为最常见的异位蛔虫症,以青壮年居多,蛔虫多侵入胆总管,较少进入肝胆管,偶可见于胆囊,雌虫居多。临床上起病急剧,突发右上腹钻孔性、阵发性疼痛,可放射至右肩部,疼痛难以忍受,致使患者辗转不安,伴有恶心、呕吐。症状重,体征轻,无明显腹肌紧张,仅有右上腹局限的压痛。可引起化脓性胆管炎、蛔虫性肝脓肿、胆管大出血等严重并发症,钻入胰管可引起急性胰腺炎。

2) 蛔虫性胰腺炎:阵发性钻顶样疼痛,左上腹和或剑突下疼痛,血、尿淀粉酶升高,严重者出现急性坏死性胰腺炎。

3) 蛔虫性阑尾炎:小儿阑尾根部的口径宽松,故多见于儿童。临床表现为转移性右下腹疼痛,发热及白细胞增多,易发生穿孔。

4) 过敏反应:蛔虫的代谢产物可引起宿主的皮肤、结膜、肺、肠黏膜过敏,主要表现为荨麻疹、哮喘腹泻等。

问题二 为明确诊断还需要做哪些检查?

思路 还需要做血常规、粪便检查,必要时可做 X 线气钡双重造影。

问题三 确诊依据是什么?

思路 有不定时反复发作的脐周和上腹部疼痛,不伴腹肌紧张及压痛,多见于儿童,常伴食欲不振、偏食,甚至异食癖。呕出或随大便排出蛔虫或粪便中查到特征性的虫卵即可确诊。

知识点 2

肠蛔虫病的并发症

(1) 蛔虫性肠梗阻:多见于重度感染的小儿,由于大量蛔虫在小肠内互相纠结成团而导致的机械性肠梗阻,多数为不完全性梗阻。表现为急性起病,阵发性剧烈腹部绞痛,常位于脐周,伴有恶心、呕吐,可吐出胆汁及虫体,腹胀明显,约半数患者可见肠型及蠕动波,腹部软,约70%患者可触及条索状肿块,有活动感。立位腹部X线片可见液平面和肠胀气。

（2）肠穿孔:常继发于肠梗阻,肠梗阻时间过长,导致肠缺血、坏死、穿孔,引发弥漫性腹膜炎。好发于回盲部,偶见阑尾,表现为腹痛及腹膜刺激征,需急行外科手术。

辅助检查

血常规嗜酸性粒细胞略升高,粪便涂片可见蛔虫虫卵。

问题四 该患者的确定性诊断是什么?
思路 该患者的确定性诊断是肠蛔虫病。
问题五 该患者需要采取哪些防治措施?
思路 需要采取驱虫治疗,予阿苯达唑400mg,一次顿服。

知识点3

蛔虫病的西医治疗

（1）驱虫治疗:常用药阿苯达唑,400mg,一次顿服。虫卵转阴率达90%,严重感染者需多个疗程。伊维霉素广谱高效,100μg,每日1次,连服2日,治愈率近100%。

（2）胆道蛔虫症:以内科治疗为主,解痉止痛,早期驱虫。ERCP对本病有诊断及治疗价值,出现胆管嵌顿或化脓性胆管炎时手术治疗。

（3）蛔虫性肠梗阻:以内科治疗为主,禁食、胃肠减压、解痉止痛,静脉补充液量及能量,维持水电解质及酸碱平衡。腹痛缓解后驱虫治疗。亦可服用花生油或豆油促进蛔虫团松解。内科治疗无效或发生完全性肠梗阻或肠坏死、穿孔时及时手术治疗。

问题六 患儿的中医诊断、辨证分型是什么? 治则、处方是什么?
中医诊断:蛔虫病。
辨证:蛔虫证。
治则:驱蛔杀虫,行气止痛,调理脾胃。
方药:使君子散加减。
组成:使君子、槟榔、芜荑、鹤虱、苦楝皮、雷丸、厚朴、枳实、甘草、茵陈、川楝子、延胡索、木香。

知识点 4

蛔虫病的中医辨证治疗

(1) 虫毒犯肺证　主症:咳逆气促,痰中带血丝,或喘息痰鸣,伴发热、咽痒,或见皮肤风疹团块,舌红,苔黄,脉滑数。治法:宣肺平喘,清热杀虫;基本方药:麻杏石甘汤合使君子汤加减。

(2) 蛔虫证　主症:脐周腹痛,时作时止,食欲不振,日渐消瘦,或见吐蛔,面色黄,面上白斑,嗜食异物,夜间磨牙,大便不调。舌淡红,舌尖红赤,脉弦滑。治法:驱蛔杀虫,调理脾胃;基本方药:使君子汤加减。

(3) 蛔厥证　主症:右上腹及剑突下腹痛,阵发性剧烈绞痛,弯腰屈背,肢冷汗出,辗转不安,多有恶心呕吐,可呕吐胆汁及虫体,疼痛间作,甚则出现黄疸,或见恶寒发热,舌红,苔黄腻,脉弦数。治法:安蛔止痛,继之止痛。基本方药:乌梅汤加减。

(4) 虫瘕证:主症:虫团聚结于肠腑,腹痛不止,阵发性加重,腹部包块,按之柔软可动,恶心呕吐,不能进食,大便不通。舌质淡,脉弦数。治法:安蛔驱虫,润下通便;基本方药:乌梅汤合小承气汤加减。

知识点 5

其 他 治 法

(1) 化虫丸 2~8g,每日 1~2 次,空腹或睡前服,用于肠蛔虫证。

(2) 外治法:新鲜苦楝皮 200g,葱白 100g,胡椒 20 粒。共捣成泥加食醋 150ml,炒热后纱布包裹后置腹痛处,可减轻腹痛。

(3) 针刺法:取迎香透四白、中脘、足三里、阳陵泉、百虫窝或取天柱、足三里、内关、百虫窝。

(4) 推拿法:按压上腹部剑突下压痛点,一压一推一松手法,连续 7~8 次后重压一次,用于胆道蛔虫病;用掌心旋转摩法顺时针按摩腹部,由轻到重,配合扭揉法或提斗法,用于蛔虫性肠梗阻。

【诊疗流程】

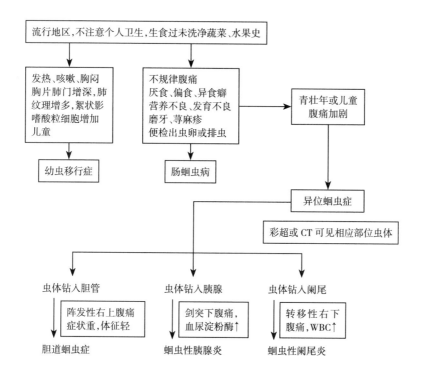

（陶　森）

【复习思考题】

蛔虫病的临床表现有哪些?

第六节　肠绦虫病

培训目标

1. 掌握肠绦虫病的临床特点、诊断及治疗特点、预防原则。
2. 掌握肠绦虫病的中医药的防治措施。
3. 熟悉肠绦虫病病原学、发病机制、流行病学。

肠绦虫病(intestinal taeniasis)系由寄生在人类小肠内幼绦虫所引起的肠道寄生虫病。我国最常见的是牛带绦虫病及猪带绦虫病,因进食含有活囊尾蚴的猪肉或牛肉而引起,临床以食欲异常(减退或亢进)、腹痛、腹胀、腹泻及消瘦,大便排出绦虫节片为主要症状。本病属中医学"虫证"范畴。本病的主要病因是饮食不洁,误食含囊虫的猪肉或牛肉而发病。虫居肠中,阻滞肠道气机,扰动不安则腹部隐痛、腹胀不适;脾胃运化失司,气机升降失常,则恶心、便溏或便结;病久脾胃受损,气血生化无源而见面色萎黄或苍白、形体消瘦、倦怠乏力等症。故本病病机,病初为肠胃功能失调,病久则脾胃受损,生化不足,气血两虚,形成先实后虚的病证。

【典型案例】

患者刘某,男,20 岁,籍贯新疆(汉族),在校学生,主诉:大便反复排出节片 3 个月余。自诉 3 个月前放假回家常食用未烤熟牛肉,近日自觉肛门有痒感,粪便中有白色带状节片排出,伴上腹部不适,体重减轻,面色苍白、形体消瘦、倦怠乏力,舌质淡,苔薄白,脉弱。故今至门诊为求进一步诊治。查体呈轻度贫血貌,检查其排出节片较厚、不透明,妊娠节片经检查为牛带绦虫孕节。

问题一 初步考虑患者病情可能是什么? 其诊断依据是什么? 应该与哪些疾病进行鉴别?

思路 1 本例初步诊断为肠绦虫病,诊断依据是:

(1) 近期有食用未烤熟牛肉史。

(2) 粪便中有白色带状节片排出,伴上腹部不适,体重减轻,查体呈轻度贫血貌,检查其排出孕节较厚、不透明。

(3) 妊娠节片经检查为牛带绦虫孕节。

思路 2 本病应与以下疾病进行鉴别:

有消化道症状时与慢性胃炎、肠炎、吸收不良综合征等,以及肠蛔虫病相鉴别;短膜壳绦虫症状要与十二指肠溃疡鉴别。

知识点 1

病 原 学

肠绦虫病的常见病原有带绦虫、膜壳绦虫、棘球绦虫和裂头绦虫,以猪带绦虫和牛带绦虫最常见,其次是短膜壳绦虫。

知识点 2

流 行 病 学

人是牛带绦虫和猪带绦虫的唯一传染源,传播途径是因食用生的或未熟的含有囊尾蚴的猪肉或牛肉而受感染。人和鼠是短膜壳绦虫病的传染源。短膜壳绦虫主要是通过被污染的手或食物传播,亦可因肠逆蠕动,虫卵反流入胃后再进入小肠形成内源性自身感染。肠绦虫病普遍易感。猪带绦虫与牛带绦虫主要感染青壮年,男性多于女性;短膜壳绦虫病则多见于儿童。

问题二 为明确诊断还需要做哪些检查?

思路 还需要做以下检查:

(1) 粪便中可以找到绦虫卵。

(2) 免疫学检测宿主粪便中特异性抗原,敏感性 100%,且有高度特异性。

(3) 血常规检查早期可见嗜酸性粒细胞轻度增加,白细胞总数多正常。

问题三　确诊依据是什么?

思路　确认依据如下:

(1) 流行病学资料:曾进食生或半生猪肉或牛肉史。

(2) 粪便中或内裤、被褥上有白色带状节片排出者即可临床诊断。

(3) 实验室检查:在粪便中或肛门拭子找到绦虫卵即可确诊。粪便中找到妊娠节片可鉴别绦虫种类。

问题四　该患者的确定性诊断是什么?

思路　该患者的确定性诊断是牛带绦虫感染。

问题五　该患者需要采取哪些防治措施?

思路　可采用槟榔 - 南瓜子法进行驱虫治疗。生南瓜子(去壳)100g、槟榔60~80g,槟榔浸泡过夜后加水 500ml 煎煮至剩浓缩液 200ml 左右制成槟榔煎剂;嘱患者在驱虫当天清晨起床后空腹将南瓜子嚼碎服下,2 小时后服槟榔煎剂,30 分钟后再服 10% 硫酸镁 10ml 导泻,随后排虫。

结果:患者在服硫酸镁 2 小时后排出 1 条 3m 左右的完整虫体,经检查,头节、孕节完整,驱虫治疗后 3 个月随访患者,均无节片排出,血常规正常,食欲睡眠好,无上腹部不适等症状。

知识点3

肠绦虫病诊治注意事项

驱除绦虫,务必驱尽,须头节同时排出,彻底治愈。否则需于治疗后 3~4 个月检查粪便,若再出现虫卵或体节,则需复治。

知识点4

肠绦虫病的治疗原则

西医治疗以驱虫为主,辅以对症治疗。中医治疗以驱杀虫体为主。绦虫驱除后,则调理脾胃、补养气血以善其后。

问题六　本例中医证型是什么? 辨证要点是什么? 中医治疗方法是什么?

中医诊断及证型:虫证(脾胃虚弱证)。

辨证要点:患者粪便中有白色带状节片排出,伴面色苍白、形体消瘦、倦怠乏力,舌质淡,苔薄白,脉弱,当属于中医"虫证病脾胃虚弱证"。

治法:健脾益气,补养气血,兼以驱虫。

方用香砂六君子汤加减。处方:白术、茯苓、陈皮、半夏、木香、砂仁、甘草、槟榔、南瓜子。二剂水煎 300ml,口服一次 150ml,一日 2 次,服用 3~5 日。

知识点 5

肠绦虫病的中医辨证治疗

中医治疗亦以驱杀虫体为主。当绦虫驱除后,则调理脾胃,补养气血,以善其后。

1. 虫积肠中证。主症:上腹部或脐周隐隐作痛,腹胀,腹泻,或有便秘,肛门作痒,大便中发现白色节片。舌脉:舌质红,苔薄或薄腻,脉浮数。治法:驱杀绦虫。基本方药:化虫丸加减。

2. 脾胃虚弱证。主症:食少纳呆,腹胀便溏,形体消瘦,甚或头晕气短。舌脉:舌淡,苔薄白,脉弱。治法:健脾益气,补养气血,兼以驱虫。基本方药:香砂六君子汤加减。

【诊疗流程】

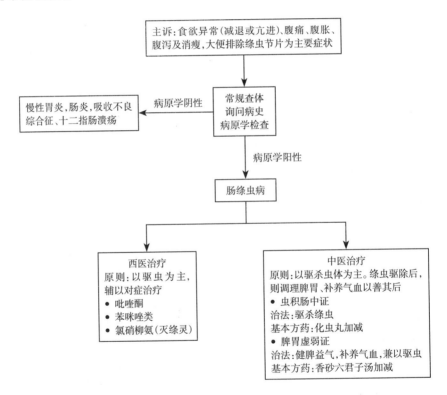

（田莉婷）

【复习思考题】

肠绦虫病如何预防?

第七节　蛲　虫　病

培训目标

1. 掌握蛲虫病临床表现、诊断、治疗及预防原则。
2. 了解蛲虫病的病因病机、病原学特征、发病机制及其鉴别诊断。
3. 掌握蛲虫病的中医辨证、中医药防治措施。

蛲虫病是由蠕形住肠线虫寄生于人体肠道,并引起肛门、会阴部瘙痒为特征的一种肠道寄生虫病。世界各地流行广泛,我国南方、北方均普遍流行,以儿童感染为主。本病预后较好,极少数会引起严重并发症。本病于中医学属"虫证"范畴。

【典型案例】

患者刘某,男,4 岁。因肛门奇痒 2 天来诊。患者平素常于幼儿园中玩耍,舔舐玩具,2 天前出现肛门奇痒,喜抓喜挠,甚则抓破肛周,夜间尤甚,烦躁不安,夜间不能安眠,小便黄赤,量少,苔薄黄,脉细数。连续 3 次虫卵检查:检出为蛲虫卵。

问题一　本病例为何病? 其诊断依据是什么?

思路　本病例为蛲虫病。诊断依据如下:

(1) 病史:平素常于幼儿园中玩耍,舔舐玩具,饮食不洁。

(2) 临床表现:肛门奇痒,喜抓喜挠,甚则抓破肛周,夜间尤甚,烦躁不安,夜间不能安眠,小便黄赤,量少。

(3) 实验室检查:虫卵检查检出蛲虫卵。

知识点 1

蛲虫病的诊断

凡有患儿肛门周围及会阴部瘙痒,夜间尤甚者,均应考虑蛲虫病。若查到成虫或虫卵即可确诊。会阴部真菌感染、过敏症、湿疹及精神错乱等因素,也均可引起局部皮肤瘙痒,局部可红肿。结合年龄、发作特征及局部体征特点,一般不难鉴别。

问题二　蛲虫病的临床表现常包括什么?

思路　蛲虫病的临床表现包括以下几方面:

(1) 肛周及会阴部瘙痒:由雌虫及虫卵产生的毒性物质和机械性刺激所引起,夜间更甚。患儿搔抓肛周及会阴部可造成局部皮损、红肿、皮疹、湿疹等,甚至继发化脓性感染,致使患儿哭闹不安,影响睡眠。

(2) 消化道症状:蛲虫可侵入黏膜深层及向上逆行感染,引起胃肠道不适、食欲减退、恶心、呕吐、腹痛、腹泻等症状。

（3）精神症状：寄生于体内的蛲虫可排放有毒代谢产物，导致精神兴奋、小儿夜惊、咬指等症状。还常常引起小儿的异嗜症，如嗜食土块、煤渣、食盐等。

（4）其他症状：蛲虫偶可侵入尿道引起尿频、尿急、尿痛与遗尿；侵入阴道引起阴道黏液性分泌物增多；侵入盆腔可形成肉芽肿，可误诊为肿瘤；侵入阑尾引起阑尾炎，患者出现腹痛、下腹压痛等阑尾炎的典型症状。

问题三 为诊断此病应做哪些相关的实验室检查。

思路 应做粪便成虫检查、虫卵检查。

知识点 2

蛲虫病实验室检查

1. 成虫检查 雌虫多在夜间患儿入睡 1~3 小时后，下行出肛门于肛周部产卵。因此，多可于此时在肛门、会阴、内衣等处找到成虫，反复检查可确诊。有时也可于粪便表面检查出蛲虫。

2. 虫卵检查 常用棉签拭子法或透明胶纸黏贴法。检查时间应该早晨起床前，未解大便或清洗肛门之前。用棉签或胶纸于患儿肛周皮肤皱褶处反复拭抹，取样本于镜下观察，见蛲虫卵即可诊断蛲虫病。蛲虫并非每晚爬出肛门排卵，故一次虫卵检出率约为 50%，连续 3~5 次检查，检出率可接近 100%。

问题四 本病的西医治疗方案是什么？

思路 本病驱虫剂治疗效果好，但因其重复感染性强，常需重复治疗 1~2 次，方可彻底治愈。

（1）一般治疗 蛲虫在人体内寿命一般不超过 2 个月，若能避免重复感染，则不用药物本病亦可自愈。患儿应勤洗肛门，勤换洗、烫晒被褥、床单、内裤，睡觉时避免患儿用手搔抓肛门，阻断传播途径，降低重复感染机会。

（2）驱虫治疗

1）苯咪唑类化合物：甲苯咪唑为广谱驱虫药，可直接抑制虫体摄入葡萄糖、抑制虫卵发育，有显著的杀虫作用。用药剂量为 100mg/ 天，一次顿服，连服 3 天，成人与儿童剂量相同。阿苯达唑为强效广谱驱虫药，能阻断虫体对葡萄糖及多种营养物质的吸收，致使虫体营养耗竭，并且可阻碍虫卵孵化，对成虫、幼虫及虫卵均起到良好的杀灭作用，其疗效优于甲苯咪唑。服药剂量为成人顿服 2 片（400mg）；2 岁以上患者儿童顿服 1 片（200mg）；2 岁以下儿童及孕妇不宜服用，2 周后重复一次。

2）噻嘧啶：为广谱驱虫药，有抑制虫体胆碱酯酶的作用。小儿剂量为 30mg/kg，成人 1.2~1.5g/ 次，睡前顿服，2 周重复一次，疗效达 80% 以上。本药对未成熟蛲虫无明显驱虫作用，使其效果不及阿苯达唑。

（3）局部治疗：可用 2% 的白降汞软膏或 10% 的氧化锌油膏涂抹于肛门及会阴部，即起到较好的止痒效果，又避免自身重复感染。

问题五 本病例的中医证型是什么？辨证要点是什么？如何治疗？

中医证型：肝胆湿热证。

辨证要点:肛门奇痒,喜抓喜挠,甚则抓破肛周,夜间尤甚,烦躁不安,夜间不能安眠,小便黄赤,量少,苔薄黄,脉细数。

治法:疏肝利胆,清热祛湿。

方用龙胆泻肝汤合追虫丸加减。

知识点 3

蛲虫病的中医辨证治疗

1. 虫扰魄门证

主症:肛门奇痒,夜间甚,患儿烦躁不安、搔抓肛门,甚者惊叫,影响睡眠,致精神不振、食欲减退,苔薄白,脉细。治则:杀虫止痒。方药:追虫丸加减。

2. 脾虚湿阻证

主症:肛门奇痒,食欲不振,面黄肌瘦,轻症者无明显腹部不适,重症者可出现腹痛腹泻,苔薄白,脉细弱。治法:杀虫止痒,健脾祛湿。方药:香砂六君子汤合追虫丸加减。

3. 肝胆湿热证

主症:腹痛,小腹不适,肛门痒甚,夜间尤剧。烦躁,夜惊不眠,小便黄或尿频、尿急。苔薄黄,脉细数。治法:疏肝利胆,清热祛湿。方药:龙胆泻肝汤合追虫丸加减。

4. 局部用药

蛲虫膏:主要成分百部草浸膏 30%、龙胆紫 0.2% 等制成。每晚睡前用温水将肛周洗净,将药膏涂于肛内及肛门周围,每日 1 次。

问题六 蛲虫病的发病机制是什么?

思路 蛲虫成虫因其虫体头部有头翼和唇瓣,可刺入肠黏膜,引起局部黏膜炎症或微小溃疡。蛲虫偶尔可穿破肠壁,侵入腹腔或阑尾,诱发急性或亚急性的炎症反应,形成以虫体或虫卵为中心的肉芽肿。在极少数情况下,在肛周排卵后的雌虫还可侵入尿道或女性生殖系统,甚至到达盆腔、腹腔,造成异位性炎症反应。虫卵在肛周可引起局部皮肤瘙痒,长期慢性刺激及搔抓可导致肛周皮肤损伤、出血和继发细菌感染。

问题七 蛲虫病的预防措施有哪些?

思路 蛲虫病的预防措施包括以下几方面:

(1) 加强卫生防护宣传:在托儿机构及家属间大力宣传蛲虫病相关知识,使其了解蛲虫病的传播方式与治疗措施。

(2) 普查普治:在集体儿童机构或家庭内出现感染者,应进行蛲虫感染的普查普治,7~14 天重复检查,并对阳性者进行二次治疗,以达根治及消除传染源的作用。

(3) 切断传播途径:注意个人清洁卫生,防止重新感染。儿童可穿满裆裤或戴手套,防止因瘙痒污染手指。剪短指甲,饭前便后洗手。洗澡时用淋浴,禁用浴缸、浴盆。勤换内衣裤,勤换床单及被罩。监督阻止患儿吮吸手指。患儿每天清晨用肥皂和温水清洗肛门周围,换下的内衣裤煮沸消毒。加强环境卫生,尤其是患儿时常接触的地方应常擦洗。清扫时勿使灰尘飞扬,患儿的玩具可通过日晒或紫外线照射的方法进行消毒。

【诊疗流程】

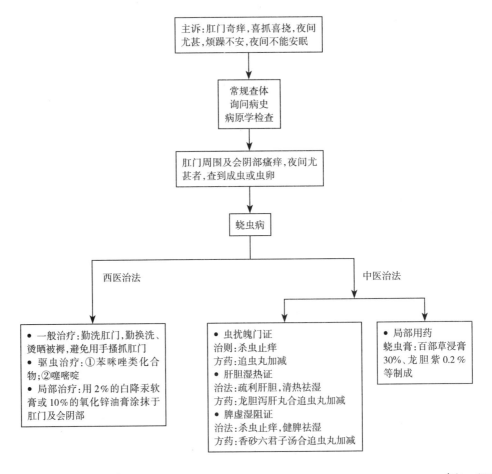

主诉:肛门奇痒,喜抓喜挠,夜间尤甚,烦躁不安,夜间不能安眠

常规查体
询问病史
病原学检查

肛门周围及会阴部瘙痒,夜间尤甚者,查到成虫或虫卵

蛲虫病

西医治法

中医治法

- 一般治疗:勤洗肛门,勤换洗、烫晒被褥,避免用手搔抓肛门
- 驱虫治疗:①苯咪唑类化合物;②噻嘧啶
- 局部治疗:用2%的白降汞软膏或10%的氧化锌油膏涂抹于肛门及会阴部

- 虫扰魄门证
治则:杀虫止痒
方药:追虫丸加减
- 肝胆湿热证
治法:疏利肝胆,清热祛湿
方药:龙胆泻肝丸合追虫丸加减
- 脾虚湿阻证
治法:杀虫止痒,健脾祛湿
方药:香砂六君子汤合追虫丸加减

- 局部用药
蛲虫膏:百部草浸膏30%、龙胆紫0.2%等制成

(张　诏)

【复习思考题】

蛲虫病临床症状有哪些,诊断依据是什么?

第八节　钩　虫　病

培训目标

1. 掌握钩虫病的流行病学特点、临床表现、诊断及鉴别诊断、治疗方法。

2. 熟悉钩虫病的中医辨证分型、辨证论治。

3. 了解钩虫病的病机学及病原学特点、预防措施。

钩虫病（ancylostomiasis）是由于钩虫（hookworm）寄生于人体小肠所致的传染病，俗称"黄肿病""懒黄病"。临床主要表现为贫血、营养不良、胃肠功能紊乱；轻者可无症状，称钩虫感染，严重贫血者可致心功能不全，长期反复感染可致儿童营养不良、发育障碍等。皮肤接触污染的土壤是主要感染途径；一般预后较好，无后遗症。

因本病主要症状为好食易饥，倦怠乏力，肤色萎黄，面足浮肿，故可属中医"黄肿病""疳黄""黄胖"范畴。

【典型案例】

患者李某，男，32岁，农民。因眩晕、上腹部不适1个月余就诊。患者5周前曾有咳嗽、咳痰，伴皮疹，自服"感冒药"后好转。1个月前自觉眩晕、上腹部不适，倦怠乏力，全身浮肿，心悸气短，大便色黑。既往体健，否认胃病和结核病史、肝炎等传染性疾病，否认药物过敏史。长期在农田作业，有用鲜粪施肥史。查体：T 36.2℃，P 86次/min，R 18次/min，BP 100/50mmHg，颜面肌肤萎黄，神志清楚，精神不振，皮肤散在点状红色丘疹，结膜苍白，咽充血（+），心律齐，腹平软，肝脾肋下未触及，全身浮肿。舌质淡胖，脉弱。查血常规示：白细胞计数 $4.6×10^9$/L，嗜酸性粒细胞增多，血红蛋白降低，呈低色素、小细胞性贫血；大便潜血试验阳性。

问题一　初步考虑患者可能是什么疾病？依据是什么？应该与哪些疾病进行鉴别？

思路1　本例初步考虑为寄生虫病感染，钩虫病可能。其依据为：

（1）流行病史：患者长期农田工作，有用鲜粪施肥史。

（2）临床表现：发病前曾有咳嗽咳痰、皮疹等早期症状，后出现眩晕、乏力等贫血症状、上腹部不适、黑便等消化道症状。

（3）血常规显示嗜酸性粒细胞增高、小细胞低色素贫血。

思路2　本病应与以下疾病进行鉴别：

（1）十二指肠溃疡钩虫病：患者有上腹隐痛，尤其有黑便时应与十二指肠溃疡、慢性胃炎等相鉴别，粪便检出钩虫卵及胃肠钡餐造影、胃镜检查有助于鉴别。

（2）其他原因所致贫血：凡是失血程度与粪便虫卵计数不相称时，应寻找贫血的其他原因。

📋 **知识点1**

钩虫病的流行病学

钩虫感染遍及全球，尤以热带、亚热带和温带地区特别流行。农村感染率高于城市，成人高于儿童。我国以四川、浙江、湖南、福建、广东、广西等地较重。在华东和华北地区以十二指肠钩虫为主，在华南和西南地区以美洲钩虫为主。

其传染源主要为患者及带虫者，带虫者作为隐性感染者，其作为传染源的意义更大；含钩虫卵的粪便未经处理就当肥料应用，使农田成为重要的感染场所；传播途径主要是钩蚴经皮肤或黏膜侵入体内；任何年龄和性别均可感染，但以青壮年农民感染率较高，男性高于女性，而且可以重复感染。

知识点 2

钩虫病的临床表现

轻度感染者大多数无临床症状。感染较重者的临床症状轻重不一,临床表现包括幼虫和成虫引起的两个阶段。幼虫引起的临床表现主要是钩蚴性皮炎和咳嗽、咯痰等呼吸道症状。成虫引起的临床表现主要包括慢性失血所致的贫血症状和肠黏膜损伤引起的多种消化道症状。

问题二　为明确诊断还需要做哪些检查?

思路　需进一步完善粪便虫卵检查、消化道内镜检查。

问题三　确诊依据是什么?

思路　确诊依据包括以下几方面:

(1) 具有钩虫病流行病学史。

(2) 血常规检查发现外周血嗜酸性粒细胞百分比和 / 或绝对值增高。

(3) 具有钩虫病的临床表现。

(4) 粪便检测出钩虫卵、钩虫成虫或内窥镜检查检出钩虫成虫。

辅助检查

粪便饱和盐水浮聚法可见钩虫卵,26~30℃孵育大便标本 24 小时,镜下见钩虫胚胎卵,继续此条件下孵育 48 小时,幼虫破壳而出,成为钩虫幼虫(杆状蚴)。胃镜检查发现十二指肠成虫。

问题四　该患者的确定性诊断是什么?

思路　该患者的确定性诊断是钩虫病。

知识点 3

钩虫病的诊断依据

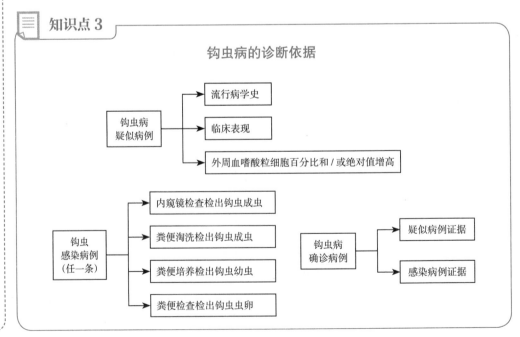

问题五 患者的西医诊疗原则是什么,应给予何种治疗方案?

思路 钩虫病的治疗以病原治疗为主,对症治疗为辅。应积极驱杀虫体,对症治疗主要是改善贫血。可予甲苯达唑,200mg/次,每日3次,口服3日,必要时输血治疗。

问题六 本例中医证型是什么?中医治疗方法是什么?

中医诊断:黄肿病(气血两虚兼虫毒犯表证)。

治法:补益气血,健脾祛湿,解毒杀虫。

方药:八珍汤加减。处方:生晒参6g,黄芪30g,茯苓30g,白术15g,当归15g,地黄15g,川芎15g,赤芍15g,薏苡仁15g,猪苓15g,陈皮10g,槟榔10g,百部10g,泽泻10g。

知识点 4

钩虫病的西医治疗原则

钩虫病的治疗以病原治疗为主,对症治疗为辅。所有病例均须驱杀虫体,严重贫血而极度衰弱患者在改善贫血后亦应尽早驱虫治疗。对症治疗主要是改善贫血。

知识点 5

钩虫病的中医辨证治疗

1. 虫毒犯表证

主症:皮肤局部丘疹或斑丘疹,或水疱疹,局部红肿瘙痒难忍、灼热、遇热尤甚,搔破后脂水浸淫、红肿,苔薄白,脉浮或浮数。治则:疏散风邪,解毒杀虫。方药:荆防方加减。

2. 虫邪犯肺证

主症:喉痒难忍,呛咳,无痰或少痰,或痰中带血丝,甚则胸闷频咳不止,喉间痰鸣,苔薄白或薄黄,脉浮或浮紧。治则:疏风宣肺,解毒杀虫。方药:钩蚴感染方加减。

3. 脾虚虫积证

主症:面色萎黄,或面色黄而虚浮,消谷善饥,食后腹胀,或异嗜生米、生豆、木炭、泥土等物,大便溏薄或完谷不化,舌淡苔薄或微腻,脉濡或沉细。治则:健脾燥湿,驱虫化积。方药:黄病绛矾丸加减。

4. 气血两虚证

主症:颜面、肌肤萎黄或苍白,面足甚至全身浮肿,脘闷不舒,倦怠乏力,精神不振,眩晕耳鸣,心悸气短,舌质淡胖,脉弱。治则:补益气血,健脾祛湿。方药:八珍汤加减。

知识点 6

钩虫病的预防

1. 管理传染源　在流行区,每年冬季进行普查普治。如对中小学生,用复方甲苯达唑或复方阿苯达唑每年进行驱虫,效果较好,有利于阻断钩虫病的传播。

2. 切断传播途径　加强粪便管理,注意粪便无害化处理,禁止鲜粪施肥,采用高温堆肥法,或用药物杀灭粪内虫卵,是预防本病的关键措施。不吃不洁生蔬菜,防止钩蚴经口感染。

3. 保护易感人群　加强宣传教育,在易受感染的环境中劳动时,避免赤手裸足操作;此外,在皮肤上涂布防护药物,也有一定效果。

【诊疗流程】

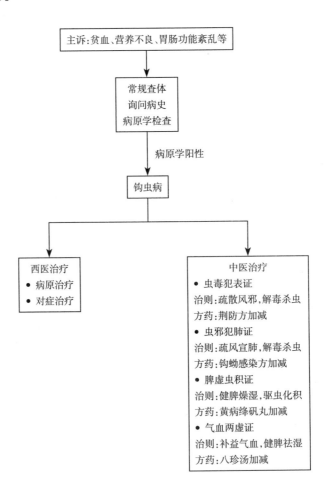

（张　玮）

【复习思考题】

钩虫病临床表现有哪些?

第九节 包 虫 病

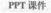

培训目标

1. 包虫病的病原学、流行病学。
2. 熟悉包虫病的实验室检查、诊断及预防措施。
3. 了解包虫病的发病机制。

包虫病也称棘球蚴病,是人感染棘球绦虫的蚴虫所致的人兽共患的慢性寄生虫病。本病多在儿童期感染,至青壮年发病。棘球绦虫的宿主广泛。在我国终宿主主要是犬,中间宿主主要是羊、牛及骆驼等。治疗方法主要有手术治疗(棘球蚴病变为主)、药物治疗(无法再行手术治疗者)、对症治疗。中医学认为本病病因为虫毒,久病可见血瘀气滞。

【典型案例】

杨某,男,39 岁。患者于 2009 年 2 月下旬无明显诱因出现右上腹疼痛,在当地医院就诊,经治疗缓解。3 月 4 日,患者就诊于宜昌市某医院,门诊 CT、B 超检查为肝囊肿,以"肝占位性病变"收治入院。入院体检:T 36.3℃,P 80 次 /min,R 20 次 /min,血压 140/90mmHg。一般情况尚可,莫氏征阳性,血常规:白细胞计数 11.1×10^9/L,嗜酸性粒细胞分类计数 49.3×10^9/L;嗜酸性粒细胞绝对值 5.4×10^9/L(正常值为 0.5~0.30)。磁共振检查:肝内占位病变,左肾囊肿。手术治疗情况:3 月 13 日,行囊肿切除术,见肝 3、4、6、7、8 段位置巨大囊肿,约 20cm×15cm×12cm,质硬,切开囊壁,内为大量白色膜状物。将囊肿摘除物送病理检查。3 月 16 日,病理诊断为肝脏棘球蚴病(肝包虫病)。

问题一 肝包虫病的常见病因有哪些?

思路 误食虫卵为其常见诱因。虫卵被吞入后在人体肝脏形成棘球蚴囊,少数经肝静脉和淋巴液达肺、心、脑、肾等器官。

知识点 1

包虫病的定义

包虫病是人感染棘球绦虫的幼虫(棘球蚴)所致的寄生虫病。囊型和泡型包虫病是人类感染包虫病的主要类型,呈世界性分布,在我国新疆维吾尔自治区、西藏自治区、青海等地多发。

问题二 包虫病的病原是什么?

思路 包虫病的病原为棘球绦虫。

 知识点 2

虫卵的适应性

虫卵对外界抵抗力较强,在室温水中可存活 7~16 天,干燥环境可存活 11~12 天;在水果、蔬菜中不易被化学消毒剂杀死。

问题三 本患者是怎么感染的?

思路 本例考虑与不良卫生习惯和不洁卫生环境相关。

 知识点 3

流行病学特征

传染源:犬是细粒棘球绦虫最终宿主和主要传染源;人与流行区犬密切接触,虫卵污染手经口感染;人群普遍易感,与环境卫生和不良卫生习惯有关。

问题四 本患者的确诊依据有哪些?

思路 本患者的确诊依据如下:

(1) 嗜酸性粒细胞增多。

(2) 莫氏征阳性。

(3) 影像检查肝囊肿,肝内占位性病变。

 知识点 4

临 床 表 现

主要为相关脏器的压迫性症状,其次为囊破裂引起异蛋白过敏反应。

 知识点 5

明确诊断需要做哪些检查?

(1) 一般检查:白细胞计数多正常,嗜酸性粒细胞可轻度增高。继发细菌感染时白细胞及中性粒细胞增高。

(2) 免疫学检查:皮内试验、血清免疫学。

(3) 影像学检查:超声检查可见边缘明确的囊状液性暗区,其内可见散在光点或小光圈;CT 检查对肝、肺、脑、肾囊型棘球蚴病。

知识点 6

诊断与鉴别诊断

（1）诊断依据：根据流行病学史、临床表现及免疫学检查，结合影像学特点可做出诊断。如在流行区而肝、肺、肾或颅内有占位病变者，应高度疑诊而进行相关检查。影像学检查发现囊性病变、血清免疫学试验阳性有助于诊断。如肺囊型棘球蚴病破入支气管，咳出粉皮样膜状物质，尤其是显微镜下查见头节或小钩即可确诊。

（2）鉴别诊断：应分别与先天性多囊肝、肝囊肿、多囊肾、肝脓肿、肺脓肿、肺结核、脑囊尾蚴病、肺转移癌及脑转移癌等相鉴别。

问题五　患者应该如何治疗？

思路　术后采用阿苯达唑片剂每日 6 片（1 200mg，200mg/ 片）分早晚口服，连续服用 3 个月。

知识点 7

具体治疗措施

（1）手术治疗　外科手术切除囊型棘球蚴病变为根治本病的首选。应争取在出现压迫症状或出现并发症前进行。术中用 0.1% 西曲溴铵杀原头蚴，务必将内囊剥离完整取出，严防囊液外溢。术前 2 周服阿苯达唑可以减少术中并发症及术后复发。

（2）药物治疗　无法行手术治疗者，采用药物治疗。常用阿苯达唑（albendazole），剂量为 12~15mg/kg，每天 2 次，疗程 4 周，间隔 2 周后重复，共 6~10 个疗程，必要时疗程可延长到 2 年，有效率可达 80%。本药物不良反应少而轻，但有致畸作用，孕妇禁用。

（3）对症治疗　出现肝、肺、脑、肾等相应器官损害时，酌情治疗，以维护器官功能；继发细菌感染时抗菌治疗；过敏反应时对症处理等。

问题六　本患者应怎样进行中医治疗？

思路　本案中医诊断为包虫病，虫毒在肝，治则：疏肝化瘀，驱虫散结，选用鳖甲煎丸加化虫丸。

知识点 8

中医辨证治疗

1. 虫毒在肝证

主症：右胁下胀痛，乏力纳呆，伴贫血、消瘦，或有右上腹包块，按之坚韧、光滑，有囊样感，或有腹水、黄疸，或发热。舌质紫，有瘀点或瘀斑，苔白，脉弦细。治则：疏肝化瘀，驱虫散结。方药：鳖甲煎丸加杀虫药。

2. 虫毒在肺证

主症:胸胀胸痛,干咳,咳痰带血,乏力盗汗,或发热吐脓痰,或有胸腔积液,舌红,苔少,脉细数。治则:开胸散结,扶正祛虫。方药:瓜蒌薤白半夏汤加减。

3. 虫毒在脑证

主症:头痛较剧,颅骨膨隆,呕吐不止,或痫病发作,突然昏仆,四肢抽搐,口吐白沫,或为截瘫等。舌淡,苔白滑,脉弦滑。治则:息风化痰,杀虫降逆。方药:半夏白术天麻汤加减。

问题七 应怎样预防下次发病?

思路 定期对饲养的牧羊犬、宠物犬进行驱虫。统由当地的卫生医疗部门安排到乡村社区,定期登记发放驱虫药吡喹酮,成年犬每月1次,每次1片,宠物犬半片。

定期开展对养户入户宣传,鼓励每年到当地医院防疫站进行检查。

养成好的卫生习惯,不食用来路不明的动物肉,购买检疫过的肉品。不玩狗,特别是儿童应坚持饭前洗手,接触狗后洗手。对饲养的牧羊犬栓系管理,及时清理粪便。

【诊疗流程】

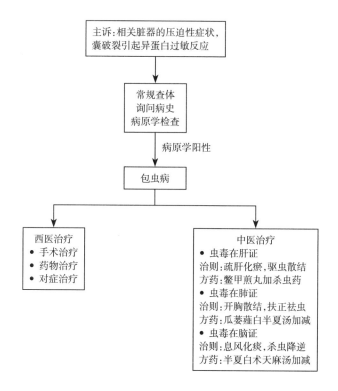

（孙凤霞）

【复习思考题】

包虫病如何诊断与防治？

第十章

其他传染病

朊 粒 病

1. 掌握朊粒病的病原学、流行病学。
2. 熟悉朊粒病的实验室检查、诊断及预防措施。
3. 了解朊粒病的发病机制。

朊粒病(prion diseases)是由朊粒所致的疾病,是存在于人类和动物界的一类慢性、进行性、退行性病变为特征的致死性中枢神经系统疾病的总称。朊粒是一类特殊的传染性蛋白粒子,曾称之为朊病毒,其主要成分是蛋白酶抗性蛋白(PrP),不含核酸,可引起传染性海绵状脑病(TSE)。TSE 是一类累及人类和动物中枢神经系统的退行性脑病,其潜伏期长,可达数月至数年甚至数十年,发病后病程短,可在 1~2 年内死亡,致死率达 100%。临床表现主要为痴呆、共济失调、震颤。中医认为本病的发生与脑髓、肝、脾、肾等脏器密切相关;主要病理因素为虚、风、痰、火、瘀;临床需辨证论治。

【典型案例】

英国的一位农场主,在疯牛病流行期间,突然出现痴呆,注意力、记忆力和判断力障碍,失眠,肌阵挛,查免疫组化发现存在脑组织抗蛋白酶的 PrPSc。

问题一 初步考虑患者病情可能是什么? 其诊断依据是什么? 应该与哪些疾病进行鉴别?

思路 1 本例初步诊断为朊粒病(新变异型克-雅病),诊断依据:

(1) 患者为农场主,当地疯牛病流行。

(2) 突然出现痴呆,注意力、记忆力和判断力障碍,失眠,肌阵挛。

(3) 脑组织免疫组化发现抗蛋白酶的 PrPSc。

思路 2 本病应注意与其他神经系统疾病如多发性硬化、阿尔茨海默病等疾病相鉴别,其鉴别要点在于脑组织是否存在海绵状改变和 PrPSc。

知识点 1

病　原　学

　　朊粒是特殊的传染性蛋白粒子,其生物学分类未定论,因无细胞形态曾称为朊病毒,但与病毒概念不符,又称之为非寻常病毒。朊粒不含核酸,主要成分是蛋白酶抗性蛋白(PrP),即朊粒蛋白,是朊粒关键且唯一的组分。分子量 $33\sim35kD$,称为 PrP27~30。Prion 具有很强的抗蛋白酶水解的能力,高度的热稳定性。在 $134\sim138℃$ 维持 1h 后仍有感染力;能耐受 2mol/L 的 NaOH 2h;在 10%~20% 甲醛中数月仍有传染性。对戊二醛、核酸酶,紫外线、离子辐射、超声等具有很强的抵抗力。朊粒对许多常用去污剂有很强的抵抗性,使蛋白质消化、变性、修饰而失活的方法可使其失活。

知识点 2

流　行　病　学

　　1. 传染源　感染朊粒的动物为传染源。

　　2. 传播途径

　　(1) 消化道传播:健康牛吃含朊粒的病畜内脏饲料可感染疯牛病;人因进食疯牛病牛肉或使用疯牛病生物制品而感染 nvCJD。

　　(2) 医源性传播:脑外科患者由于使用受克 - 雅病患者污染的手术器械而感染克 - 雅病;器官移植患者因接受克 - 雅病患者的器官感染克 - 雅病;其他还可通过使用受朊粒污染的垂体激素、生长激素或促性腺激素而感染克 - 雅病。

　　3. 易感人群　普遍易感。

　　4. 流行特征　BSE 在 1986 年首先于英国一些养牛场的牛群中发现。1995年,在欧洲十余个国家内发现,食用英国进口牛肉后引起类似人类克 - 雅病,即nvCJD。人类朊粒病中最早发现的库鲁病于 1956 年以来记录病例 2 600 余例。对于克 - 雅病,至 2010 英国共报道可疑病例 2 592 例,确诊或疑似克 - 雅病的死亡病例 1 462 例。2005 年中村报告日本 1999 年 4 月—2004 年 9 月期间的新发病患者 577 例。我国 1989 年首次报道有 CJD 病例,据不完全统计至 2008 年 3月我国的克 - 雅病超过 60 例,虽然 CJD 发病率仅为 0.4~0.8/ 百万,但近年却有持续上升趋势,国内外的报道日渐增多。对于新变异型克 - 雅病,Wiil 等首先报道的 10 个病例均发生于英国,怀疑与同时期流行的疯牛病有关。

　　问题二　本例确诊依据是什么?
　　思路　脑组织免疫组化发现抗蛋白酶的 PrPSc。

知识点 3

实验室检查

1. 脑脊液 脑脊液（CSF）常规和生化检查基本正常：无细胞数增多，葡萄糖含量正常，约 40% 患者 CSF 蛋白可有轻微升高。一种异常蛋白 14-3-3 蛋白已成为 CJD 敏感性和特异性均较好的诊断指标。

2. 脑电图 脑电图（EEG）可以为 CJD 诊断提供较可靠的依据。绝大部分 CJD 患者病程中可出现一种特异性的 EEG 波形——周期性同步二或三相尖锐复合波。这种波形的特点有：严格的周期性脑电位，长度 100~600，间歇 500~2 000ms；允许有泛平或侧向波形；要排除半周期性电活动，必须有连续 5 个间歇的长度差异 <500ms。

3. 影像学 头颅 MRI 可见局灶性信号增强，与病变部位有关。弥散加权成像（DWI）在显示病灶方面优于常规 MRI。头颅 CT 一般无明显异常。尽管诊断意义不大，但常规 MRI 或 CT 是必需的，因为可以排除缺血性脑梗死、脑出血、原发性和继发性脑肿瘤以及某些炎症性和代谢性疾病。

4. 组织病理学 尸检或活检脑组织切片观察，可发现空泡淀粉样斑块、胶质细胞增生、神经元丢失等。

5. 免疫组织化学 通过免疫组化染色检查脑组织抗蛋白酶的 PrPSc 的存在，目前被认为是诊断朊粒病的金标准。

6. 分子生物学 从患者外周血白细胞提取 DNA 来对 PrP 进行分子遗传学分析，通过检测 PRNP 基因突变，可以诊断家族性的朊粒病。

问题三 该患者的确定性诊断是什么？

思路 该患者的确定性诊断是朊粒病（新变异型克 - 雅病）。

问题四 该患者需要采取哪些防治措施？

思路 朊粒病尚无针对性治疗药物，发病后以对症支持治疗为主。

知识点 4

朊粒病的诊断

生前诊断较为困难，绝大部分病例经死后病理检查确诊，主要依据流行病学资料、临床表现、病理组织学、脑电图及免疫学检测等诊断。

知识点 5

朊粒病的中医认识

根据该病的临床症状特点，可将其参照"颤证""风证""癫狂""痴呆"进行辨证论治。

其发生与脑髓、肝、脾、肾等脏器密切相关。若其中一脏器或多个脏器功能受损，筋脉肌肉失养、失控，则致头身肢体不协调、不自主地运动而发为颤证、风证；脏器功能受损，导致气血不足，肾精亏耗，脑髓失养则致痴呆；脏腑功能失调或阴阳失于平衡，导致气滞、血瘀、痰结、火郁等发为癫狂。

本病的主要病理因素为虚、风、痰、火、瘀。

中医治疗本病注意辨病与辨证相结合，当以滋养肝肾、清热化痰、平肝息风为基本原则。

【诊疗流程】

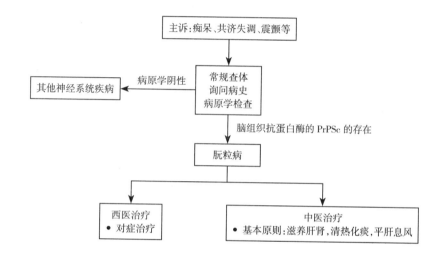

（伍玉南）

【复习思考题】

什么是朊粒病？

附 录

附录一 常见传染病潜伏期及隔离检疫

一、甲类传染病

病名	平均潜伏期	潜伏期范围	隔离期	接触者检疫期及处理
鼠疫	2~3 天	数小时~12 天	单间隔离,腺鼠疫淋巴肿完全痊愈,症状消失,肺鼠疫患者体温恢复正常,一般症状消失,每3 天进行 1 次血液或局部分泌物鼠疫杆菌培养,3 次阴性	进行预防性治疗,可选用多西环素、磺胺、环丙沙星等。必要时肌内注射链霉素,疗程 7 天
霍乱	1~3 天	数小时~5 天	霍乱接触者检疫隔离期为 5天,隔离期应做大便检查,连续2 次大便检查阴性方可解除隔离,或自发病起至少 2 周	患者应按照甲类传染病进行严格隔离,及时上报疫情。确诊患者和疑似病例应分别隔离,患者排泄物应彻底消毒。患者症状消失后,隔天大便检查一次,连续 2 次大便检查阴性方可解除隔离

二、乙类传染病

病名	平均潜伏期	潜伏期范围	隔离期	接触者检疫期及处理
严重急性呼吸综合征	2~10 天	1~21 天	实行住院隔离治疗,具备以下三项可出院:未用退热药,体温正常 7 天以上;呼吸系统症状明显改善;胸部影像学有明显吸收	密切接触者进行医学检疫3 周,流行期来自疫区的医务人员医学检疫观察 2 周

续表

病名		平均潜伏期	潜伏期范围	隔离期	接触者检疫期及处理
获得性免疫缺陷综合征		9年	数月~15年	HIV感染者和获得性免疫缺陷综合征患者均携带和排出病毒,具有传染性。住院治疗患者实行院内隔离,所有患者和病毒携带者须隔离至病毒或P24核心蛋白消失。应在指定单位检查和治疗	高危人群应普查HIV感染。窗口期为2~6周,一般认为须临床观察3~6个月,期间反复检查结果3次阴性方可排除。对密切接触者或性伴侣应进行医学观察2年。性伴侣和高危人群须用安全套
病毒性肝炎	甲型	30天	15~45天	自发病日起3周	对密切接触者进行医学观察45天
	乙型	70天	30~180天	可不定隔离期,如需住院治疗,也不宜以乙型肝炎表面抗原(HBsAg)阴转或肝功能完全恢复正常为出院标准,只要病情稳定,可以出院。对慢性患者及恢复期HBsAg携带者应定期随访	对密切接触者进行医学观察60天
	丙型	50天	15~150天	同乙型肝炎	同乙型肝炎
	丁型	同乙型肝炎	同乙型肝炎	同乙型肝炎	同乙型肝炎
	戊型	40天	10~70天	自发病日起3周	对密切接触者进行医学观察45天
脊髓灰质炎		9~12天	5~35天	自发病之日至少隔离40天,在第1周为呼吸道和消化道隔离,1周后仅进行消化道隔离	对密切接触者应进行医学观察20天。对带毒者应按要求加以隔离。未用过疫苗的幼儿、孕妇、医务人员、免疫力低下者、扁桃体摘除等局部手术后或先天性免疫缺陷的患者及儿童,若与患者密切接触,应及早肌内注射丙种球蛋白。推荐剂量0.3~0.5ml/kg,每月1次,连用2次,免疫效果可维持2个月
甲型H1N1流感		2~4天	1~7天	发病至症状消失	医学检测7天

病名	平均潜伏期	潜伏期范围	隔离期	接触者检疫期及处理
人感染高致病性禽流感	2~4 天	1~7 天	潜伏期内至连续 3 天检测禽流感核酸阴性	加强禽类疾病的监测,一旦发现人感染高致病性禽流感疫情,加强对密切接触禽类人员的检疫,出现发热等症状者,应早期隔离观察
麻疹	6~12 天	6~28 天	早期发现及时隔离患者,及时在家隔离至出疹后 5 天,有并发症者应延长至出疹后 10 天	进行医学观察 21 天,如接受过被动免疫者应延至 28 天,密切接触者应隔离检疫 3 周
流行性出血热	7~14 天	4~46 天	潜伏期即具有传染性,急性期传染性大,应隔离至体温正常、症状消失为止,实验室检查都恢复正常	立刻用 75% 乙醇擦拭消毒,进行医学观察并采血检查抗体以确定诊断,如明确则尽早隔离、治疗
狂犬病	4~12 周	4 天 ~10 年	病程中应隔离治疗	对被可疑狂犬病犬或狼咬伤者进行医学观察,并注射疫苗及免疫血清
流行性乙型脑炎	10~14 天	4~21 天	隔离患者和疑似患者至体温正常	不检疫,疫苗接种应在乙脑开始流行前 1 个月完成
登革热与登革出血热	5~8 天	1~14 天	潜伏期末至病后 3 天,少数至病后 6 天。发病后 1 周	对来自登革热流行区人员,应进行医学观察,病房应有严密防蚊措施,隔离时间不少于 5 日
炭疽	1~5 天	12 小时 ~12 天	主要为动物病,人经与动物接触感染,肺炭疽也可经呼吸道传染。皮肤炭疽隔离至创伤口痊愈、痂皮脱落为止,其他类型患者在症状消失后细菌培养 2 次阴性后取消隔离	医学观察 12 天
阿米巴性痢疾	3 周	数天 ~1 年	肠道隔离至症状消失,大便连续 3 次查不到滋养体和包囊	在大流行时,集体单位应进行检疫,出现症状者,应早期隔离

病名	平均潜伏期	潜伏期范围	隔离期	接触者检疫期及处理
细菌性痢疾	1~3 天	数小时~1 周	潜伏期末即可排出病原体,临床症状期传染性最大,病后带菌常见,多为间歇排菌,绝大部分在病后1~2 周停止,少数可长达数年。隔离到临床症状消失后,连续 2 天 3 次大便检查阴性或大便正常后 1 周	医学观察 7 天,饮食行业人员观察期间应送大便检查 1 次,阴性者方可复工
肺结核	/	/	主要为飞沫传播,隔离至痰涂片阴性,空洞性肺结核者隔离至空洞闭合或净化空洞	行痰抗酸杆菌检查、结核菌素试验检查及胸部 X 线检查,若阳性,予规范治疗,管理好患者痰液
伤寒和副伤寒	伤寒 8~14 天 副伤寒 6~10 天	伤寒 3~60天,副伤寒 2~15 天	症状消失 5 天起大便检查 2 次阴性或症状消失后15 天	密切接触者要进行医学检疫。伤寒 23 天,副伤寒15 天
流行性脑脊髓膜炎	2~3 天	1~10 天	至症状消失后 3 天,但不少于发病后 7 天	医学观察 7 天,可做咽培养,密切接触的儿童服磺胺或利福平预防
百日咳	7~10 天	2~21 天	潜伏期的最后 1~2 天至发病 2~3 周内传染性最大,一般在病后 4 周即无传染性。自痉咳后 30 天或发病起 40 天解除隔离	对密切接触者进行医学观察 21 天
白喉	1~7 天	数小时~4天	隔离至全身和局部症状消失,鼻咽或其他病灶的培养连续 2 次阴性	对接触者应进行医学观察7 天
破伤风	4~14 天	2 天~数月	不隔离	不检疫
猩红热	2~5 天	1~12 天	至症状消失后,咽培养连续 3 次阴性或发病后 7 天	医学观察 7~12 天,可做咽培养
布鲁氏菌病	2 周	7~360 天	可不隔离	不需检疫
淋病	3~5 天	男性 2~10天,女性 3~5 天	患病期间性接触隔离。性伴侣须用安全套	对性伴侣医学检查,感染者须进行治疗
梅毒	14~28 天	10~90 天	不隔离	对性伴侣定期检查观察

病名		平均潜伏期	潜伏期范围	隔离期	接触者检疫期及处理
钩端螺旋体病		7~14 天	2~28 天	可以不隔离	疫水接触者检疫 2 周
血吸虫病		10 天~1 年	数小时~1 年	不隔离	接触疫水后 7~10 天开始口服青蒿琥酯
疟疾	间日疟	13~15 天	2 天~1 年	症状患者和无症状带虫者,当其周围血液中有成熟配子体时就有传染性。病愈后原虫检查阴性解除隔离。居室内应做好防蚊、灭蚊	不检疫
	三日疟	21~30 天	10~45 天		
	恶性疟	7~12 天	10~45 天		

三、丙类传染病

病名	平均潜伏期	潜伏期范围	隔离期	接触者检疫期及处理
流行性感冒	1~3 天	数小时~4 天	潜伏期末出现退热时止,传染期约 1 周。隔离至退热后 2 天	在大流行时,集体单位应进行检疫,出现发热等症状者,应早期隔离
流行性腮腺炎	14~21 天	8~30 天	至腮腺完全消肿,约 21 天	一般不检疫,对于幼儿园及部队密切接触者进行医学观察 30 天
风疹	18 天	14~21 天	疹出后 5 天隔离解除	不检疫
急性出血性结膜炎	2~3 天	14 小时~6 天	症状消失后可解除隔离	不检疫
麻风病	2~5 年	3 个月~10 年	可以不隔离	不检疫
流行性斑疹伤寒和地方性斑疹伤寒	10~14 天	5~21 天	早期隔离患者,灭鼠、虱、蚤处理。洗澡、更衣后可解除隔离	勤淋浴更衣。有虱时对衣、被进行灭虱
黑热病	3~5 个月	10 天~9 年	隔离至症状消失,原虫检测阴性	不检疫
包虫病	/	10~20 年	手术或药物治疗,无需隔离	不检疫
丝虫病	/	4 个月~1 年	不隔离	不检疫
手足口病	3~6 天	2~10 天	隔离至热度、红疹消退及水疱结痂,但不少于发病后 10 天	对密切接触者进行医学观察 1 周

四、其他类传染病

病名	平均潜伏期	潜伏期范围	隔离期	接触者检疫期及处理
水痘 - 带状疱疹	14 天	10~21 天	隔离患者至疱疹全部结痂	接触水痘患儿后,应医学检疫 3 周。被动免疫水痘 - 带状疱疹免疫球蛋白(VZIG)在接触患者后 4 天内注射有预防作用
生殖器疱疹	3~5 天	2~7 天	避免与 GH 患者和 HSV-2 携带者发生性关系,安全套也是有效的预防措施	由于大多数性伴侣可能已经感染 HSV,因此他们也应接受检查,必要时予以治疗
尖锐湿疣	3 个月	3 周 ~8 个月	性病患者应当采取必要的防护措施,防止感染他人,不得以任何方式故意传播性病	接触者应进行检疫,防止通过性生活传染给他人
病毒感染性腹泻	肠腺病毒平均为 7 天	轮状病毒为 1~3 天;诺罗病毒为 24~48 小时;肠腺病毒为 3~10 天	患者和隐性感染者均排出病原体,临床症状期传染性最大。隔离到临床症状消失后,轮状病毒病后 4~8 天,诺罗病毒为症状消失后 2 天,肠腺病毒为腹泻停止后 5 天	对密切接触者及疑诊患者施行严密的观察 1 周左右
埃博拉出血热	5~12 天	2~21 天	收入负压病房隔离治疗至病愈,对其排泄物及污染物品均严格消毒	进行追踪和隔离医学观察,期限为最后一次与病例或污染物品等接触之日至 21 天结束;期间如出现发热、乏力、咽痛、头痛、关节或肌肉痛、呕吐、腹泻、出血症状,需进行实验室检查和排查
衣原体感染肺炎	7 天左右	15~23 天	潜伏期末出现退热时止,隔离至退热后 3 天	接触者应进行检疫,出现症状者,应早期隔离
恙虫病	10~14 天	4~20 天	不需隔离	不需检疫
莱姆病	7~9 天	3~20 天	/	蜱叮咬后应进行检疫,并给予预防性使用抗生素
黑热病	3~5 个月	10 天 ~9 年	隔离至症状消失,原虫检测阴性	不检疫
隐孢子虫病	7~10 天	4~14 天	患者需隔离,严格管理排卵囊的人和动物,防止其排泄物污染水源、食物	应进行检疫,口服大蒜素每次 20~40mg,首次加倍,每天 4 次,6 天为一疗程,至大便检查卵囊为阴性。注意个人卫生,搞好个人防护

续表

病名	平均潜伏期	潜伏期范围	隔离期	接触者检疫期及处理
血吸虫	10 天 ~1 年	数小时 ~1 年	不隔离	接触疫水后 7~10 天开始口服青蒿琥酯
包虫病	10~20 年	数年 ~ 数十年	可以不隔离	不检疫
华支睾吸虫病	1~2 个月	15 天 ~30 年	不隔离	行粪便找肝吸虫卵检查,若阳性,予规范治疗,并加强粪便管理
软下疳	2~3 天	数小时 ~4 天	不用隔离。治疗期间禁止亲密接触	接触者进行杜克雷嗜血杆菌培养。阳性者治疗
组织胞浆菌病	3~21 天	数 小 时 ~21 天	潜伏期末出现退热时止,传染期约 1 周。隔离至退热后 2 天	在大流行时,集体单位应进行检疫,出现发热等症状者,应早期隔离

附录二　传染病防治中医方剂歌诀

1. 达原饮
达原草果槟厚朴,知母黄芩芍苷佐,
辟秽化浊达膜原,邪伏膜原寒热作。
2. 甘露消毒丹(腮腺炎)
甘露消毒丹蔻仁,芩翘通滑藿茵陈,
薄荷蒲母射干合,湿热通留此法遵。
3. 青蒿鳖甲汤
青蒿鳖甲知地丹,热自阴来仔细看,
夜热早凉无汗出,养阴透热服之安。
4. 连朴饮(霍乱)
连朴饮用香豆豉,菖蒲半夏焦山栀,
芦根厚朴黄连入,湿热霍乱此方施。
5. 桑菊饮
桑菊饮中桔杏翘,芦根甘草薄荷饶,
清疏肺卫轻宣剂,风温咳嗽服之消。
6. 养阴清肺汤(白喉)
养阴清肺是妙方,玄参草芍冬地黄,
薄荷贝母丹皮入,时疫白喉急煎尝。
7. 正柴胡饮(流感)
正柴胡饮平散方,芍药防风陈草姜,

轻疏风邪解热痛,表寒轻症服之康。
8. 败毒散(流感)
人参败毒草苓芎,羌独柴前枳桔共,
薄荷少许姜三片,气虚感寒有奇功。
9. 疠腮汤
柴薄芩翘疠腮汤,破石鸡矢甘草僵,
蓝根大力一枝花,清热解毒即复康。
10. 宣毒发表汤(麻疹)
宣毒发表葛根升,前翘荆蒡又防风,
薄荷枳壳杏桔梗,淡竹甘草和木通。
11. 清热解痘汤(水痘)
清热解痘薏牛蒡,银翘白鲜紫荆防,
地肤蝉衣生甘草,疏邪解毒又止痒。
12. 龙胆泻肝汤(带状疱疹)
龙胆栀芩酒拌炒,木通泽泻车柴草,
当归生地益阴血,肝胆实火湿热消。
13. 补阳还五汤(带状疱疹)
补阳还五赤芍芎,归尾通经佐地龙,
四两黄芪为主药,气虚血瘀有奇功。

14. 双解汤(单纯疱疹)

大黄黄芩用酒炒,薄桑银荆加石膏,
赤芍再请牡丹皮,表里双解功劳高。

15. 清营汤(乙脑)

清营汤治热传营,身热烦渴眠不宁,
犀地银翘玄连竹,丹麦清热更护阴。

16. 清瘟败毒饮(流行性出血热)

清瘟败毒饮栀丹,翘桔芩连芍地攒,
犀角玄知膏竹草,邪燔气血得平安。

17. 玉真散(破伤风)

玉真散治破伤风,牙关紧闭体张弓,
星麻白附羌防芷,外敷内服一方通。

18. 清解汤(《医学衷中参西录》)

清解汤中取薄荷,石膏甘草蝉衣和,
辛能宣散寒能泻,新感伏邪胃此瘥。

19. 四物消风饮(丹毒)

当归生地赤芍川,荆防柴胡白鲜蝉,
薄荷独活加红枣,养血祛风疹自安。

20. 外治消斑汤(丹毒)

外治消斑忍冬藤,野菊桑枝土茯苓,
赤芍丹皮透骨草,专治中医伤水症。

21. 保真汤

保真治痨功不小,二冬八珍川芎少,
莲心知柏骨陈皮,柴胡朴芪五味枣。

22. 月华丸

月华百部獭肝煮,二冬二地与怀薯,
沙参云苓广三七,阿胶贝母桑菊伍。

23. 清肺汤

清肺二冬归茯苓,陈皮栀芩杏桔梗,
贝母桑皮草五味,生姜大枣煎煮烹。

24. 补肺汤

补肺阿胶马兜铃,鼠黏甘草杏糯呈,
肺虚火盛人当服,顺气生津咳喘宁。

25. 安宫牛黄丸

安宫牛黄丸郁梅,栀连芩麝犀砂陪,
雄朱金箔为丸服,开窍清心是妙哉。

26. 万氏牛黄清心丸(《痘疹世医心法》)

万氏牛黄清心丸,芩连栀子郁砂团,
热邪内陷心包络,谵语神昏须急餐。

27. 至宝丹

至宝丹中息麝香,雄犀琥玳真牛黄,
朱砂冰片金银箔,清热开窍化浊强。

28. 紫雪丹(《温病条辨》)

条辨减金紫雪丹,四香五石二硝拌,
羚羊甘草升犀玄,热陷谵语痉厥安。

29. 乌梅丸(蛔虫病)

乌梅丸用细辛桂,黄连黄柏及当归。
人参椒姜加附子,温肠清热又安蛔。

30. 肥儿丸

杀虫健胃肥儿丸,连麦槟曲枳术团,
使君木香并楂肉,脾虚疳积服之安。

31. 清咽汤(《疫喉浅论》)

清咽汤用薄荆防,甘桔浮萍前杏僵,
枳壳橄榄牛蒡子,透痧解毒效非常。

32. 清咽养营汤(疫喉痧)

痰热未清阴液伤,清咽养营是良方,
二参花粉二冬茯,知母芍甘生地黄。

33. 凉营清气汤(疫喉痧)

凉营清气地犀玄,翘薄栀丹草斛连,
金汁芦茅膏竹芍,两清气血自然安。

34. 宣卫祛湿汤(流感)

宣卫祛湿豉葛根,蚕沙藿佩杏仁存,
苓皮二草薄秦艽,偏热栀皮竹叶扪。

35. 清宫汤

清宫莲子麦冬参,竹叶莲翘俱用心,
犀角取尖磨汁服,凉心透邪又滋阴。

36. 犀角地黄汤

千金犀角地黄汤,芍药丹皮共一方,
热炽血分或吐衄,发斑紫草银青商。

37. 化斑汤

温斑还用化斑汤,知母石膏犀角藏,
甘草玄参粳米合,银青加入效尤强。

38. 神犀丹

神犀丹用地银花,紫草蓝菖翘豉加,
花粉芩玄金汁合,温热暑疫效堪夸。

39. 犀地清络饮

犀地清络饮丹桃,茅芍灯芯与连翘,
竹沥姜蒲三汁饮,清营涤痰逐瘀超。

40. 三黄二香散

三黄二香出鞠通,大黄乳没柏连同,
细茶调敷消温毒,或入蚤休与冰雄。

41. 银翘马勃散

银翘马勃散功宏,更益射干牛蒡烹,
滑桔芦根亦可入,湿温喉阻咽痛平。

42. 余氏清心凉膈散

清心凉膈散黄芩,膏草栀翘桔薄寻,
邪毒内传喉肿痛,轻清郁热力能任。

43. 紫金锭(《片玉心书》,又名玉枢丹)

紫金锭内千金霜,文蛤朱砂好麝香,
茨菇雄黄红大戟,时邪痧胀痛疔攘。

44. 行军散(《重订霍乱论》)

行军散去犀黄雄,珠麝火硝冰片充,
金箔硼砂研末服,暑邪窍闭此方通。

45. 菖蒲郁金汤(《温病全书》)

化痰开窍此方精,菖蒲郁金擅令名,
栀滑丹皮竹沥叶,蒡翘姜菊玉枢并。

46. 羚角钩藤汤(《通俗伤寒论》)

羚角钩藤芍地黄,竹茹茯贝菊甘桑,
凉肝养液风能息,昏厥宜加至宝尝。

47. 阿胶鸡子黄汤(《通俗伤寒论》)

阿胶鸡子汤黄优,养血息风第一筹,
络石钩藤牡石决,茯神芍地炙甘求。

48. 小定风珠方(《温病条辨》)

脉形细劲木横强,哕厥应知阴血伤,
急服阿胶同淡菜,龟板童便与鸡黄。

49. 大定风珠方(《温病条辨》)

大定风珠鸡子黄,阿胶地麦芍甘将,
麻仁鳖味及龟牡,养血柔肝风不翔。

50. 加减复脉汤(《温病条辨》)

加减复脉首炙甘,胶麻地芍麦冬参,
滋阴救液扶元气,脉大而虚宜细谙。

51. 竹叶石膏汤(《伤寒论》)

竹叶石膏汤人参,麦冬半夏竹叶灵,
甘草生姜兼粳米,暑烦热渴脉虚寻。

52. 犀角地黄汤(《备急千金要方》)

犀角地黄芍药丹,血升胃热火邪干,
斑黄阳毒皆堪治,热燔血分服之安。

53. 黄连解毒汤(《外台秘要》)

黄连解毒汤四味,黄芩黄柏栀子备,
躁狂大热呕不眠,吐衄斑黄均可使。

54. 仙方活命饮(《校注妇人良方》)

仙方活命金银花,防芷归陈草芍加,
贝母花粉兼乳没,穿山角刺酒煎嘉,
一切痈疡能溃散,溃后忌服用勿差。

55. 五味消毒饮(《医宗金鉴》)

五味消毒解毒精,银花野菊蒲公英,
紫花地丁天葵子,煎加酒服治痈疔。

56. 苇茎汤(《备急千金要方》)

苇茎汤出千金方,冬桃薏仁四药良,
瘀热在肺成痈毒,甘寒清热急煎尝。

57. 芍药汤(《素问病机气宜保命集》)

湿热痢用芍药汤,连芩归桂甘草香,
大黄槟榔调气血,里急便脓自然康。

58. 白头翁汤(《伤寒论》)

白头翁汤治热痢,黄连黄柏与秦皮,
若加阿胶与甘草,产后虚痢称良剂。

59. 清骨散(《证治准绳》)

清骨散用银柴胡,胡连秦艽鳖甲扶,
地骨青蒿知母草,骨蒸劳热保无虞。

60. 当归六黄汤(《兰室秘藏》)

当归六黄治汗出,芪柏芩连生熟地,
泻火固表又滋阴,加入麻黄根更异,
或云此药太苦寒,胃弱气虚在所忌。

61. 桂枝汤

桂枝大枣枣姜芍,必备稀粥稻米熬,
风温温热冬瘟疫,初恶风寒信可疗,
霍乱湿伤吐利后,身痛不休小和调,
冷汗自出温病者,身凉似水效还高,
有汗却无咳呕痛,伤燥如寒慎推敲。

62. 银翘散

银翘散性辛凉平,梗芥牛甘豉薄轻,
犹需竹叶同研细,芦根煮水饮方灵,
但热不寒而渴者,温邪上受此为宗,
疹因汗下须除豉,却加玄地与丹青。

63. 白虎汤/白虎加桂枝汤/苍术白虎汤

太阴温病脉浮洪,渴甚舌黄大汗生,

面赤恶热辛凉重,石知梗甘白虎攻,
暑温亦具四大症,温暑流异药用同,
初病中焦仍近表,白虎透热有奇能,
温疟不寒时呕热,骨节疼烦脉却平,
妙手回春应权变,桂枝白虎用则通,
疮家湿疟忌发表,白虎苍术草果行。

64. 白虎加人参汤

切脉浮大芤相连,汗喘鼻煽症险繁,
白虎加参化源救,若脉散大倍参煎。

65. 五汁饮子

五汁饮子味甘甜,梨藕芦根荸荠鲜,
更取麦冬同捣滤,吟服热饮善祛痰,
又疗瘅疟阴先病,阳气独发热不寒,
即或微寒亦多热,舌干口渴亦能安,
温病后期肌肤燥,溲时茎痛燥咳兼,
暮热脉数面微赤,皆当饮用莫迟延。

66. 瓜蒂散

散方为首甜瓜蒂,巧配山栀小豆熬,
太阴胸痞二三日,痰涎壅盛此方疗。

67. 杏仁汤

杏仁汤内翘滑桑,芩蔻梨芩取法凉,
渴饮舌白伏暑致,嗽频背冷速煎汤。

68. 椒附白通汤

椒附白通姜胆随,脉迟舌白苔滑灰,
不寐不食便塞室,腹痛肢逆是寒湿。

69. 救中汤

卒中寒湿盛夏频,腹中绞痛脉来沉,
兼紧兼迟甚则伏,欲吐欲利腿转筋,
四肢欲厥发痧症,急驱阴浊早回春,
内夹秽浊成眩冒,救中椒朴姜榔陈。

70. 九痛丸

九痛狼牙九痛寻,吴茱巴豆附姜参,
血病坠车与落马,连年积冷注胸心。

71. 三香汤

三香降郁栀豉桔,枳壳蒌皮上走邪,
湿热口鼻募原道,揭开机窍纳食贴。

72. 茯苓皮汤

茯苓皮汤用猪苓,腹皮竹叶薏仁通,
神昏安宫先透窍,继用分消淡渗功,

湿秽吸受三焦布,热蒸头胀溲难行,
苔白痛呕渴不多,邪宜秽逐使神宁。

73. 黄芩滑石汤

黄芩滑石用猪苓,大腹苓皮白蔻通,
脉缓身痛勿发表,舌淡黄滑内忌攻,
汗出热解继复热,里外湿合渴甚轻,
徒清此热湿不退,祛湿热留炽则凶。

74. 薏苡竹叶散

薏苡竹叶散,辛凉淡亦轻,
大忌辛走表,纯苦热难平,
湿郁经脉外,身热并身痛,
汗多还自利,白疹腹胸生,
内外合邪害,芩翘蔻滑通。

75. 杏仁薏苡汤

杏仁薏苡将气宣,己姜朴夏桂蒺煎,
不饥苔白肢若废,风暑寒湿咳胀痉。

76. 加减银翘散

加减银翘散,玄参并麦冬,
犀角及竹叶,心疟此为宗。

77. 桑杏汤

阳明司运燥秋时,数大号乎右脉持,
燥伤肺卫当清气,桑杏参梨贝豉栀。

78. 沙参麦冬汤

沙参麦冬汤可贵,玉竹花粉豆桑甘,
燥伤肺胃咳或热,久咳须加骨皮三。

79. 翘荷汤

翘荷汤方草梗齐,黑栀绿豆取干皮,
缘为燥火伤清窍,症见龈咽耳目疾。

80. 清燥救肺汤

清燥甘桑膏杏参,救肺阿麦杷麻仁,
痰多贝蒌血枯地,热甚犀羚一并吞。

81. 杏苏散

杏苏姜枣草桔前,苓夏橘皮枳壳全,
头痛恶寒鼻嗌塞,脉弦无汗嗽稀痰,
加入羌活因脉紧,泄泻腹满朴术添,
眉棱骨痛增白芷,热甚黄芩始可煎。

82. 化症回生丹

化症回生血搏坚,乳没丁茴降麝研,
香附延胡苏木子,良姜阿魏两头尖,

红花益母姜黄艾,棱各漆荑鳖桂添,
抵当四物合失笑,三十六位醋参全。

83. 复亨丹

复亨丹里用硫黄,草薢当归苓桂藏,
参茸椒炭与杞果,苁蓉龟板小茴香,
老年八脉空虚甚,燥气久伏下焦伤,
方与化症为对看,温养温燥暂服良。

84. 霹雳散

霹雳灵脂细辛姜,降木丁茴椒己榔,
草果荜澄桂附薏,菖蒲乌药薤雄黄。

85. 大承气汤

中焦温病在阳明,语重声浊面目红,
但热不寒日晡剧,息粗下闭老苔增,
在经白虎还须透,脉浮洪躁可为凭,
沉数小实非无力,承气硝朴枳黄攻。

86. 减味竹叶石膏汤

减味竹叶石膏汤,麦冬甘竹重辛凉,
脉浮而促阳明病,祛邪出外始安康。

87. 小承气汤

阳明证悉有而微,微则未至十分亢,
阳明暑温热独存,口燥咽干欲饮慌,
面目俱赤舌燥黄,取脉沉实药等量,
脉不浮者小承和,小承枳朴首为黄。

88. 调胃承气汤

热郁谵语溲汗无,先予牛黄继白虎,
便唯更须用调胃,硝黄甘草热结除,
口燥心痛便稀水,斑疹内壅服即出,
调胃承气防内陷,热解气承津液复。

89. 益胃汤

益胃甘凉为复阴,玉竹糖麦地沙参,
下后汗出急议取,不教怯证热咳临。

90. 银翘汤

银翘地麦甘竹共,下后无汗脉浮吞,
脉见浮洪需白虎,洪而芤者虎加参。

91. 清燥汤

清燥汤方缓法明,陈柴当归不可容,
下后无汗而脉数,人中黄地母元冬。

92. 护胃承气汤

护胃承气大黄丹,知母玄参地麦添,

下后数日热不退,或退不尽口咽干,
舌黑或竟金黄色,脉沉有力热使然,
阴竭气虚脉沉弱,只须增液护阴痉。

93. 新加黄龙汤

新加黄龙用莫迟,正虚不运药当知,
生草三参人玄海,硝黄归麦地姜汁。

94. 宣白承气汤

宣白承气用膏黄,杏粉蒌皮喘促商,
右寸脉实痰壅滞,上开肺痹下宽肠。

95. 导赤承气汤

导赤承气治求因,左尺牢坚火腑寻,
小便赤痛时烦渴,赤芍连地柏硝军。

96. 牛黄承气汤

牛黄承气大黄研,更取安宫药两丸,
舌短神昏心包闭,饮唯解渴快通关。

97. 黄连黄芩汤

黄连黄芩郁豉俅,阳明温病有干呕,
口苦而渴中宫乱,未可下时此汤谋。

98. 冬地三黄汤

冬地三黄元草齐,苇汁银露兑服需,
无汗溲短不可下,阳明未剧早来医。

99. 小陷胸加枳实汤

小陷胸加枳实汤,连夏瓜蒌却病殃,
渴饮求凉胸下痛,头晕身热暑温伤。

100. 三石汤

暑温蔓延三焦经,舌滑微黄邪气生,
三石膏滑寒水下,金汁花露杏仁通。

101. 杏仁滑石汤

杏仁滑石方,橘半朴苓通,
郁连三焦受,伏暑暑温清,
证见胸痞闷,舌白潮热生,
烦渴还自利,溺短汗不停。

102. 半苓汤

半苓各五一钱连,通草八钱厚朴三,
湿郁不饥不食证,痞结胸满太阴寒。

103. 草果茵陈汤 / 茵陈四逆汤

草果茵陈猪苓朴,泽泻三皮广腹苓,
中焦滞痞寒湿困,舌上灰滑取其通,
茵陈四逆附姜草,只需四位方即成,

面目黄发且肢厥,寒湿在脾两分明。

104. 加减木防己汤

加减木防己,暑湿痹者宜,
石膏桂枝杏,滑石通草薏。

105. 二金汤

二金鸡金海金沙,朴腹猪通气可达,
外于时令伤水谷,夏秋疸病热湿加。

106. 杏仁石膏汤

杏仁石膏半柏栀,三焦里证积姜汁,
黄疸脉沉中痞见,恶心溺赤便结时。

107. 连翘赤豆饮/保和丸

连翘赤豆饮,花粉豉栀通,
保和卜子夏,楂曲翘陈芩,
素积劳倦者,再盛湿温生,
曾因误发表,身面俱黄呈,
不饥还溺赤,两感症能平。

108. 草果知母汤

草果知母夏梅芩,花粉姜汁厚朴寻,
背寒胸中痞结满,疟来日晏渐伤阴。

109. 加减人参泻心汤

热劫胃液疟伤阳,味变酸浊气不降,
气机阻遏成五不,蛎参连枳韭二姜。

110. 麦冬麻仁汤

疟伤胃阴津不复,潮热得食烦热加,
不饥不饱还不便,知梅芍麦首乌麻。

111. 黄连白芍汤

黄连白芍枳实功,姜汁冲兑夏芩同,
不渴多呕寒四末,太阴脾疟热心胸。

112. 露姜饮

参姜露宿露姜饮,太阴脾疟疟来迟,
寒热脉濡腹微满,四肢不暖可求之。

113. 小柴胡汤

小柴胡入少阳经,芩夏参姜草枣行,
少阳疟如伤寒证,往来寒热务诊明,
姜陈加治弦迟脉,渴除半夏取萎根,
切记咽干口苦者,胸胁苦满目眩同。

114. 厚朴草果汤

厚朴草果医疟痞,广皮苓夏杏仁煎,
渴喜热饮因湿蕴,苔白脘闷四肢寒。

115. 四苓合芩芍汤

四苓芩芍用苍术,朴泽木香广皮猪,
自利不爽欲滞下,腹中拘急尿短疏。

116. 加减芩芍汤

加减芩芍苦辛寒,广皮厚朴木香连,
滞下已成腹胀痛,实因疏利走肠间。

117. 滑石藿香汤

滑石藿香猪苓配,广苓皮朴蔻通襄,
渴不多饮溲不利,滞下红白苔灰黄。

118. 人参石脂汤

人参石脂姜粳米,辛甘温涩共得医,
阳明不阖成久痢,此即桃花变法奇。

119. 加减附子理中汤

加减附子理中汤,术朴姜苓温脏阳,
脉濡而小太阴病,自利腹满溲清长。

120. 附子粳米汤

附予粳米草姜参,急救土败病回春,
唯因哕作冲气逆,不渴自利伤太阴。

121. 加减小柴胡汤

加减柴胡芩查芍,参丹归谷气衰调,
疟邪热气陷为痢,中虚肛坠腹膨疗。

122. 加减黄连阿胶汤

加减黄连阿胶汤,芩芍地草化阴强,
春温内陷而下痢,最易厥脱要早防。

123. 玉竹麦门冬汤

玉竹麦门冬,沙参甘草从,
燥伤胃阴病,用此有奇功。

124. 加减复脉汤

加减复脉化裁真,阳亢阴竭脉中分,
不用参姜及桂枣,白芍加入敛三阴,
地黄炙草麻胶麦,合成甘润好存津,
误表耳聋劳升散,乙癸同源汗下寻。

125. 一甲煎

一甲煎煅牡蛎良,都由下后便多溏,
反三四行脉仍数,平素阳虚阴易亡。

126. 一甲复脉汤

一甲复脉用阿胶,麦地姜芍牡蛎调,
下后便溏先不用,下焦温病便溏疗。

127. 二甲复脉汤

二甲复脉防痉厥，手指蠕动蛎鳖加，
舌干齿黑脉沉数，阿胶地草麦芍麻。

128. 三甲复脉汤

三甲复脉蛎鳖龟，草麦麻芍胶地随，
憺动心中甚则痛，热深厥甚足非微。

129. 桃仁承气汤

桃仁承气用归芍，丹皮硝黄蓄血调，
夜热昼凉少腹满，通达便秘尽逍遥。

130. 抵当汤

抵当能将蓄血疗，虻虫水蛭大黄桃，
血分闭结轻勿用，效比桃仁承气高。

131. 桃花汤

桃花汤证细推敲，石脂炮姜粳米调，
热撤里虚脉濡小，下利稀水血脓交，
还医肢厥食不进，涩止敛滑固脱手，
下利无良脉微细，虚甚又必人参桃。

132. 猪肤汤

猪肤汤乃煮猪皮，米粉熬香白蜜齐，
温病少阴下利证，咽痛胸满用则夷。

133. 甘草汤 / 桔梗汤

甘草汤方一味煎，少阴咽痛可抚安，
设若不差佐桔梗，甘桔同取法为宣。

134. 苦酒汤

苦酒汤方半夏同，蛋清调入少阴清，
巧治因呕咽疮起，生疮不语语无声。

135. 竹叶玉女煎

竹叶玉女地牛膝，知母石膏妇女宜，
经潮脉数聋呕渴，旬余不愈痉发期。

136. 护阳和阴汤

护阳和阴血室伤，两清气血半邪亡，
脉数余邪还不解，芍参草麦地黄将。

137. 半夏汤

半夏汤方秫米多，辛甘淡法细琢磨，
温病愈后稀痰嗽，彻夜难眠须胃和。

138. 半夏桂枝汤

半夏桂枝秫米施，草姜芍枣耐寻思，
饮退得寐苔滑去，更喜能疗不进食。

139. 小建中汤

小建中汤大枣姜，桂枝芍药并饴糖，
善调温病愈后证，脉见迟弦面姜黄。

140. 连梅汤

连梅可使少阴调，暑入厥阴麻痹疗，
麦地阿胶先紫雪，神迷心热燥烦消。

141. 椒梅汤

椒梅酸苦复辛甘，姜枳芩芍参半连，
暑陷厥阴苔灰渴，呕蛔下血且声唯。

142. 来复丹

来复偏医暑误疗，元精灵脂共硫硝，
青橘纳利塞胸气，胃口伤残渴燥调。

143. 三才汤

三才借取天地人，两复阴阳重在阴，
食寝能安神亦爽，暑邪久热气津存。

144. 香附旋覆花汤 / 控涎丹

香附旋覆花，辛淡香开络，
苏子广皮苓，半夏薏仁作，
伏暑又湿温，无寒但潮热，
或竟如疟状，胁痛或不咳，
病减但不除，控涎遂戟芥。

145. 鹿附汤

鹿附草果兔丝苓，身痛苔白湿可清，
足跗浮肿足经病，少阴湿去待阳升。

146. 安肾汤

安肾茅术芦巴苓，菟丝补骨久湿通，
脾阳消乏肾亦惫，附茴韭子鹿茸功。

147. 术附姜苓汤

四味术附姜苓汤，因朴湿久已伤阳，
痿弱不振肢麻痹，痔疮下血并扶匡。

148. 黄土汤

黄土汤方黄上多，地术胶附草苓合，
先便后血寒湿症，刚柔相济小肠得。

149. 小青龙汤及其加减

秋湿内伏外冬寒，腹胀稀痰咳喘兼，
胸痛苔白滑不饮，恶寒身痛倚息唯，
小青龙汤姜细味，桂麻芍夏草非偏，
脉数有汗麻辛去，不教误汗可相安，
大汗减姜应倍桂，莫忘麻黄根取煎。

150. 麻杏石甘汤

麻杏甘石热饮宁,止咳干喘使痰清,
右大于左脉洪数,喉哑声嘶用必灵。

151. 葶苈大枣泻肺汤

支饮不息宜葶枣,饮家反渴重辛添,
上焦姜桂中橘枳,生姜附予下焦安。

152. 椒桂汤

椒桂良姜吴茱萸,更取柴茴青广皮,
暴感寒温疝寒热,脉弦反数痛当脐。

153. 宣清导浊汤

宣清导浊二苓寒,皂荚蚕沙治便难,
又化三焦湿弥漫,窍阻神昏少腹坚。

154. 半硫丸

半硫通便在温阳,蒸饼为丸制法良,

湿去气通三焦畅,又治平常便久溏。

155. 加味异功散

加味异功归芍囊,参术苓草桂陈姜,
劳疟阳络虚胀痛,疟母留邪乃正伤。

156. 扶阳汤

扶阳参桂附归茸,嗜卧形寒三疟从,
舌淡脉微发不渴,少阴得治久服宁,

157. 茵陈白芷汤

茵陈白芷藿香柏,茯苓皮与西秦皮,
酒客久痢无他症,饮食不减却须医。

158. 双补汤

双补覆盆补骨山,菟苁巴戟芡萸莲。
老年久痢参苓味,阳气衰残脾肾还,

注:犀角现已禁用,一般用水牛角代替。

附录三　传染病常用中成药

1. 流行性感冒

(1) 风寒束表证:午时茶(颗粒、胶囊)、通宣理肺丸(膏、片、口服液)。

(2) 风热袭表证:银翘解毒片(丸、颗粒、胶囊)、羚翘解毒片(丸、颗粒、口服液)、桑菊感冒丸(片、颗粒、合剂)。

(3) 暑湿困表证:藿香正气丸(片、滴丸、颗粒、水、合剂、口服液)。

(4) 气虚感冒:玉屏风散(颗粒、口服液、胶囊、丸)。

2. 甲型 H1N1 流感

(1) 风热犯卫:疏风解毒胶囊、银翘解毒片(颗粒、胶囊、丸)、桑菊感冒丸(片、颗粒、合剂)、双黄连口服液(片、胶囊、颗粒、合剂)、葛根芩连丸(片、颗粒、胶囊、口服液)。儿童可选抗感颗粒、小儿豉翘清热颗粒、银翘解毒颗粒、小儿感冒颗粒(合剂、口服液)、小儿退热颗粒(合剂、口服液)。

(2) 热毒袭肺:银黄口服液(颗粒、胶囊)、连花清瘟片(颗粒、胶囊)。儿童可选小儿肺热咳喘颗粒(口服液)、小儿咳喘灵颗粒(口服液)、羚羊角散(颗粒、液)。

3. 人感染高致病性禽流感

(1) 邪毒犯肺证:柴银颗粒(口服液)、银黄口服液(颗粒、胶囊)等清热解毒、宣肺透邪口服制剂。

(2) 毒犯肺胃证:双黄连颗粒(片、胶囊、口服液、合剂)、藿香正气水(片、丸、滴丸、胶囊、颗粒、合剂、口服液)。

(3) 毒邪壅肺证:清开灵注射液、双黄连注射液。

(4) 热入营血证:丹参注射液。

（5）脱证：参附注射液、生脉注射液。

4. 获得性免疫缺陷综合征

（1）急性期

疫毒（侵袭）证：清瘟解毒片（丸）、黄连解毒丸、牛黄解毒丸（片、胶囊）等。

（2）无症状期

1）气虚证：玉屏风散（颗粒、口服液、胶囊、丸）、四君子丸（颗粒、合剂）、补中益气丸（片、膏、颗粒、口服液）等。

2）气阴两虚证：生脉饮（颗粒）。

3）湿热壅滞证：八正片（颗粒、合剂）、导赤丸、三金片（颗粒、胶囊）。

4）痰瘀互结证：二陈丸（合剂）、红花逍遥片（颗粒）。

5）气虚血瘀证：四君子丸（颗粒）、血府逐瘀丸（片、颗粒、胶囊、口服液）。

（3）艾滋病期

1）气血两虚证：八珍丸（颗粒、液、膏）、归脾丸（片、胶囊）。

2）痰湿瘀滞证：二陈丸（合剂）、血府逐瘀丸（片、颗粒、胶囊、口服液）。

3）阴竭阳脱证：参附注射液。

5. 流行性腮腺炎

（1）温毒在表：抗病毒颗粒（片、丸、胶囊、糖浆）、板蓝根颗粒（片、胶囊、糖浆）、清热解毒口服液（片、糖浆、颗粒、胶囊）。

（2）热毒蕴结：清热解毒口服液（片、糖浆、颗粒、胶囊）。

（3）邪陷心肝：安宫牛黄丸、醒脑静注射液。

（4）毒窜睾腹：龙胆泻肝丸（片、胶囊、颗粒、口服液）。

（5）毒结少阳：腮腺炎片。

6. 流行性出血热

发热期热入营血：安宫牛黄丸。

7. 狂犬病

（1）风毒犯表证：紫雪散（颗粒、胶囊）、局方至宝丸。

（2）肝风内动证：安宫牛黄丸。

8. 水痘和带状疱疹

（1）邪伤肺卫证：双黄连口服液（片、胶囊、颗粒、合剂）。

（2）邪炽气营证：清瘟解毒丸（片）、黄栀花口服液。

9. 风疹

邪犯肺卫证：银翘散（片、颗粒、合剂）。

10. 霍乱

（1）寒霍乱：藿香正气水（片、丸、滴丸、颗粒、胶囊、合剂、口服液）、理中丸（片）。

（2）热霍乱：肠炎宁片（丸、胶囊、颗粒、糖浆）、甘露消毒丸、湿毒清胶囊（片）。

11. 鼠疫

热入营血证：安宫牛黄丸。

12. 猩红热

邪侵肺卫：板蓝根颗粒（片、胶囊、糖浆），复方鱼腥草颗粒（片、糖浆、合剂）。

13. 布鲁氏菌病

(1) 湿遏卫气:藿香正气水(片、丸、滴丸、颗粒、胶囊、合剂、口服液)。

(2) 湿热蕴蒸气分、气营(血)两燔:三仁合剂、清开灵口服液(片、颗粒、胶囊、滴丸、注射液)、安宫牛黄丸、局方至宝丸、紫地宁血散(颗粒)。

(3) 湿滞肝经,肝郁气结:小柴胡颗粒(片、丸、胶囊)。

(4) 湿滞经络,关节不利:甘露消毒丸、二妙丸或三妙丸。

(5) 湿热久羁,气阴两伤:生脉注射液。

14. 流行性脑脊髓膜炎

(1) 气营(血)两燔、热入营血、热陷厥阴:银黄口服液(颗粒、胶囊、注射液)、双黄连粉针剂、清开灵注射液。

(2) 内闭外脱:安宫牛黄丸或紫雪散(颗粒、胶囊)、生脉注射液、醒脑静注射液。

(3) 肝肾阴竭:大补阴丸。

15. 脊髓灰质炎

(1) 邪犯肺胃:银翘解毒片(颗粒、胶囊、丸)。

(2) 邪注经络:葛根芩连丸(片、颗粒、胶囊、口服液)、黄连解毒丸、三黄片(胶囊)。

(3) 肝肾亏损:金匮肾气丸(片)合桂枝茯苓丸(片、胶囊)。

(4) 气虚血滞:十全大补丸(片、颗粒、口服液)合桂枝茯苓丸(片、胶囊),八珍丸(颗粒、液、膏)合活血通脉胶囊(片)。

16. 念珠菌病

(1) 湿毒壅盛、心脾积热、湿热蕴结:黄连上清丸(片、胶囊、颗粒)、莫家清宁丸、参苓白术散(片、丸、胶囊、颗粒、口服液)。

(2) 阴虚内热:知柏地黄丸(片、颗粒、胶囊、口服液)。

(3) 痰浊蒙闭:苏合香丸、局方至宝丸、礞石滚痰丸(片)。

(4) 气阴两伤:生脉饮(颗粒、注射液)、金匮肾气丸(片)、十全大补丸(片、颗粒、口服液)。

17. 奴卡氏菌病

(1) 肺阴亏耗、邪热壅肺、肺热成脓:养阴清肺丸(颗粒、口服液)、百合固金丸(片、颗粒、口服液)、银黄清肺胶囊、麻杏止咳糖浆(片、膏、颗粒、胶囊)。

(2) 湿毒侵淫:蒲地蓝消炎口服液(片、胶囊)。

18. 肺孢子虫病

初期、中期:补中益气丸(片、膏、颗粒、口服液)、黄芪颗粒(片、注射液)。

19. 衣原体感染肺炎

(1) 风热袭肺型:银翘解毒丸(颗粒、胶囊、片)、双黄连合剂(片、胶囊、颗粒、口服液)、疏风解毒胶囊、牛黄清感胶囊、清热解毒颗粒(片、胶囊、合剂、口服液、糖浆)。

(2) 外寒内热型:感冒清热颗粒(片、胶囊、口服液)、通宣理肺丸(膏、片、口服液)、正柴胡饮颗粒(胶囊、合剂)、蛇胆川贝液(胶囊)、复方鲜竹沥液、二母宁嗽丸(片、颗粒、口服液)。

(3) 痰热壅肺型:蛇胆川贝液(胶囊)、复方鲜竹沥液、二母宁嗽丸(片、颗粒、口服液)、清气化痰丸。

(4) 痰湿阻肺型:桂龙咳喘宁胶囊(片、颗粒)、苏子降气丸。

(5) 肺脾气虚型:玉屏风散(颗粒、口服液、胶囊、丸)、黄芪颗粒(片、口服液)、金咳息胶囊

(颗粒)。

(6) 气阴两虚型:生脉饮(颗粒)、偏阴虚者、百合固金丸、养阴清肺丸。

20. 莱姆病

(1) 邪遏卫气证:藿香正气水(片、丸、滴丸、颗粒、胶囊、合剂、口服液)、保和丸等。

(2) 热毒郁滞肌肤证:上清丸、牛黄解毒片、龙胆泻肝丸(片、胶囊、颗粒、口服液)、导赤丸、清热解毒口服液。

(3) 热入心营证:神昏谵语者,加服安宫牛黄丸。

(4) 湿热留滞关节证:益肾蠲痹丸、疏风定痛丸、独活寄生丸、通络开痹片。

21. 黑热病

(1) 卫表不固证:玉屏风散(颗粒、口服液、胶囊、丸)、补中益气丸(片、膏、颗粒、口服液)。

(2) 气血亏虚证:归脾丸(片、膏、液、胶囊、颗粒、合剂)、人参健脾丸(片)。

(3) 肝脾血瘀证:血府逐瘀丸(片、颗粒、胶囊、口服液)、少腹逐瘀丸(颗粒、胶囊)、活血通脉胶囊(片)。

22. 肠阿米巴

(1) 湿热痢:葛根芩连丸(片、颗粒、胶囊、口服液)、枫蓼肠胃康片(分散片、胶囊、软胶囊、滴丸、颗粒、合剂、口服液)。

(2) 疫毒痢:甘露消毒丹、葛根芩连丸(片、颗粒、胶囊、口服液)。

(3) 寒湿痢:藿香正气水(片、丸、滴丸、颗粒、胶囊、合剂、口服液)、香连丸(片、胶囊)。

(4) 虚寒痢:附子理中丸(片、口服液)、参苓白术丸(片、散、颗粒、胶囊、口服液)。

23. 肝阿米巴

(1) 肝胆郁热:龙胆泻肝丸(片、胶囊、颗粒、口服液)。

(2) 热毒炽盛:大柴胡颗粒、三黄片(胶囊)。

(3) 正虚邪恋:补中益气丸(片、膏、颗粒、口服液)合生脉饮(颗粒)。

24. 隐孢子虫病

大蒜素(软胶囊、肠溶片)、苦参片(胶囊)、黄芪多糖注射液、双氢青蒿素片等。

25. 包虫病

(1) 虫毒在肝证:鳖甲煎丸、扶正化瘀胶囊(片)、化虫丸。

(2) 虫毒在肺证:橘红片(丸、颗粒、胶囊)、化虫丸。

(3) 虫毒在脑证:天麻钩藤颗粒、化虫丸。

26. 蛲虫病

(1) 虫扰魄门证:追虫丸。

(2) 脾虚湿阻证:香砂六君丸(片、合剂)合追虫丸。

(3) 肝胆湿热证:龙胆泻肝丸(片、胶囊、颗粒、口服液)合追虫丸。

附录四　传染病防治口诀

第二章　病毒性疾病

1. 流行性感冒（一）

流感咽痛咽干燥,高热寒战呼吸道,

脓毒惊厥不典型,若伴肺炎病死高。

流行性感冒（二）

初起发热伴恶寒,头痛乏力全身酸,鼻塞干咳流清涕,咽眼充血神不安,

轻型三日热可退,胃肠腹痛泻水浆,临床注意并发症,心源休克须早防,

流感肺炎应警惕,老人小儿易死亡,若见昏迷与惊厥,神经病变是脑炎。

2. 病毒性肝炎（一）

病毒肝炎传染强,黄疸腹胀常见状,

腹水蜘蛛痣肝掌,出血感染免疫伤。

病毒性肝炎（二）

病毒肝炎分五型,确诊必须赖血清,疲乏症状皆相似,食减厌油损肝功,

部分病例有黄疸,少数肝硬癌变生,我国甲型占多数,乙(肝)表(面抗原)携带亦惊人,

粪口相传甲与戊,血液传染乙丙丁,临床可分急、慢性,重型淤胆硬化型,

急性黄疸有无别,慢作轻中重度分,重型可致肝衰竭,淤胆黄疸色更深,

硬化需别动与静,静缓动进宜小心,治疗尚无特效药,营养休息养精神,

对症用药勿太温,中药调理可是功。

3. 甲型 H1N1 流感（一）

发热咽痛流感样,可伴呕吐腹泻症,结合病原学诊断。

甲型 H1N1 流感（二）

甲型 H1N1 流感病,患者飞沫来传送,

接触污染亦感染,幼童严重并发症(小于 2 岁更易发严重并发症),

潜伏多为 1~3 天,突作高热伴头痛(体温超过 38℃),

咽痛鼻塞清涕流;咳嗽乏力身酸痛,白细胞不高或降低,

病毒核酸呈阳性,早诊早治最关键,

休息饮水与对症(对症处理),发病 48 小时内,抗病毒后可战胜,

预防依赖好习惯(好的卫生习惯勤洗手、充足睡眠等),避免接触疫苗种。

4. 非典型肺炎

肺炎非典飞沫传,上感可合呼吸难,

流病依据加影像,血清阳性可诊断。

5. 艾滋病（一）

反复低热伴寒战,消瘦乏力皮损谙,

嗜睡腹泻皮疹痒,淋巴肿大三凹攘,

免疫缺陷艾滋病,预防治疗可并行。

艾滋病(二)

艾滋传染要警惕,病毒攻击免疫力,淋巴细胞被破坏,诱发肿瘤感染多,
发病多见青少年,临床表现不统一。潜伏可达十余年,初似感冒身乏力,
食欲不佳热不退,皮肤血斑疱疹急,病侵内脏变化多,长期发热药无力,
持续腹泻肝脾大,咳嗽气促难呼吸,淋巴肿大皮坚硬,头晕消瘦难站立,
诊断应查流行史,HIV抗体阳性可确立。世间仍无特效药,对症改善免疫力,
输血营养抗病毒,尽量降低病死率。预防疫苗仍缺乏,洁身自爱为第一。

6. 人感染高致病性禽流感

人禽流感呼吸传,病毒感染三天潜,
发热干咳流感样,多数伴发结膜炎。

7. 流行性腮腺炎(发热耳垂下疼痛,胰腺睾丸脑膜炎)

飞沫传播腮腺炎,学龄儿童青少年,少数成人可感染,冬春流行散全年,
发热无力一两天,耳根疼痛肿半边,两到四天到对侧,双侧肿大四分三,
耳垂中心前后展,皮肤发亮痛明显,进食疼痛怕遇酸,可累颌下舌下腺,
其他部位偶侵犯,睾卵胰腺脑膜炎,腮腺肿大数日后,上诉疾病始出现,
实验检查无特异,不外抗体与抗原,流行发热腮腺大,该病诊断并不难,
治疗流质避食酸,利巴韦林抗感染,重症可用皮质素,成男雌酚防睾炎。

8. 登革热(一)(发热眼痛关节痛,皮疹出血淋结大,白低淋高小板低)

登革病毒伊蚊传,多见两广与海南,各组年龄均易感,症状明显青少年,
国际分型典血综,我国又分典轻重,典型急热淋巴肿,面红纳差全身痛,
三到六天出皮疹,多型分布及全身,五到八天半出血,多个部位可发生,
四分之一有大肝,并发溶血累器官,实验检查白胞减,中性降低淋巴添,
补体结合超三二,恢复四倍助诊断,慎用解热镇痛药,休息对症病自限。

登革热(二)

登革热病伊蚊传,夏秋流行南海边,骤起发热头身痛,马鞍热型约七天,酒醉面容眼充血,淋巴肿大皮疹添,白细胞少抗力弱,对症治疗要抢先,退热或可再发热,皮疹又作痒相兼,周身脱屑面部少,色素不留皮上边。再感病毒激补体,病转登革出血热,周身出血血压降,病情危重转休克。

9. 麻疹

麻疹病毒飞沫传,冬春多见散全年,病后能获免疫力,常见儿童青少年,
前驱发热三四天,伴随症状类上感,结膜充血眼流泪,口腔科普利克斑,
随后皮疹就出现,先露耳后后露面,自上向下到胸背,出奇手足四五天,
皮疹高峰毒血症,高热谵语咳嗽甚,淋巴肝脾轻肿大,胸片常见肺浸润,
出诊完毕高热减,全身症状轻明显,遗留糠屑与褐斑,历时十到十四天,
实验检查白胞减,眼鼻分泌查病原,治疗对症防感染,重症早与丙球联。

10. 狂犬病(一)

大汗流涎伤口痒,水风声光属狂犬。

狂犬病(二)

狂犬狂水更怕风,狂躁多汗呼吸痉(呼吸肌痉挛),继则麻痹心肺绝,死率近百难一生(病

死率接近 100%),

诊断不难问病史,犬狼猫狐抓咬痕,严密隔离加监护,对症抢救莫放松,

世间尚无特效药,防重于治牢记心。

11. 水痘

水痘有特点,小儿急性传,传播因飞沫,冬春季常见,

发热一两天,皮疹丘疱斑,初起露滴状,继而心枯干,

分批来出现,躯干肢近端,本病多自限,十天多过完,

免疫若缺陷,累及肺脑肝,治疗要休息,止痒防感染,

B_{12} 促干燥,病毒用鸟苷,禁用皮质素,早期可用干。

12. 带状疱疹

老年人多见,慢性免不全,三天热痒痛,成簇丘疱斑,

多伴神经走,连接可成片,可累颅神经,偶致脊脑炎,

限于体半侧,很少过中线,八天破溃烂,两周脱痂斑,

预后少留痕,一月多过完,常遗神经痛,迁延超一年,

重者多播散,毒血症明显,肺炎脑膜炎,多因免疫难。

13. 生殖器疱疹

阴部疱疹易复发,龟头外阴部好发,

烧灼感后斑丘疹,水疱溃后愈结痂。

14. 尖锐湿疣

尖锐湿疣乳头瘤,醋酸试验阳性有,

鸡冠菜花赘生球,好发阴道冠状沟,

瘙痒疼痛色素留,手术冷冻激光求。

15. 感染性腹泻

感染腹泻分两类,粪便水样或稀便,腹痛无热分泌型,

里急后重黏血便,腹痛发热炎症型。

16. 手足口病

发热皮疹接触史,手足臀膝有皮疹。

17. 急性出血性结膜炎

急性出血结膜炎,潜伏不超过三天,

异物眼痛怕光线,点状上皮下润现,

睑肿流泪充血貌,血清病毒抗体找。

18. 风疹

发热皮疹淋结大,来去如风好鉴别。

19. 口蹄疫

口蹄疫为人兽共,常发指尖及口周,

水疱液清而微黄,破后结痂或溃疡。

第三章 细菌性疾病

1. 伤寒（一）

发热纳差无欲貌,缓脉脾大玫瑰疹,四低一高查肥达。

伤寒（二）

伤寒发病在夏秋,纳差腹胀热不休,

相对缓脉玫瑰疹,神昏谵妄令人忧,

缓解期防肠出血,恢复常在第五周,

确诊须待菌培养,肥达反应第二周。

2. 霍乱（一）

无痛腹泻米水便,先泻后吐无发热。

霍乱（二）

霍乱猛烈要小心,发病多在夏秋中,先泻后呕脱水快,意识障碍脚抽筋,

电解紊乱酸中毒,循环衰竭损害心,典型症状流行史,粪便培养诊断清,

隔离治疗先补液,药敏抗生乃见功。

3. 鼠疫

耶尔森菌致鼠疫,甲类传染病之一,

败血脑膜炎淋急,早期治疗降死率,

红斑脓疱黑痂皮,此证所述皮肤疫,

休克出血脉弱细,血凝实验测抗体。

4. 白喉

时行疠气有白喉,白块浮于肉起凸,

犬吠咳嗽声嘶哑,全身毒血症状留。

5. 百日咳

阵发痉挛性嗽咳,鸡鸣回音百日咳,

伴血淋巴细胞多,经久不愈两三月。

6. 猩红热（一）

发热皮疹咽峡炎,口周苍白草莓舌。

猩红热（二）

猩红热发四季中,小儿多见在春冬,A 型溶血链球染,上呼吸道是要冲,

发热咽痛红皮疹,杨梅舌变分白红,皮疹耳颈胸部始,一日之内遍全身,

手压消退除压显,中毒严重出血疹,时觉瘙痒常哭闹,口周苍白成圈形,

二至四日皮疹腿,依出皮疹序脱皮鳞,躯干多为糠屑状,掌足大片颇惊人,

普通一周即痊愈,脓毒中毒要留神,诊断可问接触史,临床表现亦典型,

白胞中性占多数,拭子培养见病因,对症治疗常漱口,早用青霉缩病程,

病性较重加剂量,青霉过敏红霉行。

7. 流行性脑脊髓膜炎（一）

冬春小儿多流脑,高热头痛伴呕吐,皮肤淤点刺激征。

流行性脑脊髓膜炎（二）

流脑双球是病原,引发化脓脑膜炎,病菌先从口鼻入,菌血败血病情重,
高热头痛喷射吐,狂躁惊厥昏迷连,暴发病情更凶险,休克脑疝生命悬,
确诊先查脑脊液,细菌培养测抗原,治疗对症加抗菌,中西医结合病快全,
预防隔离兼服药,早日控制传染源。

8. 脊髓灰质炎

粪口传播灰质炎,顿挫发热后瘫痪,
咳嗽咽痛神经征,肢体疼痛瘫渐重。

9. 流行性出血热(急性期)(一)

高烧脸红酒醉貌,头痛腰痛像感冒,
皮肤黏膜出血点,恶心呕吐蛋白尿。

流行性出血热(二)

流行出血鼠尿传,发病高峰两不连(家鼠4—6月,野鼠10月—次年1月),
发热出血肾损害,三大主症病势严,典型五期依次发,初期发热3~7天,
低压休克病情重,少尿多尿恢复痉,确诊有赖查抗体,核酸检验做科研,
治疗尚无特效药,依据病情对症先。

10. 炭疽

接触感染患炭疽,皮肤炭疽最常起,
斑疹水疱黑焦痂,溃疡坏死创成疤,
细菌检测金标准,静注青霉素抗菌。

11. 肺结核

1型结核好原发,低热盗汗嗽痰呷,
2型结核血传播,黍栗结节且高烧,
3型结核多继发,病灶多锁骨上下,
4型结核是空洞,纤维增生痰阳性,
5型结核连胸膜,积液压迫肺心膈,
早期联用持全程,烟肼米封利福平。

12. 破伤风

伤口感染破伤风,牙关紧闭体张弓,
肌肉痉挛咽困难,饮水呛咳苦笑容。

13. 布鲁氏菌病

布氏菌病波浪热,多汗乏力身软弱,
关节痛似风湿热,肝脾淋巴结肿大。

14. 淋病

淋病有不同分型,尿频尿急又尿痛,
腰痛乏力白黏尿,培检革兰氏阴性。

15. 软下疳

软下疳由性接触,丘疹脓疱分泌物,
红晕溃疡锯齿缘,触诊疼痛而柔软。

16. 麻风病

麻风始关节疼痛,面部结节状增生,
体检感触异常征,猿手垂腕等畸形,
徽章样斑蝙蝠孔,皮损浸润中打洞,
肌肉萎缩鼻穿孔,治疗及时足量程。

第四章 真 菌 感 染

1. 曲霉菌感染

曲霉菌病真菌染,肺部受累最常见,
发热咳嗽咳绿痰,全身受累最凶险,
菌丝孢子金标准,足量足程抗菌验。

2. 念珠菌感染

阴道瘙痒伴灼热,分泌豆腐渣样物,
男性尿道痒灼热,分泌物少伴黏液。

3. 隐孢子虫病

此病表现胃肠炎,糊状水样便为急,
慢性迁延多不愈,脱水酸中低钾及。

4. 肺孢子虫病

气短咳嗽伴发热,免疫低下最易感,
查到包囊滋养体,首先应把三联辨。

5. 组织胞浆菌病

干咳胸痛伴发热,重者消瘦兼乏力,
盗汗咯血需谨慎,应与肺炎结核辨。

6. 奴卡氏菌病

奴卡菌病分多种,肺型类似结合炎,
皮型初为皮下结,侵脑成为脑膜炎。

第五章 支原体和衣原体感染

1. 支原体肺炎

咽气管炎不定热,突出咽痛与咳嗽,
全身明显有不适,干、湿啰音两肺见。

2. 衣原体感染肺炎

衣原潜伏半月余,上感下感皆可见,
发热咳嗽咽痛甚,病变可闻湿啰音。

3. 鹦鹉热

高热脉缓并头痛,乏力纳差见呕恶,
肌痛项背尤为甚,亦可兼见关节痛。

4. 非淋菌性尿道炎

男性疑似淋尿轻,刺痒烧灼尿频痛,

红肿稀少浆脓液;女性非淋症不显,
尿道感染尿频难,轻微疼痛少分泌,
宫颈感染泌黏液,伴有肥大异位症。

第六章　立克次体病

1. 流行性和地方性斑疹伤寒
发热纳差无欲貌,缓脉脾大玫瑰疹,
四低一高查肥达,狂躁肌痛腰腿甚。

2. 恙虫病
发热焦痂淋结大,皮疹充血肝脾大。

3. 立克次体痘
革螨叮咬突发病,发热寒战大汗出,
头背肌痛纳食少,畏光并有皮疹成,
先见丘疹后成疱,干后形成脱屑痂。

第七章　螺　旋　体　病

1. 钩端螺旋体病
眼红腿痛淋结大,黄疸出血肾功差。

2. 梅毒
梅毒诊断分三期,一期见于三周后,
暗红无痛硬下疳,糜溃红晕边界清,
无感浸润软骨硬,六周可见淋巴炎;
二期多见三月后,全身不适症状显,
低热乏力关头痛,广泛对称全身疹,
多形损害皆可见,三期多在三年后,
皮损偏称偏发热,硬化损害结节疹,树胶样肿器官损。

3. 莱姆病
莱姆病要分三期,一期慢性游走斑,
二期神经心脏病,三期可见关节炎。

4. 回归热
体温急升又急降,高热疼痛肝脾大,
重症黄疸并出血,发作间歇交替作。

第八章　原　虫　感　染

1. 阿米巴病
泻多恶臭肠胀气,下腹压痛右侧甚,
黏液脓血果酱便,采取化验最为先。

2. 疟疾(一)
夏秋季节多疟疾,寒战高热流汗多。

疟疾（二）

疟疾因染疟原虫，输血蚊叮入血中，常见此虫有四种，间三恶性与卵形，
其他二种少见闻。潜伏期长短不一，骤发寒战透全身，冷感消后高热起，
剧烈头痛伴呻吟，谵妄或不省人事，气促呕吐面通红，持续二至六时久，
大汗淋漓遍周身。体温下降人困倦，晕晕沉沉入睡中，醒来顿觉身轻快，
恢复日常和务工，间歇几日又发作，反复发作不欲生，确诊有赖抹血片，
寒战期多疟原虫（寒战期疟原虫检测阳性率高），基础治疗宜休息，营养水分要补充，
对症治疗减痛苦，针对病原用奎宁，更有青蒿素与酯，
高效安全疟可平，预防隔离易感者，疫苗注射与防蚊。

3. 黑热病

长期发热脾肿大，消瘦贫血伴粒少，
血浆球蛋白增高，黑热病症须记牢。

4. 弓形虫病

先天母体传胎儿，后天局限或全身，
淋巴结炎见局限，免疫缺损常全身。

第九章 蠕 虫 感 染

1. 血吸虫病

血吸虫病分急缓，急期发热肝肿大，
嗜酸增多为特征，缓期泻利肝脾肿，晚期可见肝硬化。

2. 肺吸虫病

肺吸虫病腹痛泻，胸痛咯血铁锈痰，
积液结节嗜酸高，囊肿为其特征变。

3. 蛔虫病

右上腹痛胆道虫，多见青年与儿童，
阵绞剧痛弯腰减，常见呕吐及蛔虫。

4. 肠绦虫病

上腹隐痛并腹泻，恶心食少消化差，
粪检节片及虫卵，即可确诊肠绦虫。

5. 蛲虫病（一）

肛周会阴奇瘙痒，恶心呕吐腹痛泻，小儿异嗜精神奋。

蛲虫病（二）

蛲虫病发小儿多，肛门奇痒夜间多，人是宿主相染易，集体幼托惹风波，夜间哭吵宜注意，
肛门皮皱虫卵多，药物治疗有特效，内服外用除小疴，养成卫生习惯好，身体健康快乐多。

6. 钩虫病

钩蚴皮炎贫血伴，胃肠紊乱营养差。

7. 包虫病

腹部无痛性肿块，咳嗽咯血疑本病。

8. 丝虫病

淋管淋结炎下肢,发热寒战关节痛。

9. 肝吸虫病

发热寒战肝区痛,过敏症状常随之,重者黄疸肝脾大。

第十章　其他传染病

1. 埃博拉病毒病(一)

发热腹泻伴呕吐,内外出血起皮疹,肾衰昏迷甚死亡。

埃博拉出血热(二)

埃博拉病死率高,细非利加先中招(首发非洲北部),人畜共患病原体,接触传染发热高,头痛咽痛关节痛,吐血凝血血水疱。三至五天肾衰竭,血管内凝死翘翘,治疗只有对症法,有效药物白卷交,预防要在隔离早,严守国门是高招,瘟神不入民无恙,纸船明烛照天烧。

2. 军团病

潜伏期后急起热,胸痛咯血呼吸难,消化神经症状多。

3. 疯牛病(一)

神经错乱与痴呆,视觉模糊平衡碍。

疯牛病(二)

疯牛病自英国传,至今仍不知病原,牛猫二科皆易感,人食其肉即可传,医学命名克雅病,大脑病变似海绵,感觉迟钝痴呆见,神经错乱病难延,是何药物有无治,有待日后之科研。

4. 出血性肠炎

起病急骤伴发热,腹痛腹泻伴便血,呕吐或为血水样。

主要参考文献

1. 周华,徐春军.中西医结合传染病防治.北京:人民卫生出版社,2015.

2. 中华医学会儿科学分会消化学组,《中华儿科杂志》编辑委员会.中国儿童急性感染性腹泻病临床实践指南[J].中华儿科杂志,2016,54(7):483-488.

3. 缪晓辉,冉陆,张文宏,等.成人急性感染性腹泻诊疗专家共识[J].中华传染病杂志,2013,31(12):705-714.

4. 李兰娟,任红.传染病学.9版.北京:人民卫生出版社,2018.

5. 孙利民,危剑安,黄霞珍,等.从中医理论谈艾滋病的发病机制.中华中医药杂志,2005,20(2):100-101.

6. 中华医学会感染病学分会艾滋病丙型肝炎学组,中国疾病预防控制中心.中国艾滋病诊疗指南(2018版),国际流行病学传染病学杂志,2018,45(6):361-378.

7. 刘清泉.中医传染病学[M].北京:科学出版社,2017.

8. 李翼.方剂学[M].北京:中国中医药出版社,2012.

9. 中国医师协会急诊医师分会,中国人民解放军急救医学专业委员会,北京急诊医学学会,等.成人破伤风急诊预防及诊疗专家共识[J].中华急诊医学杂志,2018,27(12):1323-1332.

10. 曹武奎,袁桂玉,范玉强,等.中西医结合实用传染病学.天津:天津科学技术出版社,2008.

11. 陈黎雄,陈德昌.IDSA2016年版《曲霉菌感染临床诊疗指南》更新剖析[J].中国医刊,2018,53(6):595-598.

12. 陈吐芬,江晓静.人类朊粒病研究进展及对人类医学的影响[J].华南国防医学杂志,2012,26(6):614-618.

复习思考题答案要点与模拟试卷

文 末 彩 图

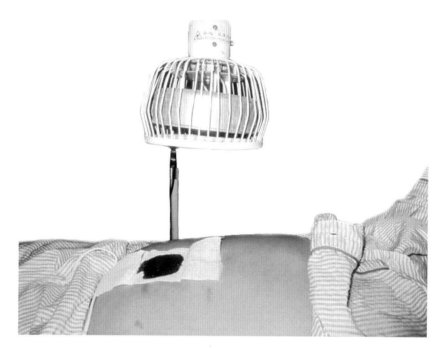

图 2-1-1　膏药外敷治疗肝病

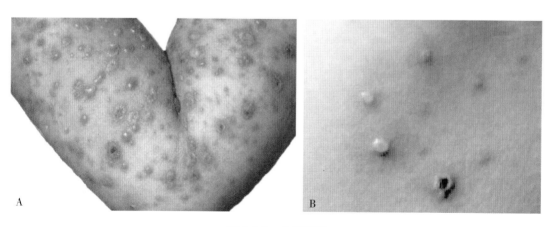

图 2-6-1　水痘疱疹

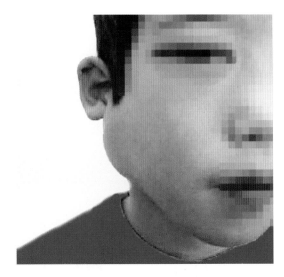

图 2-7-1　腮腺肿大

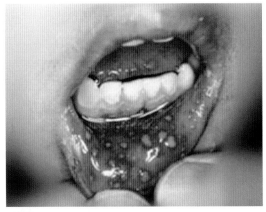

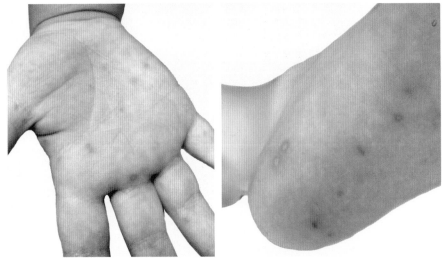

图 2-14-1　手足口病

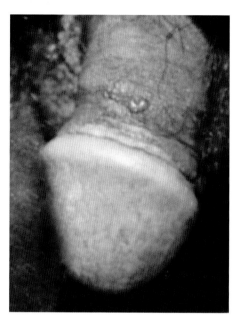

图 2-16-1　生殖器疱疹

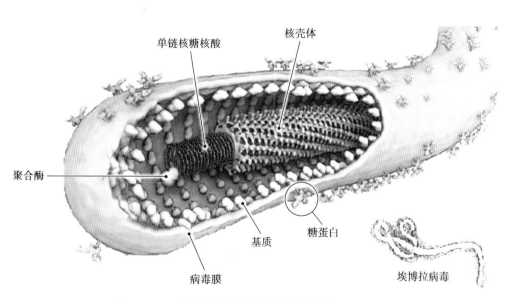

图 2-20-1　埃博拉病毒结构式

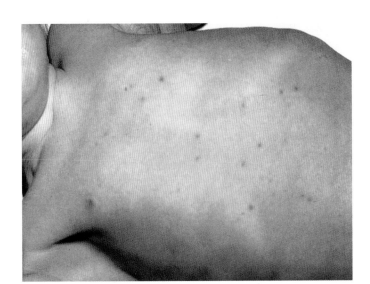

图 3-1-1　伤寒玫瑰疹

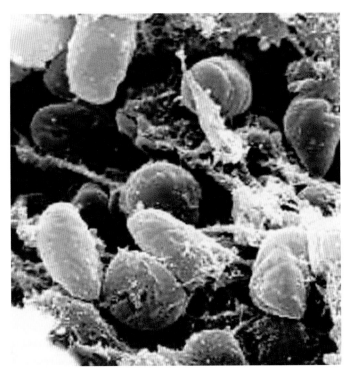

图 3-5-1　鼠疫杆菌

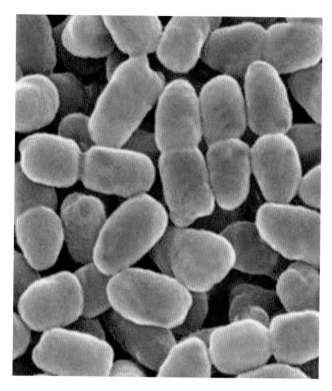

图 3-7-1　百日咳杆菌

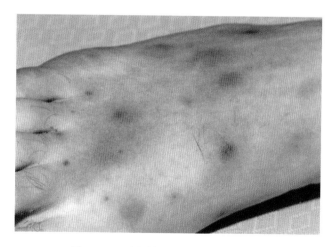

图 3-9-1　流行性脑脊髓膜炎早期皮疹

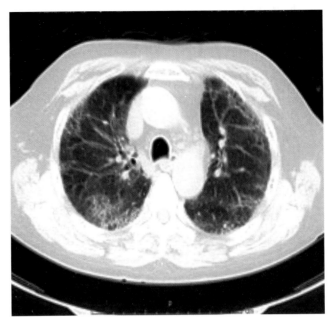

图 4-1-1　胸 CT 示:右肺中下叶团片状影,双肺多发支气管扩张

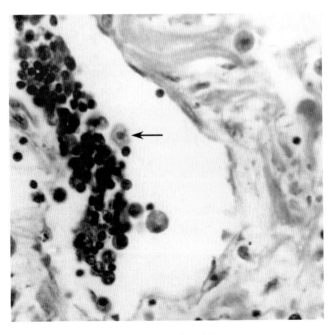

图 8-1-1　阿米巴包囊

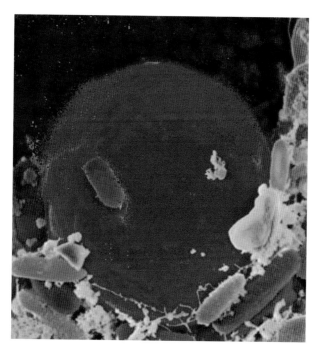

图 8-5-1　隐孢子虫